Das große Ernährungsbuch

Das große Ernährungsbuch

Herausgegeben vom

stern

Scherz

Herausgeber: Thomas Osterkorn und Andreas Petzold
Autoren: Markus Grill, Ulrich Hauser, Nicole Heißmann, Martin Knobbe,
Dorit Kowitz, Kuno Kruse, Werner Schmitz und Gerd Schuster
Fotos: Monika Bender, Stephan Elleringmann, Thorsten Futh, Jürgen Holzenleuchter,
Gregor Lengler, Björn Lux, Nele Martensen, Hardy Müller und Frank Wache
Redaktion: Dagmar Gassen, Ulla Hockerts, Christoph Koch und Michael Stoessinger
Art Director: Tom Jacobi
Fotodirektion: Andrea Gothe
Gestaltung: Markus Dixius
Infografik: Ronja Beer
Dokumentation, Schlussredaktion: stern

www.fischerverlage.de

Erschienen im Scherz Verlag, einem Unternehmen
der S. Fischer Verlag GmbH, Frankfurt am Main

Buchlayout: Hans Schneiter
Satz: MedienTeam Berger, Ellwangen
Druck: J. P. Himmer GmbH & Co. Kg, Druckerei und Verlag, Augsburg
Bindung: Oldenbourg Buchmanufaktur GmbH, Monheim
Printed in Germany

ISBN-13: 978-3-502-15053-4
ISBN-10: 3-502-15053-2

Inhalt

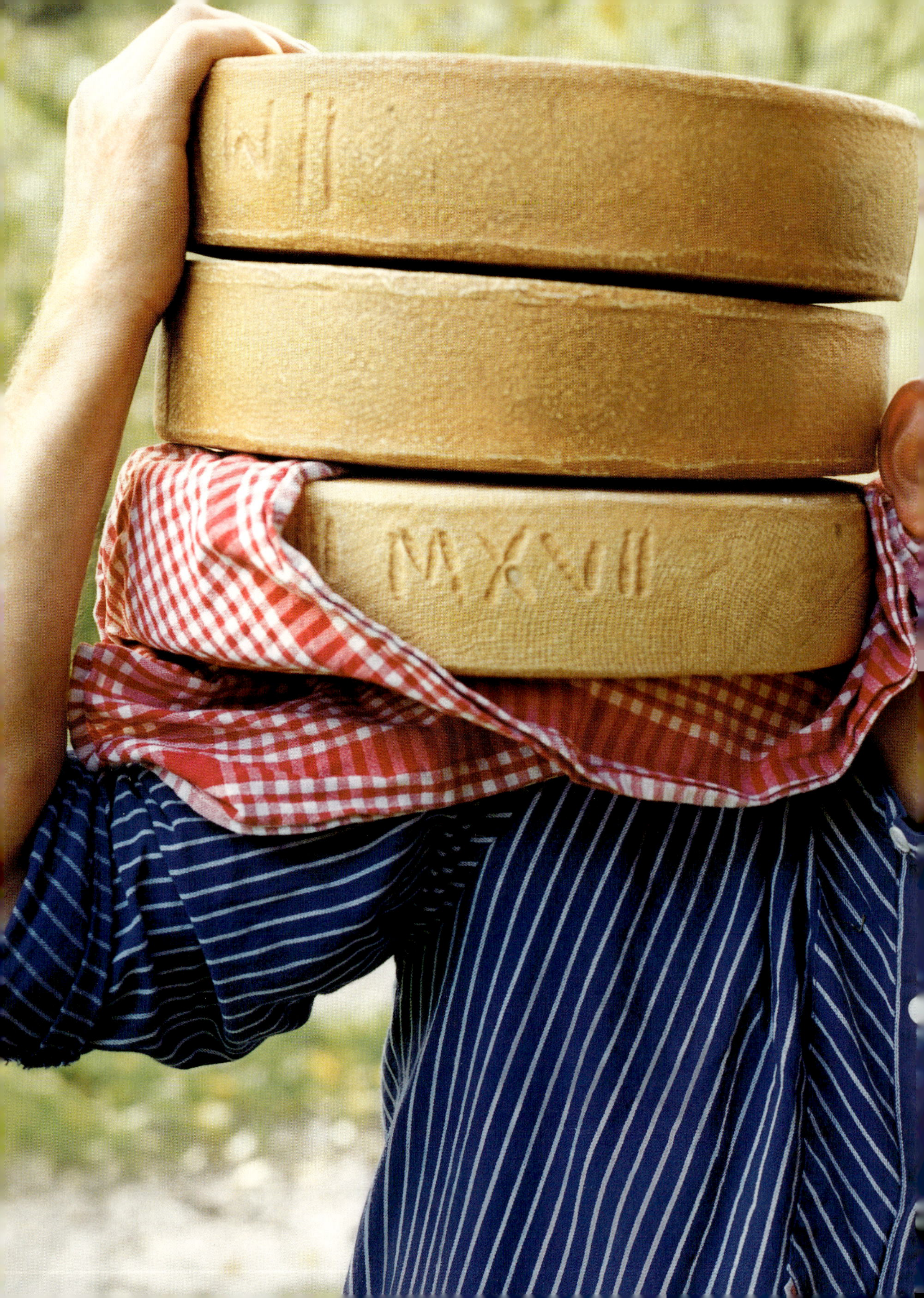
MXVII

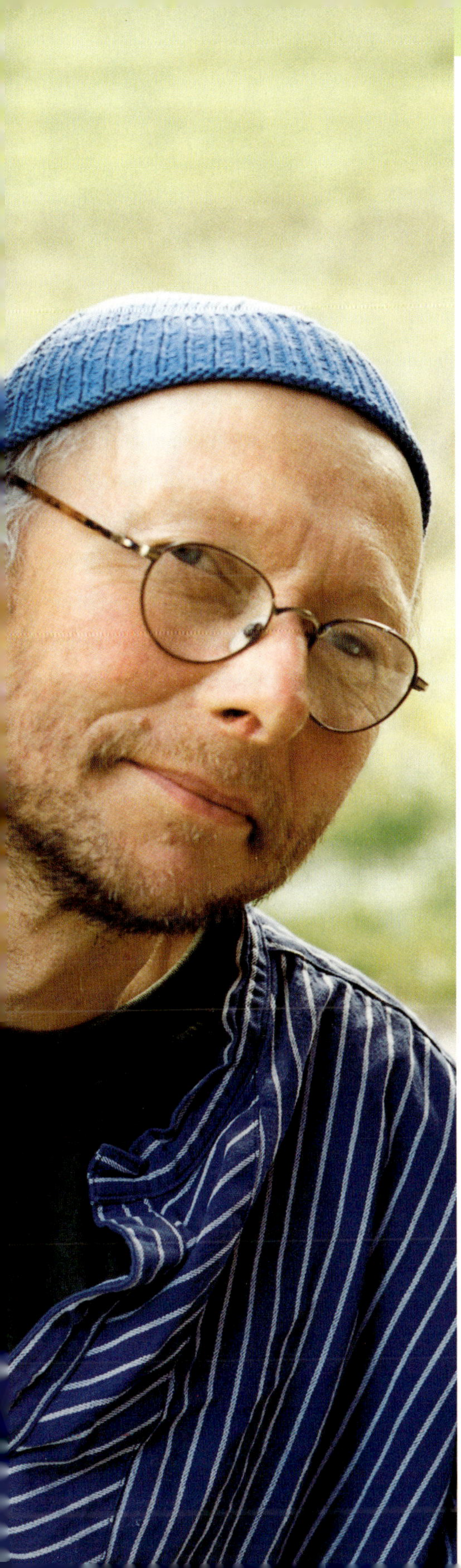

Teil 1

Essen, aber richtig

Text: Nicole Heißmann

Guten Appetit, Familie M

Der Körper des Menschen macht viel durch, buchstäblich. Die Gesellschaft für Konsumforschung hat den JAHRESVERZEHR einer vierköpfigen Familie aufgelistet. Der opulente Berg sieht schmackhaft aus. Was davon uns gut tut, ist weniger ersichtlich

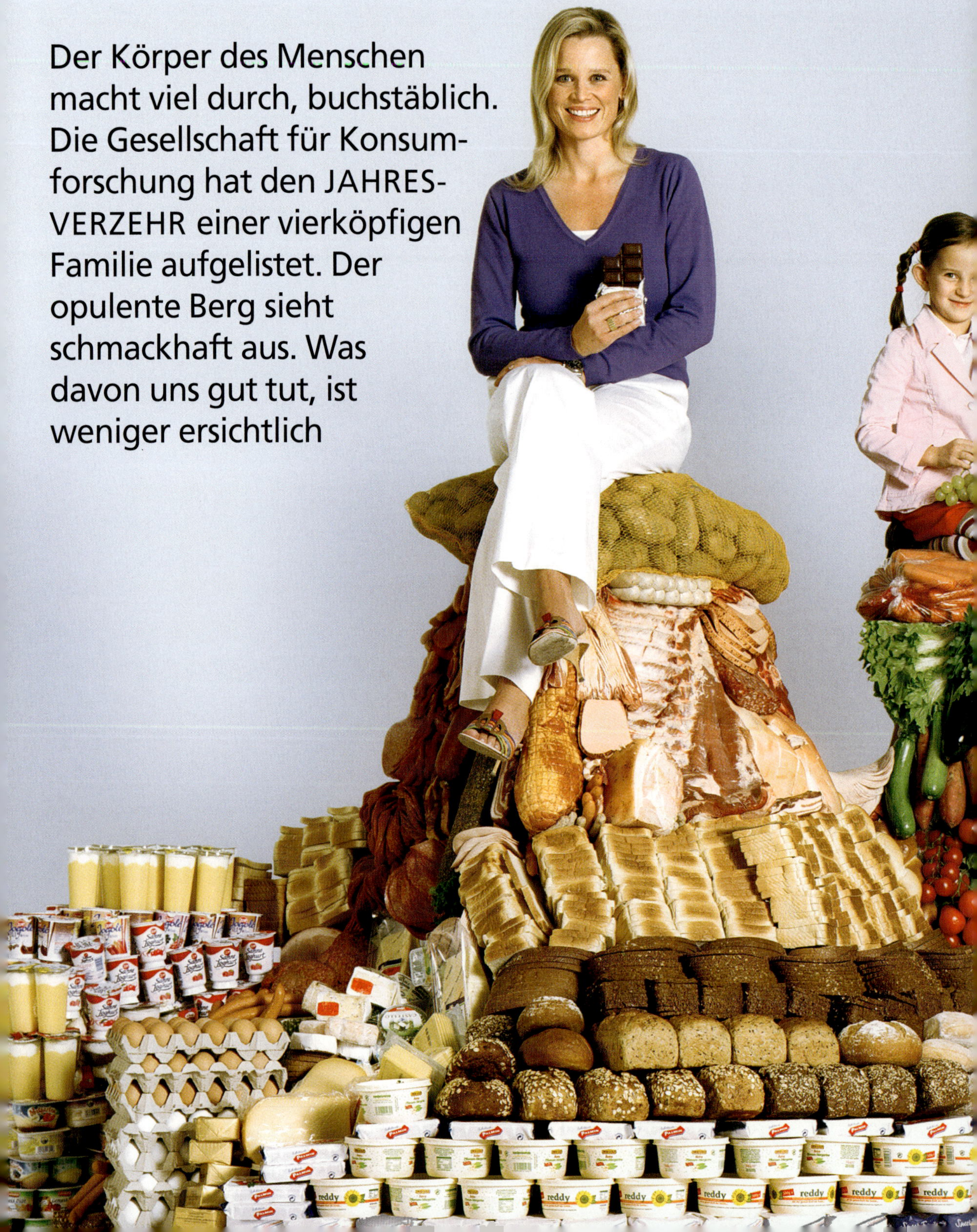

stermann!

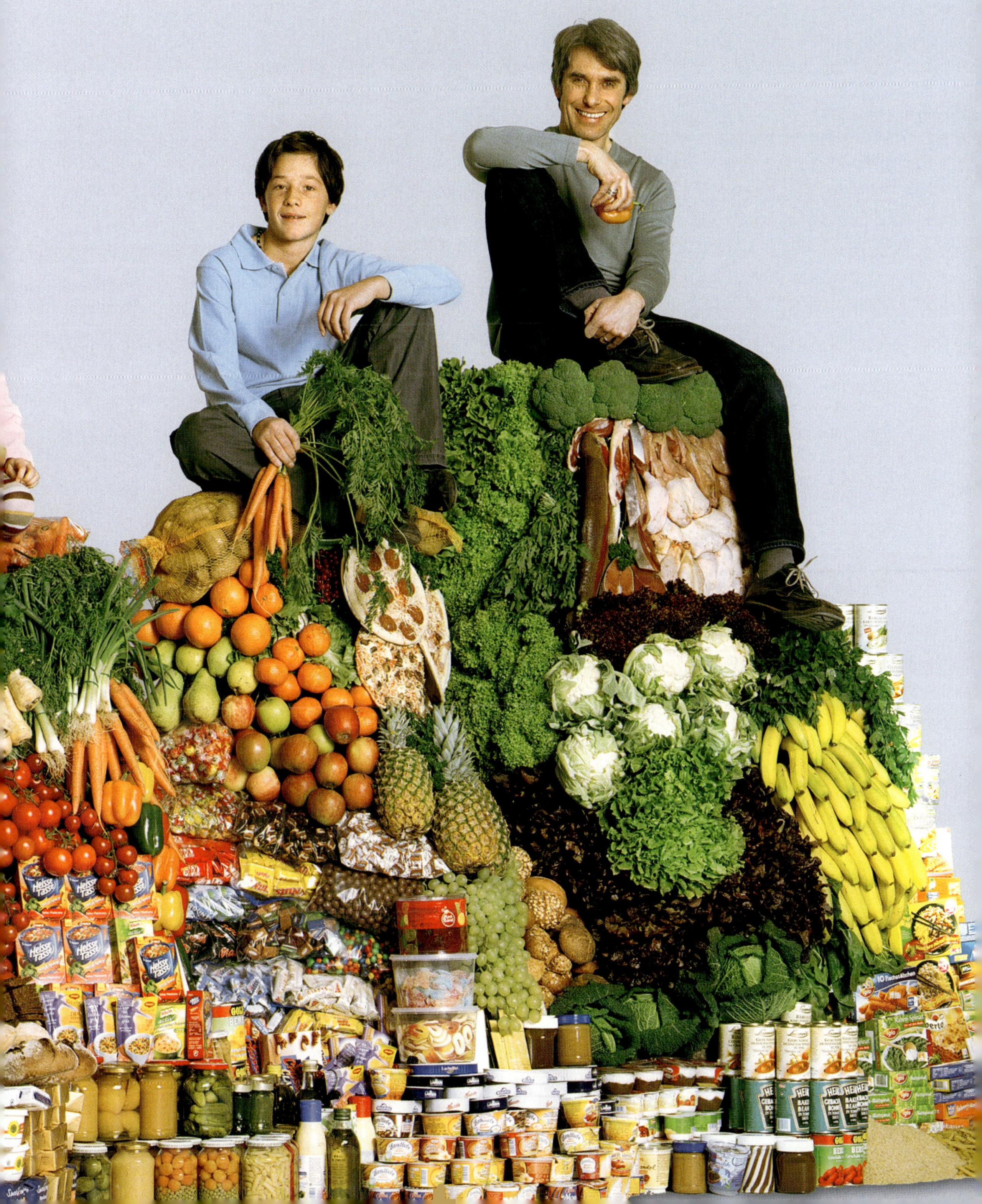

WARUM ESSEN WIR EIGENTLICH?
Eine Stunde und 43 Minuten seines Tages widmet der Durchschnitts-Deutsche der Nahrungsaufnahme. Macht knapp 630 Stunden im Jahr – da lässt sich einiges verschlingen. Eine ganze Lkw-Ladung verbraucht eine vierköpfige Familie in zwölf Monaten: 120 Kilo frisches Gemüse, 103 Kilo Obst, 62 Kilo Brot und 210 Brötchen, 33 Kilo Fertiggerichte, 28 Kilo Fleisch, 26 Kilo Käse, 25 Kilo Süßes und vieles mehr. Dies fand die Gesellschaft für Konsumforschung (GfK) zuletzt heraus.

Ohne feste Nahrung würde ein Mensch innerhalb von etwa einem Monat verhungern. Über die Mahlzeiten versorgt sich der Körper mit Treibstoff und Bausteinen für seine Zellen. Anders als Pflanzen können wir nämlich unsere Energie nicht selbst mit Sonnenlicht aus Wasser und Luft gewinnen. Rund 50 Nährstoffe brauchen wir, um gesund zu bleiben. Darunter die drei großen Gruppen Fette, Kohlenhydrate und Eiweiße, aber auch Vitamine, Mineral- und Ballaststoffe. Und für den Genuss finden sich in der Nahrung auch noch unzählige Farb-, Duft- und Geschmacksstoffe, die unser Essen bunter, aromatischer und bekömmlicher machen.

Ein Teil jeder Mahlzeit wird im Körper chemisch »verbrannt«, also in nutzbare Energie umgewandelt. Den »Brennwert« unserer Nahrung misst man in Kilokalorien (1000 Kalorien) oder Kilojoule (1000 Joule). Eine Kalorie entspricht 4,2 Joule und ist – etwas sperrig – definiert als die Wärmemenge, die man benötigt, um ein Gramm Wasser von 14,5 auf 15,5° C zu erwärmen.

Energie brauchen wir ständig, egal, ob wir gerade schlafen oder Marathon laufen. Allein für Atmen, Herzschlag, Kreislauf und eine konstante Körpertemperatur – also das nackte Überleben – verbrennen wir 60 bis 75 Prozent unserer Kalorien. Dieser »Grundumsatz« liegt bei Erwachsenen zwischen 1200 und 1800 Kilokalorien pro Tag. Wer zusätzlich im Büro sitzt, im Garten arbeitet oder Gewichte stemmt, verbrennt entsprechend mehr. Der persönliche Energiebedarf lässt sich grob abschätzen, indem man sein Körpergewicht in Kilogramm mit 30 multipliziert (mit 26 für wenig aktive Menschen).

Unser Körper arbeitet ähnlich effizient wie ein hochmodernes Kohlekraftwerk. Von der Energie, die wir mit der Nahrung in den Mund stecken, wandeln wir etwa die Hälfte direkt in Wärme um. Ein paar Prozent gehen mit unseren Ausscheidungen und abgestorbenen Körperzellen verloren, ein paar werden für die Verdauung selbst verbraucht. Der Rest (etwa 40 Prozent) kann im Körper genutzt oder gespeichert werden.

Treibstoffe und Bauklötze
Unsere wichtigste Energiequelle sind die Kohlenhydrate, vor allem Stärke und Zucker. Sie liefern zwar mit 4 Kilokalo-

Speisekarte

Familienration: rund 650 Kilogramm pro Jahr*

120,1 Kilo frisches Gemüse, davon 46, 9 Kilo Kartoffeln und 11,7 Kilo Tomaten;

102,9 Kilo frisches Obst, davon 29,8 Kilo Äpfel;

61,8 Kilo Brot, davon 12,8 Kilo Roggenmischbrot, außerdem 210 frische Brötchen;

58,2 Kilo Milchdesserts, davon 24,8 Kilo Fruchtjoghurt;

44,3 Kilo Wurst (ohne Geflügelwurst), davon 7,1 Kilo Brühwürstchen;

33,3 Kilo Fertiggerichte, davon 6,6 Kilo Tiefkühlpizza;

31,1 Kilo Fette, davon 13,5 Kilo Margarine;

27,8 Kilo Fleisch (frisch und tiefgekühlt), davon 6,1 Kilo Hackfleisch gemischt;

26,4 Kilo Käse, davon 5 Kilo Gouda;

25,4 Kilo Süßwaren, davon 5,3 Kilo Gebäck;

18,7 Kilo Nudeln;

14,1 Kilo Geflügelfleisch natur (frisch und tiefgekühlt), davon 4,8 Kilo ganze Hähnchen;

13,8 Kilo Mehl

13,4 Kilo Zucker

13,2 Kilo Gemüsekonserven, davon 4,2 Kilo Dosentomaten;

11,9 Kilo Obstkonserven, davon 3,3 Kilo Apfelmus;

9,8 Kilo süße Brotaufstriche, davon 4,9 Kilo Nussnougatcreme;

9,2 Kilo Cerealien, davon 4,2 Kilo Müsli;

5,2 Kilo tiefgefrorene Fischzubereitungen, davon 2 Kilo Fischstäbchen;

5,0 Kilo Reis

4,4 Kilo Fischkonserven und geräucherter oder marinierter Fisch, davon 1,3 Kilo Hering mit Soße aus der Dose;

3,1 Kilo purer Fisch (frisch und tiefgekühlt), davon 1,7 Kilo Seelachs;

2,7 Kilo Rahmspinat;

251 Eier

* Einkaufsmenge einer durchschnittlichen Familie mit zwei Kindern unter 18 Jahren für die wichtigsten Lebensmittel
Quelle: GfK 2004

rien pro Gramm weniger Brennwert als Fette, aber mit Kohlenhydrat-Treibstoff arbeiten Muskeln, Nerven und das Gehirn am effizientesten. Getreide, Brot, Kartoffeln oder Nudeln stecken voller Stärke. Die besteht aus langen Ketten vieler kleiner Zuckerteilchen.

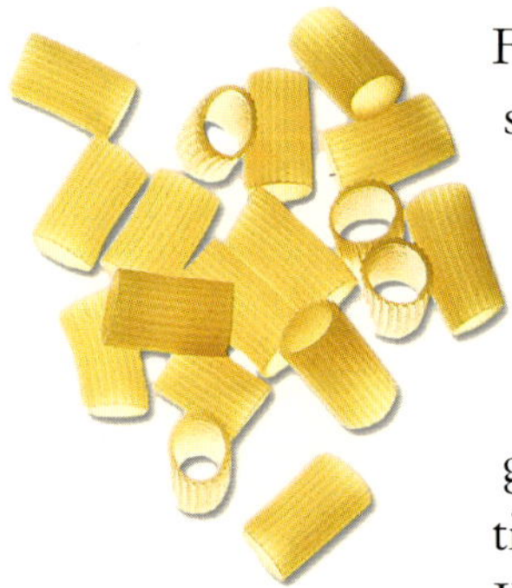

Typisch für Obst und Süßigkeiten sind dagegen kleine Zuckermoleküle, die als Einzel- oder Doppelbausteine vorliegen, zum Beispiel als Traubenzucker (Glukose), Fruchtzucker (Fruktose), Haushaltszucker (Saccharose) oder Milchzucker (Laktose).

Egal wie lang die Kette eines Moleküls ist: Damit Kohlenhydrate verwertet werden können, müssen sie im Lauf der Verdauung bis in die kleinsten Zuckerteilchen zerlegt werden – denn nur die können ins Blut aufgenommen werden. Unverdauliche Kohlenhydrate wie der Ballaststoff Zellulose aus Pflanzenfasern werden größtenteils wieder ausgeschieden. Indem sie aufquellen, sättigen sie und regen außerdem die Muskelbewegung des Darms an. Dadurch beschleunigen sie die Reise der Nahrung durch den Verdauungstrakt. So werden giftige Stoffe aus der Nahrung rasch entsorgt. Außerdem füttern die Ballaststoffe nützliche Bakterien, die im Darm leben. Die Mikroben revanchieren sich dafür, indem sie die Faserstoffe zum Teil zu Substanzen abbauen, die vor Darmkrebs schützen.

»Gehaltvoller« als Kohlenhydrate sind Fette, die wir (flüssig oder fest) zum Beispiel mit Speiseölen, Nüssen, Butter, Käse, Fleisch und Wurst zu uns nehmen. Sie liefern etwa neun Kilokalorien pro Gramm und wurden daher lange als Dickmacher Nummer eins gebrandmarkt. Doch Fette haben wichtige Funktionen im Körper – nicht nur als Kalorienspeicher für schlechte Zeiten. Denn Fette enthalten Fettsäuren. Und aus denen holt sich der Körper die Bausteine für die elastischen Hüllen (Membranen) seiner Zellen. Einige Fettsäuren sind Vorprodukte hormonähnlicher Steuersubstanzen, die unter anderem Blutfette und Entzündungsreaktionen kontrollieren. Fette helfen uns, die fettlöslichen Vitamine A, D, E und K aufzunehmen. Angenehmerweise ist Fett zudem ein wichtiger Geschmacksträger für Aromen im Essen.

Fettsäuren sind ähnlich wie Tausendfüßler gebaut: An einem langen »Rumpf« aus Kohlenstoff-Atomen hängen paarweise Wasserstoffatome wie Beine. Das »Kopf-

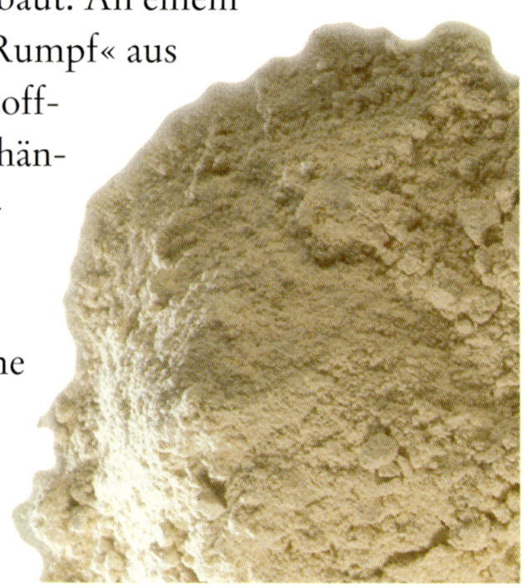

ende« jeder Fettsäure enthält zusätzlich Sauerstoff. Man unterscheidet grob drei Gruppen von Fettsäuren: Gesättigte, einfach und mehrfach ungesättigte. Bei gesättigten Fettsäuren ist jedes Kohlenstoff-Atom mit zwei Wasserstoffteilchen »gesättigt«. Ungesättigte Fettsäuren haben sozusagen zu wenig »Beine«: Entweder fehlt ein Wasserstoffteilchen, (einfach ungesättigt) oder gleich mehrere (mehrfach ungesättigte). Solche Fettsäuren sind deutlich reaktionsfreudiger als gesättigte.

Aus der Fülle der Eiweiße (Proteine) in der Nahrung bedient sich unser Körper wie aus einem Baukasten: Die stickstoffhaltigen Proteine stecken in Fleisch, Fisch, Hülsenfrüchten und Milchprodukten und kommen in den unterschiedlichsten Formen vor: Es gibt lange Fäden und wirre Knäuel. Proteine liefern die Bausteine, aus denen Muskeln, Haut und Haare, Enzyme, Hormone und Immunzellen bestehen. Dazu zerlegt der Körper die Nahrungseiweiße in ihre Grundeinheiten, die Aminosäuren, und setzt diese zu eigenen Proteinen zusammen.

Wie »wertvoll« ein Eiweiß ist, hängt davon ab, ob es die richtigen Bausteine für unsere Körperproteine liefert. Generell gelten Eiweiße aus Fleisch, Fisch, Milch und Eiern als hochwertiger als die aus Getreide oder Hülsenfrüchten. Neuerdings hat sich gezeigt, dass zumindest Sojaprotein gegenüber Tierprodukten durchaus mithalten kann. Proteine haben einen ähnlichen Energie-Inhalt wie Kohlenhydrate (ca. 4 Kilokalorien pro Gramm). Allerdings verpufft bei ihrer Verdauung relativ viel davon in Form von Wärme. Daher wird uns nach einem eiweißreichen Schnitzel in der Regel wärmer als nach einem Butterbrot.

In winzigen Mengen – von ein paar Millionstel Gramm bis zu wenigen Gramm – verzehren wir mit dem Essen auch Vitamine und Mineralstoffe. Vitamine steuern wichtige Körperfunktionen, Mineralstoffe bauen außerdem noch Körpersubstanz auf. Während Vitamine in der Regel als komplizierte Moleküle daherkommen, stellen Mineralstoffe kleine stabile Teilchen dar, die sich chemisch nicht weiter zerlegen lassen.

Alle 13 Vitamine und viele Mineralstoffe sind essenziell. Das heißt, der Körper ist auf sie angewiesen, kann sie aber in der Regel nicht selbst herstellen. Von Vitaminen benötigen wir praktischerweise nur kleine Mengen, denn sie werden weder verbrannt noch eingebaut. Sie halten die Chemie des Körpers in Gang: Vitamine unterstützen den Energiestoffwechsel, den Aufbau von Zellen und das Immunsystem. Vitamin B1 (zum Beispiel aus Schweinefleisch) hilft den Nervenzellen, aus Kohlenhydraten Energie zu gewinnen. Vitamin D (unter anderem in Makrele oder Hering) ermöglicht es den Knochen, genug Kalzium einzubauen und Vitamin C ist sogar ein echtes Multitalent: Es beteiligt sich am Aufbau von Bindegewebe, fördert im Darm die Aufnahme von Eisen und unterstützt die

Vitamine – wie viel wir brauchen und wofür sie gut sind

VITAMIN	A (Retinol) Vorstufe: Betacarotin (fettlöslich)	B_1 (Thiamin) (wasserlöslich)	B_2 (Riboflavin) (wasserlöslich)	B_6 (Pyridoxin) (wasserlöslich)	B_{12} (Cobalamin) (wasserlöslich)	C (Ascorbinsäure) (wasserlöslich)
QUELLEN	**Vitamin A**: Leber, Eigelb, Fisch (besonders Aal, Tunfisch), Vollmilch, Milchprodukte 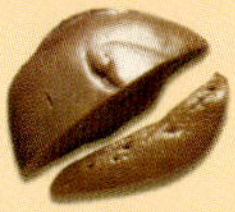 **Betacarotin**: Karotten, rote Paprika, Spinat	Vollkornprodukte, Schweinefleisch, Hülsenfrüchte, Fisch (besonders Scholle, Aal), Leber	Fisch, Milch, Milchprodukte, Leber, Hefe, Vollkorn (sehr lichtempfindlich)	Fleisch, Fisch, Vollkornprodukte, Keime, Gemüse, Kartoffeln	In tierischen Lebensmitteln; Leber, Milch, Quark, Eier 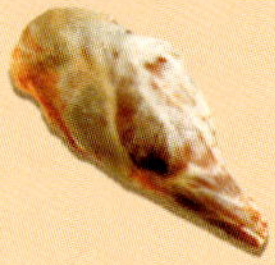	Schwarze Johannisbeeren, Sanddornsaft, rohe Paprika, Kohl, Zitrusfrüchte
FUNKTION	Vitamin A: **Hell-Dunkel-Sehen**; Aufbau und Erhaltung von **Haut**, Schleimhäuten und **Immunsystem** Betacarotin in der Nahrung wirkt **antioxidativ** und scheint vor bestimmten **Krebsarten** zu schützen (z.B. Lungenkrebs)	**„Energie- und Nervenvitamin“**, wichtig für den Energiestoffwechsel von **Muskeln und Nerven**, mit Hilfe von Vitamin B_1 gewinnen Körperzellen **Energie** aus Traubenzucker	Wichtig für die **Energieherstellung** im Körper; beugt möglicherweise Krebs vor	Schlüsselvitamin im **Eiweißstoffwechsel**, daher steigt der Bedarf mit dem Eiweißverzehr; kann Arteriosklerose vorbeugen 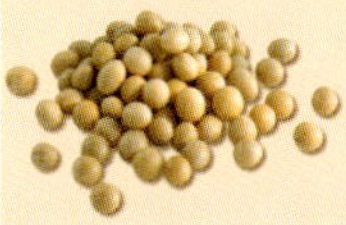	Trägt zum Aufbau von **Eiweißen** und zur Bildung **roter Blutkörperchen** bei, verhindert bestimmte Formen von **Blutarmut**	Unterstützt das **Immunsystem**, fördert die Aufnahme von **Eisen** aus pflanzlichen Lebensmitteln, an Aufbau und Erhaltung von **Bindegewebe** und **Knochen** beteiligt
MANGEL-ERSCHEINUNGEN	In Industrieländern selten; **Nachtblindheit**, trockene Schleimhäute, **geschwächte Abwehr**, im Extremfall Hornhauttrübung und **Erblindung** 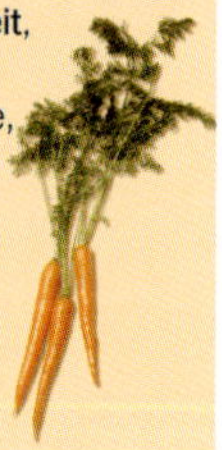	**Müdigkeit** und Konzentrationsschwäche, starker Mangel: **„Beri-Beri“** (Ödeme, Muskelschwäche, Nervenentzündung), **Alkoholismus** kann Mangel verursachen	In Industrieländern sehr selten; kann bei Alkoholikern auftreten; Mundschleimhautentzündung, im Spätstadium **Blutarmut**	Sehr selten, meist kombiniert mit Mangel an anderen B-Vitaminen, kommt bei **Alkoholikern** vor; akneähnliche **Hautveränderungen**, eingerissene **Mundwinkel**, Krämpfe	**Alte Menschen** und **Veganer** können gefährdet sein; **Blutarmut**, Müdigkeit, Herzklopfen, Blässe, Nervenstörungen, **Folsäure kann einen B_{12}-Mangel scheinbar beheben**	**Anfälligkeit** für **Infekte**, im Extremfall **Skorbut** (Abgeschlagenheit, Zahnausfall, Blutungen) 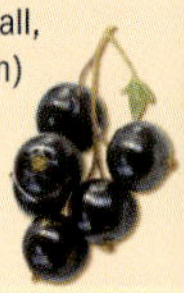
GEFAHR BEI ÜBERDOSIERUNG	Vitamin A: möglich durch viel Verzehr von **Rinderleber**, bestimmte Therapien oder falsche **Selbstbehandlung**; Kopfschmerzen, Erbrechen, Haut und Schleimhäute schälen sich; **Betacarotin**: gelbe **Hautverfärbung**, hoch dosierte Präparate erhöhten bei Rauchern das Risiko für **Lungenkrebs**	**Kaum giftig**, in Einzelfällen: **Magenbeschwerden** Kopfschmerzen oder **Allergien**	Auch in hohen Dosen **keine Nebenwirkungen** 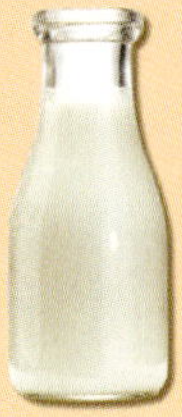	Bei chronischer Überdosierung **Müdigkeit**, schmerzhafte Nervenstörungen, Ausfall von **Reflexen**	**Praktisch ungiftig**; unklar ist, ob vereinzelt auftretende Hautreaktionen auf B_{12} zurückgehen	Überschüssiges Vitamin C wird über die Blase **ausgeschieden**, allerdings sollten Personen mit **Nierensteinen** oder -krankheiten keine hohen Dosen zu sich nehmen
TAGESDOSIS (empfohlene Zufuhr für erwachsene Männer/Frauen)	Vitamin A: 1 mg/0,8 mg, in etwa enthalten in (wahlweise): 5–10 g Leber 100 g Aal 220 g Camenbert Betacarotin: 2–4 mg*/2–4 mg* 50–100 g Karotten 50–100 g rote Paprika 50–100 g Spinat oder Grünkohl	1,2 mg/1 mg, in etwa enthalten in (wahlweise): 100 g Schweinefleisch 200 g Haferflocken 300 g Erbsen 300 g Scholle 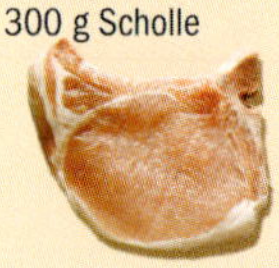	1,4 mg/1,2 mg, in etwa enthalten in (wahlweise): 50 g Leber 600 g Hering 600 g Quark 150 g Roggenkeime	1,5 mg/1,2 mg, in etwa enthalten in (wahlweise): 300 g Rind- oder Schweinefleisch 300 g Fisch 190 g Vollkornreis 45 g Keime 130 g Sojabohnen	3 μg/3 μg, in etwa enthalten in (wahlweise): 5 g Leber 25 g Hering 100 g Lammfleisch 500 ml Vollmilch 3 Eier	100 mg/100 mg, in etwa enthalten in (wahlweise): 60 g Schwarze Johannisbeeren 70 g Paprika 80 g Rosenkohl 160 g Orange

infografik

*Schätzwert

Fotos: Stockfood

D (Calciferol) (fettlöslich)	E (Tocopherol) (fettlöslich)	H (Biotin) (wasserlöslich)	K (Mena- und Phyllochinon) (fettlöslich)	FOLSÄURE (wasserlöslich)	NIACIN (Nicotinsäure und Nicotinsäureamid) (wasserlöslich)	PANTOTHEN-SÄURE (wasserlöslich)
Vitamin D kann die Haut selbst bilden; weitere Quellen: Fischlebertran, Meeresfische wie Hering oder Sardine, Innereien, Eigelb, Milch, Käse	Keime, Keimöle, Margarine, Nüsse, Haferflocken, Eier 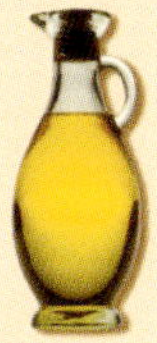	In den meisten Lebensmitteln vorhanden; wichtige Quellen: Milch, Eier, Vollkornprodukte, Hülsenfrüchte (Sojabohnen)	In Gemüse, vor allem in Kohl, Kopfsalat, Spinat, Spargel; in Leber, Fleisch, Milch	Grünes Gemüse wie Spinat oder Kohl; Tomaten, Hülsenfrüchte 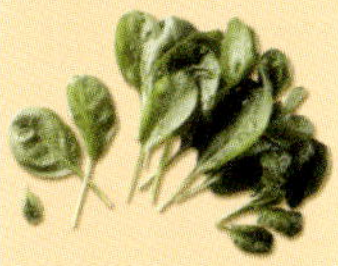	Leber, Rindfleisch, Schweinefleisch, Huhn, Lachs, Sardinen	In vielen Lebensmitteln vorhanden; wichtige Quellen: Leber, Eier, Vollkornprodukte, Hering, Steinpilze, Wassermelone, Erdnüsse
Hilft den Knochen und Zähnen, **Kalzium** aufzunehmen, und beeinflusst den Auf- und Abbau der **Knochenmasse**	Soll Zellen und Zellmembranen vor **aggressiven Sauerstoffradikalen** schützen, beugt möglicherweise Gefäßkrankheiten und Krebs vor; hemmt die Verklumpung von **Blutplättchen**	Stoffwechsel von **Kohlenhydraten**, **Aminosäuren** und Fetten, gesunde **Haut** 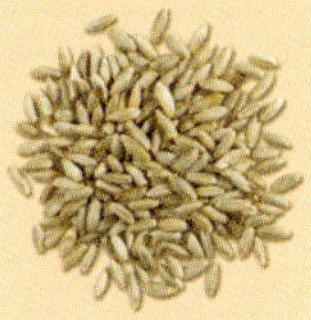	Beteiligt an der Bildung von **Gerinnungsfaktoren** im Blut, hilft so, **Blutungen** zu stoppen; erhöht wahrscheinlich über den Kalziumstoffwechsel auch die Festigkeit der **Knochen**	Wichtig für die **Teilung** und Neubildung von Körperzellen, besonders **roten** und **weißen Blutkörperchen**; verhindert bestimmte Formen der Blutarmut; soll **Herz-Kreislauf-Erkrankungen** vorbeugen	Wichtig für den **Energieumsatz** im Körper, für gesunde **Haut**, Herzfunktion und Nervensystem 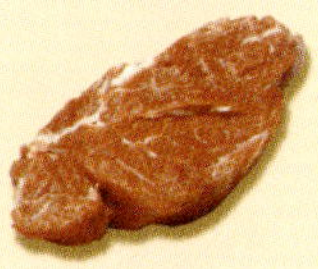	Universell wirkendes **Energievitamin**, wichtig beim Abbau von **Fetten**, **Kohlenhydraten** und **Eiweißbausteinen** sowie beim Aufbau von Fettsäuren und **Hormonen**, verbessert die **Hautfeuchtigkeit**
„**Entkalkung**", Erweichung und Verformung oder Brüchigkeit der **Knochen** (bei Kindern früher oft **Rachitis**)	Selten, im Einzelfall können **Muskelschwäche** oder **Nervenerkrankungen** auftreten	Durch reichlichen Verzehr von **Hühnereiklar**, das Biotin bindet; schuppiger **Hautausschlag** und eingerissene Mundwinkel, später **Muskelschmerzen** und psychische Symptome	Neigung zu **Blutungen**, kommt gelegentlich bei gestillten Säuglingen vor, im schlimmsten Fall **Hirnblutungen** möglich	In der Schwangerschaft schwere **Missbildungen** am Kind möglich (z. B. **offener Rücken**); außerhalb der Schwangerschaft: **Blutarmut** (kann mit B_{12}-Mangel verwechselt werden)	**Schlaflosigkeit**, Appetitlosigkeit, Gewichtsverlust, bei starkem Mangel **brennende, juckende Stellen** auf der Haut (Pellagra)	Praktisch auszuschließen; unter Extrembedingungen traten **Kopfschmerzen** oder **Müdigkeit** auf 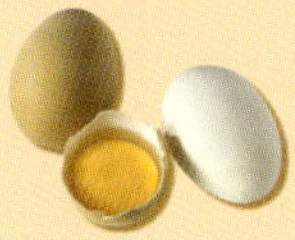
Nach hohen Dosen gesteigerter **Durst**, Nierensteine, **Nierenverkalkung** und Erbrechen; hoch dosierte Präparate sind rezeptpflichtig	Große Mengen können Aufnahme von **Vitamin A und K** behindern, in sehr hohen Dosen vereinzelt **Magen-Darm-Beschwerden** und schlechtere **Blutgerinnung**	Nebenwirkungen hoher Dosen sind **nicht bekannt**	Nicht bekannt, **praktisch ungiftig** 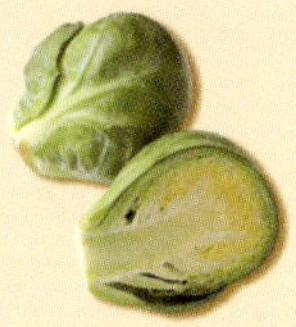	**Relativ ungiftig**, nach höheren Dosen können **Magen-Darm-Störungen**, Schlaflosigkeit und in Einzelfällen **Allergien** auftreten; hohe Folsäure-Dosen können einen Vitamin-B_{12}-Mangel kaschieren	**Nicotinsäureamid**: auch hoch dosiert **fast nebenwirkungsfrei**; **Nicotinsäure** wirkt in hohen Dosen **gefäßerweiternd** und kann **Hautrötungen** oder **Hitzegefühl** verursachen	Auch in hohen Dosen **kaum Nebenwirkungen**; lediglich leichte **Abführwirkung**
5 µg/5 µg, in etwa enthalten in (wahlweise): 20 g Hering, 150 g Schmelzkäse, 250 g Rinderleber, 5 Eier 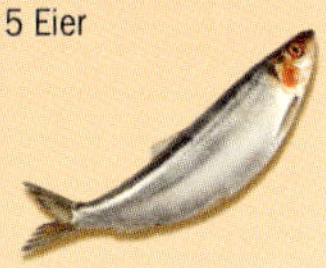	14 mg*/12 mg*, in etwa enthalten in (wahlweise): 5 ml Weizenkeimöl (schwankt mit der Fettsäurezusammensetzung), 20 g angereicherte Margarine, 100 g Keime, 50 g Haselnuss	30-60 µg*/30-60 µg*, in etwa enthalten in (wahlweise): 1,25 l Milch, 4 Eier, 250 g Haferflocken, 85 g Sojabohnen	70 µg*/60 µg*, in etwa enthalten in (wahlweise): 25 g Rosenkohl, 150 g Rinderleber, 400 g Schweinefleisch, 1,5 l Vollmilch	400 µg/400 µg, in etwa enthalten in (wahlweise): 150 g Sojabohnen, 200 g Kichererbsen, 400 g grünes Gemüse	16 mg/13 mg, in etwa enthalten in (wahlweise): 100 g Kalbsleber, 200 g Rindfleisch, 250 g Lachs, 300 g Schweinefleisch	6 mg*/6 mg*, in etwa enthalten in (wahlweise): 100 g Leber, 4 Eier, 300 g Reis (unpoliert), 400 g Wassermelone

Quellen: Bässler, K.-H. et al.: Vitamin-Lexikon (Urban und Fischer, 2002); Biesalski, H.K. & Grimm, P.: Taschenatlas der Ernährung (Thieme 2004); Biesalski H.K. et al: Ernährungsmedizin (Thieme 2004); Deutsche Gesellschaft für Ernährung: Ernährungsbericht 2000 (DGE 2000); Deutsche Gesellschaft für Ernährung: Referenzwerte für die Nährstoffzufuhr (Umschau/Braus 2000); Hamm, M.: Knaurs Handbuch Ernährung (Knaur 2003); Hauber-Schwenk, G. & Schwenk, M.: dtv-Atlas Ernährung (dtv 2000)

Abwehrzellen im Blut. Einen Überblick über sämtliche Vitamine und ihre Aufgaben gibt die Tabelle auf den Seiten 14 und 15.

Die wichtigsten Mineralstoffe sind Kalzium, Natrium, Chlorid, Kalium, Magnesium, Phosphat und Schwefel. Kalzium festigt Knochen und Zähne. Es ist reichlich in Milchprodukten enthalten. Natrium und Kalium regeln den Wasserhaushalt des Körpers und die Arbeit der Muskeln. Magnesium aktiviert mehr als 300 Enzyme und steuert das Zusammenspiel von Nerven und Muskeln. Es steckt in Vollkornprodukten, Gemüse, Sojabohnen und Nüssen.

Maximal ein paar Tausendstel Gramm am Tag benötigen wir von so genannten Spurenelementen. Dazu gehören Eisen, Jod, Fluor, Zink und Selen, aber auch so exotische Stoffe wie Molybdän und Kobalt.

Die Wege der Nahrung durch den Körper

Bevor wir die Nährstoffe aus dem Essen aufnehmen können, müssen wir sie zunächst einmal »auspacken«. Das übernimmt unser Verdauungssystem: Sechs bis acht Meter legt die Nahrung darin zurück. Dabei kommt sie in Kontakt mit einer Fläche so groß wie ein Tennisplatz. Während der Passage werden größere Nahrungsbausteine zu immer kleineren abgebaut, die dann endlich im Darm in die Lymphgefäße und ins Blut geschleust werden. Erst dann kann der Körper aus diesen kleinsten Teilchen Energie gewinnen oder Körpersubstanz bilden.

Schon im Mund wird die Nahrung in kleinere Bissen zerteilt und eingespeichelt. Im Speichel befindet sich ein chemisches Verdauungswerkzeug, das Enzym Alpha-Amylase. Es beginnt mit der Verdauung der Kohlenhydrate, das heißt, es spaltet Stärke in kleinere Zuckerbausteine. Über die Speiseröhre rutschen die Bissen in den Magen. Der sammelt die Nahrung und vermischt sie durch Muskelbewegungen mit dem sauren Magensaft. Verdaut werden im Magen vor allem die langen Eiweißketten: Die Magensäure aktiviert das eiweißspaltende Enzym Pepsin. Schwer Verdauliches wie fetter Gänsebraten verweilt vier Stunden und länger im Magen, kohlenhydrathaltige Getränke weniger als eine Stunde.

Portionsweise schiebt sich der Speisebrei weiter in den Dünndarm. Dort wird ihm entzogen, was der Körper verwerten kann. In den obersten Dünndarmabschnitt geben Bauchspeicheldrüse und Gallenblase die chemischen Helfer für die Verdauung ab: Enzyme, die Fette, Eiweiße und Kohlenhydrate spalten und Gallensäuren, die die Spaltung der Fette erleichtern. Durch die Darmschleimhaut werden dann Kohlenhydrate, Fette und Eiweiße, Mineralstoffe und Vitamine in Blut und Lymph-Flüssigkeit aufgenommen. Im anderthalb Meter langen Dickdarm wird aus dem Nahrungsbrei Wasser zurückgewonnen. Der Dickdarm gehört zu den am dichtesten besiedelten Biotopen im menschlichen Körper: Hier leben Billionen Bakterien aus mehr als 100 Arten. Sie verdauen einen Teil der Ballaststoffe, den der Mensch allein nicht nutzen könnte. Was am Ende übrig bleibt, wird ausgeschieden: unverdauliche Nahrungsreste, abgeschilferte Darmzellen und jede Menge tote und lebende Mikroben.

Fett und Süßes: Ererbter Heißhunger

Unser Verdauungsapparat ist der eines Allesfressers. Ob Fleisch, Joghurt oder Gemüse: Wir können fast alles verwerten. Das war eine der Voraussetzungen dafür, dass Menschen im Laufe der Evolution so ziemlich jedes Ökosystem der Welt besiedelt haben – vom üppigen tropischen Regenwald bis hin zur quasi pflanzenfreien Arktis. Meist war ihr Essen weit verstreut oder schlimmstenfalls auch noch energieaufwändig zu erjagen. Die Steinzeitmenschen wussten nie, wann wieder gehungert werden musste. Wer viel Energie speichern konnte, hatte bessere Überlebenschancen.

Unser Essverhalten und unser Stoffwechsel haben sich also perfekt an magere Zeiten angepasst. Wir sind darauf getrimmt, uns so viel Energie mit so wenig Aufwand wie möglich zu verschaffen: »Sparsame Gene« ermöglichten es schon den Urzeitmenschen, viel auf einmal zu essen und Fettreserven im Körper anzulegen. Gleichzeitig hat der Mensch geschmackliche Vorlieben und Abneigungen entwickelt. Als Allesfresser war es für ihn wichtig, Giftiges von Essbarem zu unterscheiden. So entwickelte sich im Laufe der Evolution eine ausgeprägte Bitter-Aversion: Denn bitter schmecken giftige Pflanzen wie Fingerhut und Tollkirsche. Kalorienreiche süße Früchte und fettes Fleisch waren dagegen lebenswichtig, um Fettreserven für Notzeiten anzulegen. Fett und Süßes lieben wir daher von Geburt an. Schon ein Säugling lächelt, wenn man seine Lippen mit süßer Flüssigkeit benetzt.

Heute sind Lebensmittel hierzulande im Überfluss vorhanden, und wir werden Opfer unseres eigenen evolutionären Erfolges. Wir essen weiter wie unsere fernen Vorfahren – zu süß und zu fett. Gleichzeitig müssen wir uns dafür kaum noch bewegen. Im Extremfall reicht ein Griff zum Telefon, und der Pizzabote klingelt. Das Ergebnis ist nicht zu übersehen: Zwei Drittel der Männer und die Hälfte der Frauen in Deutschland gelten als übergewichtig.

Ess-Kultur

Doch Essen zieht uns nicht nur wegen seiner Kalorien an: Duft, Farbe und Geschmack, sogar ein einladend gedeckter Tisch wecken unseren Appetit, beeinflussen unser Wohlbefinden und unsere Gesundheit. Während man noch vor wenigen Jahren davon ausging, dass man auch von der richtigen Nährstoffmischung in Tablettenform leben könnte, betonen Wissenschaftler heute, wie wichtig der Genuss beim Essen ist.

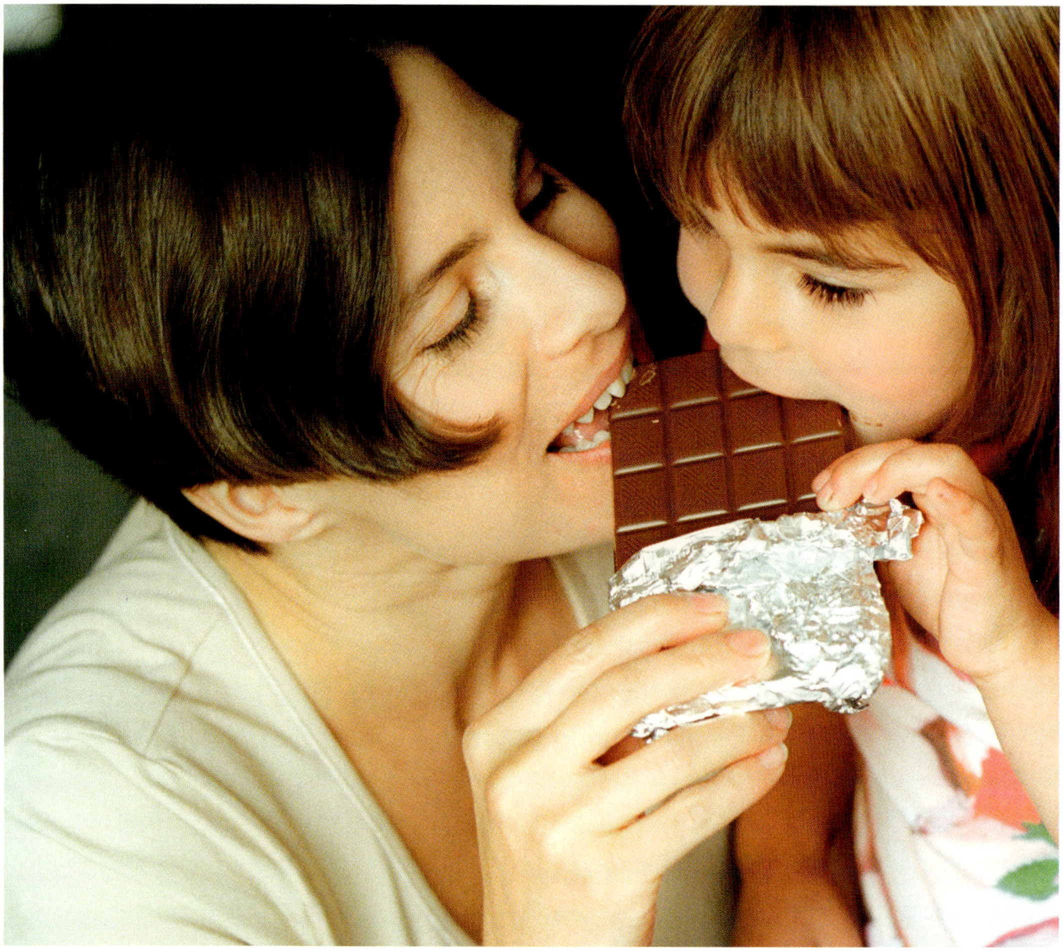

Ererbte Vorliebe: Der Appetit auf Süßes ist uns angeboren. Schon unsere Vorfahren aßen zuckerreiche Früchte, um ihren Energiebedarf zu decken. Foto: Stockfood

Kochen-Können gilt als »in«: Fernsehkochshows boomen ebenso wie der kaum noch überschaubare Markt der Rezepte-Blätter. Gleichzeitig sinkt seit Jahren die Zahl derer, die tatsächlich noch zu Hause den Herd anwerfen. Ein tiefer Riss scheint die Welt der Ess-Stile zu teilen: in Hobbyköche und Kochmuffel. Die einen dinieren mit edlen Zutaten am schön gedeckten Tisch, die anderen wärmen sich ein bequemes Fertiggericht auf oder bestellen Fast Food. Und scharen sich abends am Couchtisch um den Fernseher. Dort wird gegessen, was einfach, am besten mit den Fingern, verzehrt werden kann.

Über unsere Nahrung teilen wir uns mit: Wer auch nur nebenbei erwähnt, der neue Freund sei Vegetarier oder Currywurst-Fan, entwirft ein Bild dieser Person im Kopf des anderen. Wer von einer Party mit Kartoffelsalat und Würstchen hört, stellt sich ein anderes Ambiente vor als beim Sushi-Empfang. Was wir mögen, das schmeckt uns eben nicht nur wegen seines leckeren Aromas. Sondern auch, weil wir uns mit unserer Nahrung identifizieren.

DIE MISCHUNG MACHT'S: GESUNDE ERNÄHRUNG

Wer drei Wochen Diät hält, ernährt sich noch lange nicht ausgewogen. Gesunde Ernährung ist eine Frage des Lebensstils. Aber was bedeutet eigentlich »gesunde Ernährung«? Es gibt dazu sicher eine Menge Ansichten, aber viele Forscher definieren gesunde Kost folgendermaßen: Sie liefert uns die Energie, die wir brauchen, alle wichtigen Nährstoffe und Gesundheitsförderndes wie Ballaststoffe oder sekundäre Pflanzenstoffe. Nebenher beugt sie auch noch Krankheiten vor.

Um überhaupt für möglichst viele Menschen eine Empfehlung abgeben zu können, setzen Wissenschaftler nur so genannte Referenzwerte fest – zum Beispiel für Kalorien, Fette oder Vitamine. Es gibt Empfehlungen für Männer und Frauen, für Säuglinge und Alte. Hierzulande werden sie von der Deutschen Gesellschaft für Ernährung mit den entsprechenden Fachgesellschaften in Österreich und der Schweiz erarbeitet.

Solche Werte sollen Orientierung geben – in Stein gemeißelt sind sie nicht. Daher nennen die Experten ihre Werte vorsichtig »empfohlene Zufuhr« oder sogar nur »Schätzwert für eine angemessene Zufuhr«. Immerhin sind die Werte so berechnet, dass sie für 97,5 Prozent der gesunden Personen hierzulande ausreichen sollen. Den individuellen Bedarf eines Menschen kann man aber nur abschätzen, wenn man seine Lebensumstände kennt (Bewegung, Rauch- und Trinkgewohnheiten).

Trend für Trend

Wissenschaftler tun sich schwer damit, Ernährungstipps zu formulieren. Gleichzeitig werden ständig neue Ess-Lehren erfunden. Zuletzt schwappte die »Low Carb«-Bewegung aus den USA zu uns herüber, ein Trend zur eiweiß- und fettreichen Kost. Kohlenhydrate gelten danach als Dickmacher: Süßigkeiten, Nudeln und Brot, aber auch Obst, Getreide und zum Teil sogar Gemüse werden gemieden. Fleisch, Fisch, Eier, Butter und Öle dürfen dagegen reichlich gegessen werden. Manche wollen damit abnehmen, andere auf gesunde Art ihr Gewicht halten.

Ein paar eher kleine Studien zeigen, dass man mit dem »Low Carb«-Konzept in der Tat zunächst Pfunde verlieren kann. Wie es zu derartigen Erfolgen kommt, ist bisher kaum erforscht. Eine mögliche Erklärung dürfte aber ziemlich banal sein: Eiweiße sättigen gut, daher isst man bei eiweißreichen Diäten insgesamt weniger. Allerdings nehmen viele Probanden später wieder zu. Leider verleiten »Low Carb«-Diäten außerdem dazu, viel Fleisch, Wurst und Butter zu essen – ein Risikofaktor für spätere Herz-Kreislauf-Erkrankungen.

Populär ist auch eine Ernährung nach dem »glykämischen Index« (GI), einer Messlatte für Kohlenhydrate. Der GI beschreibt, wie stark 50 Gramm Kohlenhydrate eines Lebensmittels den Blutzuckerspiegel erhöhen. Kohlenhydrate werden im Körper hauptsächlich zu Traubenzucker (Glukose) zerlegt. Nach dem Verzehr leicht verdaulicher Kohlenhydrate geht dieser schnell ins Blut über und lässt dort die Zuckerkurve steil ansteigen.

Ein heftiger Zucker-Kick durch Süßigkeiten oder Softdrinks bringt die Bauchspeicheldrüse dazu, viel Insulin auszuschütten: Der Körper versucht damit, die Glukose als Treibstoff aus dem Blut in die Körperzellen zu schleusen. Rasch fällt der Blutzuckerspiegel wieder ab, was vom Körper als Hunger gedeutet wird: Greift man dann zum nächsten süßen Snack, schnellt der Zuckerspiegel wieder in die Höhe. Es besteht der Verdacht, dass diese häufigen Zucker- und Insulinstöße gerade bei übergewichtigen Patienten dazu beitragen, dass die Körperzellen gegenüber Insulin abstumpfen. Diese Insulinresistenz kann zu Diabetes Typ 2 führen.

Ballaststoffe wie in Vollkornprodukten zügeln die Blutzuckerreaktion. Sie ziehen weniger Insulin ins Blut und machen länger satt. Daher haben ballaststoffreiche Lebensmittel wie Gemüse oder Vollkornbrot einen niedrigeren GI als Produkte, die viel Weißmehl und Zucker enthalten. Melonen dagegen können nach dem glykämischen Index als »Dickmacher« gelten, weil ihr Zucker sehr schnell ins Blut übergeht. Allerdings bestehen sie fast nur aus Wasser. Differenzierter werden Lebensmittel deshalb anhand ihrer »glykämischen Last« beurteilt: Dabei wird auch der Kohlenhydratanteil eines Lebensmittels berücksichtigt.

Dass man allein mit den Zuckerberechnungen abnehmen oder sein Gewicht halten kann, sehen deutsche Experten noch nicht als erwiesen an. Das Deutsche Institut für Ernährungsforschung und die Deutsche Gesellschaft für Ernährung bleiben skeptisch. Zu sehr schwankt der GI eines Lebensmittels mit seiner Zubereitung und den sonstigen Beilagen. Statt der Zahlenspiele erscheint es zurzeit noch empfehlenswert, einfach reichlich Ballaststoffe zu essen.

Aber auch hierzulande gilt die Devise »Nudeln, Brot und Kartoffeln satt« nicht mehr als unproblematisch. Fett reduzieren und unbegrenzt Kalorien in Form von Kohlenhydraten in sich hineinstopfen macht eben auch nicht schlank. Wer sein Gewicht halten will, kommt an der Energiebilanz nicht vorbei: Man sollte nur so viel essen, wie man verbraucht. Ein Überschuss landet auf den Hüften. Eine Kalorie ist eben doch immer noch eine Kalorie – egal, ob sie aus Fetten oder Kohlenhydraten stammt.

Gesund mit richtiger Ernährung

Essen ist ein mächtiger Verbündeter: Es kann krank machen oder gesund erhalten. Zwar haben viele Menschen von Geburt an ein höheres Risiko, durch Ernährung krank zu werden. Bestes Beispiel sind Salz und Cholesterin: So jagt Gesalzenes bei vielen Menschen den Blutdruck hoch. Cholesterinreiche Eier können bei manchen die Blutfette aus der Bahn werfen. Andere dagegen dürfen unbeschadet zugreifen. Doch insgesamt gilt: Wir sind so gesund, wie wir essen. Vor allem bei Krebs, Diabetes Typ 2 und Herz-Kreislauf-Erkrankungen sind Verbindungen zwischen Essen und Krankheit bekannt.

Das fängt schon beim Körpergewicht an: Übergewicht gilt als ein bedeutender Risikofaktor für Herz- und Gefäßkrankheiten – besonders der Speckgürtel rings um den Bauch. Weiterhin haben Wissenschaftler herausgefunden, dass ein hoher Obstanteil an der Ernährung wahrscheinlich das Risiko für Lungen- und Magenkrebs senkt. Allerdings wurden Anfang 2005 auch Forschungsergebnisse veröffentlicht, die in Zweifel ziehen, dass Obst und Gemüse pauschal gegen Krebs helfen. So zeigte sich in einer großen europäischen Studie mit über 280 000 Frauen, dass Obst und Gemüse praktisch keinen Einfluss auf das Risiko für Brustkrebs haben.

Das ist aber kein Grund, den Obststand auf dem Markt ab sofort naserümpfend links liegen zu lassen. Im Gegenteil: Gut belegt ist, dass reichlich Früchte und Gemüse den Blutdruck senken und Herz-Kreislauf-Krankheiten vorbeugen. Bestätigt hat sich auch die Hoffnung, dass obstreiche Kost das Risiko für Diabetes Typ 2 senkt – um bis zu 70 Prozent. Und die in Vollkorn, Obst oder Gemüse enthaltenen Ballaststoffe beugen nachweislich Dickdarmkrebs vor. Dagegen scheint der Verzehr von rotem Fleisch und Wurstwaren das Krebsrisiko insgesamt zu erhöhen.

Fett in der Nahrung spielt eine Schlüsselrolle bei Herz- und Gefäßkrankheiten: Als wertvoll gelten einfach ungesättigte Fettsäuren, etwa aus Oliven- und Rapsöl. Sie senken die schädliche Form des Blutcholesterins (LDL-Cholesterin). Mehrfach ungesättigte Omega-3-Fettsäuren in Hering, Makrele und Lachs oder im Leinöl weiten die Blutgefäße und bilden gerinnungshemmende Stoffe. Wissenschaftler vermuten daher, dass diese Fette vor Arteriosklerose schützen können.

Sparsam sollte man dagegen mit gesättigten Fetten aus fettem Fleisch oder Vollmilchprodukten umgehen. Besonders schädlich wirken so genannte trans-Fettsäuren, die als »gehärtete Fette« häufig in Margarine, Fertiggerichten oder Frittiertem stecken. Nicht genug damit, dass sie das schlechte Blutcholesterin erhöhen: Sie senken auch noch das gute.

Viele Wissenschaftler empfehlen als Basis gesunder Ernährung die traditionelle Mittelmeerkost – die allerdings mit dem heutigen Pizza-Pasta-Einerlei wenig zu tun hat: Stattdessen isst man dabei

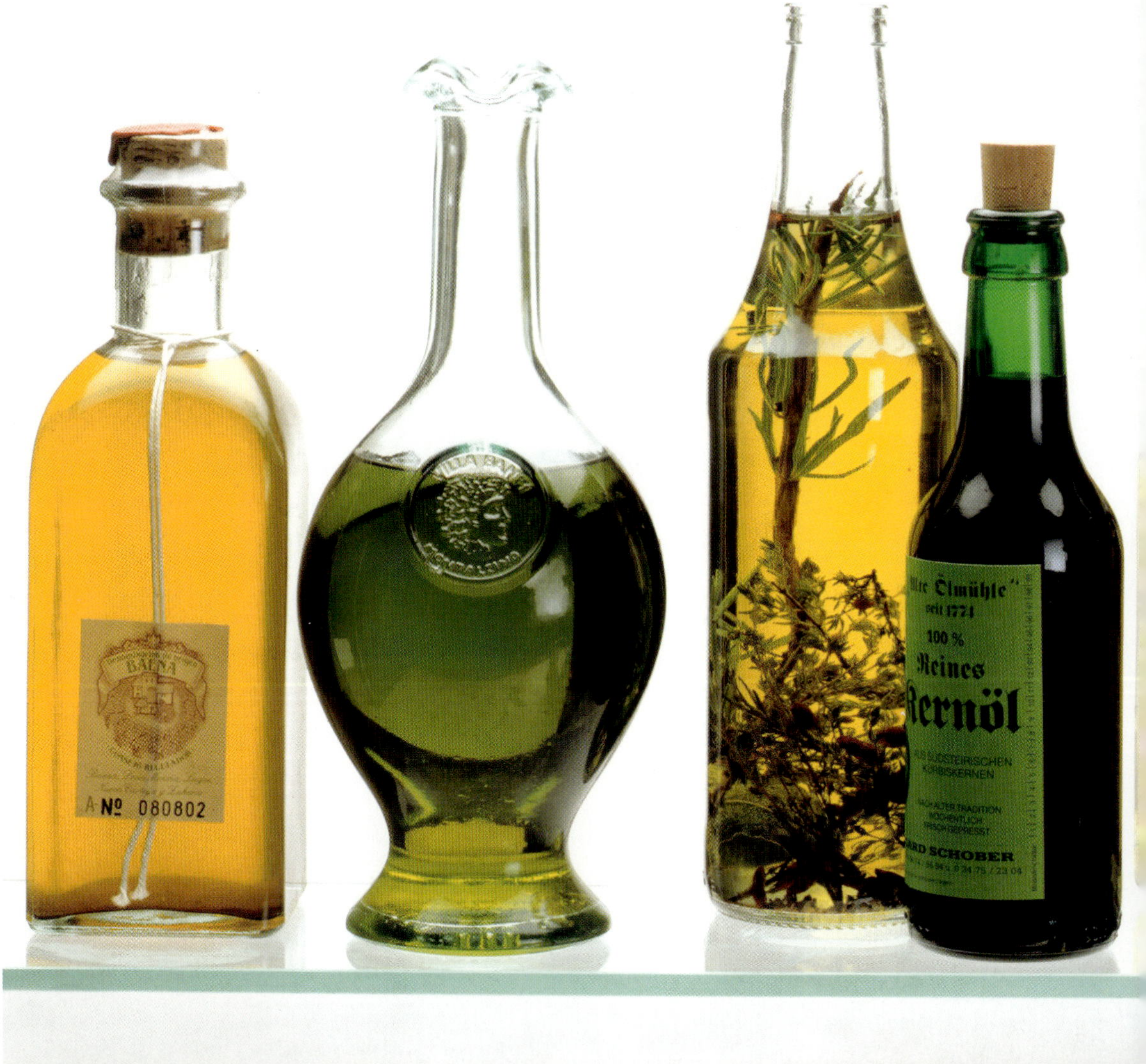

Fett, aber gesund: Pflanzenöle liefern viele Kalorien. Sie enthalten aber auch wertvolle ungesättigte Fettsäuren, die H

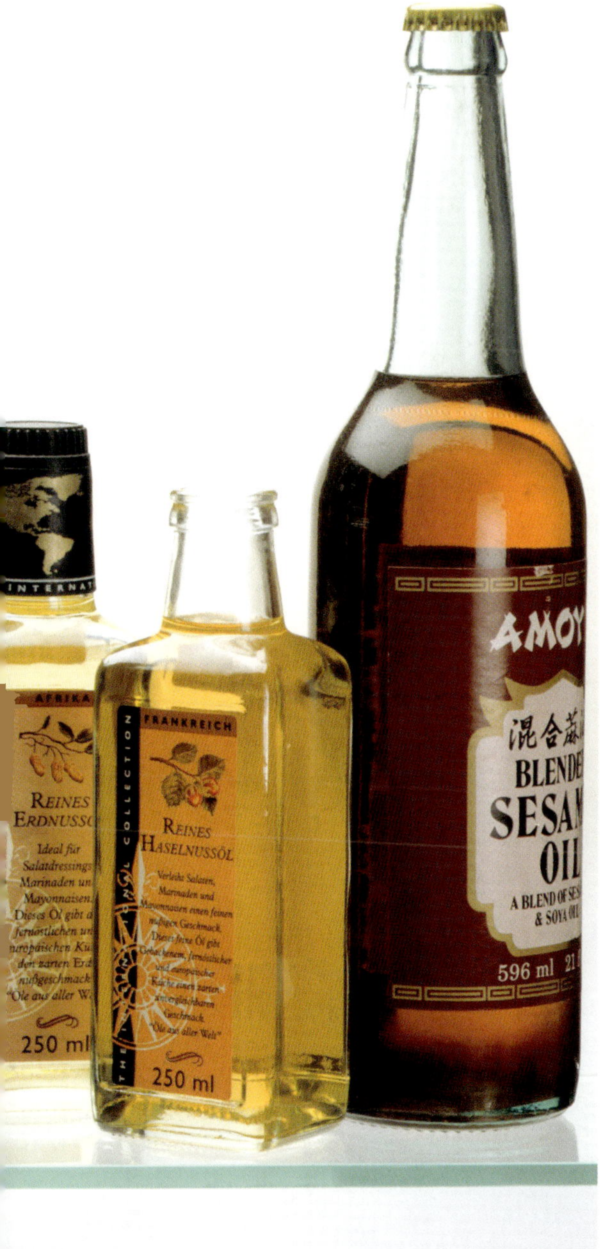

Kreislauferkrankungen vorbeugen können.

Foto: Stockfood

reichlich Obst und Gemüse, Olivenöl, Hülsenfrüchte, Vollkorn und Fisch, aber nur wenig Fleisch. Eine aktuelle Untersuchung zeigte allerdings, dass der Nutzen der Mittelmeerkost in Spanien und Griechenland deutlich stärker war als in Nordeuropa. Die Deutschen Probanden schienen von der Diät kaum zu profitieren. Möglicherweise sind wir genetisch nicht so gut an diese Ernährungsweise angepasst wie die Südeuropäer.

Insgesamt empfehlen Wissenschaftler heute eine Kost, die reich ist an pflanzlichen und eher arm an tierischen Lebensmitteln. Damit schlägt man gleich mehrere Fliegen mit einer Klappe: Pflanzliche Lebensmittel liefern meist weniger Kalorien als tierische, haben eine günstigere Fettsäuren-Mischung und enthalten reichlich Vitamine, Mineral- und Ballaststoffe. Zehn einfache Tipps, wie Sie sich im Alltag gesund essen können, finden Sie im Kasten auf Seite 27.

Essen nach dem Baukastensystem

Ein Bild sagt mehr als tausend Worte. Das haben auch Ernährungswissenschaftler begriffen. Daher vermitteln sie ihre Ratschläge gern in Form griffiger Modelle – zum Beispiel als »Ernährungspyramide«. Die Grundaussage: Iss reichlich von den Lebensmitteln im breiten Sockel und spare bei den Waren in der Spitze. Mittlerweile kursiert allerdings ein halbes Dutzend solcher Bauwerke in Amerika und Europa – zum Teil mit widersprüchlichen Aussagen.

Erst Anfang 2005 wurden sowohl die Pyramide des amerikanischen Landwirtschaftsministeriums USDA (United States Department of Agriculture) als auch die der Deutschen Gesellschaft für Ernährung (DGE) überarbeitet. Entscheidende Neuerung in beiden Modellen: Sowohl Kohlenhydrate als auch Fette werden genauer unter die Lupe genommen. Noch vor kurzem galten reichlich Kohlenhydrate als Basis gesunder Ernährung. Fette dagegen waren zusammen mit Süßem als Dickmacher in die obersten Etagen der Pyramiden verbannt.

Aber viele Fette wie die einfach ungesättigten oder die Omega-3-Fettsäuren sind durchaus wertvoll. Dagegen liefern hoch verarbeitete Getreideprodukte wie ausgemahlenes Weißmehl nur wenig gesunde Nährstoffe. Jetzt werden daher »bessere« und »schlechtere« Fette und Kohlenhydrate definiert. Das Modell der neuen offiziellen DGE-Pyramide finden Sie auf Seiten 28 und 29.

Vitaminpillen und Turbobrote?

Während viele sich über Ernährung wenig Gedanken machen, glauben andere, beim Essen ständig zu kurz zu kommen. Die Sorge, ob man genug Vitamine oder Mineralstoffe aufnimmt, lässt den Markt der Pillen und Pülverchen boomen: Für mehr als eine Milliarde Euro im Jahr kaufen die Deutschen Vitamine und Mineralstoffpräparate. Aber wie viel brauchen wir eigentlich? Fest steht, dass wir ohne Vitamine nicht leben könnten. Unser Körper kann die meisten Vitamine nicht selbst herstellen, oder er produziert zu wenig. Deshalb sind wir auf Zufuhr von außen angewiesen.

Aber: »Deutschland ist kein Vitaminmangelland«, schreibt die Deutsche Gesellschaft für Ernährung (DGE) in einer Stellungnahme. Bei echtem Vitaminmangel reagiert der Körper nämlich mit handfesten Krankheitssymptomen. Was Experten hierzulande tatsächlich beobachten, ist eine Unterversorgung mit einzelnen Vitaminen. Das heißt, dass viele Menschen nicht die optimale Zufuhr erreichen.

Das gilt zum Beispiel für das am Knochenaufbau beteiligte Vitamin D. Gerade Ältere sind betroffen, denn die körpereigene Produktion des Stoffs in der Haut nimmt im Alter ab. Im Schnitt sind die Deutschen außerdem mit Folsäure unterversorgt. Sie spielt eine Rolle bei Wachstums- und Entwicklungsprozessen und beugt möglicherweise Herz-Kreislauf-Erkrankungen vor. Für schwangere Frauen ist Folsäure besonders wichtig: Ein Mangel kann zu schweren Fehlbildungen beim Kind führen. Bei Mineralstoffen sind wir mit Jod unterversorgt: Daher raten Experten, Jodsalz zu verwenden und mit Jodsalz hergestellte Lebensmittel (zum Beispiel Brot) zu kaufen. Außerdem sollte ein bis zweimal pro Woche jodreicher Seefisch auf dem Speiseplan stehen.

Normalerweise kann man sich durch vollwertiges Essen mit allem Nötigen

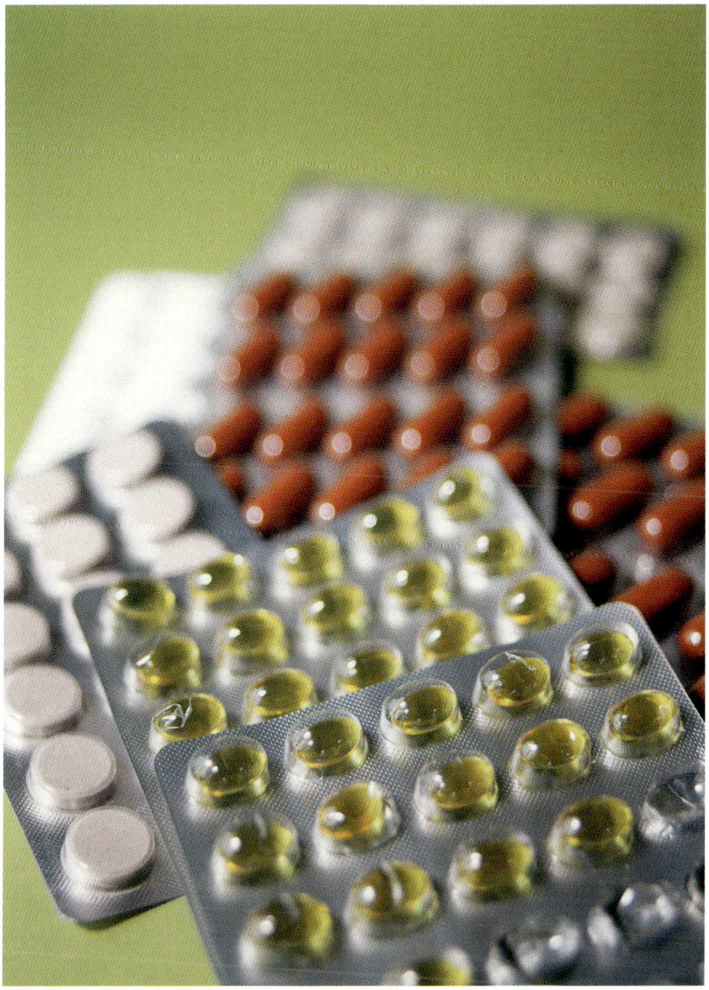

Nährstoffe nach Maß erhoffen sich viele von Vitamin- und Mineralstoffpillen. Bei abwechslungsreicher Nahrung sind sie aber meist überflüssig.

Ballaststoffen und wertvollen Substanzen vor, die »sekundäre Pflanzenstoffe« genannt werden.

Mediziner raten nicht pauschal allen Menschen zu Vitaminpräparaten, sondern definieren Risikogruppen, die tatsächlich einen höheren Bedarf haben. So gelten Kalzium- und Vitamin D-Präparate zum Knochenschutz für ältere Menschen als sinnvoll. Frauen, die sich ein Baby wünschen, sollten schon vor Beginn der Schwangerschaft zu einem Folsäure-Präparat greifen. Viele Wissenschaftler fordern zudem eine gezielte Anreicherung von Mehl mit Folsäure.

Zusätzlich zu Pillen und Pülverchen stehen immer mehr »funktionelle Lebensmittel« (englisch: »Functional Food«) in den Supermarktregalen. Das sind »normale« Lebensmittel, die mit einem Zusatznutzen ausgestattet sind. So sollen mit Vitaminen angereicherte Frühstücksflocken eine optimale Nährstoffversorgung garantieren. Eine spezielle Margarine soll mit Hilfe bestimmter Inhaltsstoffe (Phytosterine) schädliches

versorgen. Zweifel gibt es dagegen, ob eingekapselte Pillenvitamine so gesund sind wie Obst, Gemüse und andere natürliche Lebensmittel. So deutet vieles darauf hin, dass die Gesundheitsspender in isolierter Form nicht so gut wirken wie in der Nahrung. Denn dort kommen sie in Begleitung von weiteren Vitaminen,

Cholesterin senken, Joghurt mit probiotischen Bakterien der Verdauung auf die Sprünge helfen.

Verbraucherschützer bewerten den Nutzen funktioneller Lebensmittel eher zurückhaltend: So scheinen probiotische Joghurts zwar durchaus gegen Durchfall zu wirken. Ob sie aber zum Beispiel das Krebsrisiko senken, ist bisher ungeklärt. Brot und Eier mit einer Extraportion Omega-3-Fettsäuren halten Verbraucherschützer sogar für unnötig und raten, lieber Lachs und Makrele zu essen. Bei der cholesterinsenkenden Margarine ist zwar die Wirkung der zugesetzten Stoffe belegt. Ob aber die tägliche Stulle mit dieser Margarine vor Herzerkrankungen schützt, ist nicht bekannt.

WIE GUT IST UNSER ESSEN?

Wer einkauft, möchte für sein Geld hochwertige und sichere Lebensmittel in den Korb packen. »Qualität« ist gefragt. Daran sind bei Lebensmitteln sehr viele Faktoren beteiligt: krank machende Mikroben ebenso wie wertvolle Vitamine, Rückstände von Pestiziden genauso wie gesunde Pflanzeninhaltsstoffe.

In vielen Bereichen hat sich die Lebensmittelqualität verbessert: Seit Pasteurisierung der Milch kann man sich darüber kaum noch mit Tuberkulose anstecken. Seit Inkrafttreten des Benzin-Blei-Gesetzes ist die Belastung von Getreide mit Blei drastisch gesunken. Allerdings sind auch neue Gefahren bekannt geworden: Unsere Großeltern machten sich zum Beispiel noch keine Sorgen um BSE im Fleisch und Acrylamid in Weihnachtskeksen.

Achten Sie aufs Kleingedruckte

Samstags im Supermarkt: Die Schlange vor der Kasse wird länger und die Kinder quengeln vor dem Schokoregal herum. Wer hat da noch Lust, das Kleingedruckte auf der Pizzapackung zu lesen? Allerdings verrät die Verpackung eine ganze Menge – zum Beispiel die Zutatenliste einer Tiefkühlpizza: Was dort als erstes genannt wird, davon ist am meisten drin im Produkt, zum Beispiel »Weizenmehl«. Wird eine Zutat im Namen genannt oder auf der Packung hervorgehoben, dann muss auch noch angegeben werden, zu wieviel Prozent das Produkt daraus besteht: Eine »Gemüsepizza« muss zum Beispiel offenbaren, wieviel Grünzeug sie enthält.

Auch Zusatzstoffe müssen in der Liste aufgeführt sein – und zwar mit ihrer Funktion (Farbstoff, Süßungsmittel etc.) und ihrem Namen (Cochenillerot, Sorbit) oder ihrer E-Nummer (E 124, E 420).

Die Begriffe »Bio« oder »Öko« sind mittlerweile gesetzlich geschützt und dürfen nicht mehr beliebig verwendet werden. Echte Bioprodukte tragen in der EU den Hinweis auf eine offizielle Kontrollstelle, zum Beispiel »DE-Öko-Kontrollstelle«, ergänzt um eine Code-Nummer. Seit 2001 gibt es für Deutschland außerdem ein amtliches Bio-Siegel. Jedes Produkt mit mindestens 95 Prozent Öko-

Zehn Tipps für gesunde Ernährung

Die folgenden Regeln sollen Ihnen bei Einkauf und Zubereitung Ihrer Mahlzeiten helfen. Sie orientieren sich an Empfehlungen der Deutschen Gesellschaft für Ernährung, der Deutschen Krebshilfe e.V., des Amerikanischen Verbandes für Herzkrankheiten (American Heart Association) und der Harvard School of Public Health in Boston:

1. Essen Sie bunt!
Fünf Handvoll Obst und Gemüse am Tag in verschiedenen Farben (rote Paprika, blaue Heidelbeeren, gelbe Bananen) liefern reichlich Vitamine, Ballaststoffe und weitere wertvolle Pflanzeninhaltsstoffe.

2. Vorfahrt für Vollkorn!
Vollkornbrot und –nudeln oder Müsli enthalten viele Ballaststoffe und Vitamine.

3. Keine Panik vor Fetten und Ölen!
Sie haben in der Tat reichlich Kalorien. Aber verzichten Sie nicht übervorsichtig darauf, sondern achten Sie auf die Fettqualität: Sparen sie bei gesättigten tierischen Fettsäuren (Schmalz, Butter, fettes Fleisch) und bei gehärteten Fetten (Trans-Fetten) aus Margarine und Fertiggerichten. Nutzen Sie stattdessen pflanzliche Öle, vor allem Olivenöl, Rapsöl oder Leinöl.

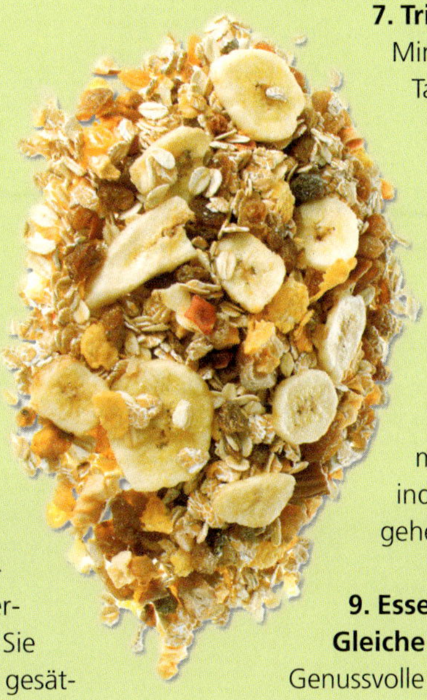

4. Weniger fettes Fleisch und Wurst!
Essen Sie dafür ein- bis zweimal die Woche Seefisch. Der versorgt Sie mit wertvollem Eiweiß, Jod und Omega-3-Fettsäuren (vor allem Hering, Makrele, Lachs und Thunfisch). Auch Erbsen, Bohnen oder mageres Fleisch sind gute Eiweißquellen.

5. Sparen Sie Zucker!
Naschen Sie wenig Süßigkeiten und meiden Sie zuckersüße Limonaden. Aber verkneifen Sie sich Süßes nicht völlig – die nächste Heißhunger-Attacke kommt sonst bestimmt.

6. Keine Angst vor Eiern!
Ein Ei am Tag dürfen Sie ruhig essen – es sei denn, Ihr Arzt hat Ihnen ausdrücklich davon abgeraten.

7. Trinken Sie ausreichend!
Mindestens 1,5 bis zwei Liter am Tag, bei Hitze, Sport oder körperlicher Arbeit deutlich mehr. Gute Durstlöscher sind Mineralwasser und Saftschorle.

8. Achten Sie auf Ihr Gewicht!
Vermeiden Sie Übergewicht und bewegen Sie sich täglich mindestens 30 Minuten, etwa indem Sie zu Fuß zur Arbeit gehen.

9. Essen Sie nicht immer das Gleiche!
Genussvolle Vielfalt ist die Basis gesunder Ernährung.

10. Decken Sie sich den Tisch!
Servieren Sie Ihre Mahlzeiten mit Liebe und lassen Sie sich beim Essen Zeit: Wer langsam isst, kann besser genießen und ist schon mit weniger satt.

Die Dreidimensionale Lebensmittelpyramide

Niemand will ständig Kalorien zählen. Oder nachschlagen, wieviel Vitamine in einem Stück Obst stecken. Daher entwickeln Ernährungswissenschaftler Modelle, die zeigen sollen, was und wie viel man essen sollte. Das aktuell für Deutschland gültige Bauwerk ist die Dreidimensionale Lebensmittelpyramide. Sie wurde im März 2005 der Öffentlichkeit vorgestellt. Das Modell wurde von der Deutschen Gesellschaft für Ernährung (DGE) in Zusammenarbeit mit dem aid infodienst, dem Bundesverbraucherministerium und weiteren Wissenschaftlern und Experten entwickelt.
Den Boden der Pyramide bildet der Ernährungskreis der DGE. Seine »Tortenstücke« zeigen, welchen Anteil eine Lebensmittelgruppe an der Ernährung haben soll. Danach beruht eine gesunde Ernährung vor allem (etwa zu drei Vierteln) auf pflanzlichen Produkten: Das größte Tortenstück (grün) umfasst unter anderem Obst, Gemüse, Getreide, Getreideprodukte und Kartoffeln, ein

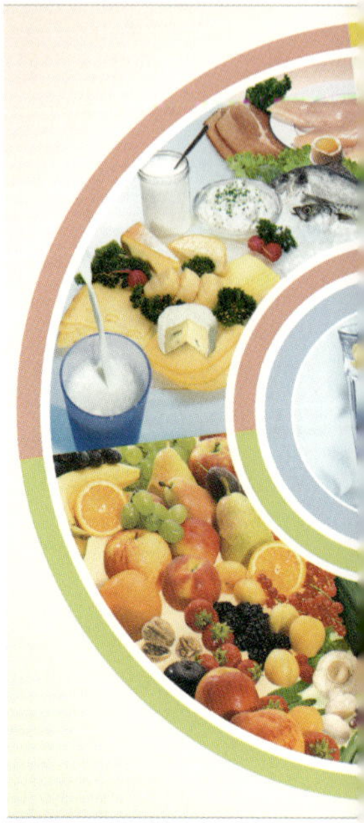

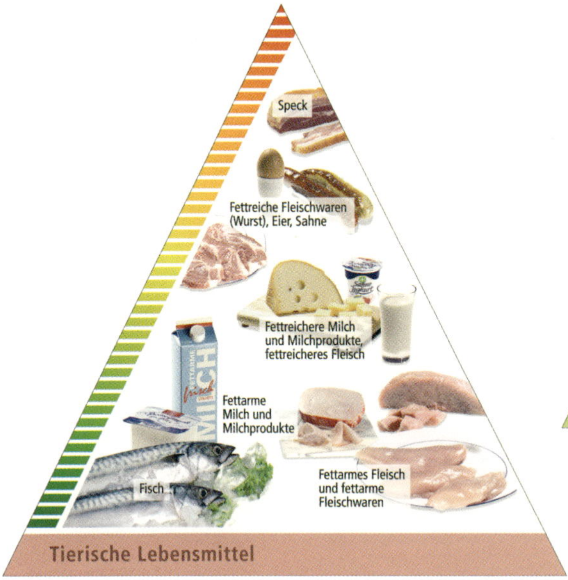

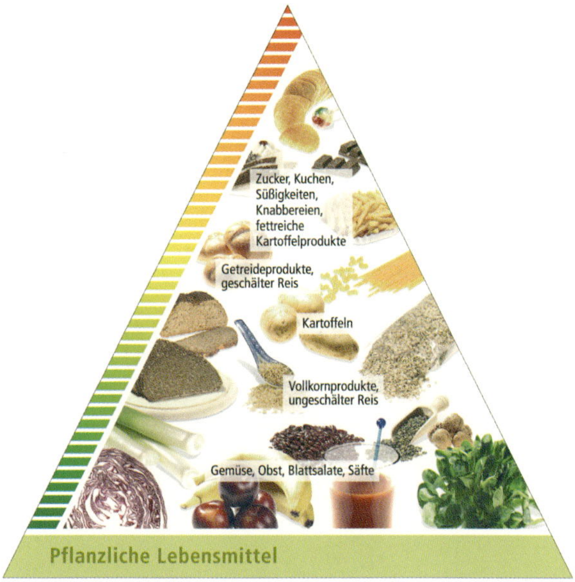

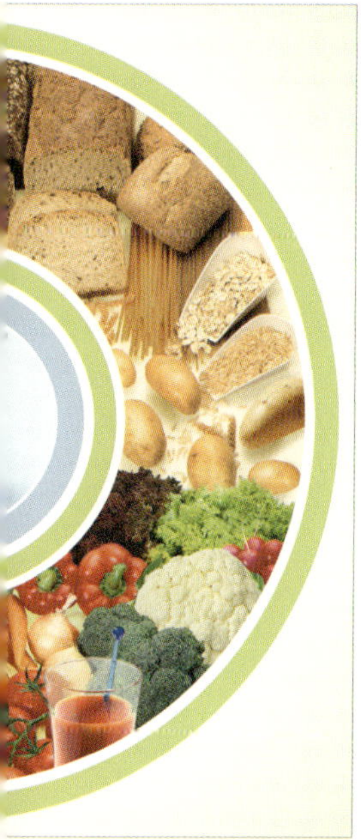

mittleres (rot) tierische Lebensmittel wie Fleisch, Wurst, Fisch, Eier, Milch und Milchprodukte und ein kleines (gelb) steht für Fette und Öle. Im Zentrum des Kreises befindet sich ein Symbol für Getränke: ein Hinweis, dass man über den Tag ausreichend trinken soll.

Auf den vier Seiten-Dreiecken der Pyramide finden sich vier große Lebensmittelgruppen: tierische Produkte, pflanzliche Lebensmittel, Getränke sowie Fette und Öle. Hier geht es um die Qualität: Der Verbraucher kann sich zwischen »besseren« und »schlechteren« Lebensmitteln einer Gruppe entscheiden: Besonders empfehlenswerte Lebensmittel stehen unten in der breiten Basis, weniger empfehlenswerte in der schmalen Spitze.

Der Wert eines Lebensmittels bestimmt sich danach, wie energiehaltig es ist und welche Nährstoffe es darüber hinaus enthält (z.B. Vitamine, Mineralstoffe, Ballaststoffe, Omega-3-Fettsäuren). So landen Rapsöl und Fisch wegen ihrer ungesättigten Fettsäuren jeweils unten auf der Pyramidenseite, Gemüse und Obst aufgrund ihres geringen Energie- und hohen Nährstoffgehaltes und Mineralwasser, weil es kalorienfrei ist.

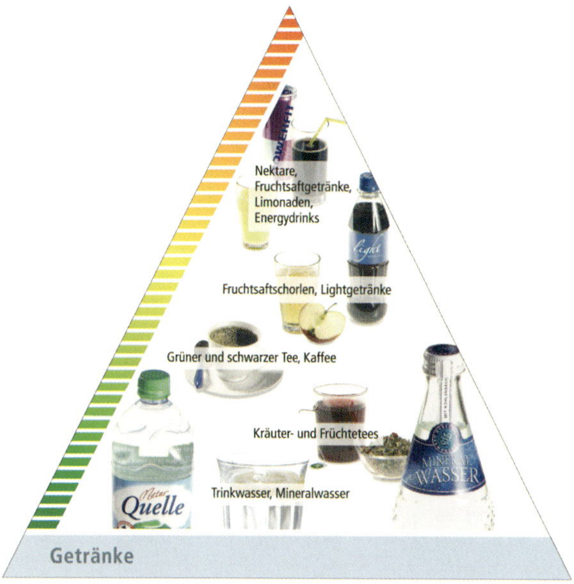

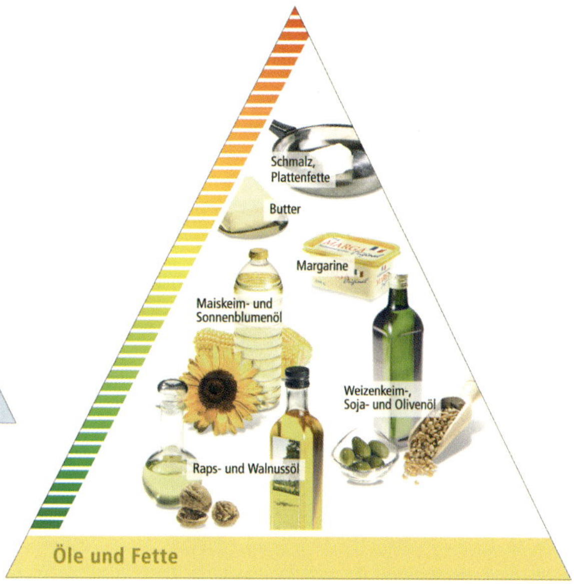

Anteil darf das Label tragen – das sind inzwischen mehr als 26 000 Produkte.

Knapp zwei Drittel der deutschen Bio-Erzeuger sind zudem in so genannten Anbauverbänden wie Bioland oder Demeter zertifiziert und müssen Richtlinien beachten, die oft noch strenger sind als die gesetzlichen. Solche Produkte tragen eigene Zeichen.

Nährstoffwüste Essen?

Gerade Hersteller von Vitaminpillen verweisen gern auf den geringen Nährstoffgehalt frischer Lebensmittel. So seien die Böden, auf denen Brokkoli, Birnbaum und Co. wachsen, mittlerweile ausgelaugt, die Ernte enthalte nur noch einen Bruchteil der einstigen Vitaminfülle. Eine Befürchtung, für die es nach Ansicht von Verbraucherzentralen und DGE keine überzeugenden Hinweise gibt. Unter anderem, weil die Böden heute durch reichliches Düngen eher mehr Nährstoffe enthalten als früher. Höchstens bei Jod oder Fluorid sei der Gehalt gering.

Wichtiger ist, was nach der Ernte passiert. Denn Lagerung und Zubereitung setzen dem Nährstoffgehalt tatsächlich zu: Hitze, Sauerstoff, Licht und Wasser heißen die Feinde. So kann ein Apfel, der auf dem Obstteller im warmen Wohnzimmer liegt, nach vier Wochen seinen gesamten Schatz an Vitamin C eingebüßt haben. Wer Nährstoffe lieber essen als vernichten will, sollte Obst und Gemüse daher kühl und dunkel lagern, schnell verarbeiten und möglichst kurz und nur bissfest garen. Bei Karotten hilft kurzes Dünsten mit etwas Öl, um das fettlösliche Provitamin Betacarotin besser aufzunehmen.

Sogar vermeintlich »tote« Konserven oder Tiefkühlkost können noch reichlich Wertvolles enthalten: Wenn die Rohware schon wenige Stunden nach der Ernte eingedost oder tiefgefroren wird, kann der Vitamingehalt höher sein als der von Frischware. Die ist nämlich ein bis drei Tage vom Acker zum Verbraucher unterwegs und liegt dann erst mal im Gemüsefach oder in der Obstschale.

Wie gut ist Bio?

Wer unter Umständen mehr Geld für Bioprodukte ausgibt, möchte wissen, ob sein Essen nun besser ist als konventionell erzeugtes. Die etwa 16 000 Biohöfe in Deutschland arbeiten nach deutlich strengeren Kriterien als konventionelle Erzeuger: Synthetische Pestizide sind verboten, auf lösliche Mineraldünger, die ins Grundwasser gelangen könnten, wird verzichtet. Hühner, Kühe und Schweine dürfen nach draußen und werden artgerecht gehalten.

Trotzdem können Bio-Lebensmittel belastet sein, wenn andere Bauern nebenan ihre Felder spritzen. In der Regel finden sich jedoch in Bio-Obst und -Gemüse deutlich geringere Gehalte an Pestiziden als in konventioneller Ware. Bio-Gemüse weist zudem niedrigere Nitrat-Gehalte auf. Bei Getreide und Kartoffeln sind die Unterschiede dagegen gering.

Auf den Aufdruck kommt es an: Das sagen Ihnen Gütesiegel

Label	Was bedeutet es?
Bio Kreis; Bioland Ökologischer Landbau; Biopark; demeter; Ecovin; Gäa e.V. Ökologischer Landbau; Naturland	**Siegel der Anbauverbände** Zur Zeit Deutschlands am strengsten kontrollierte Bio-Lebensmittel, mindestens 95 Prozent Öko-Anteil im Produkt
Bio nach EG-Öko-Verordnung	**Amtliches Bio-Siegel** Kontrolliert biologische Lebensmittel; nur unter Angabe der Öko-Kontrollstelle zulässig; mindestens 95 Prozent Öko-Anteil im Produkt
Ökologischer Landbau	**Europäisches Siegel Ökologischer Landbau** Kontrolliert biologische Lebensmittel, mindestens 95 Prozent Öko-Anteil im Produkt
QS Ihr Prüfzeichen für Lebensmittel	**QS** Qualität und Sicherheit. Nicht viel mehr als Einhaltung gesetzlicher Vorschriften, etwa zur Hygiene bei der Produktion; bei Fleisch: Verbot antibiotischer Mastmittel
Safe®	**»Safe«** Thunfisch, bei dessen Fang Delphine weitgehend geschont werden; andere Label sind in Deutschland nicht geschützt und keine Garantie für delphinfreundlich gefangenen Fisch
Fairtrade TransFair	**Transfair** fair gehandelte Produkte aus Entwicklungsländern, keine Aussage zu Bio-Anbau

In vielen Studien wurde der Nährstoffgehalt von biologisch und herkömmlich erzeugten Produkten verglichen. Bio-Produkte werden weniger stark gedüngt und bleiben daher kleiner. Sie enthalten meist mehr Trockenmasse – und damit Nährstoffe – und weniger Wasser. Häufig wurde ein Trend zu mehr Vitamin C in ökologisch erzeugtem Gemüse gefunden, vor allem bei Kopfsalat, Spinat und Kohl. Oft wiesen die Produkte auch einen höheren Gehalt an Mineralstoffen und wertvollen sekundären Pflanzenstoffen auf.

Unerwünschte Stoffe

Die Rohstoffe für unser Essen werden nicht in geschlossenen Systemen erzeugt. Daher können sie unerwünschte Stoffe wie Pestizide, Schwermetalle oder Schimmelpilzgifte enthalten. In Obst und Gemüse sind oft Pestizide nachweisbar. Viele Wirkstoffe solcher Pflanzenschutzmittel sind krebserregend oder wirken ähnlich wie Hormone. Als besonders belastet gelten Paprika, Tafeltrauben und importierte Erdbeeren. Aber auch Gurken, Tomaten, Nektarinen, Papaya und Birnen fallen immer wieder durch Gehalte über den Grenzwerten auf. Der offizielle deutsche Ernährungsbericht 2004 kommt allerdings zu dem Schluss, dass man eine akute Gefährdung des Verbrauchers zurzeit nicht sehen könne, unter anderem, weil die überschrittenen Höchstmengen sehr niedrig angesetzt seien.

Ein Dauerbrenner unter den schädlichen Inhaltsstoffen sind Gifte von Schimmelpilzen, so genannte Mykotoxine. Sie kommen vor allem in Nüssen, Getreide, Gewürzen, Kaffeebohnen oder Trockenfrüchten vor. Viele Mykotoxine sind krebserregend, schädigen die Lunge, das Immunsystem oder die Nieren. Verschimmelte Lebensmittel sollten daher auf keinen Fall gegessen werden. Nüsse oder Müsli mit Schimmel müssen unbedingt komplett weggeworfen werden, ebenso angeschimmeltes oder faulendes Obst und Gemüse. Kleine Schimmelstellen im Brot können großzügig herausgeschnitten werden. Verschimmelter Frisch- oder Weichkäse sollte ganz weggeworfen werden, bei angeschimmeltem Hartkäse reicht großzügiges Wegschneiden.

Seit Mitte der 1990er Jahre hält die Rinderseuche BSE (Bovine Spongiforme Enzephalopathie) Europa in Atem. Zeitweilig kauften Verbraucher praktisch gar kein Rindfleisch mehr. Bislang gibt es zwar immer noch keinen zweifelsfreien Nachweis, das BSE auf Menschen übertragbar ist – ausschließen mögen es die Wissenschaftler aber auch nicht. Inzwischen hat die Politik reagiert: In Deutschland werden heute allen Rinder über 24 Monate nach der Schlachtung Gewebeproben entnommen und per BSE-Schnelltest untersucht. Damit sich Rinder nicht über das Futter anstecken können, gilt seit dem 2000 ein Fütterungsverbot für Tiermehl an Wiederkäuer.

Mit einem anderen Problem leben wir wahrscheinlich seit Nutzung des Feuers: Allerdings wurde erst im Jahr 2002 bekannt, dass sich beim Backen, Braten und Frittieren von Kartoffel- und Getreideprodukten Acrylamid bildet. Es steht im Verdacht, beim Menschen Krebs zu erzeugen und das Erbgut zu schädigen. Die höchsten Gehalte wurden bisher in Kartoffelchips und anderem Knabberzeug gefunden. Aber auch Pommes frites, Knäckebrot oder Kekse können belastet sein.

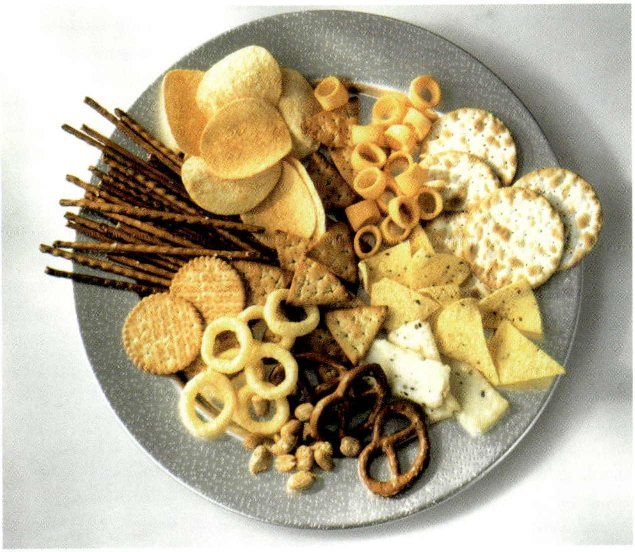

Knuspriges Knabberzeug kann Acrylamid enthalten. Für Gerichte aus der eigenen Küche gilt: je weniger gebräunt, desto besser.

Wieviel Acrylamid beim Erhitzen entsteht, hängt von Temperatur und Wassergehalt ab: Stark ausgetrocknete, braungebrannte Produkte enthalten am meisten. Viele Hersteller versuchen inzwischen, ihre Herstellungsverfahren so zu ändern, dass weniger Acrylamid entsteht. Im Haushalt sollte man Kartoffel- und Getreideprodukte nur bei mittlerer Hitze braten oder backen und nicht zu braun werden lassen. Bratkartoffeln aus gekochten Kartoffeln enthalten weniger Acrylamid als solche aus rohen Knollen.

Was auch immer Sie essen: Eine Ernährungsweise, die frei ist von jeglichen Rückständen, Schadstoffen oder Bakterien, gibt es nicht. Allerdings sollte man sich nicht zu sehr auf solche »Belastungen« fixieren: Ernährungswissenschaftler bewerten das Risiko durch Verunreinigungen als »minimal« im Vergleich zu den Folgen falscher, unausgewogener Ernährung. Weitere Informationen zu Ernährung und Lebensmitteln finden Sie unter nebenstehenden Adressen im Internet (siehe Infokasten auf Seite 34).

Gehaltvolles im Netz

Mehr Informationen zu Ernährung und Lebensmitteln finden Sie unter folgenden Internetadressen:

www.aid.de
aid Infodienst Verbraucherschutz, Ernährung, Landwirtschaft e.V.

www.bfr.bund.de
Bundesinstitut für Risikobewertung

www.bzga.de
Bundeszentrale für gesundheitliche Aufklärung

www.dge.de
Deutsche Gesellschaft für Ernährung e.V.

www.dife.de
Deutsches Institut für Ernährungsforschung

www.ernaehrung.de
DEBInet, Deutsches Ernährungsberatungs- und -informationsnetz

www.fke-do.de
Forschungsinstitut für Kinderernährung Dortmund

www.oege.at
Österreichische Gesellschaft für Ernährung

www.oekotest.de
Ökotest

www.rki.de
Robert Koch-Institut

www.sge-ssn.ch
Schweizerische Gesellschaft für Ernährung

www.stiftung-warentest.de
Stiftung Warentest e.V.

www.was-wir-essen.de
Verbraucherseite, u.a. vom aid Infodienst

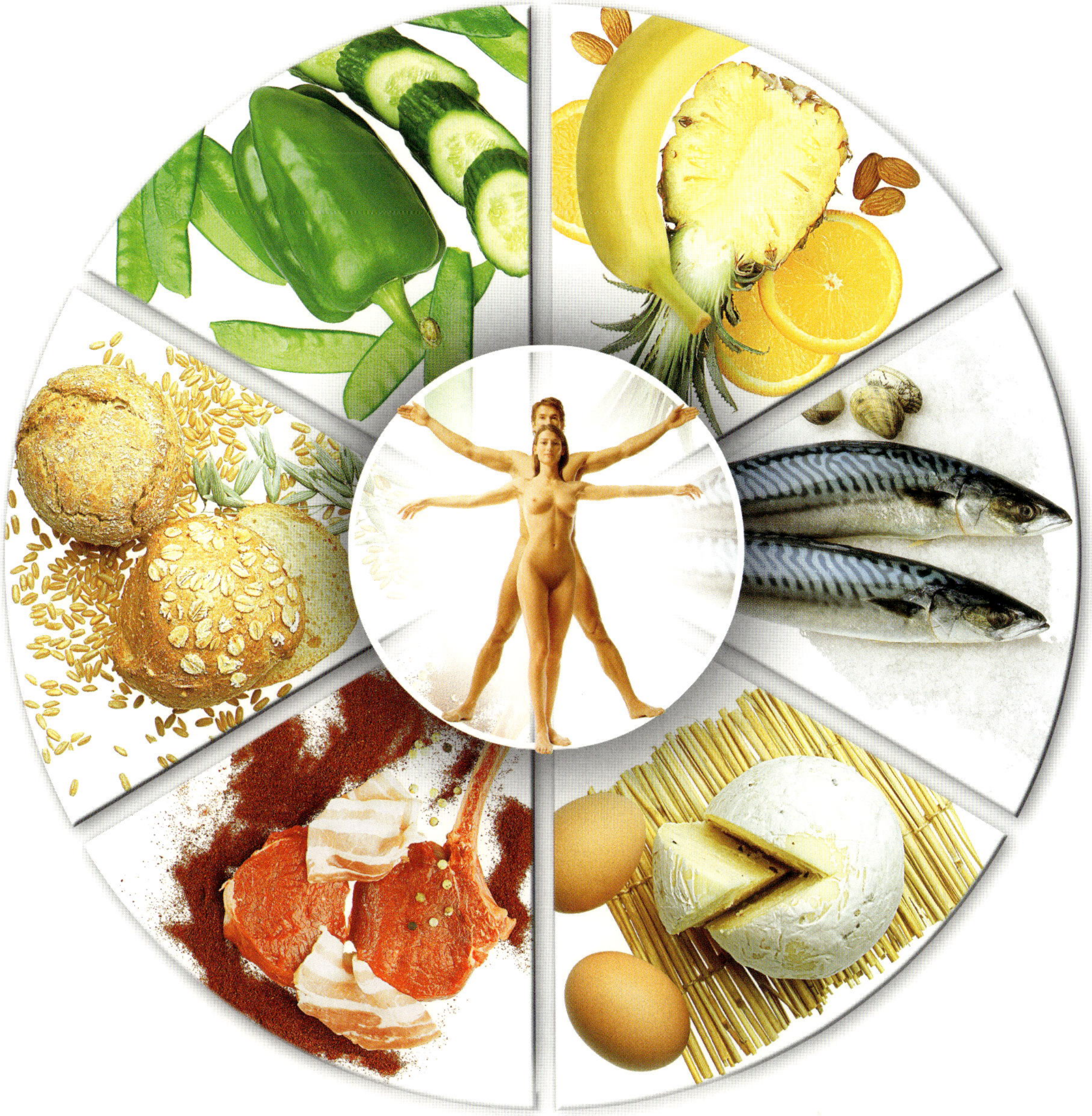

Teil 2

Was bei uns auf den Tisch kommt

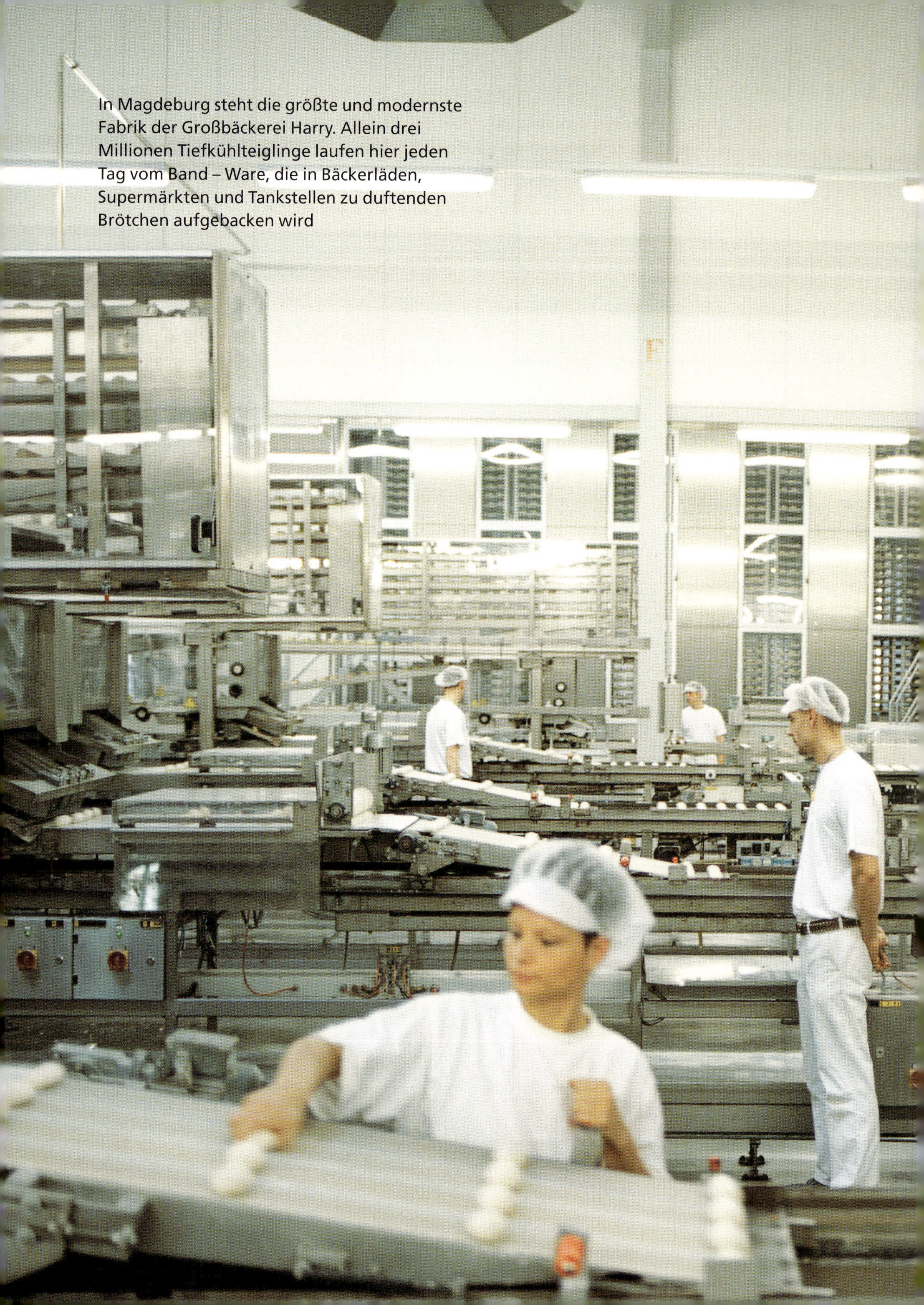

In Magdeburg steht die größte und modernste Fabrik der Großbäckerei Harry. Allein drei Millionen Tiefkühlteiglinge laufen hier jeden Tag vom Band – Ware, die in Bäckerläden, Supermärkten und Tankstellen zu duftenden Brötchen aufgebacken wird

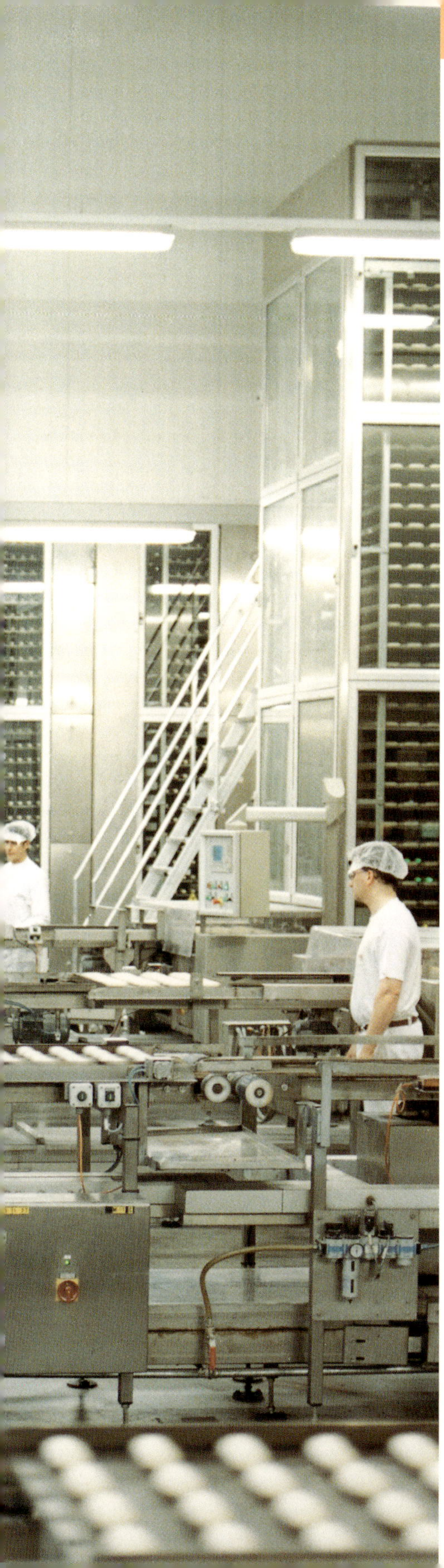

Kapitel 1

Unser täglich Brot

Text: Markus Grill, Gerd Schuster
Fotos: Björn Lux, Frank Wache

In keinem anderen Land weltweit gibt es mehr Brotsorten als bei uns. Einst waren nur Wasser, Mehl und Salz die Zutaten für einen guten Laib. Heute können die meisten **BÄCKER** damit kaum etwas anfangen, stattdessen vertrauen sie einem Arsenal chemischer Hilfsstoffe. Dass die alte Kunst des Brotbackens wieder eine Zukunft hat, zeigen nun engagierte Zunftgenossen – und große Brotfabriken.

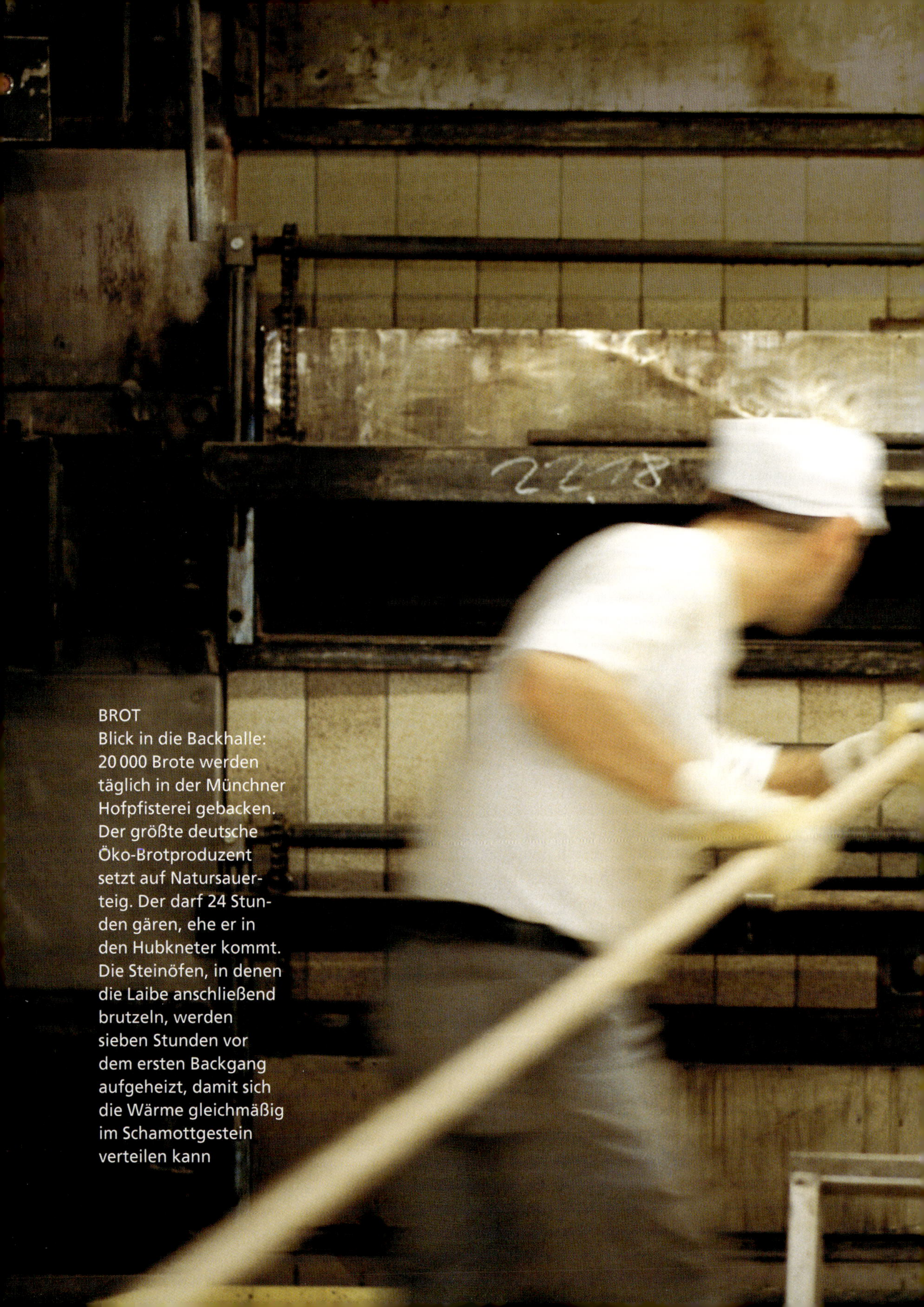

BROT
Blick in die Backhalle: 20 000 Brote werden täglich in der Münchner Hofpfisterei gebacken. Der größte deutsche Öko-Brotproduzent setzt auf Natursauerteig. Der darf 24 Stunden gären, ehe er in den Hubkneter kommt. Die Steinöfen, in denen die Laibe anschließend brutzeln, werden sieben Stunden vor dem ersten Backgang aufgeheizt, damit sich die Wärme gleichmäßig im Schamottgestein verteilen kann

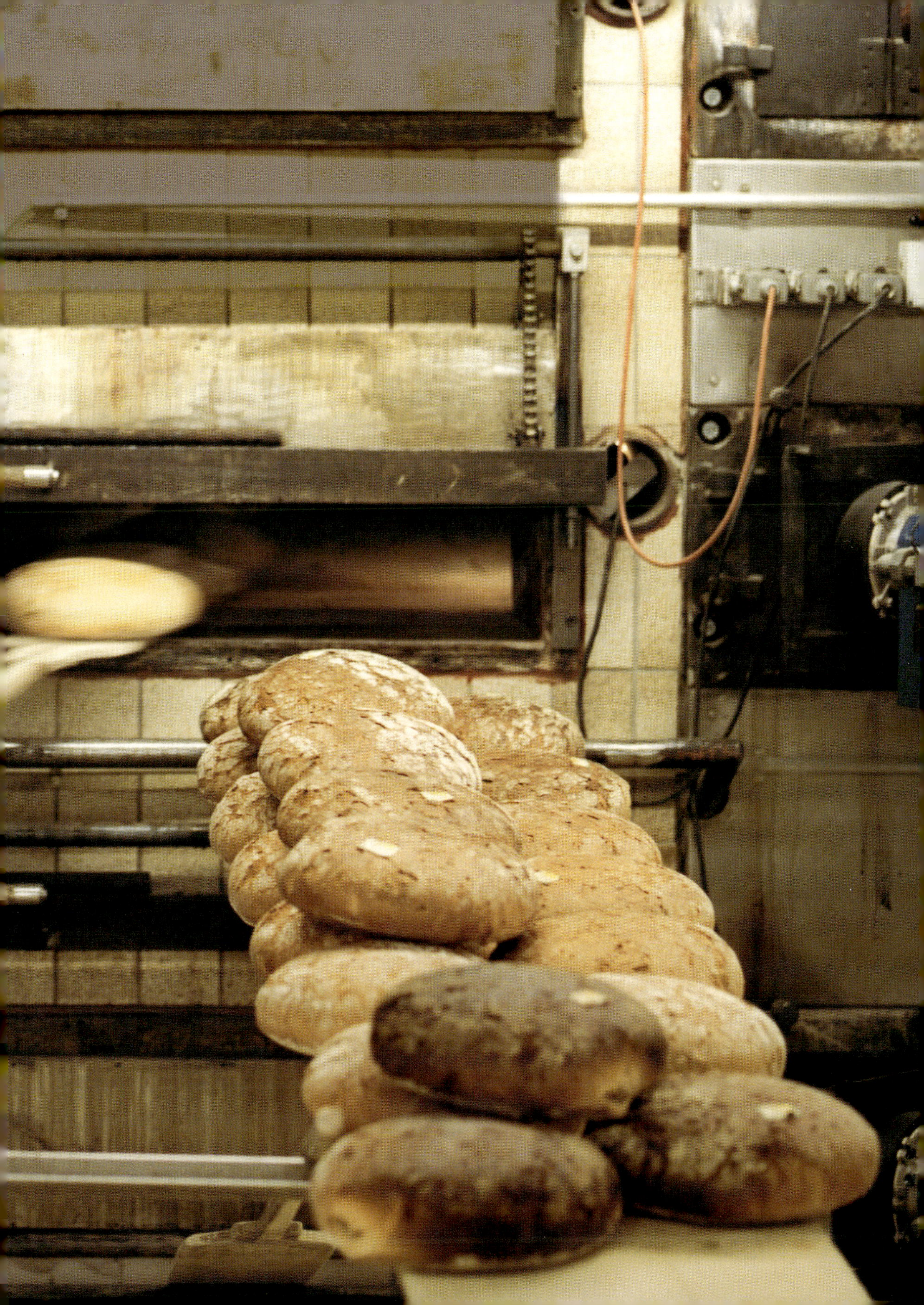

Nach 20 Jahren emsigen Wirkens an Teigkneter und Ofen fasste Bäckermeister Frank Maser aus Bempflingen im Sommer 2002 den Entschluss, endlich backen zu lernen. Blanke Not diktierte die Entscheidung, denn in dem 3000-Seelen-Ort bei Reutlingen hatte Lidl eine Filiale eröffnet, und der Umsatz der Bäckerei Maser war um 30 Prozent eingebrochen. »Wir standen vor der Wahl, aufzuhören oder etwas total anderes zu machen«, sagt der 39-Jährige. »Da hatte meine Frau die Idee, ganz ohne Chemie zu backen.«

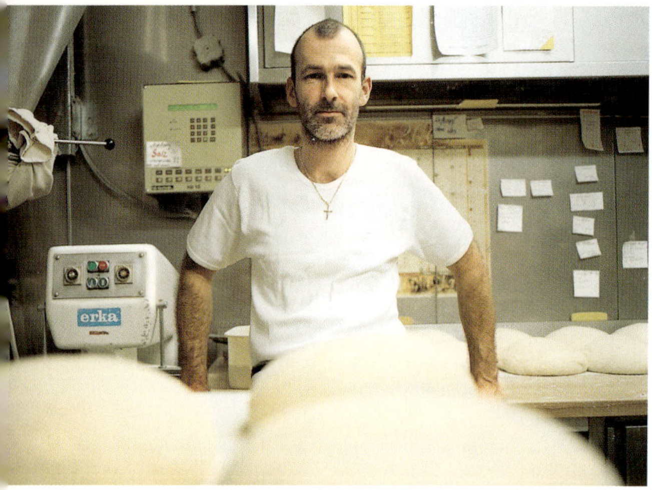

Nach Jahrzehnten als »Tütenbäcker« lernte der Bempflinger Meister Frank Maser die Grundlagen seines Handwerks

Maser versuchte sich nach Feierabend mit den Zutaten, die den Bäckern viele Jahrhunderte lang genügt hatten: Mehl, Wasser und Salz.

Das mutige Unterfangen, ohne die zahllosen Hilfsstoffe der Backmittelindustrie Essbares und Ansehnliches herzustellen, ging zunächst »voll in die Hose«. Die Brötchen waren kaum mehr als pralinengroß, die Brezeln sahen aus wie kranke Würmer – ein Schock für den gestandenen Meister. »Ich musste feststellen, dass ich vom richtigen Backen keine Ahnung hatte«, bekennt Maser. »Ich hatte es nie gelernt. Mein ganzes Leben war ich bloß ein Tütenbäcker gewesen. Ich konnte nur Fertigmischungen in die Rührmaschine kippen.« Vom Vater, ebenfalls Bäckermeister, war kein Beistand zu erwarten. »Der konnte auch nicht backen!«

Maser experimentierte weiter, besuchte Fachseminare über Sauerteig, studierte vergilbte Bücher und kam der alten Kunst allmählich auf die Schliche. Er begriff, dass Sauerteig das beste Backmittel ist und dass kein noch so narrensicheres Industriepulver das Brot so wohlschmeckend und haltbar macht wie er – dieser launische Brei aus Säurebakterien und Hefen, der bis zur Backreife rund 24 Stunden umhegt sein will. Er lernte, dass die lange Gärung im Mehl vorhandene Stoffe abbaut, die der Verdauung nicht förderlich sind. Echtes Sauerteigbrot, so erkannte Maser, ist das bekömmlichste und gesündeste Brot überhaupt (siehe »Wissen« ab Seite 48).

Nach eineinhalb Jahren harter Fron zog Maser schließlich Backwaren aus dem Ofen, die ihn zufrieden machten – ganz ohne Backchemie. Bald strömten die Kunden sogar von der Schwäbischen Alb und aus Reutlingen herbei und brachten ein Umsatzplus von 50 Prozent. Weil

Masers Kosten durch den Verzicht auf teure Fertigmehle und Pülverchen deutlich gesunken waren, machte er sogar wieder kräftig Profit.

Den Sprung ins kalte Wasser nach Masers Manier wagen nur die wenigsten Bäcker. Dabei dürfte vielen der Sinn nach einer Verzweiflungstat stehen. Zwar gilt Deutschland noch immer als Musterland der Backkultur. In keinem Land der Welt gibt es so viele Brotsorten (etwa 300) und Kleingebäckarten (rund 1200). Die Deutschen sind Weltmeister im Verzehr von Brot, Brötchen und »verwandten Backwaren«. Aber um das Grundnahrungsmittel ist ein Preiskrieg entbrannt. Während der Kunde beim Bäcker für ein Kilo Brot rund 1,80 Euro bezahlt, bekommt er es bei Aldi für 47 Cent, bei Kaufland (Lidl-Konzern) als Mischbrot ebenfalls für 47 Cent, und Plus ködert die Käufer mit 50 Cent für ein Ki-lo »rustikales Bauernbrot«. Angriffslustig trompetete die Billigkette: »Dafür gibt's beim Bäcker gerade mal ein Brötchen.«

Die Folge dieses Preiskriegs: Im vergangenen Jahr haben die Deutschen nur etwa noch jeden vierten Laib (genau 26 Prozent) in einer Bäckerei erstanden, den Rest bei Discountern, Verbrauchermärkten und bei so genannten Vorkassen-Bäckern im Supermarkt.

Wie Frank Maser vor über zwei Jahren stehen deshalb Tausende von Bäckern vor dem Niedergang – oder haben ihre Backstuben längst dichtgemacht. Gab es 1994 in Deutschland noch 25 000 Bäckereibetriebe, waren es 2004 nur noch 17 000. In Großstädten verläuft der Zusammenbruch der Zunft noch dramatischer: 1993 fanden in Hamburg noch 129 Innungsbetriebe ein Auskommen. Heute sind 52 übrig – ein Minus von 60 Prozent.

Allerdings sind viele Bäcker selbst schuld an der Misere: Sie bieten trotz höherer Preise selten Besseres als die Discounter. In den vergangenen Jahrzehnten ist die deutsche Kneter-Gilde nahezu vollständig auf die Verlockungen der Backmittelindustrie hereingefallen. Deren Vertreter haben den Meistern eingeredet, dass echter Sauerteig problematisch im Umgang sei, fehleranfällig, ein Dauerrisiko für die »Produktionssicherheit«. Ein Handwerksmeister, so hieß es, habe heute so viel betriebswirtschaftlichen Kram am Hals, dass man das für den gärenden Brei nötige Fingerspitzengefühl einfach nicht mehr erwarten könne. Viele Bäcker ordern die Industriepulver auch deshalb gern, weil sie dank ihrer Hilfe länger schlafen können und sich auch am Wochenende nicht um den Sauerteig kümmern müssen. Nach Angaben des Lebensmittel-

Fortsetzung Seite 46

1994 gab es in Deutschland 25 000 Bäckereibetriebe,
zehn Jahre später waren es nur noch 17 000

WAS HABEN WIR DENN DA?

Brot & Brötchen

1. TOASTBROT: feinporiges Brot aus hefehaltigem Teig, dem Zucker, Fett und Milchprodukte zugesetzt werden können. Je nach Sorte unterschiedlicher Anteil an Weizen-, Roggen- oder Vollkornmehlen. 253 kcal / 3,4 Gramm Fett auf 100 Gramm*. Jahresverbrauch**: 249 000 Tonnen

2. WEISSBROT: helle Laibe aus Hefeteig (mindestens 90 Prozent Weizenmehl). 235 kcal / 1,3 Gramm Fett auf 100 Gramm. Jahresverbrauch: 142 500 Tonnen

3. ROGGENBRÖTCHEN: Brötchen aus mindestens 50 Prozent Roggenmehl, manchmal mit Malz-Farbstoff dunkler gefärbt. 223 kcal / weniger als ein Gramm Fett auf 100 Gramm. Jahresverbrauch 540 Millionen Stück

4. SCHRIPPEN: die Standardbrötchen aus Hefeteig (mindestens 90 Prozent Weizenmehl), auch Rundstücke oder Semmeln genannt. 248 kcal / 1,4 Gramm Fett auf 100 Gramm. Jahresverbrauch: zwei Milliarden Stück

5. ROGGENBROT / ROGGENMISCHBROT: die Lieblingslaibe der Deutschen, auch »Graubrote« genannt. Roggenbrot besteht zu mindestens 90 Prozent, Mischbrot zu mindestens 50 Prozent aus Roggenmehl; beide Sorten werden mit Sauerteig oder mit Kunstsauer gemacht. 210 kcal / weniger als ein Gramm Fett auf 100 Gramm; sie enthalten B-Vitamine, Mineral- und Ballaststoffe sowie Spurenelemente.
Jahresverbrauch: 431 000 Tonnen

6. MEHRKORNBROT: Weizen- oder Roggenmischbrot mit zusätzlichen Mehlen, Schroten und Flocken (etwa aus Hafer, Gerste, Dinkel oder Buchweizen). Rund 220 kcal / weniger als ein Gramm Fett auf 100 Gramm. Jahresverbrauch: 140 300 Tonnen

7. »KÖRNERBRÖTCHEN«: je nach Sorte unterschiedlicher Teig und unterschiedlicher Anteil an Weizen- oder Roggenmehl. Körneranteil etwa acht Prozent, bei Mohn-, Sesam- und Sonnenblumenbrötchen genügt eine Krustenauflage. Nährwerte und Inhaltsstoffe abhängig von den verwendeten Mehlen und Körnern. Jahresverbrauch: 972 Millionen Stück

8. LAUGENBREZEL: Backwaren aus Weizen-Hefe-Teig, der vor dem Backen in Natronlauge gelegt wird. 246 kcal / 1,8 Gramm Fett auf 100 Gramm; Jahresverbrauch Laugengebäck: 454 Millionen Stück

9. CROISSANTS: Halbmonde aus gezogenem Hefeteig, in den schichtenweise Butter oder anderes Backfett eingearbeitet wird. 508 kcal / 33,6 Gramm Fett auf 100 Gramm. Jahresverbrauch: 158 Millionen Stück

10. SCHWARZBROT / VOLLKORNBROT: dunkle Laibe aus mindestens 90 Prozent Roggenvollkorn- und Weizenvollkornmehlen in beliebigem Verhältnis. 188 kcal / weniger als ein Gramm Fett auf 100 Gramm. Enthält reichlich Vitamin B_1, wichtige Mineralstoffe wie Calcium und Phosphor sowie Spurenelemente wie Eisen, Kupfer, Mangan und Zink. Jahresverbrauch: 169 700 Tonnen

* Kalorien und Fettgehalt sind jeweils durchschnittliche Angaben
** von Verbrauchern in Deutschland im Jahr eingekaufte Waren – ohne Außerhausverzehr
Quelle: GfK 2004

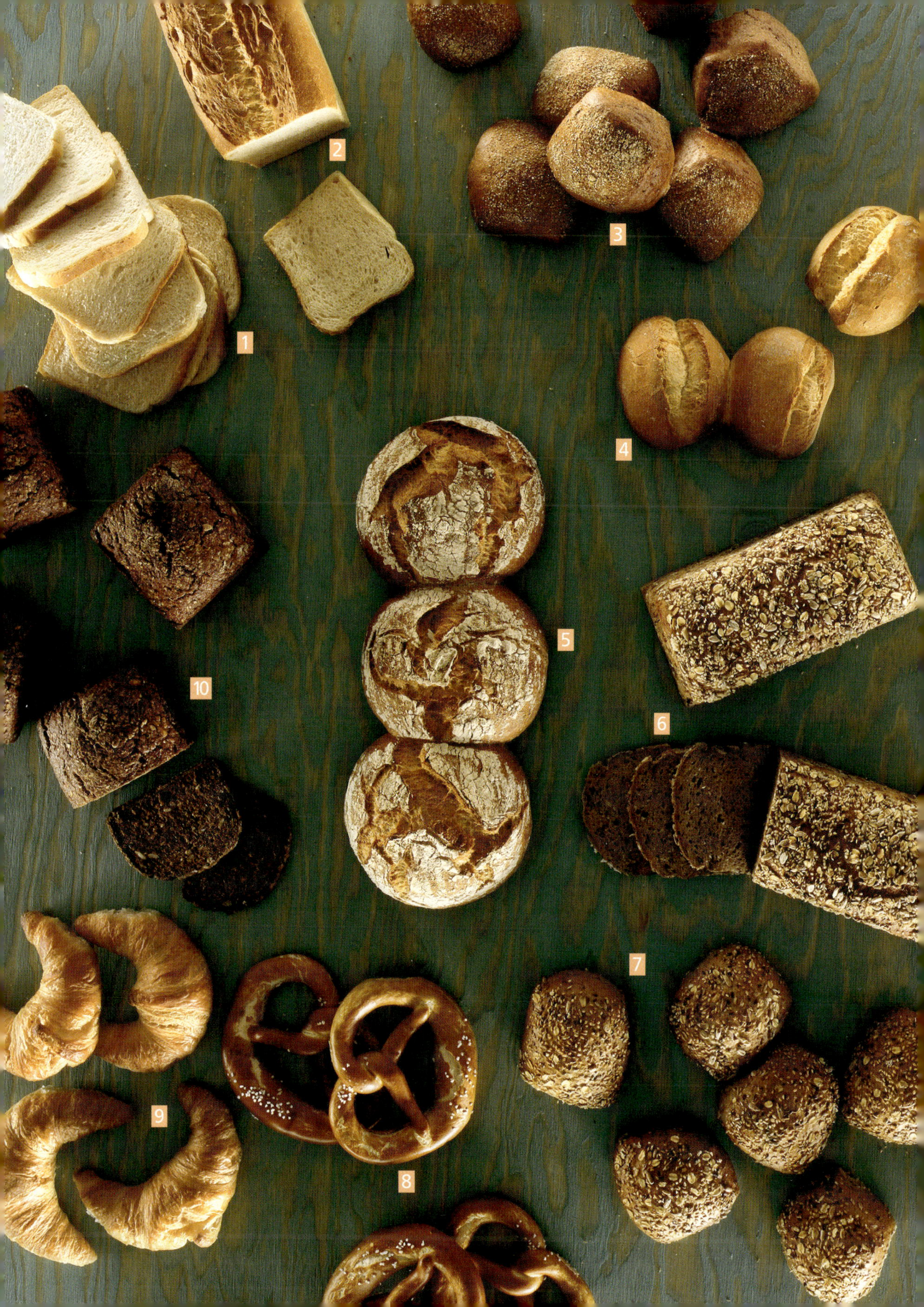

1
2
3
4
5
6
7
8
9
10

WAS HABEN WIR DENN DA?

Nudeln, Reis & Flocken

1. FRÜCHTEMÜSLI: DAS LIEBLINGSMÜSLI DER DEUTSCHEN: Gemischt aus Getreideprodukten wie Flocken oder Kleie und Trockenobst, oft mit weiteren Zutaten wie Nüssen oder Mandeln, häufig gesüßt mit Zucker oder Honig. Kcal, Fett- und Nährstoffgehalt stark abhängig von der Mischung; Orientierungswert: um 350 kcal / um 7 Gramm Fett auf 100 Gramm* (Mischung ohne Zuckerzusatz). Jahresverbrauch**: rund 17 000 Tonnen

2. EIERNUDELN: Teigwaren, die im Gegensatz zur klassischen Pasta mit Ei (beziehungsweise Flüssigei-Produkten) hergestellt werden. 350 kcal / 2,7 Gramm Fett auf 100 Gramm. Enthalten bis zu 15 Prozent pflanzliches Eiweiß; Jahresverbrauch: rund 152 300 Tonnen

3. LANGKORNREIS: Der »Standardreis«. Schlanke, geschälte Körner mit einer Länge von bis zu acht Millimetern. 366 kcal / 0,7 Gramm Fett auf 100 Gramm. Jahresverbrauch: rund 91 700 Tonnen

4. SPAGHETTI: In der Regel aus Hartweizengrieß hergestellt. 362 kcal / 1,2 Gramm Fett auf 100 Gramm. Enthalten bis zu 15 Prozent pflanzliches Eiweiß. Jahresverbrauch: rund: 71 000 Tonnen

5. CORNFLAKES: Flocken aus Mais, die gedämpft, gewalzt, geröstet und oft stark gezuckert werden. 353 kcal / weniger als 1 Gramm Fett auf 100 Gramm. Sehr hoher Anteil an Kohlenhydraten. Jahresverbrauch: 8800 Tonnen

6. RUNDKORNREIS: Fünf Millimeter lange, rundliche Körner, die beim Kochen stark quellen. 354 kcal / 1,5 Gramm Fett auf 100 Gramm. Jahresverbrauch 11100 Tonnen

7. HAFERFLOCKEN: Flocken aus Haferkörnern. 352 kcal / 7 Gramm Fett auf 100 Gramm. Reich an pflanzlichem Eiweiß, Ballast- und Mineralstoffen sowie B-Vitaminen. Jahresverbrauch 33 800 Tonnen

8. »KOCHBEUTEL-REIS«: Meist geschälter Langkornreis, teils vorgekocht und wieder getrocknet (»Schnellkochreis«); bei nicht vorgekochter Ware Nährwerte wie loser Langkornreis. Jahresverbrauch: 32 000 Tonnen

9. VOLLKORNNUDELN: Aus Vollkornmehlen hergestellt. 333 kcal / 2,5 Gramm Fett auf 100 Gramm. Höherer Anteil an Ballast- und Mineralstoffen sowie Vitaminen als herkömmliche Nudeln. Enthalten bis zu 15 Prozent pflanzliches Eiweiß; Jahresverbrauch: 3300 Tonnen

10. SPÄTZLE: Besondere Form von Eiernudeln. 355 kcal / 3 Gramm Fett auf 100 Gramm. Enthalten bis zu 15 Prozent pflanzliches Eiweiß; Jahresverbrauch: 27 500 Tonnen

* Kalorien und Fettgehalt sind jeweils durchschnittliche Angaben

** von Verbrauchern in Deutschland im Jahr eingekaufte Waren – ohne Außerhausverzehr

Quelle: GfK 2004

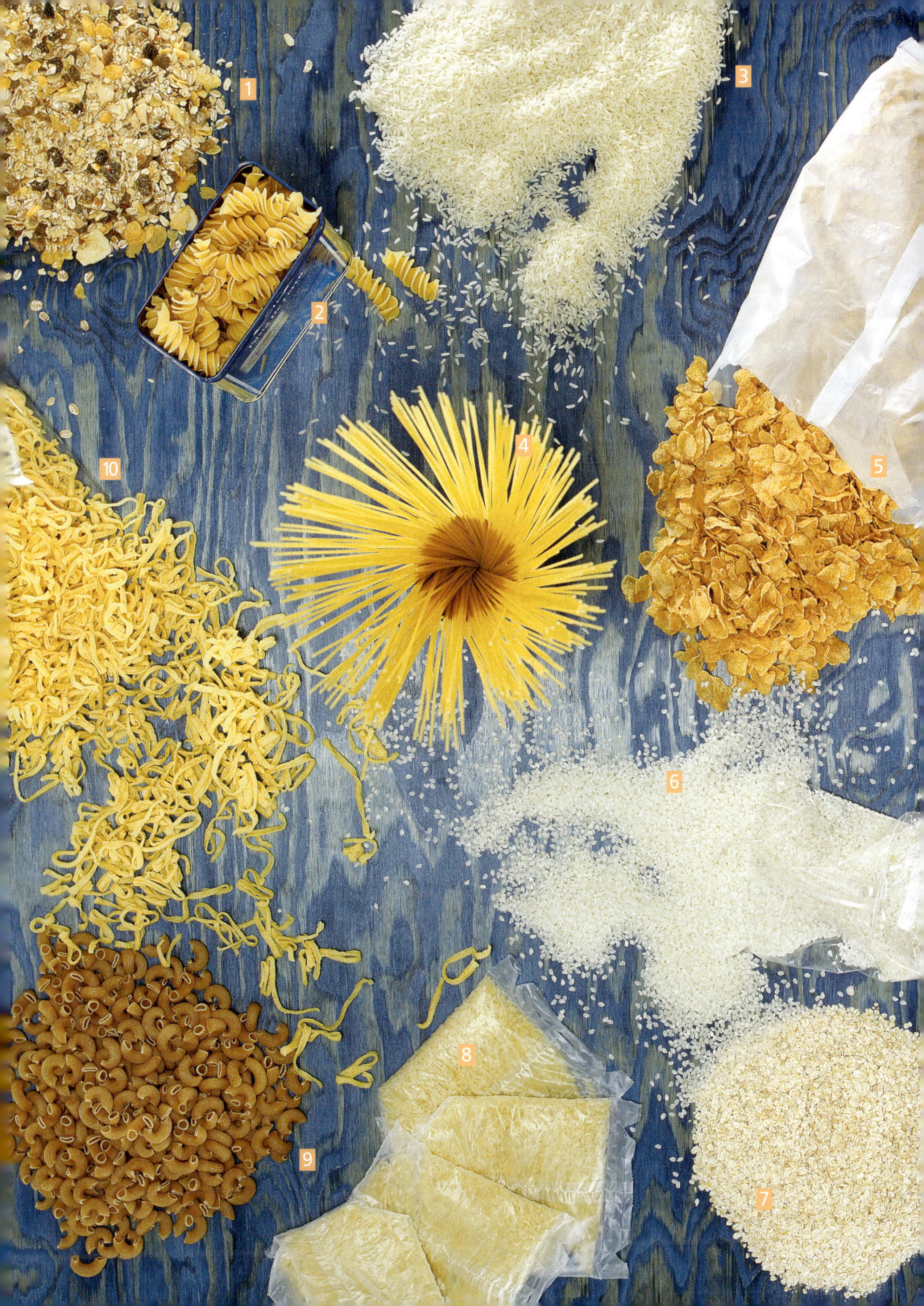
1
2
3
4
5
6
7
8
9
10

chemikers Udo Pollmer ist der Wandel so umfassend, dass heute kaum noch ein Bäcker richtig backen kann. Ohne Chemie würden sie so scheitern wie zunächst Bäcker Maser, als er umstellte.

Selbst dort, wo Kunden altes Handwerk vermuten, wird meist mit modernen Hilfsmitteln gearbeitet. Etwa in der »Kleinen Konditorei« in Hamburg-Eimsbüttel, in der es ein bisschen aussieht wie in der Dallmayr-Kaffee-Werbung. Der Laden brummt, sonntags stehen die Kunden bis auf die Straße an. Das Magazin »Feinschmecker« zählt den Betrieb zu den 500 besten Bäckereien Deutschlands, das »Hamburger Abendblatt« schwärmt, hier werde »noch nach uralten Rezepten gebacken – mit Wasser, Mehl, Salz, Hefe, Geduld und Liebe«. Tatsächlich aber scheint es noch einige Zutaten mehr zu geben. Als der stern frühmorgens die

> Brötchen, Baguettes, Ciabatta, Croissants – alles kann sich der moderne Bäcker tiefgefroren liefern lassen

Backstube besuchte, fand sich nur ein kleiner Trog einstufigen Salzsauerteigs. Dafür schleppten zwei Mitarbeiter des »Backring Nord« (Overall-Aufdruck: »Mit uns backen Sie richtig«) Fertigmehle heran – Säcke voller »Sonnenkorn«, »Kraftkorn Malzbrot«, »Backmischung für Kleingebäck« und »Schwabenkorn Fertigmischung«. Der Chef und Bäckermeister Tjark Meyer sagt: »So wie mein Großvater Brot gebacken hat, kann man heute nicht mehr backen.«

Dieser Überzeugung ist auch Armin Werner, Geschäftsführer des Verbandes der Backmittel- und Backgrundstoffhersteller. Ohne die vielen Hilfsstoffe sei der

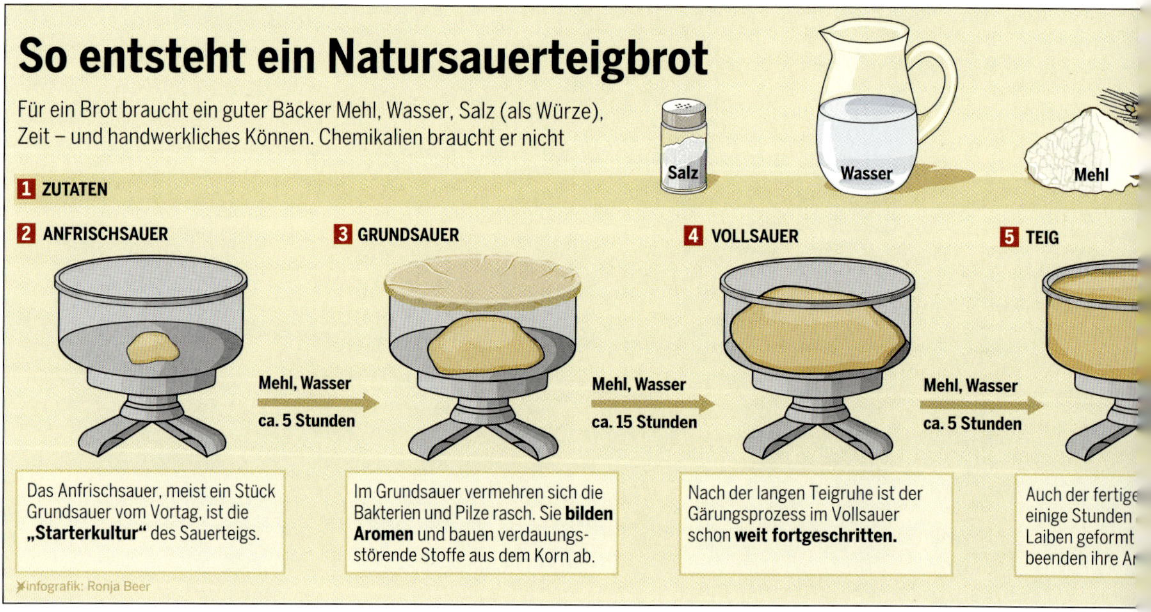

moderne Bäcker aufgeschmissen, sagt er. Fehlten etwa Chemikalien, die dem Teig die Klebrigkeit nähmen, funktioniere der komplette Maschinenpark in der Backstube nicht. Andere Substanzen machen die Rohmasse härter oder weicher, blähen sie auf, regulieren Porengröße und Krustenbräune oder verpassen Backwaren einen Vollkornlook.

In Werners Verband haben sich 45 deutsche Backmittelhersteller mit 10 000 Beschäftigten zusammengeschlossen. Im vergangenen Jahr lieferten sie mehr als 250 000 Tonnen Ware an die Bäcker: Fertigmehle, Backmischungen und Backmittel wie die »Brotstabil Backperls«, das Bräunungsmittel »Back-Syrol« oder den »Gärcontroller Relax«. Dazu gibt es die »pulverisierte backfeste Zitronenfüllmasse« sowie das »Sahnestandmittel mit getrocknetem Bananenmark«.

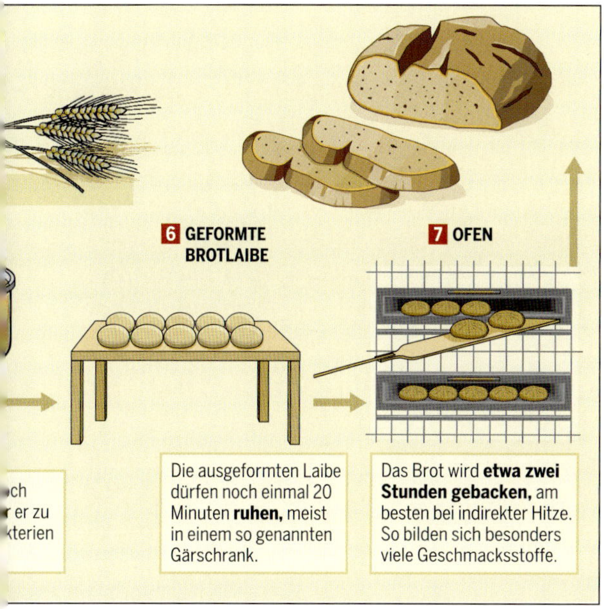
6 GEFORMTE BROTLAIBE
7 OFEN
Die ausgeformten Laibe dürfen noch einmal 20 Minuten **ruhen,** meist in einem so genannten Gärschrank.
Das Brot wird **etwa zwei Stunden gebacken,** am besten bei indirekter Hitze. So bilden sich besonders viele Geschmacksstoffe.

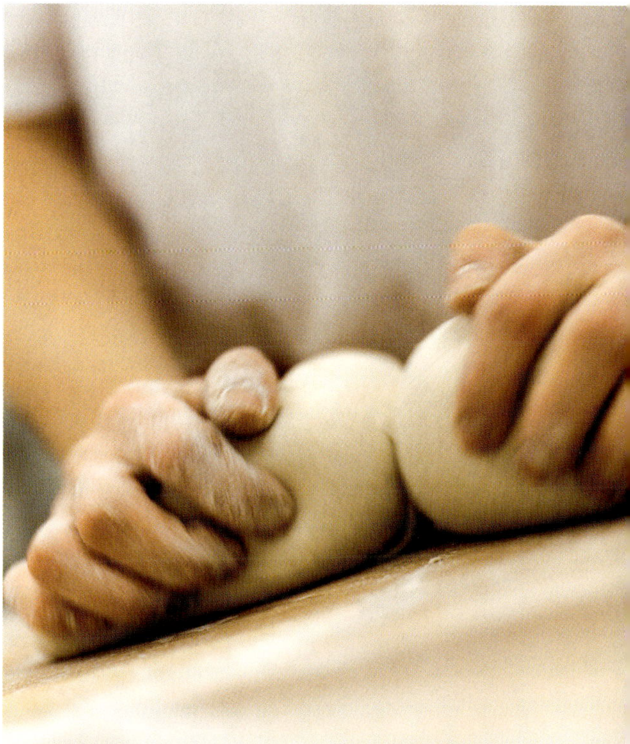

Ohne Kneten geht bei der Brotherstellung gar nichts: Selbst Teige aus Fertigmischungen müssen durchgewalkt werden

Glaubt man Eckhard Kubisch von der Bäcker- und Konditoren-Vereinigung Nord, dann kämpft er heldenhaft gegen die Tütenbäckerei. Der Betriebsberater versucht den Bäckern schon aus ökonomischen Gründen Fertigmischungen und »Convenience-Produkte« (das englische Wort für Bequemlichkeit) auszureden. Dass gegenwärtig dennoch die Chemie regiert, zeigt ein Papier aus Kubischs Aktenkoffer: die »Anleitung zum Ausfüllen der Produktinformation«, verfasst vom Zentralverband des Deutschen Bäckerhandwerks. Das Schriftstück soll

Fortsetzung Seite 52

Wissen

Wie gesund ist Brot? Das hängt von der Art des Teigs ab (siehe Fragen zum Sauerteig) – und von den verwendeten Zutaten, vor allem vom Mehl. Jedes Mehl birgt einen hohen Anteil an energiespendenden Kohlenhydraten. Ballast- und Mineralstoffe, B-Vitamine und Spurenelemente wie Eisen, Kupfer und Mangan konzentrieren sich aber in den Randschichten des Korns und sind deshalb besonders reichlich in Vollkornmehlen und -broten enthalten. Auch wenn umstritten ist, wie viel der Körper davon tatsächlich verwerten kann: Wem Vollkornprodukte bekommen, der sollte ruhig zugreifen. Wer nach dem Genuss Verdauungsprobleme (wie Blähungen) bekommt, muss sich aber nicht plagen – man kommt auch ohne Vollkorn durchs Leben.

Sind Vollkornbrote stärker mit Pestiziden belastet als andere Ware? Ja – Schadstoffe konzentrieren sich wie Nährstoffe vor allem in den Randschichten des Korns, aber Getreide und Getreideprodukte gelten generell als nur gering pestizidbelastet. Wer ganz sicher gehen will, sollte Bio-Vollkornprodukte kaufen.

Wie sieht es mit anderen Giftstoffen aus? Problematischer als Pestizide können Rückstände des Umweltgifts Cadmium oder Schimmelgifte sein. Aber auch hier gilt: Das Risiko ist nicht so hoch, dass man sich sorgen oder gar auf Vollkornbrot verzichten müsste.

Was ist Sauerteig? Der klassische Sauerteig entsteht, wenn man eine Tasse Roggenmehl mit etwas Wasser mischt und das Ganze in mehreren Stufen gären lässt. Meist wird Salz als Gewürz zugefügt. Zur Gärung kommt es, weil das Roggenkorn von Natur aus mit Säurebakterien und Hefepilzen besiedelt ist, die sich in dem Brei stark vermehren. In bestimmten Abständen wird der fermentierenden Masse dreimal Mehl und Wasser zugesetzt, bis der Brotteig fertig ist. Das Ansetzen von Sauerteig erfordert viel Erfahrung (siehe auch Grafik S. 46/47).

Was für einen Sauerteig benutzen Bäcker? Meister, die noch mit echtem Sauerteig arbeiten, können die Grundmasse entweder selbst ansetzen oder gekauften »Reinzuchtsauer« als Starterkultur verwenden. Vom entstehenden Teig wird dann ein Teil als Ausgangsbasis für weitere Teige zurückgelegt – er wird »geführt«, oft jahrelang. Viele Bäckereien und Brotfabriken bevorzugen einen »einstufigen« Sauerteig, der ebenfalls »echt«, aber einfacher zu verarbeiten ist. Der bequeme Brotmacher hingegen setzt auf »Kunstsauer« – eine Mischung aus Hilfsmitteln und Feinchemikalien, die dem Brot ohne den typischen Gärprozess Geruch und Geschmack von Sauerteigbrot verleihen. Fertige Roggen-Backmischungen enthalten meist Kunstsauer. Oft wird dem Teig zur Lockerung auch noch Hefe zugesetzt.

Was ist an echtem Sauerteigbrot besonders? Es ist sehr gesund und bekömmlich, weil in dem langen Gärprozess natürliche Stoffe abgebaut werden, die Fraßfeinde der Pflanze abschrecken sollen – und die auch der menschlichen Verdauung nicht förderlich sind. Dazu gehört Phytin, das die Aufnahme von Mineralstoffen wie Zink und Magnesium hemmt. Außerdem so genannte Enzyminhibitoren – Substanzen, die etwa die Stärkeverdauung beeinträchtigen und so zu Blähungen führen können.

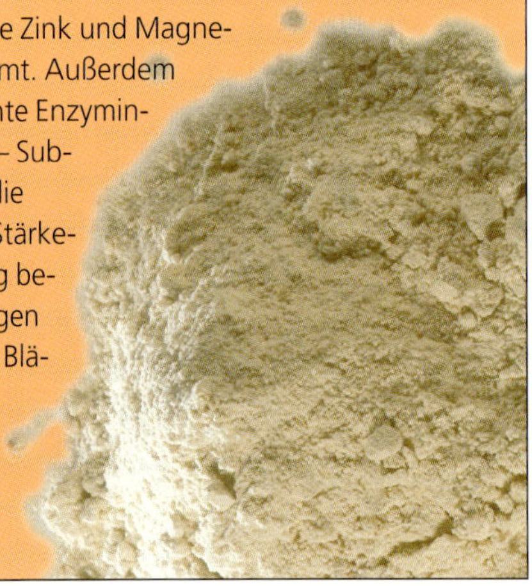

Und das Getreideeiweiß Gliadin, das bei empfindlichen Menschen die Darmkrankheit Zöliakie hervorrufen kann.

Wie kann der Kunde echtes Sauerteigbrot von »unechtem« unterscheiden? Leider fast gar nicht. Nur Experten sind dazu in der Lage, der Laie muss sich beim Bäcker oder bei der Brotfabrik schlau machen – und sollte ruhig kräftig nachhaken. Wenn es heißt, das Brot sei »mit Sauerteig« gemacht, sagt das nichts darüber aus, welche Art Sauerteig verwendet wurde. Fragen Sie nach dreistufigem Natursauerteig.

Wie lässt sich ansonsten Brotqualität erkennen? Lassen Sie sich nicht von appetitlichem Duft und Aussehen täuschen, auch nicht von einem kleinen, hübsch dekorierten Geschäft. Am ehesten erkennen Sie gutes Brot daran, was Ihr Bauch sagt: Eine Sorte, die Sie über einen längeren Zeitraum gern regelmäßig essen, ist in aller Regel auch bekömmlich. Ein echtes Sauerteigbrot erkennen Sie am ehesten daran, dass es eine Woche oder länger hält, ohne zu schimmeln, nur der Anschnitt darf hart und trocken werden. Merkmale eines soliden Vollkornbrots: Es sollte auf Fingerdruck nicht elastisch reagieren, sondern fest bleiben. Bei ungefärbtem Teig wird die Brotkrume nicht dunkelbraun, sondern eher graubraun (außer bei Pumpernickel). Besonders wohlklingende Brotnamen, die Ihnen in verschiedenen Bäckereien begegnen, sind ein Hinweis auf den Einsatz von Backmischungen.

Die Top Ten

Die Lieblingsbrote der Deutschen*

Platz 1 (22 %) **Roggenmischbrot,** größtenteils lose

Platz 2 (14,4 %) **Toastbrot,** größtenteils verpackt

Platz 3 (9,8 %) **Vollkornbrot,** größtenteils verpackt

Platz 4 (8,7 %) **Weizenmischbrot,** größtenteils lose

Platz 5 (8,2 %) **Weiß-, Weizenbrot,** größtenteils verpackt

Platz 6 (8,1 %) **Mehrkornbrot,** größtenteils lose

Platz 7 (4,8 %) **Roggenbrot,** größtenteils lose

Platz 8 (3,6 %) **Sonnenblumenbrot,** größtenteils lose

Platz 9 (2,8 %) **Baguette,** größtenteils lose

Platz 10 (1,8 %) **Kürbiskernbrot,** größtenteils lose

* in Prozent an der Gesamtmenge (Gewicht) der von Verbrauchern gekauften Brote.
Quelle: GfK 2004

Welche Zusatzstoffe dürfen ins Brot? Das deutsche Lebensmittelrecht erlaubt Dutzende von Zusatzstoffen. Darunter sind:

- verschiedene Säuren – sie bilden etwa die Grundlage von Kunstsauer
- Emulgatoren – sie dienen zur Vergrößerung des Volumens der Backwaren, außerdem machen sie die Teige »maschinenfreundlich«, indem sie ihnen die Klebrigkeit nehmen
- Mehlbehandlungsmittel wie Ascorbinsäure (Vitamin C) – sie bewirken, dass Mehle nicht mehr wochenlang gelagert werden müssen, um zu reifen, sondern mahlfrisch verarbeitet werden können
- Frischhaltemittel wie Guarkernmehl und Johannisbrotkernmehl (Quellmittel) – sie erhöhen die Wasseraufnahme des Teigs und sorgen so dafür, dass die Backwaren nicht so schnell austrocknen
- Konservierungsstoff Sorbinsäure – der Schimmelhemmer ist für abgepacktes und geschnit-

tenes Brot erlaubt, das als Säuerungsmittel deklarierte Natriumdiacetat schützt ebenfalls vor frühzeitigem Verderb. Generell gilt: Je besser der Bäcker, desto weniger Zusatzstoffe braucht er.

Warum ist Schwarzbrot schwarz? Wer heute Schwarzbrot sagt, meint meist Roggenvollkornbrot. Roggenmehl ist dunkler als Weizenmehl. Wird dem Teig außerdem Farb-Malz hinzugefügt, bekommt das eigentlich graue Innere des Laibs eine bräunliche Farbe. Richtig schwarz ist nur Pumpernickel – weil es so lange gebacken wird. Dabei reagieren Stärke und Eiweiß miteinander und färben das Brot dunkel.

Wie gut sind Brötchen, die in Supermärkten und Tankstellen fertig gebacken werden?
Das Aroma eines guten Brotes oder Brötchens entfaltet sich beim Backen. Wird dieser Prozess unterbrochen, leidet auch der Geschmack. Zudem enthält Pre-Bake-Ware meist noch mehr Zusatzstoffe als frisch gefertigtes Backwerk. Allerdings sind die Brötchen aus Bäckereien nicht unbedingt besser: Dort werden oft die gleichen Teiglinge fertig gebacken.

Ist eine dunkelbraune Kruste beim Brot ungesund? Je dunkler die Kruste, desto mehr Acrylamid enthält sie. Aber: Insgesamt weist frisches Brot nur sehr wenig von dem gesundheitsschädlichen Stoff auf, der beim Backprozess entsteht. Die Kruste birgt auch Substanzen, die möglicherweise eine krebshemmende Wirkung haben. Also: kein Grund zur Panik!

Machen Nudeln glücklich? Wie alle stark kohlenhydrathaltigen Speisen können Spaghetti & Co. die Stimmung heben. Sie setzen einen komplizierten biochemischen Prozess in Gang, der dazu führt, dass ein Eiweißbaustein namens Tryptophan ins Gehirn gelangt. Tryptophan ist der Baustoff, aus dem der Körper das »Glückshormon« Serotonin herstellt.

Machen Nudeln auch dick? Nudeln haben einen sehr hohen Anteil an Kohlenhydraten und bergen nur wenig Fett – wie Brot und Reis. Damit sind sie schnelle, leicht verdauliche Energielieferanten. Wer allerdings glaubt, dass sie nicht auf die Hüften gehen könnten, liegt falsch. Wie Fette werden auch Kohlenhydrate vom Körper in Pölsterchen umgewandelt – wenn sie nicht verbraucht werden. Ob Nudeln dick machen, ist also eine Frage der Portion und der ausgleichenden Bewegung.

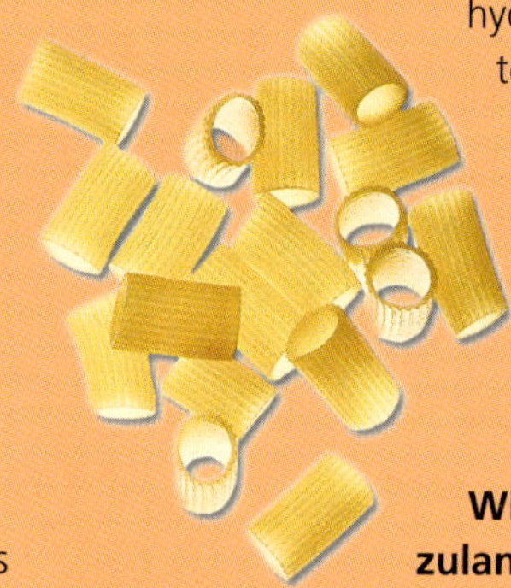

Wird in Geschäften hierzulande genmanipulierter Reis verkauft? Nein. Es gibt zwar zahlreiche Freisetzungsversuche in den USA, in Japan und auch in der EU, in einigen Ländern auch Zulassungen für den Anbau – aber bisher wird kein genmanipulierter Reis angebaut. In China könnte es allerdings 2006 so weit sein.

Wie sieht es mit Nudeln oder Brot aus genmanipuliertem Getreide aus? Noch wird kein »Gen-Weizen« angebaut. Die Forschung arbeitet aber intensiv an Sorten, die gegen Schädlinge oder Herbizide resistent sind. Grundsätzlich gilt: Nudeln und Brot aus genmanipuliertem Getreide kann der Verbraucher in hiesigen Läden nicht kaufen. Ausnahme: Produkte, die Zutaten aus Mais oder Soja enthalten. Dazu gilt seit dem 18. April 2004 eine EU-Verordnung. Sie schreibt vor, dass Zutaten, die zu mehr als 0,9 Prozent aus gentechnisch veränderten Pflanzen bestehen, auf der Packung nachgewiesen werden müssen.

Und die vielen Zusatzstoffe, die von Bäckern und in der Lebensmittelindustrie verwendet werden? Hier spielt die Gentechnik eine wachsende Rolle. Ein Beispiel: Ascorbinsäure (Vitamin C) wird bereits aus gentechnisch verändertem Mais hergestellt. Außerdem wird die Stärke des Maises mit Enzymen aufgespalten, die auch mit gentechnisch veränderten Mikroben erzeugt werden. Um aus dem so entstehenden Rohstoff Vitamin C zu machen, stehen der Industrie weitere gentechnisch veränderte Mikroben zur Verfügung.

Sind Produkte mit gentechnisch veränderten Zutaten gefährlich? Genmanipulierte Lebensmittel werden von der Europäischen Behörde für Lebensmittelsicherheit nur zugelassen, wenn ihr Verzehr zurzeit als sicher gilt. Allerdings gibt es noch keine Langzeitstudien. Man weiß also nicht, wie sich der jahrzehntelange Verzehr von genmanipulierter Nahrung auf die Gesundheit auswirkt.

Was ist Naturreis? Anders als der übliche Weißreis enthält er noch die Silberhaut und den Keimling, in denen sich der größte Teil der Mineralstoffe und Vitamine befindet, und kocht doppelt so lange. Naturreis gilt als deutsche Spezialität, in den asiatischen »Reisnationen« werden die Körner nicht ungeschält gegessen.

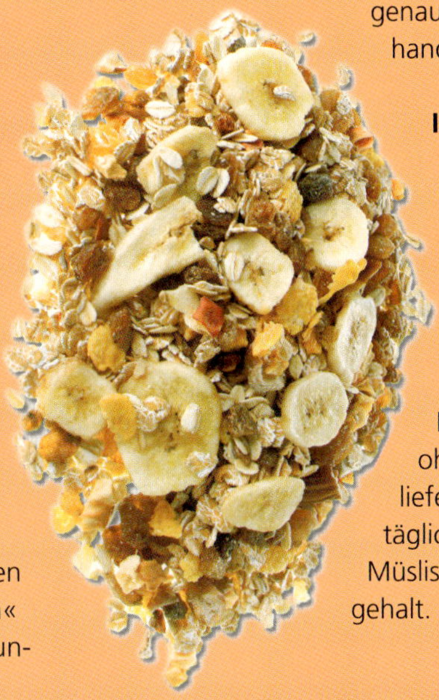

Was ist das Besondere an „Parboiled-Reis"? Beim Parboiled-Verfahren wird mit Hilfe von Wasserdampf und Hitze ein Großteil der Vitalstoffe aus dem Silberhäutchen in das Korninnere gepresst. Erst dann wird der Reis geschält. Parboiled-Reis enthält deswegen, im Unterschied zu poliertem Reis, noch etwa 80 Prozent seiner ursprünglichen Mineralstoffe und Vitamine. Er hat eine gelbliche Farbe, die beim Garen verschwindet.

Ist Wildreis wild wachsender Reis? Nein, er ist gar kein echter Reis, sondern eine Wassergraspflanze – das ehemalige Hauptnahrungsmittel nordamerikanischer Indianer. Die grünen, länglichen Körner, die erst nach der Trocknung eine schwärzliche Farbe erhalten, schmecken nussig. Sie enthalten wenig Fett und viel hochwertiges Eiweiß. Seit den 50er Jahren wird Wildreis kommerziell angebaut und genauso mit Dünger und Pestiziden behandelt wie andere Getreidearten.

Ist Müsli wirklich so gesund? Nicht unbedingt. So vielfältig die Zutaten, so unterschiedlich ist auch der Gehalt an hochwertigen Nährstoffen. Verdauungsfördernd ist vor allem ein Müsli aus vollem Korn mit ungeschwefelten Trockenfrüchten, frischem Obst, unbehandelten Nüssen und Milch oder Joghurt – ohne Zucker. Eine solche Mischung liefert viele Nährstoffe, die der Mensch täglich benötigt. Vorsicht bei Knusper-Müslis! Sie haben oft einen hohen Zuckergehalt.

CLAUDIA BAHNSEN / SVEN ROHDE

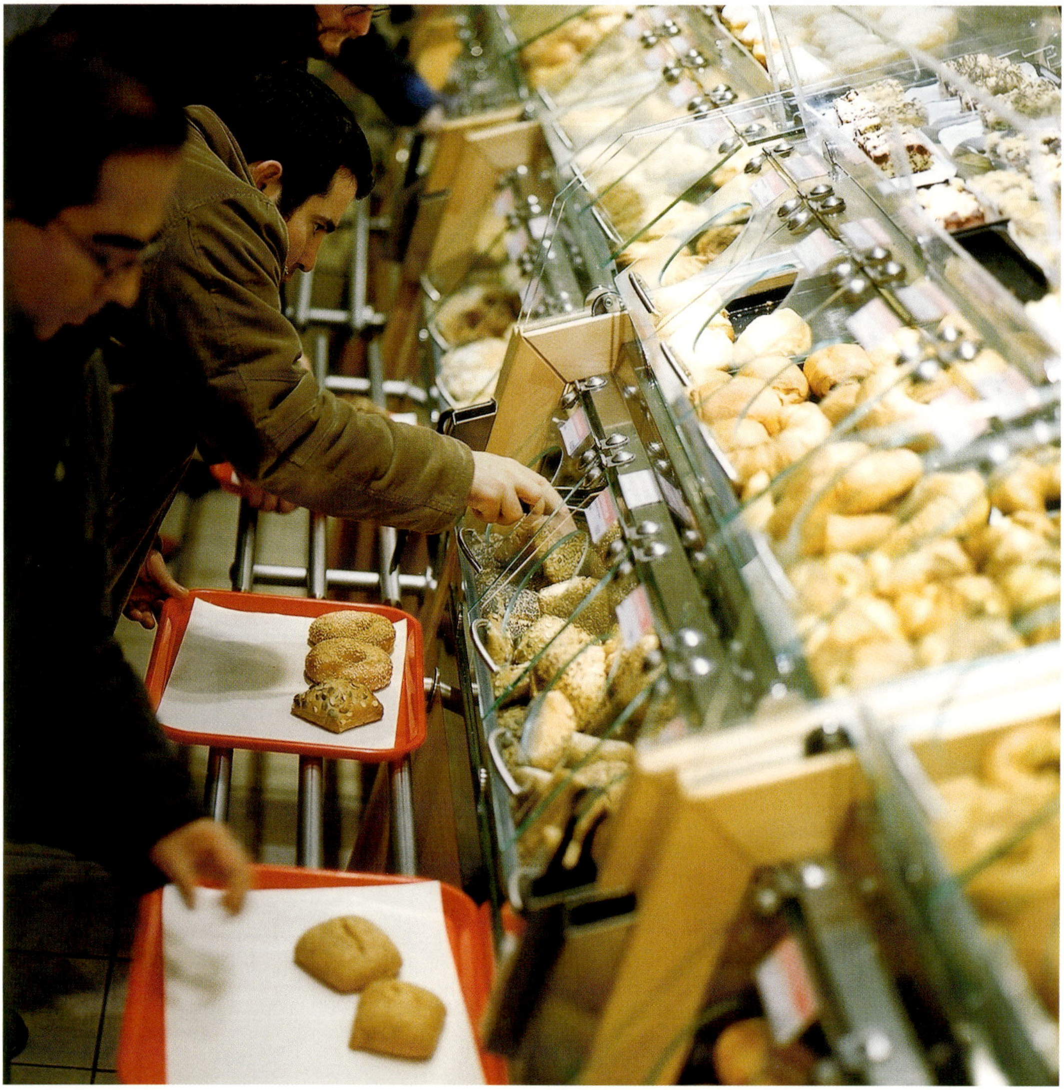

Immer mehr Backshops locken ihre Kunden mit frisch duftender, warmer Ware – und mit kleinen Preisen

Bäckern helfen, die Inhaltsstoffe ihrer Brote wie vorgeschrieben aufzulisten.

Herzstück der Anleitung ist eine »Liste der wichtigsten Zusatzstoffe mit technologischer Wirksamkeit im Endprodukt«. Auf Deutsch: der am häufigsten im Brot steckenden Chemie-Helferlein. Laut Liste sind das zwölf Konservierungsstoffe, acht Farbstoffe, acht Verdickungsmittel, jeweils sechs Säureregulatoren, Schmelzsalze, Stabilisatoren und Antioxidationsmittel, fünf Säuerungsmittel, vier Emulgatoren, jeweils drei Backtriebmittel,

Geliermittel, Geschmacksverstärker und Süßstoffe, modifizierte Stärke, Nitritpökelsalz, Rauch und Sorbit – insgesamt 77 teilweise recht unappetitliche Chemikalien.

Ob nun mit oder ohne Chemie: Der Anteil von Teigwaren, die der kleine Bäcker selbst macht, ist in Deutschland stark zurückgegangen. Stattdessen erhält der Kunde, oft ohne es zu bemerken, häufig Industrieware: verkaufsfertig gemachte Tiefkühlprodukte oder Pre-Bake-Ware.

Die Tiefkühlprodukte sind der neue Superhit der Branche. Sie kommen ohne chemische Zusätze nicht aus. Weil in gefrorener Ware »das Frosten und Auftauen einen zusätzlichen Stress für den Teig« darstellt, muss dem eben »gezielt entgegengewirkt werden«, so die Fachfibel »Brot + Backwaren«. Die Zusätze sollen überdies sicherstellen, dass etwa der flüssige Inhalt einer Quark-Kirsch-Tasche beim Antauen nicht durch die Blätterteighülle suppt, dass sich »Blitzglasuren« beliebig häufig erwärmen lassen, ohne Schaden zu nehmen – und generell dafür, dass die aufgebackenen Leckerbissen nicht wie aufgebacken schmecken.

Das coole Komplettsortiment der Mönchengladbacher Firma Back & Friends bietet alles, was das Herz des bequemen Bäckers begehrt: Brote, Brötchen, Feingebäck, Snacks, Ciabatta, Baguette und Blechkuchen – alles gefroren. Der Katalog präsentiert auf 43 Seiten 117 Stücke Backwerk, die aufgebacken oder einfach nur aufgetaut werden: Apfelkuchen und Amerikaner, Sonnenblumenbrot und Sesambrötchen, Pizzazungen und Partygebäck.

Nicht nur Back & Friends, die gesamte »Frostlingsbranche« wuchs im vergangenen Jahr abermals kräftig. Rund 82 000 Tonnen tiefgekühlte Teiglinge und Brötchen wurden 2003 in Deutschland verdrückt. Vor zehn Jahren waren es erst 15 000 Tonnen. Wer aber kauft das ganze Zeug? Die Eigentümer von Back & Friends teilen mit, die eifrigsten Abnehmer seien Tankstellen – und Bäcker. Für Bernd Dieckmann, Geschäftsführer beim Backmittelhersteller Ireks, ist das nichts Überraschendes: »Schauen Sie sich doch heute mal in den Bäckereien um – die Tiefkühllagerfläche dort ist oft viel größer als die Backfläche.« Selbst die Fachzeitschrift »BackBusiness« muss zugeben, dass sich die meisten der nach außen hin auf »handwerkliche Produktion schwörenden Bäckereien nicht scheuen, Teiglinge aus industrieller Herstellung in ihr Sortiment zu integrieren und nach dem Abbacken als das Ergebnis eigener

Abgepacktes Brot aus dem Supermarkt muss nicht unbedingt schlechter sein als die lose gekaufte Ware vom Bäcker – viele Großbäckereien arbeiten mit wertvollem Sauerteig

SNACK-CHECK

Müsliriegel

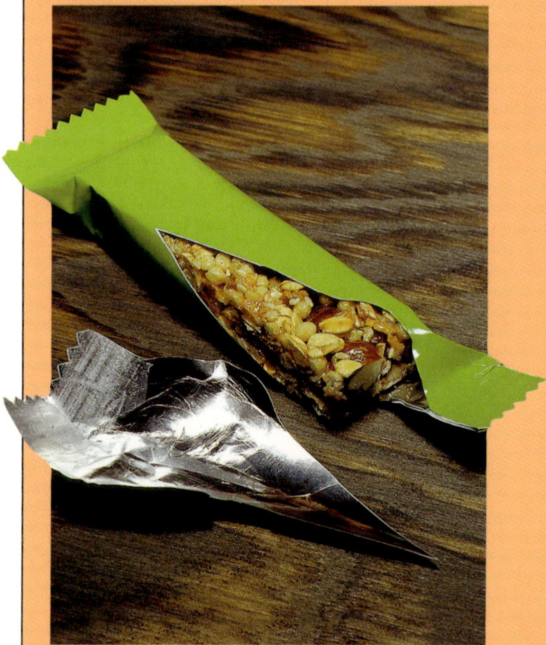

Knusprig, körnig und süß schmeckt »Kellogg's Special K Choco«. Und laut Zutatenliste steckt eine Menge drin: Reis etwa, entfettete Weizenkeime, Schokoladenstücke – nicht weniger als 19 Positionen umfasst das Verzeichnis. Fast die Hälfte des Müsli-Snacks besteht aus gerösteten Flakes, die ihrerseits aus Reis, Vollkornweizen und Weizenmehl hergestellt werden. Zutaten wie der Vollkornweizen suggerieren Gesundheit. Da sollte man erwarten, dass der Ballaststoffgehalt hoch ist. Doch die Nährwertangaben sorgen für eine Enttäuschung. Mit 1,5 Prozent sind der Ballaststoffanteil und seine verdauungsfördernde Wirkung für ein Getreideprodukt als gering einzustufen. Im Vergleich dazu bringt es schon ein Weißmehlbrötchen auf rund das Doppelte an Ballaststoffen. Überdies bestehen die Kohlenhydrate beim »Kellogg's Special K Choco« zu mehr als 50 Prozent aus Zucker. Der Riegel, der nur 21,5 Gramm wiegt, bringt es auf immerhin 84 Kcal.
Wer die gleiche Menge Vanilleeis verspeist, nimmt nur etwa halb so viel Zucker zu sich. »Positiv zu bewerten ist der geringe Fettanteil mit 1,5 Gramm pro Riegel«, sagt Ursel Wahrburg, Professorin für Ernährungswissenschaft an der Fachhochschule Münster. »Auch die zugesetzten Vitamine können in der Nährwertbilanz als Gewinn angesehen werden. Die positiven Effekte hebt der hohe Zuckeranteil jedoch wieder auf.«

- Es darf bezweifelt werden, ob der Müsli-Snack für eine lang anhaltende Sättigung sorgt. Und es stellt sich die Frage, ob der Cerealien-Riegel nicht eher in die Kategorie »Süßspeisen« gehört.

Backkunst zu verkaufen«. Warum auch nicht? Ermuntert doch schon die Industrie zur Kundentäuschung: So weist die Firma Braun ausdrücklich darauf hin, dass sich ihre Kekse und Plätzchen nicht durch ein makelloses und einheitliches Äußeres als Industrieware outen, sondern »ein handwerkliches Aussehen« besitzen.

Wer die Illusion alten Handwerks nicht braucht, kann die gleiche Ware, die bei vielen Bäckern ausliegt, häufig auch nebenan im »Backshop« kaufen – meist günstiger und dazu verführisch duftend. Inzwischen gibt es bundesweit 10 000 Backstationen, wo in Schauöfen so genannte Pre-Bake-Ware (Vorgebackenes) minutenschnell aufgebacken wird – in

ORIGINAL ODER FÄLSCHUNG

Pizza im Vergleich: zwei kleine Italiener

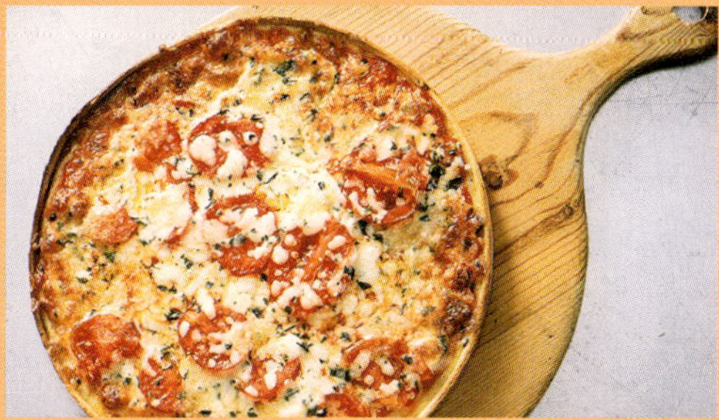

Kann man Fertiggerichte selbst kochen, und lohnt sich das? Auf dem Prüfstand: Tiefkühl- contra frische Pizza

Ausgangslage: Ein gestresster Mensch kehrt hungrig heim. Er hat noch Zigaretten gekauft, jetzt reicht sein Geld nicht mehr für die Botenpizza. Was nun? Na, was wohl! Her mit der Tiefkühlpizza, die für solche Fälle im Eisfach schlummert. Okay, so kann man leben. Frage aber: Muss man so leben? Ist solch ein Schicksal unabwendbar? Kann man nicht auch zu Hause eine Pizza backen? Am Abend, so mal eben? Und wenn ja: Was kostet das, wie lange dauert das, und wie schmeckt das im Vergleich? Für unseren Test kauften wir eine original Wagner-Pizza mit Tomaten und Mozzarella (zufällig Wagner, eine andere hätt's auch getan). Mit den Zutaten, die auf der Packung angegeben sind, haben wir eine frische Version nachgebacken. Den Pizzateig bereiteten wir nach Kochbuch zu. Tipp: Beim Teig gleich vier Portionen oder besser acht machen, dann können Sie für die nächsten zeitarmen Abende einige tieffrieren. Denn Arbeit (es ist ein Klacks!) macht nur der Hefeteig: 10 Minuten kneten, 1 Stunde ruhen lassen, kurz durchkneten, portionieren, einfrieren. Bei Bedarf gefrorenen Teig über Tag im Kühlschrank auftauen lassen; abends auf dem Ofenblech dünn ausrollen und mit Tomatensauce aus dem Glas, Cherry-Tomaten, Mozzarella und Basilikum belegen. Der Belag sollte nicht zu dick sein, sonst gart der Boden nicht durch und wird nicht kross. Ausrollen und belegen dauert 15 Minuten. Pedanten kaufen im Küchenladen runde Pizzableche. Die Pizza im vorgeheizten Ofen bei 250 Grad ebenfalls etwa 15 Minuten backen. Die Wagner-Pizza (Foto oben, 2,19 Euro) ist ganz okay, aber die frische (Foto unten, 2,50 Euro – kaum teurer!) schmeckt sehr viel besser. Sie duftet echt sexy, ist knusprig und sieht auch (schauen Sie mal den Rand!) deutlich besser aus. Haltungsnote: 5,9!

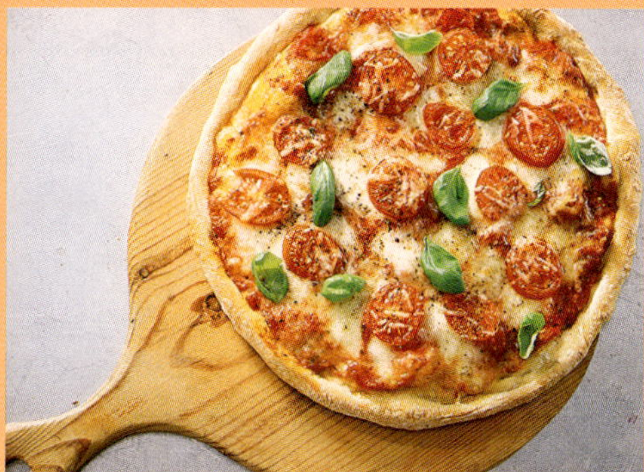

Supermärkten, Tankstellen, türkischen Tante-Emma-Läden und in den Läden der Supermarktkette Penny. Branchenkenner rechnen damit, dass sich der Pre-Bake-Anteil bei Brot und Brötchen in den nächsten fünf Jahren verdoppeln wird, auch Aldi und Lidl erwägen, Teigwaren aufzubacken. In seiner Filiale in Bad Kreuznach testete Aldi bereits einen automatischen Rotationsofen. Das Brötchenkarussell schafft pro Stunde 600 Stück. Mehrkornbrötchen kosten 25 Cent, Weizenbrötchen 15 Cent. Wie in Selbstbedienungs-Backshops kann man sich die Semmeln mit einer Zange angeln und in die Papiertüte stopfen.

Überraschenderweise gilt bei Brot nicht die Regel: je billiger, desto schlechter. In manchen Supermarktregalen bekommt der Kunde abgepackte Ware durchaus guter Qualität für unter einen Euro das Kilo, etwa von der Großbäckerei Harry. Das Unternehmen aus Schenefeld bei Hamburg ist nach Kamps der größte Backwarenkonzern in Deutschland. Eine Million Brote backt die Firma täglich in ihren sieben deutschen Fabriken. Seit Jahren wächst der Umsatz von Harry-Brot um rund zehn Prozent, 2004 waren es sogar zwölf. Bei Harry hat man erkannt, dass mit Sauerteig, dem Zauberelixier der alten Handwerksbäcker, gute Qualität am günstigsten zu produzieren ist.

»Weniger ist oft mehr«, sagt der Unternehmenschef Hans-Jochen Holthausen und meint mit »weniger« die chemischen Zusatzstoffe, die in Fertigmischungen stecken und bei Harry eher verpönt sind. Zwar füttert die Großbäckerei bundesweit fast die Hälfte aller Backstationen mit Pre-Bake, aber man hat auch Besseres zu bieten: In der 40 Meter langen Halle der Schenefelder Brotfabrik glänzen zahlreiche Edelstahltanks voller Sauerteig – 12 000 Kilo Weizensauer hier, 16 000 Kilo Grobschrotsauer für Roggenvollkornbrot dort. Die »Vollsaueranlagen« werden im Dreischichtbetrieb von Verfahrenstechnikern gesteuert.

Die großtechnische Zähmung des launischen Sauerteigs, von dem allein in Schenefeld wöchentlich 300 Tonnen produziert werden, klappe »hervorragend«, versichert Produktionsleiter Matthias Schielmann. Tausende kleiner Bäcker, die weder in der Berufsschule noch im Lehrbetrieb den Umgang mit Sauerteig gelernt haben, würden staunen, wie gut der auch im großen Stil hergestellt werden kann.

Für Heiner Kamps, der einst den größten Backkonzern Europas zusammengekauft hat, ist das Bäckersterben in Deutschland noch lange nicht zu Ende. Der 49-Jährige schätzt, dass »das ganze mittlere Segment wegfallen wird« – also jene Bäckereien, die mittelmäßige Ware zu hohen Preisen anbieten. »Von den derzeit 17 000 Bäckereien wird es runtergehen bis auf 10 000«, prophezeit Kamps. »Das liegt aber nicht am fehlenden Konsum, sondern daran, dass die Bäcker ihr Handwerk verlernt haben.«

Kamps würde gern wieder ins Backgeschäft einsteigen. Der Mann, der sich auf beide Oberarme Brezeln tätowieren ließ, darf aber nicht. Seit 2002 gehört die Firma Kamps zum italienischen Nudelkonzern Barilla, und den Barillas gegenüber musste sich Kamps verpflichten, bis Ende 2005 die Finger aus dem Back-Business zu lassen. Dafür existiert seit Oktober 2004 in Düsseldorf eine Bäckerei, die den Namen von Kamps Sohn Sebastian trägt (»Bastian's«) und die von Kamps'

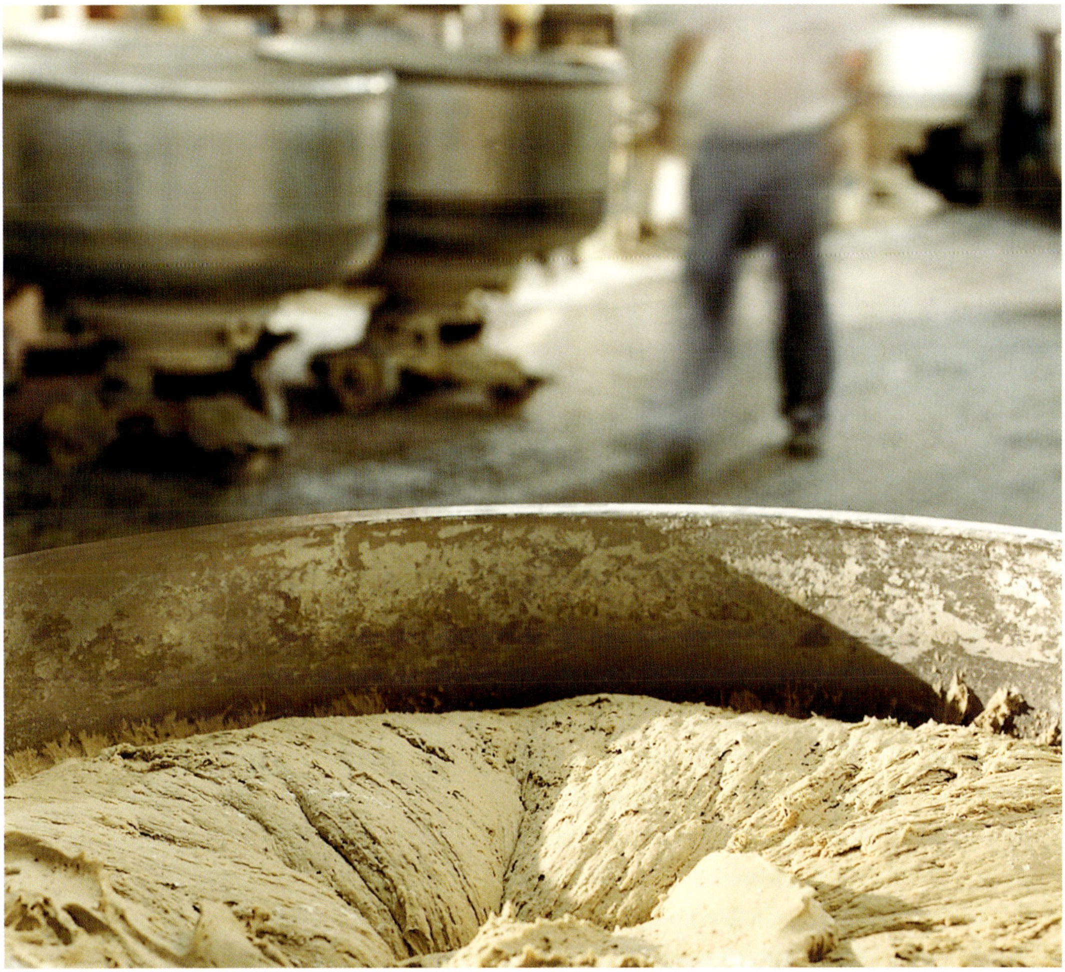

Bei der Münchner Hofpfisterei gärt der Rohstoff für das Brot in riesigen Edelstahlkesseln

ehemaliger Finanzchefin Hiltrud Seggewiß und einem früheren Niederlassungsleiter geführt wird. Noch gibt es erst einen Bastian's-Betrieb – aber der Vater hält das Konzept für aussichtsreich: »Hier backen Bäckermeister in richtigen Backöfen echtes Brot.« Als Kamps noch Kamps gehörte, schien Firmenwachstum wichtiger als Qualität. Inzwischen bekennt der einstige Backwarenkönig fast reumütig: »Wir müssen beim Brot wieder zu der Qualität kommen, die wir vor 20 Jahren hatten.«

Am konsequentesten haben sich Deutschlands Bio-Bäcker der Wiederbelebung des alten Handwerks verschrieben – wie etwa die Münchner Hofpfisterei. In der größten deutschen Öko-Brotproduktion wird nur Getreide verwandt, das 300 Bio-Bauern in die hauseigene Mühle liefern. Das Brot wird mit viel Aufwand

Die größte deutsche Bio-Bäckerei hat Tausende von zufriedenen Kunden – trotz beeindruckend hoher Preise

in langer Sauerteigführung verarbeitet und in maßgeschneiderten Öfen langsam und schonend gebacken. 1947 begann die Hofpfisterei mit dem Backen, seit 1993 ist das ganze Sortiment auf Öko umgestellt. Heute produziert sie täglich 20 000 Brote und hat sich trotz ihrer saftigen Preise (rund 4,10 Euro für ein Kilo) in München einen Marktanteil von erstaunlichen 20 Prozent erobert. Die 31 verschiedenen »Pfister-Brote«, meist zwei Kilo schwere Rundlaibe, gehen in 140 eigenen Verkaufsfilialen und 700 Einzelhandelsgeschäften über die Ladentheke. Außerhalb Süddeutschlands liefert die Hofpfisterei ihr Brot an mehrere hundert Kunden auf dem Postweg aus (www. hofpfisterei.de).

Während heute in den meisten Bäckereien dem Teig zwischen Mischen und Backen kaum zwei Stunden Zeit gelassen werden, darf er bei den Münchnern 24 Stunden gären. Anschließend walken 40 Jahre alte »Hubkneter« gemächlich den Teig – Maschinen, die in anderen Betrieben längst ausgemustert wurden.

»Der Unterschied zwischen unserem Backen und dem, was in einer normalen Bäckerei passiert, ist gigantisch«, sagt Bäckermeister Bernd Hoffmann. Jeder Steinofen, in dem der Verkaufsschlager

Fazit

Brot: Weizen ist das beste Getreide – für lockere, leichte, elastische Brote. Weizenteig wird mit Hefe gelockert. Roggen dagegen wird traditionell mit Sauerteig gelockert, der die Stärken aufschließt und die Bildung von Milch- und Essigsäuren ermöglicht. Am bekömmlichsten ist Roggenbrot, wenn es mit echtem Sauerteig gebacken wird, ein langwieriger Prozess, den viele Bäcker mit chemischen Hilfsstoffen abzukürzen suchen. Fragen Sie, wenn Sie nicht auf die Zusätze moderner Bäcker stehen, beharrlich nach »dreistufig geführtem Natursauerteigbrot«.

Nudeln: Nudeln machen dick, wenn man ständig zu viel davon isst und dazu noch Sport meidet oder wenn man sie reichlich mit fetten Saucen übergießt. In einer Tomatensauce hat Sahne nichts zu suchen!

Reis: Basmati ist der delikateste Langkornreis, er wächst am Fuße des Himalaya. Parboiled-Reis kommt meist aus den USA, schmeckt weniger gut, ist aber besonders nährstoffreich. Minutenreis hat außer Kohlenhydraten so gut wie nichts zu bieten. Rundkornreis gart langsam, klebt stärker und eignet sich daher für Risottos und Milchreis.

Müsli: Fertige Mischungen enthalten meist Zucker und schweflige Säure. Sie sollten sich Ihr Müsli lieber selbst zusammenstellen.

»Sonne« der Vollendung entgegenbrutzelt, hat seine eigene Aufheizzeit und Backtemperatur. »Man muss die Öfen einzeln kennen und über ihre heißen und kühleren Ecken Bescheid wissen.« Zuerst werden sie mit Gasbrennern auf 450 Grad aufgeheizt. Dann lässt man der Wärme sieben Stunden Zeit, sich gleichmäßig im Schamottgestein zu verteilen. Erst dann kommen die Brote in die Öfen – wobei die jeweilige Ofentechnik eine große Rolle spielt. »Backt man ein und denselben Teig in unterschiedlichen Öfen«, sagt Pfisterei-Sprecher Friedbert Förster, »entsteht ein völlig anderes Brot mit ganz anderen Aromastoffen.«

»Offenbar sind die Ökos die Retter der deutschen Brotkultur«, musste unlängst die »Frankfurter Allgemeine« feststellen. Dem Bempflinger Bäcker Frank Maser jedenfalls hat die Umstellung von Backmittel auf Naturrein die Existenz gerettet, ihm mehr Arbeit, mehr Umsatz und »viel mehr Spaß« gebracht. Schließlich trug der Verzicht auf die chemischen Hilfsstoffe sogar Früchte, mit denen Maser nicht gerechnet hatte: Früher kränkelten seine Frau und seine Tochter häufig, nach Ansicht des Hausarztes wegen der Chemikalien in Backmitteln – heute sind beide beschwerdefrei.

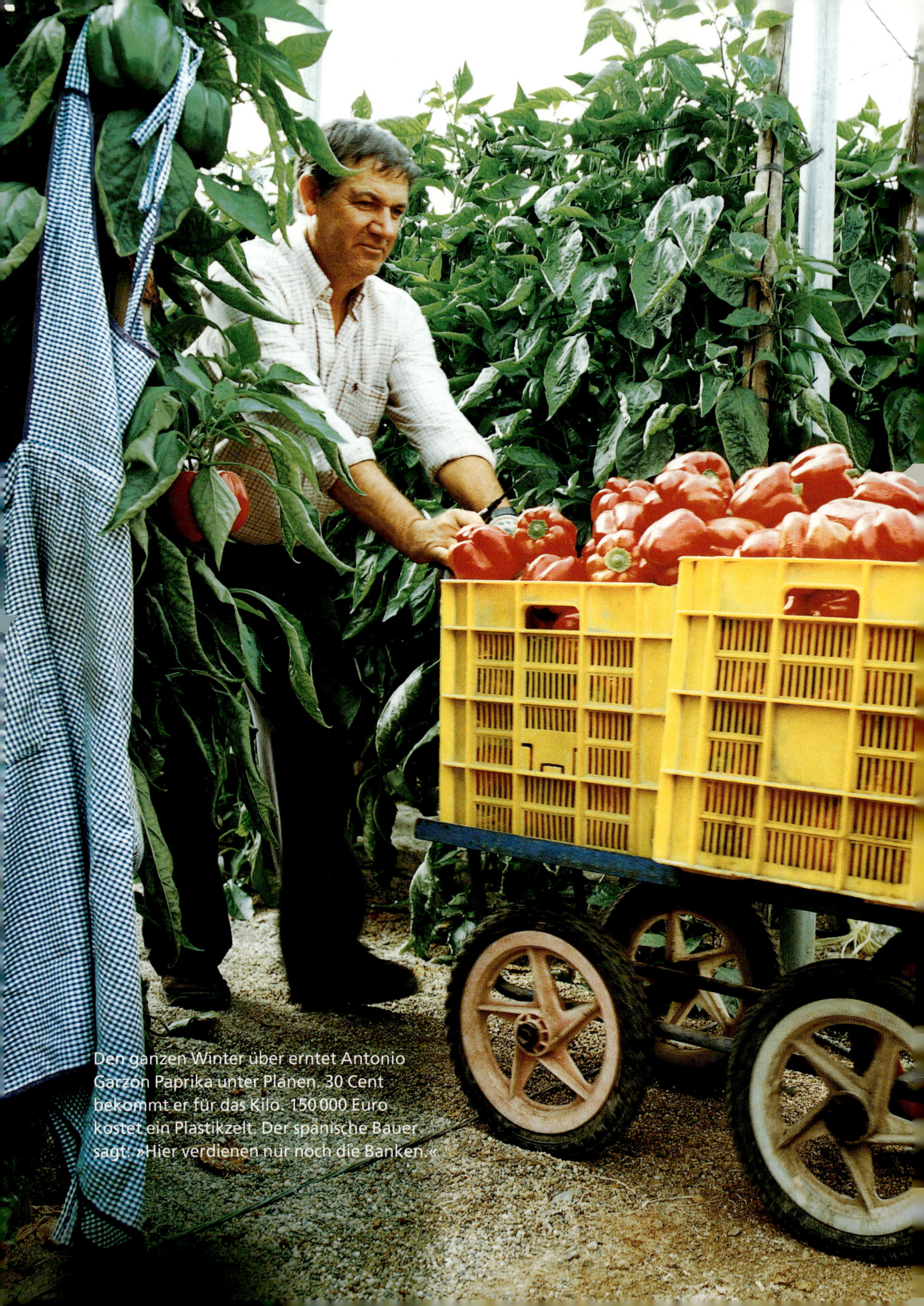

Den ganzen Winter über erntet Antonio Garzón Paprika unter Planen. 30 Cent bekommt er für das Kilo. 150 000 Euro kostet ein Plastikzelt. Der spanische Bauer sagt: »Hier verdienen nur noch die Banken.«

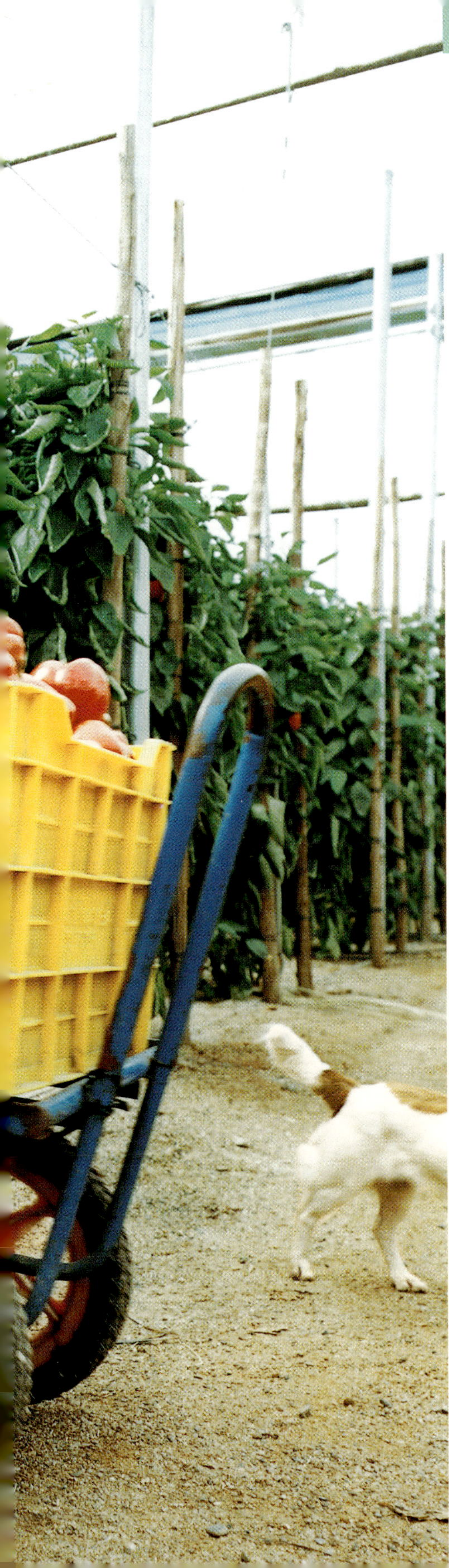

Kapitel 2

Unter ewiger Sonne

Text: Kuno Kruse

Fotos: Nele Martensen

Ob Winter oder Sommer, ob Tomate oder Paprika: Wir kaufen **GEMÜSE UND SALAT** heute unabhängig von Saison und Tradition. Unsere Gärten liegen an der spanischen Küste und in gut beheizten Glashäusern der Niederlande. Tag und Nacht rollen die Lkws, weil wir alles frisch und sofort haben wollen. Und das möglichst billig. Dabei vergessen wir oft, dass richtig Gutes seinen Preis haben muss

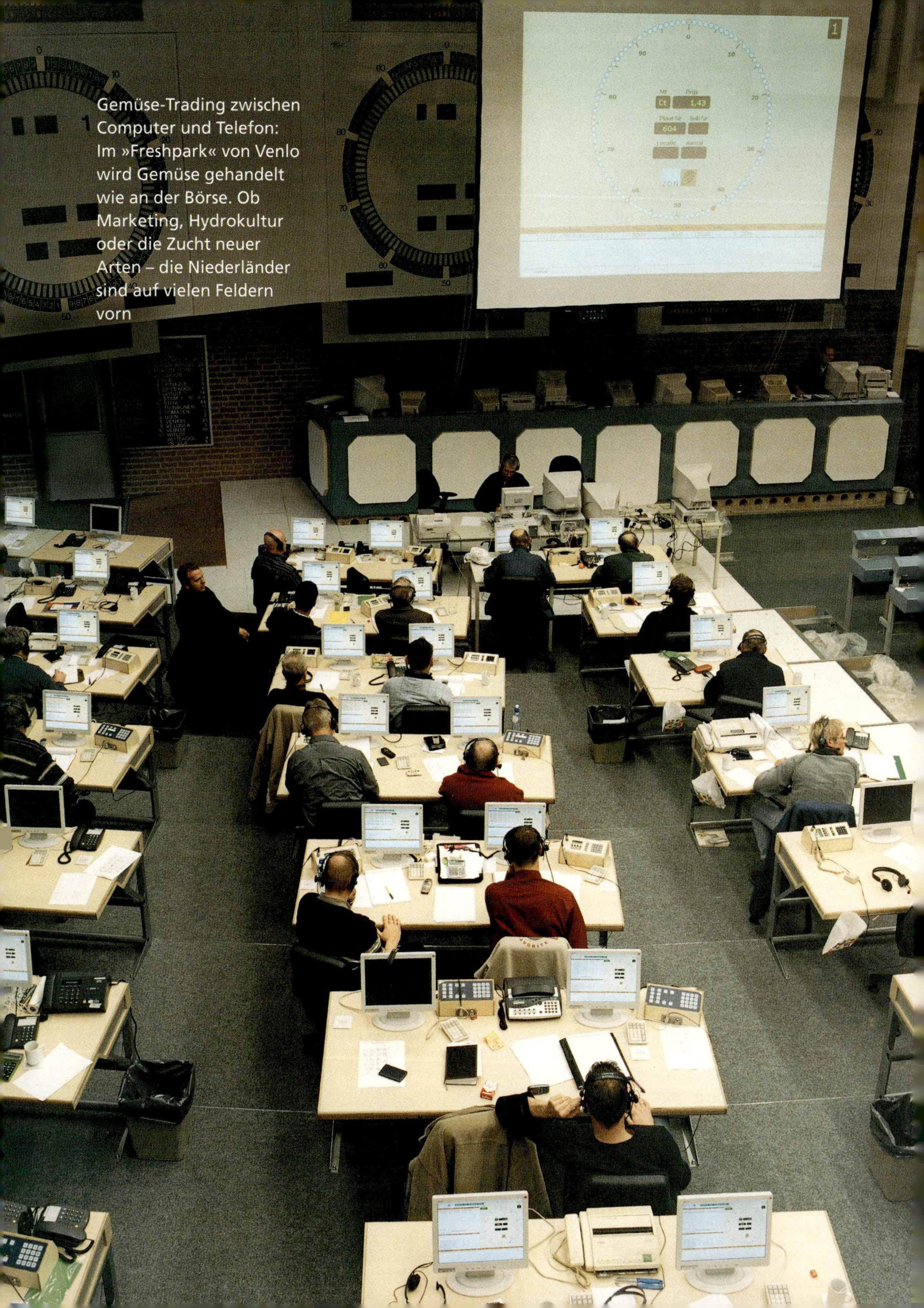

Gemüse-Trading zwischen Computer und Telefon: Im »Freshpark« von Venlo wird Gemüse gehandelt wie an der Börse. Ob Marketing, Hydrokultur oder die Zucht neuer Arten – die Niederländer sind auf vielen Feldern vorn

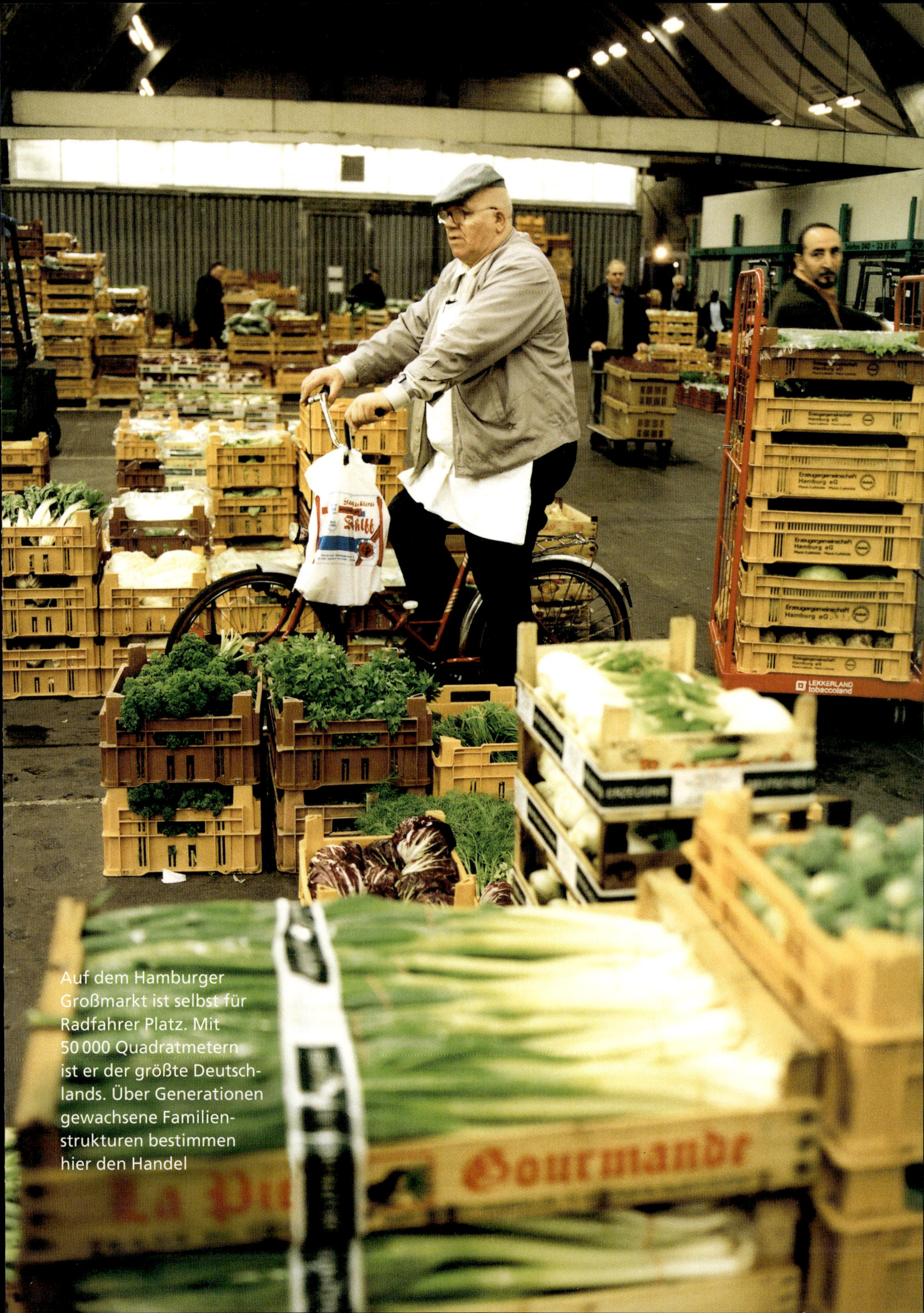

Auf dem Hamburger Großmarkt ist selbst für Radfahrer Platz. Mit 50 000 Quadratmetern ist er der größte Deutschlands. Über Generationen gewachsene Familienstrukturen bestimmen hier den Handel

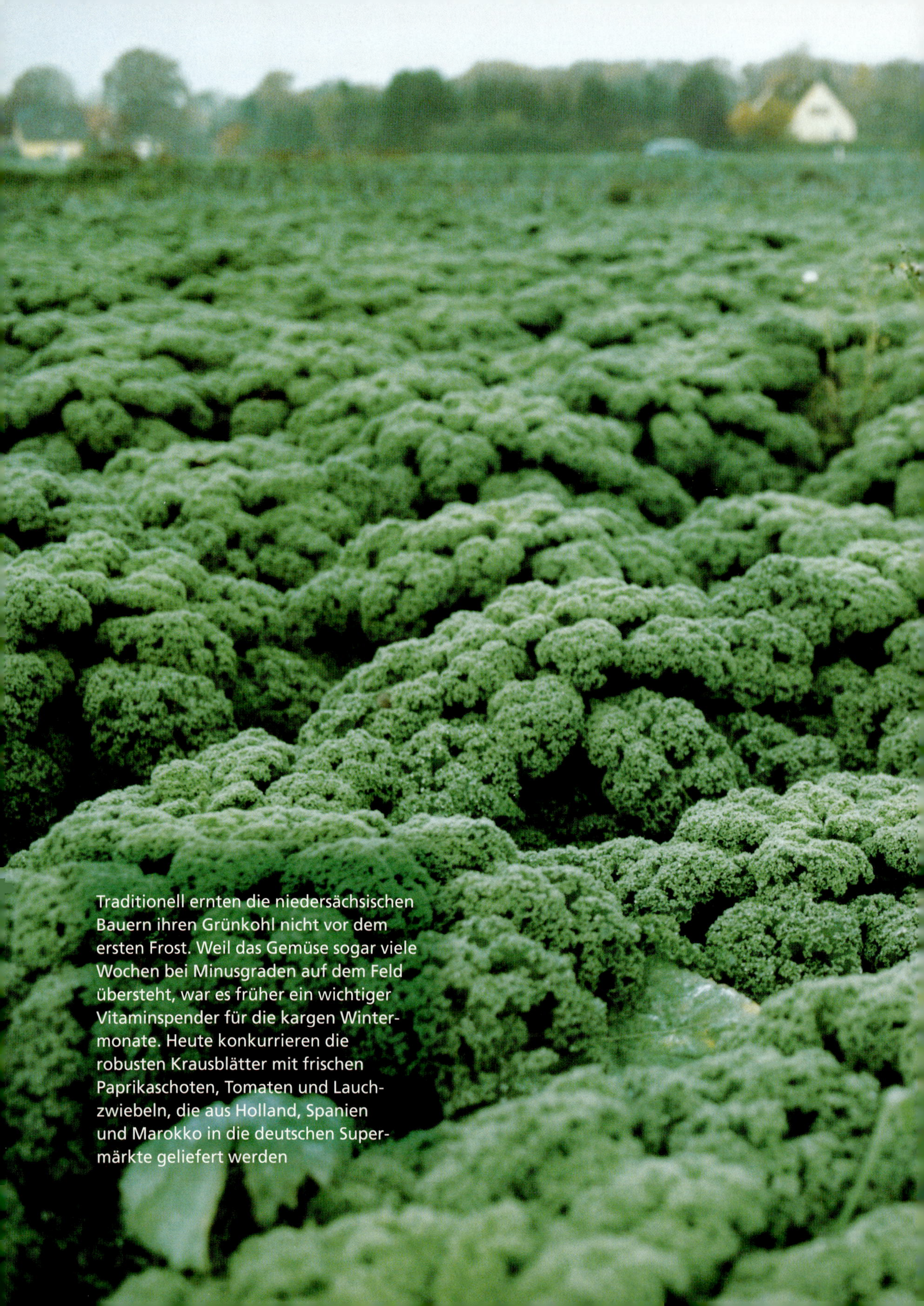

Traditionell ernten die niedersächsischen Bauern ihren Grünkohl nicht vor dem ersten Frost. Weil das Gemüse sogar viele Wochen bei Minusgraden auf dem Feld übersteht, war es früher ein wichtiger Vitaminspender für die kargen Wintermonate. Heute konkurrieren die robusten Krausblätter mit frischen Paprikaschoten, Tomaten und Lauchzwiebeln, die aus Holland, Spanien und Marokko in die deutschen Supermärkte geliefert werden

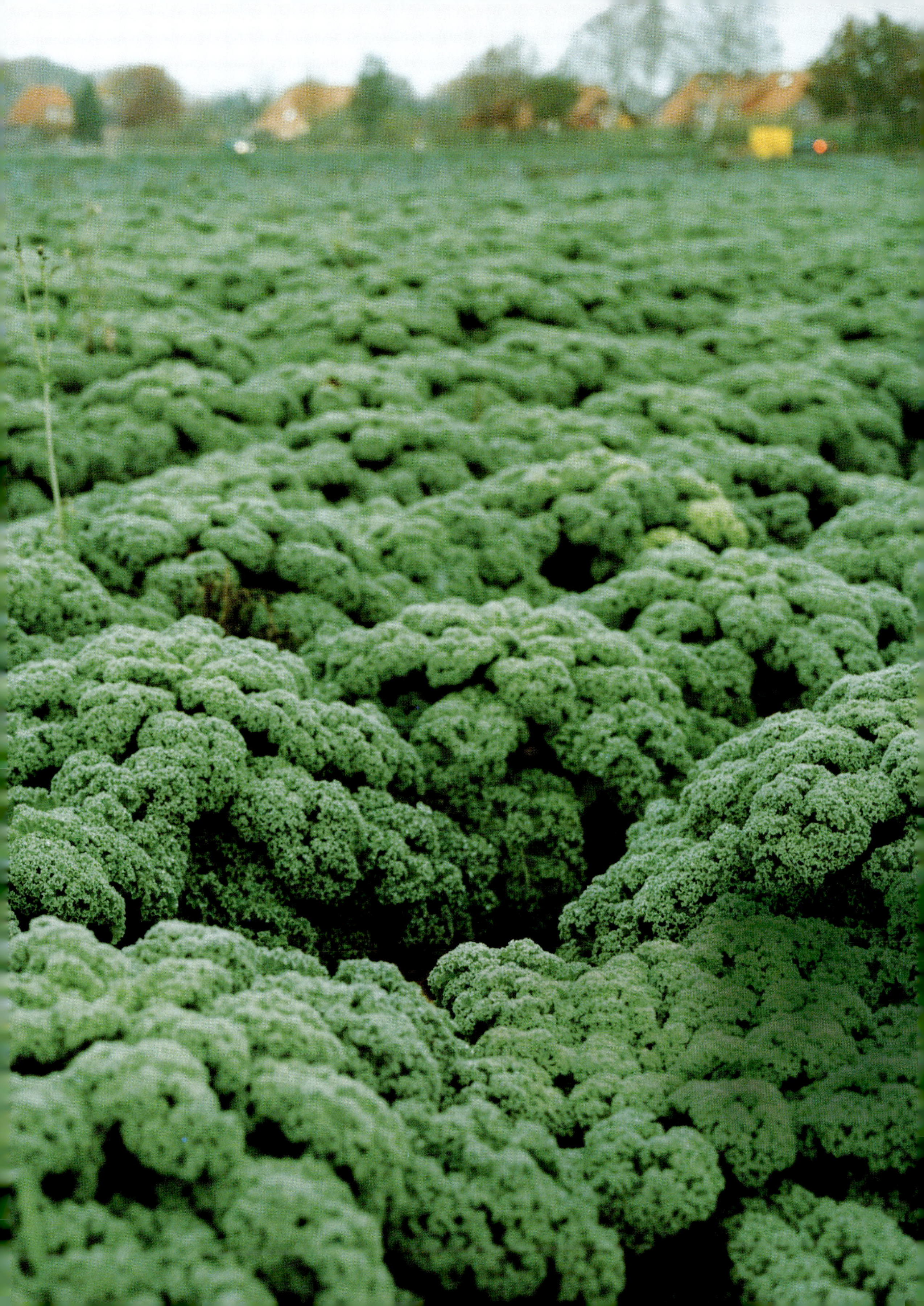

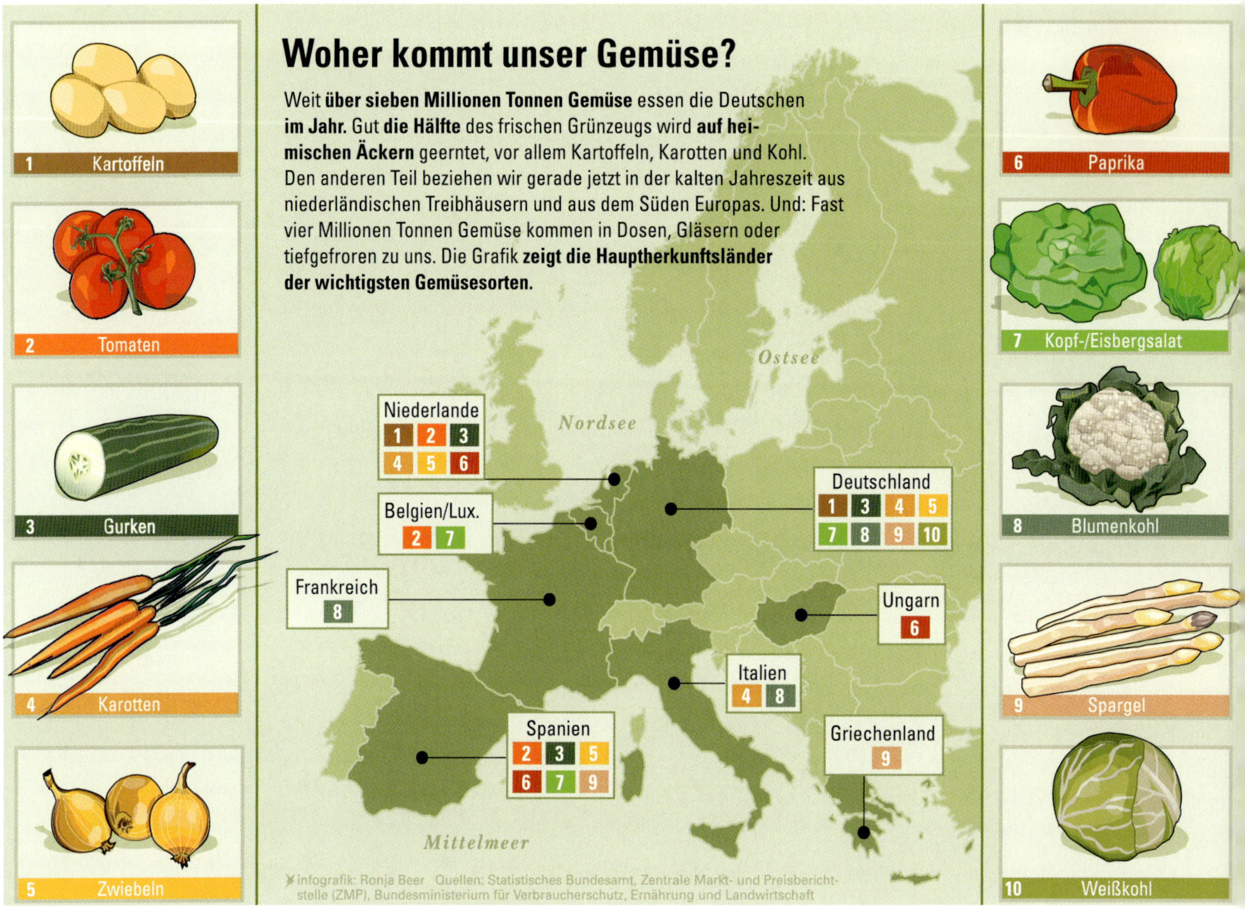

María Dolores Gómes García hat einen Traum: gesundes Gemüse für Europa. Die Agraringenieurin ist 26 Jahre alt, die Erste, die studiert hat aus einem stolzen Geschlecht zäher Bauern, die über Jahrhunderte Dürre, Staub und Stein im Süden Spaniens trotzten.

Der Vater ihres Urgroßvaters hat Trauben nach England verschiffen lassen. Hat harten Wein in schwerer Arbeit auf kargem Boden gezogen. Er war der erste Konquistador aus El Ejido auf dem europäischen Markt. Und blieb arm, wie alle, die nach der Vertreibung der Mauren in der Region Almería angesiedelt worden waren. Der Urgroßvater ließ sich aus der Zeitung vorlesen, er war Analphabet. Aber er hatte ein Gespür für die Wünsche des Nordens. Er befreite die Krume von Steinen und Dornbüschen, schaffte Ziegenmist heran und Mutterboden, setzte Schilf gegen den Wind und baute Gemüse an.

Der Großvater gehörte zu den Ersten, die in Nachbarschaftshilfe Pfähle in den Boden rammten und Plastikplanen über den Gemüsegarten zogen. Mit dem Plastik hielten Anfang der Siebziger endlich satte Jahre Einzug in El Ejido. Marías Vater baute mit anderen Genossenschaftlern die Kühlhalle, in der sie seither ihr Gemüse zertifizieren, verpacken und auf Lastwagen laden. Über Jahrhunderte haben die Herren kleiner, aber eigener Äcker gelernt, zusammenzustehen. Das verlangt schon das aufwendige Bewässerungssystem für die Felder. Heute sind mehr als 15 000 Bauern in Kooperativen organisiert. Das verlangt das Vermarktungssystem.

Ganz Europa wird von Almería aus mit Gemüse versorgt. 1,5 Millionen Tonnen Gemüse und Obst aus zwei bis drei Ernten pro Jahr gehen in den Export. Jeder dritte Kühllastwagen ist in weniger als 55 Stunden in Deutschland. Spanien liefert allein in den Wintermonaten von November bis April 610 000 Tonnen Gemüse nach Deutschland. Einkäufer für Aldi und Lidl bieten in den Auktionshallen der Kooperativen gegen Agenten aus Frankreich und England. Beim Gemüsehändler, im Supermarkt und beim Discounter, überall stehen die Kartons aus Europas Wintergarten. Denn um diese Zeit machen die Spanier den findigen Holländern den ersten Rang streitig.

Die meisten der 388 500 Tonnen Tomaten, die deutsche Haushalte im Jahr kaufen, sind importiert. Nichts isst der Deutsche lieber und öfter als Kartoffeln. Doch dann kommt schon die Tomate. Kohl, das vitaminreiche Wintergemüse, fristet eine Randexistenz an den Gemüseständen. Denn dort gibt es das ganze Jahr bunte Paprika aus Spanien und Spargel aus Peru. Wer kauft denn noch nach Saison?

Tomaten, Paprika, Auberginen, Gurken – im spanischen Almería gedeiht alles unter Plastikplanen. Über 260 Quadratkilometer entlang der Küste ziehen sich die hässlichen Treibhäuser aus Gestänge und Folie. Sie zwängen sich zwischen Häuser, Ställe und Friedhöfe, säumen Strände und Autobahnen, rücken an ein Gefängnis heran, an Häfen und einen Naturschutzpark. Plane an Plane bis zum Horizont glitzert die Region wie Metall. Nur schwer unterscheidet das geblendete Auge Mittelmeer und Silberwüste.

María Dolores Gómes García, Fünfte in der Generationenfolge, will wieder Pionierarbeit leisten. Sie will die verlorene Unschuld von El Ejido wieder herstellen. Denn die Spanier gelten als Giftspritzer Europas. Die neuen Ziele heißen EurepGap oder IFS. Es sind Siegel. »Um uns durchzusetzen«, sagt die zarte Frau, »da müssen wir hier ganz schön oft den Macho machen.«

Zusammen mit ihrer gleichaltrigen Kollegin María Luisa García streift die Agraringenieurin durch die Treibhäuser der Kooperative, sucht Paprika, Gurken und Auberginen nach Spuren der Weißen Fliege oder Roten Spinne ab. Die beiden Frauen haben einen geschulten Blick für jeden Schädling. Sie sind in den Treibhäusern aufgewachsen.

»Übersehen wir etwas, kann es eine

Fortsetzung Seite 72

WAS HABEN WIR DENN DA?

Frisches Grünzeug

1. GURKEN Früchte eines Kürbisgewächses, die fast ausschließlich aus Wasser bestehen. 12 kcal auf 100 Gramm. Gelegentlich durch Pestizidbelastung aufgefallen. Saison (einheimischer Freilandanbau): Juni bis September. Jahresverbrauch*: 268 300 Tonnen – ein Fünftel aus hiesigem Anbau, Importe vor allem aus den Niederlanden und aus Spanien

2. BLUMENKOHL Was wir von der Kohlpflanze essen, sind die wie ein Kopf zusammenstehenden unentwickelten Blütenknospen. 22 kcal auf 100 Gramm, viel Kalium. Saison: Juni bis Oktober. Jahresverbrauch: 97 000 Tonnen – rund die Hälfte aus hiesigem Anbau, Importe vor allem aus Frankreich

3. TOMATEN Früchte eines Nachtschattengewächses, erhältlich in den Farben Rot, Grün und Gelb. 17 kcal auf 100 Gramm, enthalten krebshemmendes Lycopin und Vitamin C. Gelegentlich durch Pestizidbelastung aufgefallen. Saison: Juli bis November. Jahresverbrauch: 388 500 Tonnen – weniger als zehn Prozent aus hiesigem Anbau, Importe vor allem aus Spanien und den Niederlanden

4. KAROTTEN/MÖHREN Wurzeln eines Doldenblütlers. 26 kcal auf 100 Gramm, das enthaltene Beta-Carotin kann der Körper nur mit Fett verwerten. Saison: Juni bis November. Jahresverbrauch: 248 000 Tonnen – rund die Hälfte aus hiesigem Anbau, Importe vor allem aus den Niederlanden

5. KARTOFFELN Die Knollen eines Nachtschattengewächses sind der Deutschen liebstes Gemüse. 70 kcal auf 100 Gramm, viel Kalium und Vitamin C. Saison: Juli bis November. Jahresverbrauch: 1,4 Millionen Tonnen – über 90 Prozent aus hiesigem Anbau

6. WEISSKOHL Traditionelle Winterspeise. 25 kcal auf 100 Gramm, viel Vitamin C und Kalium. Saison: September bis Dezember. Jahresverbrauch: 58 900 Tonnen – rund 90 Prozent aus hiesigem Anbau

7. BROKKOLI Naher Verwandter des Blumenkohls. 26 kcal auf 100 Gramm, viel Vitamin A und C. Saison: Juni bis Oktober. Jahresverbrauch: 44 900 Tonnen

8. PAPRIKA Früchte eines Nachtschattengewächses. 20 kcal auf 100 Gramm. Höchster Vitamin-C-Gehalt von allen Gemüsen – aber oft stark mit Pestiziden belastet. Saison: Juli bis Oktober. Jahresverbrauch: 170 200 Tonnen – größtenteils Importe aus den Niederlanden und aus Spanien

9. ZWIEBELN Um die Sprossachse verdickte Blätter eines Liliengewächses. 28 kcal auf 100 Gramm, schwefelhaltige ätherische Öle helfen der Verdauung und wirken entzündungshemmend. Saison: Juni bis Oktober. Jahresverbrauch: 211 600 Tonnen – rund die Hälfte aus hiesigem Anbau, Importe vor allem aus Spanien

10. SPARGEL Spross eines Liliengewächses. 18 kcal auf 100 Gramm, durch hohen Gehalt an Kalium und Asparagin stark entwässernd. Saison: Mitte April bis Ende Juni. Jahresverbrauch: 71 300 Tonnen – zwei Drittel aus hiesigem Anbau, Importe vor allem aus Griechenland

* von Verbrauchern in Deutschland im Jahr eingekaufte Waren – ohne Außerhausverzehr
Quelle: GfK 2004

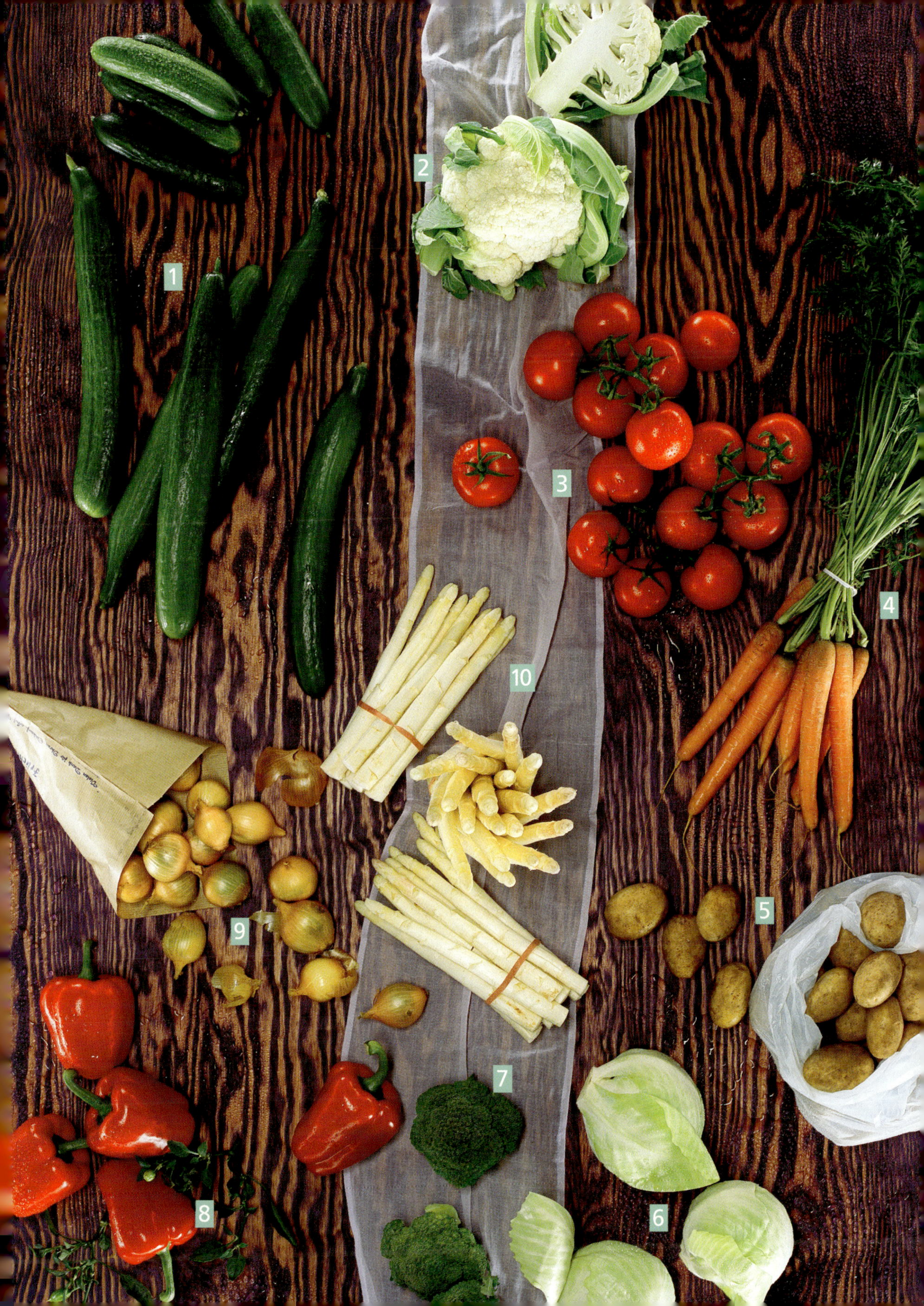
1
2
3
4
10
5
9
7
8
6

WAS HABEN WIR DENN DA?

Aus Dose, Glas & Kühltruhe

1. TOMATEN *(DOSE)* Pasteurisierte, geschälte Tomaten in Saft, meist ist Zitronensäure zugesetzt, manchmal Salz. 18 kcal auf 100 Gramm, viel Beta-Carotin, mehr krebshemmendes Lycopin als frische Tomaten. Jahresverbrauch*: 39100 Tonnen

2. SAUERKRAUT *(DOSE/TÜTE)* Mit Salz vergorener Weißkohl; Wein, Vitamin C, Zucker und Würze (unter anderem der Geschmacksverstärker Glutamat) sind als Zutaten erlaubt. 17 kcal auf 100 Gramm, viel Vitamin C. Jahresverbrauch: 63 000 Liter

3. BRECHBOHNEN *(DOSE/GLAS)* Gegarte Bohnen in Wasser, meist wird Salz zugesetzt. 12 kcal auf 100 Gramm, viel Kalium, Magnesium und Folsäure. Jahresverbrauch: 25 600 Tonnen

4. MISCHGEMÜSE *(TIEFGEKÜHLT)* Verschiedene geschnittene Gemüsesorten, ohne Saucen oder Gewürze. Kcal und Nährwert je nach Mischung, insgesamt aber eher vitaminreich, weil das Gemüse sehr frisch eingefroren wird. Jahresverbrauch: 15 000 Tonnen

5. LINSEN *(DOSE/GLAS)* Gegarte Linsen in Wasser (verschiedene Sorten), meist mit Suppengemüse, Salz und Vitamin C. 87 kcal auf 100 Gramm, reichlich Ballaststoffe und Eisen, außerdem Zink, Kupfer und Kalium. Jahresverbrauch: 11100 Tonnen

6. PFANNENGEMÜSE *(TIEFGEKÜHLT)* Mischgemüse mit Saucenzubereitung (etwa Kräuter- oder Rahmsauce). Kcal und Nährwert je nach Mischung, insgesamt aber eher vitaminreich, weil das Gemüse sehr frisch eingefroren wird. Jahresverbrauch: 17200 Tonnen

7. ERBSEN UND MÖHREN *(DOSE/GLAS)* Gegarte Gemüse in Wasser, meist mit Zucker und Salz, manchmal auch mit Aromastoffen. Keine Durchschnittsangaben zu kcal und Nährwert, bei Bonduelle: 52 kcal auf 100 Gramm. Eingedoste Erbsen enthalten viel Eiweiß, junge Möhren viel Beta-Carotin. Jahresverbrauch: 53700 Tonnen

8. SPINAT *(TIEFGEKÜHLT)* Blanchierte, teils zerkleinerte Spinatblätter. 14 kcal auf 100 Gramm, viel Eisen, Kalium und Vitamin C – aber oft auch hohe Nitratbelastung. Jahresverbrauch: 6900 Tonnen. Rahmspinat enthält zusätzlich Sahne und hat 63 kcal auf 100 Gramm. Jahresverbrauch: 37400 Tonnen

9. MAIS *(DOSE)* Gegarte Maiskörner in Wasser, meist mit Salz und etwas Zucker. 110 kcal auf 100 Gramm, viel Folsäure, Vitamin B_1, B_6 und K. Jahresverbrauch: 47 700 Tonnen

10. KIDNEYBOHNEN *(DOSE)* Gegarte Kidneybohnen, meist in Wasser, oft mit Zucker, Salz, Zitronensäure und Vitamin C. Die sämige Flüssigkeit in der Konserve entsteht durch die Stärke der Bohnen. Keine Durchschnittsangaben zu kcal und Nährwert, bei Deluna: 54 kcal auf 100 Gramm. Jahresverbrauch: 24 000 Tonnen

* von Verbrauchern in Deutschland im Jahr eingekaufte Waren – ohne Außerhausverzehr
Quelle: GfK 2004

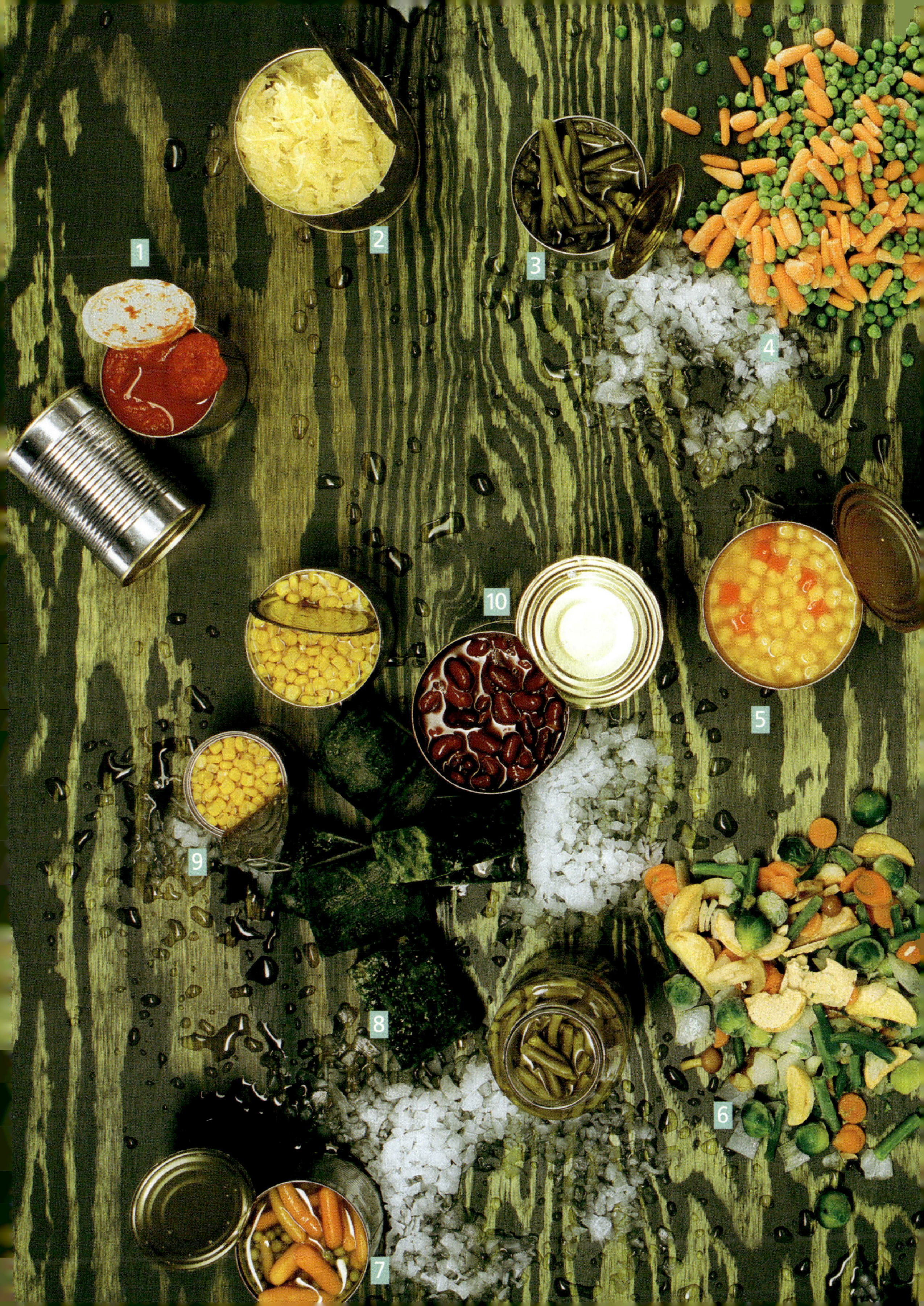
1
2
3
4
5
6
7
8
9
10

Familie ruinieren«, sagt María Luisa. Mit jeder Aussaat setzt ein Bauer in El Ejido alles auf eine Karte. Denn er besitzt nicht mehr als zwei Hektar Land. Wenn er reich ist, vielleicht vier. Da ist wenig Raum für Experimente. Sieben Euro kostet die Bewirtschaftung des Quadratmeters unter Folie, um die 150 000 Euro das Zelt pro Hektar alle drei Jahre. Sauber wie an Fäden gereiht, stehen gepflegte Pflanzen, am Boden Schläuche, aus denen Nährlösung tröpfelt. Hummeln und Bienen sind Dauergäste.

Gemüseanbau verlangt eine geübte Hand, wie Ana Rosa Garzón und ihr Mann Antonio sie haben. Das Ehepaar kam vor 30 Jahren als Pflücker von den Bergen herab und sparte lange auf ein eigenes Stück Land. Denn der Boden ist teuer geworden in Almería. Dabei ist es nicht jenes bisschen Lehm mit Kies, das die Ernte ausmacht. Es ist die Sonne. 3000 Stunden scheint sie im Jahr, mittlere Temperatur: 20 Grad. Und das Wasser! Unter dem Ödland liegen fossile Wasserreservoire. 50 Meter tief bohren die Bauern nach dem Schatz und pumpen ihn in Folienteiche. Salziges Meerwasser dringt nach. Der Salzgehalt bestimmt mittlerweile häufig, ob Paprika oder Tomaten angebaut werden.

Für die Agraringenieurinnen ist bitter, wenn sie bei Bauern wie Ana Rosa und Antonio Garzón zum rosa Rezeptbogen für den Pestizideinsatz greifen müssen. Peinlich genau tragen sie Dosierung und Anwendung ein. Alles ist vorgeschrieben: Auswahl des Mittels in Bezug auf die Pflanze und Schonung von Nützlingen, Zulassung im Verbraucherland. Dokumentation über Menge, Aerosoldichte, Schulung des Sprühers und Zeitpunkt. Anschließend ist die Plantage für eine Karenzzeit gesperrt.

Der Pflanzenschutz ist ein Kernelement des begehrten Eurep-Gap Siegels. Das Regelwerk umfasst die Rückverfolgbarkeit jeder Frucht über den Pflücker bis zum Samenlieferanten, die Sparsamkeit bei Düngung und Bewässerung, die Reinheit des Bodens, das Recycling von Abfallstoffen, Waschbecken für Erntearbeiter, EDV-dokumentierte Selbstüberprüfung und Stichproben.

»Für viele ist es schwierig, das ganze Reglement zu verstehen«, sagt María Dolores. Aber die Gütesiegel öffnen die Märkte der großen Zentren: »Sie sind wie Label bei der Mode.« Vielleicht können Qualitätssiegel die Spanier noch eine Weile vor den Marokkanern schützen. Heute sind die noch billige, in Ställen und unter Planen lebende Helfer in Spanien, morgen vielleicht schon billige Helfer im eigenen Land. Gerade bietet der König

Fossiles Wasser für frische Gurken

von Marokko europäischen Agrarunternehmen seine Latifundien zur Pacht an.

Die Gefahr billiger Konkurrenz ist groß. Denn anders als in Frankreich und England spielt beim deutschen Kunden Qualität eine untergeordnete Rolle. Ihn interessiert der Preis. Das erzählen deutsche Großhändler und spanische Bauern auch. Jedem deutschen Gemüsehändler gingen die Augen über, sähe er die Auswahl des Gemüses auf den Londoner Märkten. Der Brite ist verwöhnt – und bereit, für Qualität das Portemonnaie zu öffnen. Der Deutsche kauft Gemüse beim Discounter. Inzwischen fast die Hälfte seines Bedarfs. Tendenz steigend. Dennoch, so hoffen die Agraringenieurinnen, werden die Deutschen irgendwann umdenken. Der Einzelhandel sieht schwache Signale. Edeka hat im vergangenen Jahr 30 Prozent mehr Bio-Gemüse verkauft.

»Gütesiegel sind wie Label in der Mode«

Die Siegel sind ein Schritt, ökologischer Anbau ein ferner Traum. Neulich hat die Agraringenieurin María Dolores einem Freund geraten, nützliche Insekten statt Gift einzusetzen. Doch dann riss die Plane, und die 6000 Euro teuren Tiere drohten nachts in der Kälte einzugehen. »Aber irgendjemand muss doch mal anfangen«, sagt sie.

Da sind die Niederländer den Spaniern einen Schritt voraus. So setzt der junge Gemüsebauer Egbert de Groot aus Brabant schon lange Nützlinge gegen Schädlinge ein. Dazu bietet sich das Gewächshaus geradezu an. Im Freien könnten sich Wespen und Wanzen leicht davonmachen. Wenn de Groot sein Treibhaus betritt, zieht er in der tropisch warmen Luft das Aroma seiner Red-Vine-Tomaten ein, die gegen Wind, Graupel und Winterkälte unter Glas geschützt heranwachsen. Auch eine Hollandtomate gedeiht am besten bei 23 bis 30 Grad. De Groot und seine Kollegen profitieren von Gaspreisen, um die deutsche Gärtner, deren Glashäuser im November stillgelegt sind, die Konkurrenz beneiden. Die Wärme regelt der Rechner. »Ohne die Instrumente käme ich nicht aus«, sagt Egbert de Groot. Jeder Luftzug wird registriert. »Wieso«, fragt er, »soll man Technik nicht akzeptieren? Knackwürste werden auch nicht hausgemacht, sondern hygienisch in der Fabrik.«

Mühsal ist dennoch allen Gemüsebauern gemeinsam. Jürgen Speck aus dem norddeutschen Anbaugebiet Vierlanden räumt um fünf Uhr morgens auf dem Hamburger Großmarkt seine letzten Kisten auf die Karre. Seit abends um elf hat er im Neonlicht der Markthalle gestanden. So wie jeden Tag von Juni bis Oktober. Auf Festen oder abends in der Jägerrunde, wenn es lustig wird, heißt es: »Jetzt muss ich los.« Jürgen Speck ist grau, in Haar

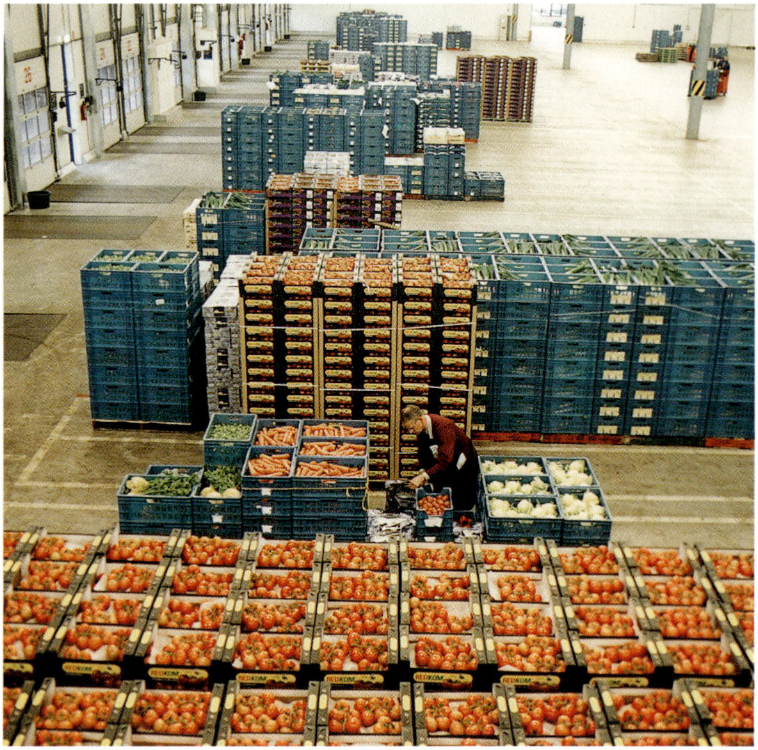

Tomaten in der Halle einer Kooperative von Almería. Das Gemüse wird morgens gepflückt, mittags versteigert und ist abends auf dem Weg nach Deutschland

und Gesicht. »Was glauben Sie, warum ich das hier jede Nacht mache«, fragt er, wartet einen Moment, um die Antwort selbst zu geben: »Weil wir sonst nicht mehr existieren könnten.« Dann schimpft er über Ladenketten und Discounter, singt ein Loblied auf die türkischen Gemüsehändler, die überleben, weil die Familien mitarbeiten. So wie bei ihm. Er ist Vorsitzender der »Erzeugergemeinschaft«, dem Zusammenschluss jener vierschrötigen Kerls und Bilderbuchbäuerinnen, die auf dem Großmarkt Verkaufszeilen gepachtet haben.

Über Generationen setzten die Vierländer mit dem Kahn über die Elbe. Bis heute ist ihr Trumpf: Frische durch kurze Wege. Der Hallenmanager Wolf Rohde wirbt auf Plakaten für frisches Gemüse – und kann doch nicht überspielen, dass die mit 50 000 Quadratmetern größte Markthalle Deutschlands ein Saurier ist: 250 Importeure, Großhändler und Erzeuger, Jahresumsatz 754 Millionen Euro für Gemüse,

»Die Strecke von der Produktion bis zum Konsum wickeln wir vollständig ab«

SNACK-CHECK

Pommes frites

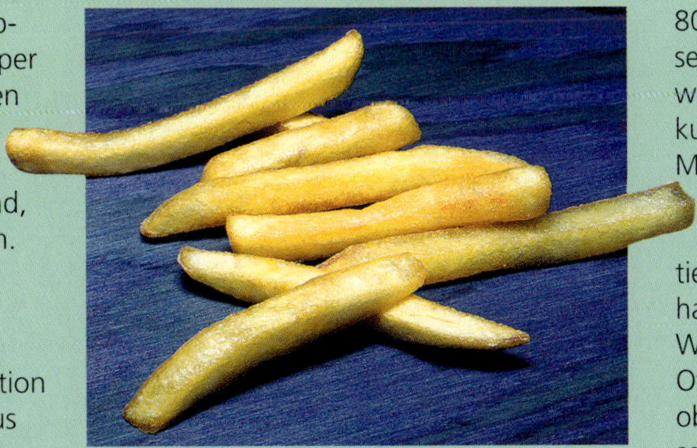

Frittierte Kartoffelstäbchen liefern dem Körper neben Kohlenhydraten Ballaststoffe, Kalium und Vitamin C. Aber das ist nicht der Grund, weshalb wir sie lieben. Pommes sind einfach lecker. Und das liegt nicht zuletzt am Fett, das eine normale Portion von der Bude oder aus der häuslichen Friteuse reichlich enthält. Während rohe Kartoffeln fast fettfrei sind, steigt der Gehalt bei frittierten Schnitzen auf bis zu 15 Prozent. Hinzu kommt meist noch die Sauce in Rot oder Weiß. Ketchup birgt nicht einmal ein Prozent Fett, aber Mayonnaise schlägt mit knapp 80 Prozent zu Buche. Die gefrorenen Kartoffelstäbchen für den Hausgebrauch unterscheiden sich im Prinzip nicht von den am Imbiss zubereiteten. Für die Industrie muss die ideale Pommes-Kartoffel etwa 14 Prozent Stärke haben – dann stimmen Farbe und Biss. Die Knollen werden gewaschen, unter Dampf geschält und schießen schließlich mit rund 80 km/h durch ein Messer-Gitter. Anschließend werden die Stäbchen kurz gekocht, für eine Minute in 175 Grad heißes Pflanzenfett gegeben und dann tiefgefroren. Der Kunde hat die Wahl, ob er die Ware frittiert oder im Ofen zubereitet. Oder ob er sich seine Fritten selbst schnitzt. Niemand behauptet, dass Pommes besonders gesund sind, aber immerhin gibt es ja eine Light-Version. »Wenn schon Pommes frites, dann am besten aus dem Backofen«, sagt denn auch Ursel Wahrburg, Professorin für Ernährungswissenschaft an der Fachhochschule Münster, »da wird wenigstens kein Fett mehr zugefügt.« Für beharrliche Freunde des Frittierens empfiehlt die Ernährungsexpertin raffiniertes Rapsöl, weil das besonders viele einfach ungesättigte Fettsäuren enthält. Die Stäbchen sollten nicht über 175 Grad erhitzt werden – sonst steigt der Gehalt an wahrscheinlich gefährlichem Acrylamid deutlich an.

Obst und Blumen, Gleisanschluss, Autobahn, der Freihafen nebenan, gewachsene Handelsstrukturen, in denen der Name und das Wort noch etwas gelten. Und doch vom Aussterben bedroht. Die Supermärkte haben eigene Umschlagplätze.Und sie haben lieber einen Lieferanten als viele. Möglichst alles aus einer Hand.

Das ist auch das Prinzip der Niederländer. Zum Beispiel in Venlo. Dort bilden auf 100 Hektar Gewerbefläche 120 Gemüsebetriebe, Exporteure, Dienstleistungs- und Transportunternehmen ein großes Logistikgeflecht. Darunter die Handelsfirma ZON. »Wir arbeiten als Vermittler zwischen Bauern und Käufern«, sagt ihr Manager Jack Stroeken. »Die Strecke von Produktion bis Konsum wickeln wir vollständig ab, inklusive

Fortsetzung Seite 80

Wissen

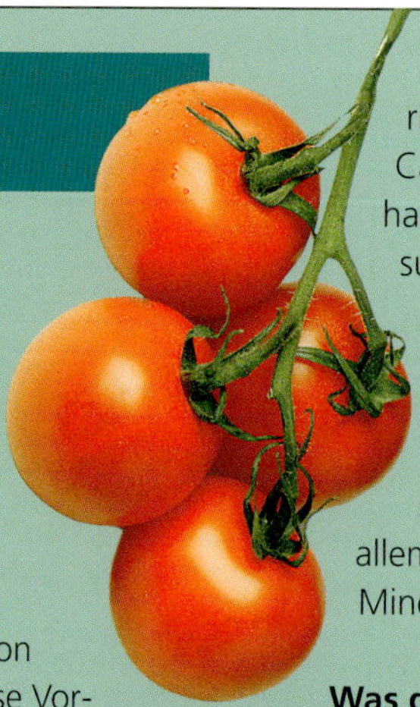

Ist Gemüse wirklich so gesund? Eindeutig: ja. Auch wenn die meisten Sorten zum größten Teil aus Wasser bestehen – der Rest hat es in sich: viele Vitamine, Mineralien, Ballaststoffe und sekundäre Pflanzenstoffe. Gemüse ist neben Obst unsere wichtigste Quelle für Vitamin C und ein Hauptlieferant von B-Vitaminen und Beta-Carotin. Diese Vorstufe zum Vitamin A ist nahezu in allen Sorten enthalten, besonders reichlich jedoch in Karotten, Grünkohl und Spinat. Eine Extra-Portion Vitamin C liefern Paprika, Grünkohl und Brokkoli. Wertvolle sekundäre Pflanzenstoffe wie Carotinoide oder Flavonoide, die den Pflanzen Duft, Aroma und Farbe verleihen, kommen in unterschiedlicher Verteilung in allen Gemüsen vor. Beim Menschen wirken einige antibakteriell, andere stärken das Immunsystem oder können sogar Krebs vorbeugen.

In Tiefkühlgemüse sollen genauso viele Vitamine sein wie in frischem Gemüse. Stimmt das? Gefriergemüse kann sogar besser sein als »frische« Kost – je nachdem, wie lange diese gelagert oder gekocht wurde. Tiefkühlprodukte werden in der Regel spätestens drei Stunden nach der Ernte blanchiert und gefroren. Das bremst den Stoffwechsel, viele Vitamine bleiben erhalten. Beispiel Spinat: Hundert Gramm enthalten frisch insgesamt 17 Milligramm Vitamine, tiefgekühlt noch 14, nach zwei Tagen Lagerung bei Zimmertemperatur nur noch vier.

Ist Gemüse aus der Dose auch okay? Meist wird das Grünzeug beim Eindosen erhitzt. Vitamin K, das etwa reichlich in Sauerkraut enthalten ist, übersteht die Erwärmung problemlos. Und manche Nährstoffe kann der Körper sogar erst nach dem Erhitzen des Gemüses richtig aufnehmen – beispielsweise Carotinoide wie Lycopin, reichlich enthalten in Tomaten. Bei einer Untersuchung der Stiftung Warentest fand sich in Tomatenkonserven gut doppelt so viel Lycopin wie in frischen Tomaten. Insgesamt jedoch gilt: Beim Konservieren verliert Gemüse oft mehr als die Hälfte der Vitamine, vor allem Vitamin C. Außerdem lösen sich die Mineralstoffe in der Aufgussflüssigkeit.

Was darf außer dem Gemüse in die Dose? Konservengemüse enthalten, anders als der Name nahe legt, keine synthetischen Konservierungsstoffe. Sie werden durch Erhitzen, Salzen oder Säuern haltbar gemacht. Die meisten Gemüse liegen in Wasser, einige auch in Essig oder in Gemüsesaft (Tomaten). Zusetzen dürfen die Hersteller Zucker, Wein- oder Zitronensäure, Vitamin C, Gewürze und Aromen. Auch der Geschmacksverstärker Glutamat ist zulässig.

Hat die Treibhaus-Tomate weniger Nährstoffe als die Freiland-Tomate? Nicht unbedingt, denn der Nährstoffgehalt hängt nicht vom Anbau ab, sondern vor allem von der Sorte, aber auch von der Versorgung der Pflanze mit Nährstoffen aus dem Boden sowie von Licht und Temperatur. Obwohl sie weniger Sonne bekommt als die Sorten im Süden, ist die Tomate aus dem Treibhaus nicht schlechter: Denn in niederländischen Gewächshäusern reifen die roten Früchte mittlerweile auf künstlich angelegten Beeten aus Substraten, zum Beispiel aus Steinwolle. Ihnen werden exakt dosiert Wasser, Dünger und Nährstofflösungen zugeführt. Dadurch bekommen die Pflanzen genau das, was sie brauchen, und sind nicht darauf angewiesen, was der Boden ihnen gerade bietet. Andererseits schmecken spanische Tomaten oft besser, weil sich durch die Sonne mehr Zucker bilden kann. Bei hohen Temperaturen kann allerdings auch der Gehalt an Lycopin wieder sinken. Die beste Tomate kommt daher weder aus dem Treibhaus noch aus dem Süden, sondern aus dem heimischen Garten. In der Saison reifen Tomaten bei uns unter recht optimalen Licht- und Temperatur-Bedingungen – und sie werden mit der richtigen Reife geerntet.

Hat heimisches Gemüse mehr Vitamine als importierte Ware? Ja, es gibt Sorten, die einen höheren Gehalt an Vitaminen und Nährstoffen aufweisen können, wenn sie aus heimischem Anbau frisch auf den Tisch kommen – zum Beispiel Tomaten. Das heißt aber nicht, dass hier besseres Gemüse wächst. Vielmehr werden Früchte in entfernteren Ländern manchmal unreif geerntet, damit sie beim Transport nicht vorzeitig schlecht werden. Diese »Frühchen« schaffen es nicht, durch Nachreifen so viele Inhaltsstoffe aufzubauen wie spät geerntete Früchte; ihnen fehlen etwa Grundstoffe, mit denen die Carotinoide gebildet werden.

Ist es auch weniger mit Schadstoffen belastet als Grünzeug aus anderen Ländern? In Stichproben von Frischgemüse fand die Lebensmittelüberwachung Baden-Württemberg bei etwa der Hälfte der inländischen Ware Rückstände von Pestiziden, bei Proben aus dem Ausland waren 82 Prozent belastet. Bei heimischem Gemüse wurde in zehn Prozent der Fälle die Höchstmenge überschritten, bei importierter Ware in 26 Prozent. Vergleichbare Werte ermittelte der Nationale Bericht »Pflanzenschutzmittel-Rückstände« des Bundesamtes für Verbraucherschutz und Lebensmittelsicherheit. Vor allem Paprika aus der Türkei, aber auch aus Spanien fallen bei Kontrollen immer wieder durch hohe Belastung auf. Ähnliches gilt für Gurken aus Spanien und Tomaten aus Spanien und Italien, in denen obendrein oft mehrere verschiedene Pestizidwirkstoffe nachzuweisen sind. Trotzdem lässt sich nicht pauschal sagen, dass Importware belasteter ist als hiesige. Gemüse aus Holland etwa schneidet ebenso gut ab wie heimisches Grünzeug.

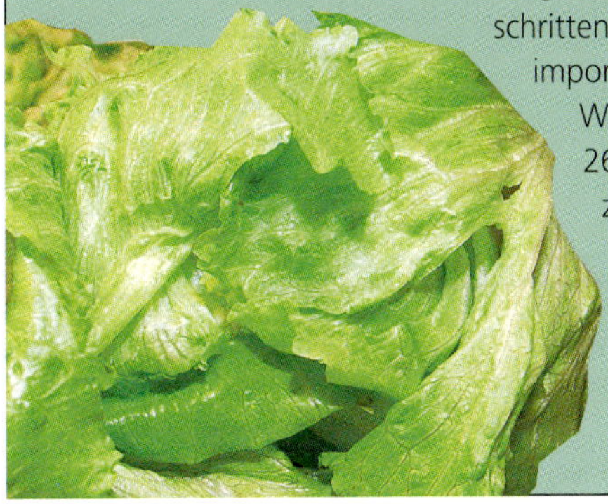

Bekommt man die Schadstoffe durch Waschen weg? Kurzes Abspülen reicht nicht aus. Besser gründlich unter lauwarmem Wasser waschen, wenn möglich mit einer weichen Bürste oder einem Schwamm. Nicht mit Spülmitteln arbeiten. Feste Sorten anschließend trockenreiben. Bei Salaten und Kohl grundsätzlich die äußeren Blätter entfernen, Gemüse mit krauser Oberfläche besonders gut reinigen. Obwohl sich unter der Schale oft viele wertvolle Pflanzenstoffe befinden, empfehlen Ernährungsexperten, Gurken oder Möhren aus konventionellem Anbau zu schälen oder abzuschaben.

Wie erkennt man gentechnisch verändertes Gemüse? Seit dem 18. April 2004 müssen Lebensmittel mit oder aus gentechnisch veränderten Organismen entsprechend gekennzeichnet sein. Auf dem Etikett steht dann der Zusatz: »gentechnisch verändert«. Für den Verkauf als unverarbeitetes Gemüse ist bislang nur eine bestimmte Maissorte zugelassen, die in Spanien kommerziell angebaut wird. Produkte, die gentechnisch veränderte Stoffe enthalten, gibt es dagegen schon einige. Vor allem Soja- und Maismehl aus den USA und Argentinien werden hier weiterverarbeitet, zum Beispiel in Schokolade, Fertigsuppen oder Tofu.

Ist »Gen-Gemüse« gefährlich? Britische Wissenschaftler werteten 2003 eine Vielzahl von Studien aus und fanden keinen Hinweis auf Gesundheitsrisiken. Außerdem wird Gen-Food, ehe es auf den Markt kommt, von der EU-Behörde für Lebensmittelsicherheit geprüft. Aber: Bislang gibt es keine Langzeitstudien, die zeigen könnten, wie der Organismus auf Dauer auf genmanipulierte Lebensmittel reagiert.

Ist Gemüse aus biologischem Anbau grundsätzlich besser? Eine große Studie des Senats der Bundesforschungsanstalten ergab keine nennenswerten Unterschiede beim Nährstoff- und Vitamingehalt zwischen biologisch angebauter und konventioneller Ware. Allerdings stellten die Forscher bei Öko-Gemüse einen höheren Gehalt an Trockenmasse fest, und in der stecken besonders viele der wertvollen sekundären Pflanzenstoffe. Außerdem ist Bio-Ware praktisch frei von Rückständen aus chemischen Pflanzenschutzmitteln und enthält weniger Nitrat als herkömmliches Gemüse.

Ist Nitrat denn so problematisch? Im Körper kann sich daraus Nitrit bilden, das sich an die roten Blutkörperchen heftet und den Transport von Sauerstoff behindert. Bei Kleinkindern kann es zu lebensgefährlicher Blausucht führen. Als besonders nitratbelastet gelten Spinat, Fenchel, Kohlrabi – und grüne Salate wie Rucola oder Kopfsalat. Da Sonnenlicht das natürlich in den Pflanzen vorkommende Nitrat abbaut, schnellen die Werte vor allem im Winter in die Höhe. Obwohl er auch nicht mehr beschienen wird, birgt Salat aus Bio-Anbau durchweg weniger Nitrate. Der Grund: Mineralischer Dünger, der die Nitratbildung in Pflanzen fördert, wird im Öko-Anbau kaum eingesetzt. Für alle Salate gilt: Bei der Zubereitung die äußeren Blätter, Stiele und Strünke entfernen; sie speichern besonders viel Nitrat. Und einen Spritzer Zitronensaft auf den Salat geben – Vitamin C hemmt die Bildung von Nitrit im Körper.

Die Top Ten

Die Lieblingsgemüse der Deutschen*

Platz 1 (38 %) **Kartoffeln,** davon 78 % abgepackt

Platz 2 (10,3 %) **Tomaten** (größtenteils Strauch/Rispentomaten), davon 57 % lose Ware

Platz 3 (7,1 %) **Gurken,** davon 84 % lose Ware

Platz 4 (6,6 %) **Karotten/Möhren,** davon 83,5 % abgepackt

Platz 5 (5,6 %) **Zwiebeln,** davon 90 % abgepackt

Platz 6 (4,5 %) **Paprika,** davon 75 % abgepackt (größtenteils gemischte Farben)

Platz 7 (3,2 %) **Eisbergsalat,** davon 65 % abgepackt

Platz 8 (2,6 %) **Blumenkohl,** davon 93 % lose Ware

Platz 9 (1,9 %) **Spargel,** davon 66 % lose Ware

Platz 10 (1,6 %) **Weißkohl,** davon 91 % lose Ware

* in Prozent der Gesamtmenge (Gewicht) der von Verbrauchern in Deutschland in einem Jahr gekauften Gemüse und Salate.
Quelle: GfK 2004

Muss man sich noch Gedanken machen wegen des Acrylamids in Kartoffelprodukten? Experten halten Acrylamid nach wie vor für gefährlich. In Tierversuchen löst es Krebs aus und schädigt das Erbgut. Ein Risiko für den Menschen ist bislang zwar nicht bewiesen, gilt aber als sehr wahrscheinlich, so das Bundesinstitut für Risikobewertung. Immerhin: Im vergangenen Jahr sind die Acrylamidwerte bei Kartoffelprodukten deutlich zurückgegangen. Bei Pommes-Frites-Stichproben werden die so genannten Signalwerte nur noch selten überschritten, auch bei Kartoffelchips hat sich die Belastung insgesamt verringert. Zwei Faktoren sind ausschlaggebend für den Acrylamid-Gehalt in Kartoffelprodukten: der Zuckergehalt der Knollen und die Temperatur beim Erhitzen. Im Haushalt sollten Kartoffeln daher nicht zu kühl, auf keinen Fall im Kühlschrank, gelagert werden, damit sie sich nicht weiter mit Zucker anreichern können. Pommes nicht über 175 Grad frittieren, und bei Bratkartoffeln in der Pfanne kurzes, heftiges Anbraten vermeiden.

Wie bereitet man Gemüse so zu, dass möglichst viele Vitamine und Nährstoffe erhalten bleiben? Generell gilt: schnell verarbeiten, nur kurz abwaschen, nicht lange wässern, am besten unzerkleinert zubereiten oder erst kurz vorher zerschneiden. Nicht zu lange garen, am besten über kochendem Wasser dämpfen oder noch besser: blanchieren (für kurze Zeit in heißes Wasser geben und dann kurz kalt abbrausen).

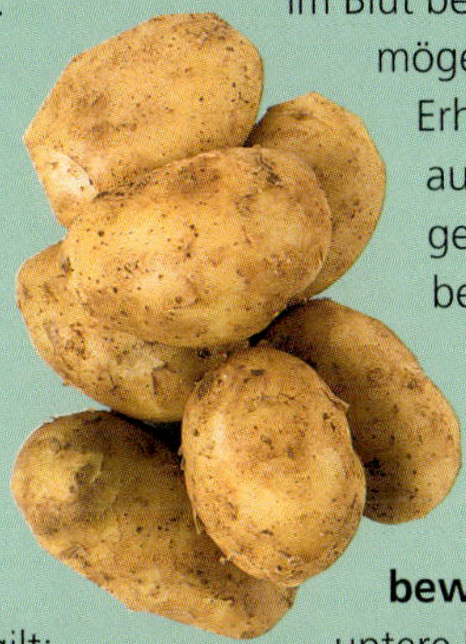

Ist Rohkost gesünder? Nicht unbedingt. Manches Gemüse ist roh ungenießbar oder birgt sogar giftige Stoffe, etwa grüne Bohnen. Sie enthalten Phasin, das sich an die roten Blutkörperchen hängt und so den Sauerstofftransport im Blut behindert. Und: Einige Nährstoffe mögen es heiß, sie werden erst durch Erhitzen richtig aktiv und können aus gegartem Essen viel besser aufgenommen werden. Dazu zählen beispielsweise Lycopin aus der Tomate sowie die Vitamine E und B_2.

Wie sollte man Gemüse aufbewahren? Gemüse gehört ins untere Fach des Kühlschranks – außer Tomaten, Paprika, Gurken und Kartoffeln, die mögen es dunkel und luftig, aber nicht zu kalt. Von Karotten, Radieschen und Kohlrabi vorher die Blätter entfernen, sie entziehen den Pflanzen Feuchtigkeit. Spargel, Zuckerschoten und

Fünf goldene Regeln

Sie wollen sich einfach nur möglichst gesund ernähren – ohne, dass Ihnen beim Einkaufen der Kopf schwirrt vor lauter Hinweisen und Ratschlägen. Nun, das ist möglich: Wenn Sie die folgenden Empfehlungen beherzigen.

1. Essen Sie oft Gemüse, möglichst viele verschiedene Sorten. Selbst wenn Sie mal eine mit Pestiziden belastete Frucht erwischen, dürfte das weniger schaden als der Verzicht auf Grünzeug.
2. Setzen Sie lieber auf heimische Saisonware, als zu jeder Jahreszeit Importe zu kaufen. Gemüse aus dem Umland ist oft gehaltvoller. Weil es in der Regel bei optimaler Reife geerntet wird. Und weil der Weg zum Marktstand kürzer ist.
3. Trauen Sie Ihren Augen: Heimisches Gemüse, das gut aussieht – knackig, unversehrt, mit kräftiger Farbe –, schmeckt meist auch gut.
4. Lassen Sie Frischgemüse nie lange im Kühlschrank liegen. Vor der Zubereitung: möglichst mit warmem Wasser und einer weichen Bürste reinigen. Erst unmittelbar vor dem Garen zerkleinern. Und nicht zu lange im kochenden Wasser lassen.
5. Gerade im Winter gilt: keine Scheu vor Tiefkühlgemüse. Das Schockfrieren hat die meisten Inhaltsstoffe sicher versiegelt, bis zum Aufwärmen in Ihrem Kochtopf.

Stangenbohnen halten sich besser, wenn sie in ein feuchtes Tuch eingewickelt werden. Gemüse sollte nicht unmittelbar neben Obst gelagert werden, sonst reift es schneller und nimmt manchmal auch fremden Geschmack an.

Sind Pilze immer noch radioaktiv belastet?
Ja, auch fast 20 Jahre nach dem Reaktorunfall in Tschernobyl speichern einige Pilzarten in bestimmten Gegenden noch Cäsium. Die kritische Grenze von 600 Becquerel pro Kilogramm wird besonders von Maronen-Röhrlingen aus den Wäldern Südbayerns überschritten, wie Untersuchungen des Umweltinstituts München zeigen. Kontaminiert sind danach jedoch auch Pilze aus der Steiermark und Böhmen. Ware aus Polen und Litauen hingegen erwies sich als fast gar nicht belastet.

MARION SCHMIDT/JULIA SOHNEMANN

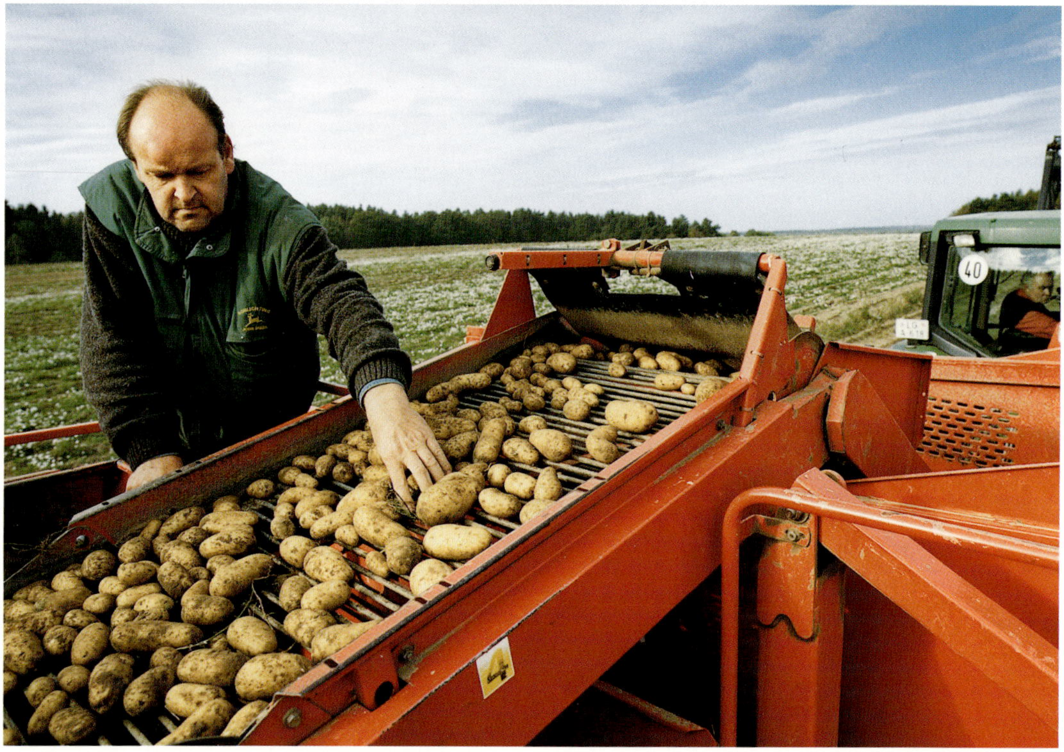

Bauer Christian von Estorff baut bei Uelzen Kartoffeln ökologisch an. Er holt halb so viele aus dem Boden wie sein Masse produzierender Nachbar. Aber er bekommt höhere Preise

Qualitätskontrollen und individueller Gestaltung der Lieferungen.«

Ebenso lieb sind den Einkäufern große Produktionsbetriebe. »Ein homogener Anbau liefert homogene Partien«, sagt Uwe Bockius, Leiter des Edeka-Fruchtkontors, »das erleichtert die Qualitäts- und Rückstandskontrolle.« Frische verlangt eine Produktion »just in time«. Und die Frage sei: »Mit welchen

Partnern kann man das seriös steuern?« Einkäufers Liebling ist einer wie Gemüsebauer Rudolf Behr aus Niedersachsen. Er hat sich über die Jahre zu einem der größten Salatanbauer Europas hochgepachtet, mit Flächen in Niedersachsen, Mecklenburg, Sachsen-Anhalt und Südspanien. Dazu gesellen sich Schwester- und Subunternehmen. Behr hat 350 Angestellte und 2500 Erntehelfer. Das Ergebnis: 95 Millionen Kopf Eisbergsalat im Jahr, 50 Millionen Mini-Romana in den Sommermonaten, 18 Millionen Kohlrabi. Und Lollo Rosso und Lollo Biondo. Und immer neue Salatexperimente im Angebot. Und natürlich werden alle Qualitäts- und Sozialstandards eingehalten.

30 Helfer schuften an und auf der riesigen Erntemaschine von Vorarbeiter Hung Luong. Männer schneiden den Salat, Frauen verpacken ihn in Plastik und etikettieren Kontrollnummern. Andere stapeln die Kartons und schieben sie auf den großen Anhänger, den das Ernteungetüm samt Traktor vor sich her schiebt. Im Sommer sind es junge Leute aus Polen, die auf niedersächsischem Feld ernten.

Im Winter arbeiten Marokkaner auf der Maschine. Die schiebt sich dann über spanische Felder. Denn wenn die Saison im Oktober in Deutschland vorüber ist, geht die Maschine auf dem Lkw nach Alicante. Seit 1991 ist Hung Luong bei Behr. Die meisten Vorarbeiter sind Vietnamesen oder Afrikaner, die Asyl gefunden haben und bleiben können. Luongs Handy klingelt: die Bestellungsweitergabe aus der Zentrale. Hung Luong weist die Verpacker an: »Ab jetzt den Karton von Erlenhof.«

Ob Rewe, Edeka oder die Eigenmarke »Gemüsegarten«: Für jeden stapeln sich die gefalteten Kartons auf der Maschine. So kauft der Aldi-Kunde, wenn er Glück hat, für weniger Geld den gleichen Salat. Nur: Unter den Markennamen ist es immer Qualitätssalat, wie Behr ihn liefert. Beim Discounter ist es mal dieser, mal jener. Discounter kaufen überall.

Anders als im Supermarkt stört es beim Discounter niemanden, wenn ein Gemüse gerade vergriffen ist. Wozu also eine Sortimentskontinuität! Wenn durch Wetter und Saison der Blumenkohl teuer ist, liegt er einfach nicht im Regal. »Ausgelistet« heißt das dann. Denn kein Kunde soll glauben, Gemüse koste Geld.

Der Einkäufer weiß: Kartoffeln halten sich besser, wenn sie erst vor Gebrauch in der Küche gewaschen werden. Im Supermarktregal aber liegen blank geputzte – das Auge kauft

ORIGINAL UND FÄLSCHUNG

Eintopf – vom Bauarbeiter getestet

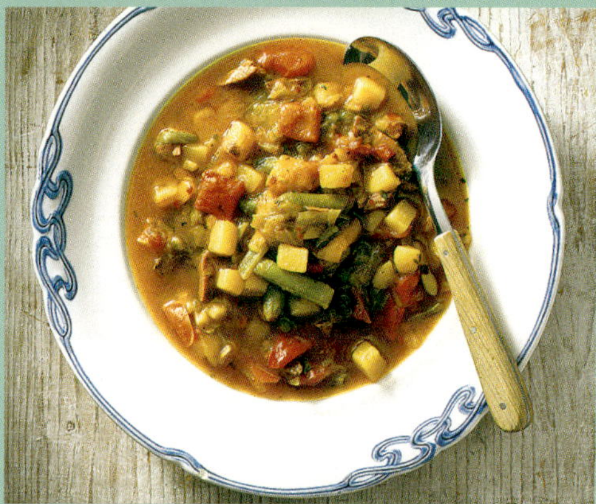

Wie schnell sind wir im Winter hungrig! Ein Gang zum Kiosk (für die Zeitung, für Bier, für Gummibärchen), und schon ist der Mensch ganz durchgefroren. Eine Lage, die nach Stärkung schreit, Stärkung durch Eintopf. Selber kochen (30–40 Minuten) oder eine Büchse aufwärmen (5–10 Minuten)? Die Antwort auf diese Frage ist nicht mal so sehr von der Kochzeit abhängig. Für die meisten steht sie fest, sobald sie nur ins Gemüsefach blicken – es ist leer. Derweil im Schrank über der Spüle stets noch eine Konserve im Wachkoma liegt. Wir lernen, erstens: Nur wer Frisches im Kühlschrank hat, kann auch frisch kochen. Das setzt Planung voraus, Vorsorge. Man muss dafür schon das Kulturstadium des Ackerbauern erreicht haben. Wer sich dagegen dem Impulshunger überlässt, steht noch auf der Stufe der Jäger und Sammler und ist leichte Beute der Lebensmittelindustrie. Doch was wäre, wenn? Wenn wir aus Vorbedacht im Haus hätten:

2 El Olivenöl; 1 Zwiebel; 1 Knoblauchzehe; 100 g grüne Bohnen; 2 Kartoffeln; je 1 kleine gelbe und rote Paprikaschote; 1 Tomate; 50 g durchwachsenen Räucherspeck; 3–4 EL Weißwein; 1–2 TL Tomatenmark; 1 TL Thymian; 1 Lorbeerblatt; Salz; Pfeffer; 2 Stängel Petersilie

Dann könnten wir den Test machen, wie dies alles frisch vereintopft schmeckt. Schmeckt im Vergleich zum »Griechischen Gemüse-Kartoffel-Topf mit Gyrosfleisch & Thymian«, einer »Eintopf-Spezialität« von Erasco. Das Produkt aus der Linie »Mediterrano – mit aromatischen Kräutern & Olivenöl« kostet 1,69 Euro, beinhaltet »1 Portion« zu 400 g und kommt im Beutel. Es enthält (im Großen und Ganzen) obige Zutaten und ist ohne »Konservierungsstoffe, lt. Gesetz«, dafür beinhaltet es zwei Stabilisatoren (Diphosphate und Guarkernmehl), drei Geschmacksverstärker (Mononatriumglutamat, Guanylat und Inosinat), eine »Gewürzzubereitung«, Aroma, Zucker, Milchzucker sowie ein Säuerungsmittel (Zitronensäure).
Diese Zusätze können wir uns beim frischen Eintopf sparen. Der geht so: Öl im Topf erhitzen. Zwiebel abziehen, fein würfeln, Knoblauch pellen und grob hacken, beides im Öl glasig dünsten, Tomatenmark kurz mitrösten. Jetzt nacheinander Speck, Bohnen, Kartoffeln, Paprika und Tomate putzen bzw. schälen, würfeln und dazugeben. Ab und zu umrühren, das Ganze mit Wein ablöschen, Thymian und Lorbeer dazugeben, knapp mit Wasser aufgießen, salzen, pfeffern und zugedeckt 20–30 Minuten sanft kochen (je nachdem, wie bissfest man Gemüse mag). Petersilie hacken. Am Ende den Eintopf abschmecken, mit Petersilie bestreuen und mit einem Schuss Olivenöl übergossen servieren.
Wir lernen, zweitens: So'n Eintopf ist gar nicht so schwer!
Jetzt muss noch ein Juror her, der den Beuteleintopf von Erasco (Werbeaufdruck: »FRISCHER GESCHMACK direkt im Aroma-Pack versiegelt«)

mit dem frischen Eintopf vergleicht. Für den Versuch holte die stern-Küche den erstbesten Bauarbeiter vom Gerüst (er hatte Mittagspause). Einen Zimmermann mit Händen wie Astgabeln und einer Haut wie Schmirgelpapier – mittelgrobe Körnung. Den Mann setzten wir an einen Tisch vor zwei Teller, nur mit der Erklärung, der Inhalt des einen sei aus der Dose, der des anderen frisch. »Hm«, sagte der Mann beim Blick auf die beiden Teller, »ich denke mal, rechts ist der Fertigeintopf.« (Bingo!) stern: Woran sehen Sie das? »Na hier (Juror deutet auf den Teller rechts), zermatschte Bohnen, zermatschte Paprika.« stern: Das ist ein Griechischer Gemüse-Kartoffel-Topf. »Egal, ob es ungarisch, türkisch oder sonst wie heißt«, erklärte der Zimmermann, »wenn Tomaten drin sind, schmeckt das immer gleich. Es schmeckt tomatig.« Er aß nun abwechselnd von beiden Tellern und sagte: »Links der Teller, da schmeckt die Suppe natürlicher. Davon kann ich einen Löffel in den Mund nehmen, und auch wenn von allem was drauf ist, weiß ich – jetzt beiß ich auf Bohne, jetzt auf Paprika, Kartoffel oder sonst was.« Er aß noch mal einen Löffel vom Fertigeintopf, schluckte und sagte: »Ein Löffel hiervon, und ich weiß nicht wirklich, was ich esse. Es schmeckt alles gleich.« So viel zum Aroma-Pack.

Danke für heute, Herr Zimmermann. Bleibt zu bemerken: Bei Zubereitung oben aufgeführter frischer Zutaten erhalten Sie zwei Portionen, von der Sie eine einfrieren können. Somit berechnen sich die Gesamtkosten von zirka 2,30 Euro für die frischen Zutaten auf 1,15 Euro für eine Portion. Woraus wir drittens lernen: Frisch kochen schmeckt nicht nur besser, es ist auch billiger.

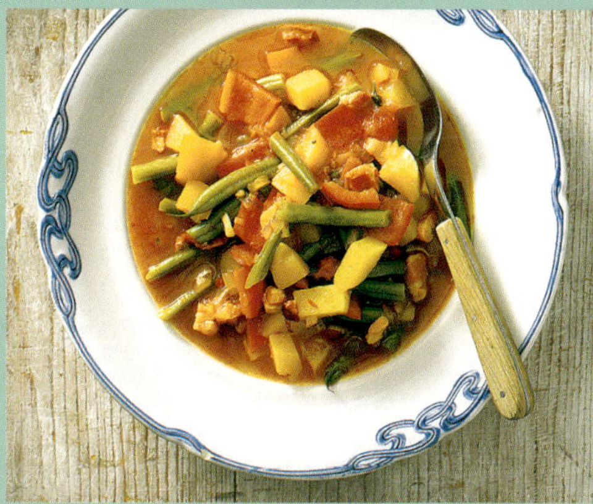

Was macht wirklich Qualität von Gemüse aus? »Erst einmal Äußerlichkeiten«, sagt die Biologin Ilona Schonhof vom Institut für Gemüse und Zierpflanzenbau in Großbeeren bei Berlin: »Frisches Aussehen, ausreichende Entwicklung, sortentypische Form und Farbe, kein Insektenfraß, frei von fremden Gerüchen.« Hatten Schnecken das Gemüse bei einer Kostprobe bereits für gut befunden, lässt es sich bestenfalls noch direkt vom Hof verkaufen. Denn nicht Gärtner entscheiden, was in den Handel kommt, sondern Kaufleute. Wichtig ist Anmutung: Sechs Tomaten müssen an einer Rispe halten. Und die Passform: Sechs Blumenkohlköpfe müssen in eine Kiste passen. Alles ist EU-genormt. Die Gurke darf nicht krumm sein, wenn sie das Treibhaus verlässt. Sie muss 250 Gramm wiegen und 25 Zentimeter lang sein. Geschmack ist dabei kein Qualitätsmerkmal. Der ist intensiver, wenn die Gurke klein ist.

In dem Institut in Großbeeren wird Gemüse aber auch auf Inhalte untersucht und von geschulten Zungen probiert. Fazit immer wieder: Gemüse, das eine gute Farbe hat, hat auch viele Inhalts- und

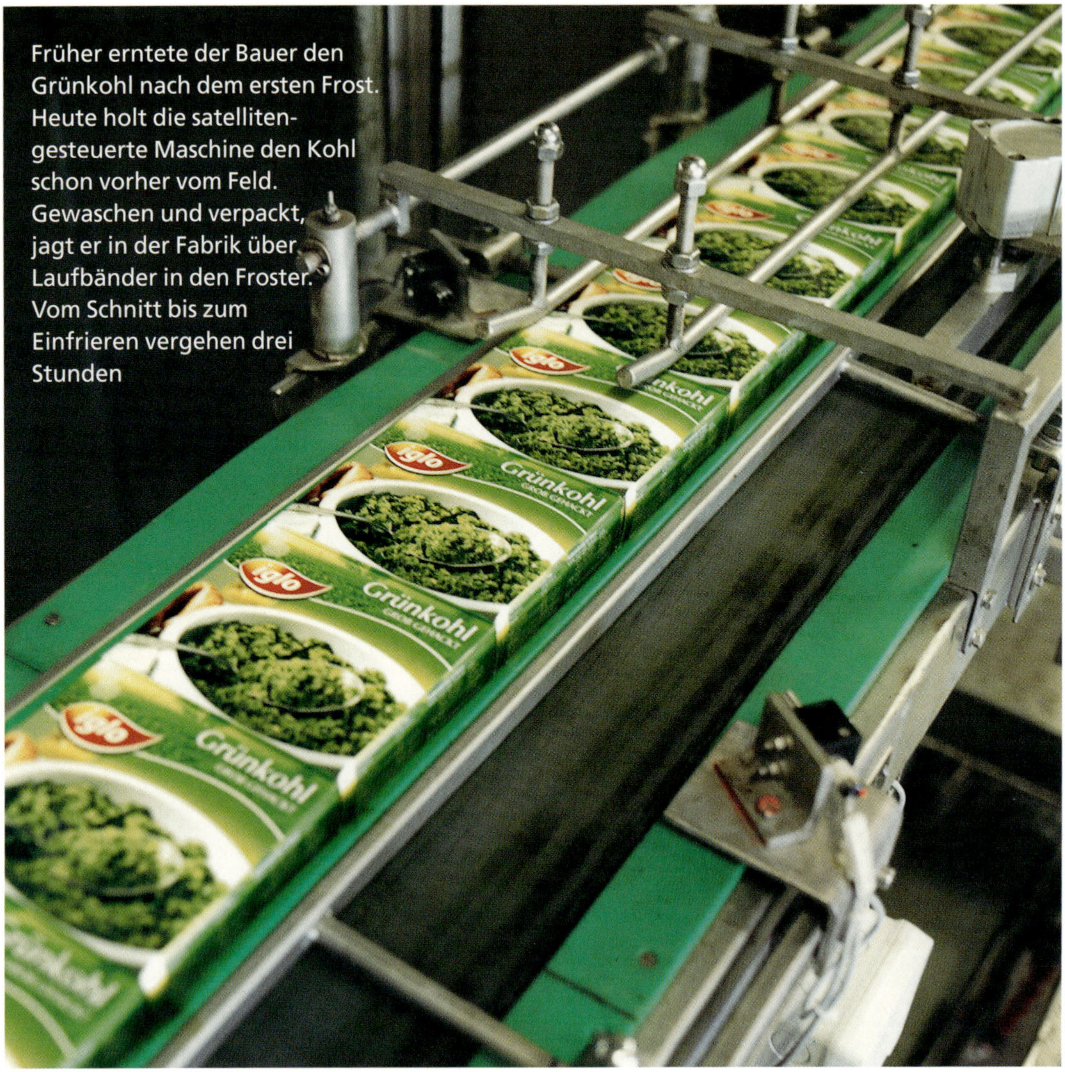

Früher erntete der Bauer den Grünkohl nach dem ersten Frost. Heute holt die satellitengesteuerte Maschine den Kohl schon vorher vom Feld. Gewaschen und verpackt, jagt er in der Fabrik über Laufbänder in den Froster. Vom Schnitt bis zum Einfrieren vergehen drei Stunden

Aromastoffe. Und schmeckt! Da reicht ökonomisches Gemüse oft an ökologisches heran, die Kluft liegt in der Giftbelastung.

Der Vergleich mit bloßem Auge schockiert. Zum Beispiel im niedersächsischen Kartoffelanbaugebiet um Uelzen: beim Bio-Bauern Christian von Estorff auf Gut Barnstedt grünes Kartoffelkraut und wilde Blumen, bei einem anderen Bauern totgraue Wüstenfurchen, in denen sich keine Distel mehr hält. Der ökologische Landwirt lässt das Kraut stehen, der ökonomische spritzt die Felder wenige Tage vor der Ernte tot. Denn seinem hochgedüngten Kraut ist mit keiner Erntemaschine beizukommen. Die Herbstfeuer, bei denen Kinder auf dem Acker

Kartoffeln backen, gibt es nur noch als Reminiszenz auf Öko-Hof-Festen.

Der Öko-Bauer holt nur halb so viele Kartoffeln aus dem Boden wie sein Nachbar. Aber er bekommt die besseren Preise. Besonders nach der letzten Ernte, nach der kaum noch jemand weiß, wohin mit den Kartoffeln. Doch auch Rittergutsbesitzer Estorff ist mit wählerischen Einkäufern konfrontiert. Ein Drittel seiner Kartoffeln fallen durch. Zu groß, zu klein, nicht rund genug. In das Supermarktregal kommen jene aus leichten Ackerböden, schön hell gespült. Dabei wissen auch Einkäufer wie der Leiter des Edeka-Fruchtkontors Uwe Bockius, dass Kartoffeln sich besser halten, wenn sie erst in der Küche gewaschen werden. Aber Einkäufers Erfahrung ist: Das Auge entscheidet beim Kauf. Leider sehr oft falsch.

Manchmal sind es Konzerne, die Bauern zu mehr Natürlichkeit anstiften. Zum Beispiel in Reken im Münsterland, wo entlang der Gräben und Wege breite »Blühstreifen« die Äcker säumen. Hier summen im Frühjahr Insekten und ducken sich Fasanen. Die Landfrauen führen Besuchergruppen an Sonnen- und Ringelblumen, Buchweizen, Klee und Borretsch vorbei. Schon im Januar sind die Führungstermine ausgebucht.

Hier steht seit Jahrzehnten die Iglo-Gefriergemüsefabrik als Klotz auf dem Acker. Vor vier Jahren startete das Unilever-Tochterunternehmen die „nachhaltige Landwirtschaft". Die 97 Kilometer Randstreifen sind nur die Garnierung. Blumen passen in das Bild von der Scholle – und des Werbekonzepts. Von jeder Iglo-Spinat-Packung im Gefrierregal lacht eine Bauernfamilie, eine von jenen 100, die tatsächlich für Iglo pro Jahr 50 000 Tonnen Kohl und Spinat anbauen. Jede Familie soll zumindest einmal auf die Packung.

Wer von der Packung lacht, hat auf seinem Acker nicht mehr viel zu sagen: Die Anbauberater der Firma Iglo inspizieren die Felder, bestimmen Düngung, Schädlingsbekämpfung und – nach dem Terminplan der Fabrik – den Tag der Aussaat. Alles wird vom Computer erfasst. Anhand der Wetterdaten wird nach Berechnung der für den Spinat optimalen Gesamtwärmemenge der Erntetermin festgelegt. Nur die Hacke schwingt der Bauer selbst. Düngung, letzter Pestizideinsatz, Ergebnisse der kurz vorher genommenen Rückstandsprobe im eigenen Labor – der Computer gleicht alles ab, dann rollt die Erntemaschine mit dem Laptop neben dem Lenker von GPS-Satelliten gesteuert auf das Feld.

Direkt vom Acker geht der Kohl auf eine Achterbahnfahrt über die Laufbänder und Bäder durch die Fabrik. In zwei bis drei Stunden ist er schockgefroren. Vorher noch gewaschen und kurz erhitzt. Das tötet nicht nur Keime; dies Blanchieren lässt das Gefriergemüse bunt leuchten. Schließlich kauft das Auge.

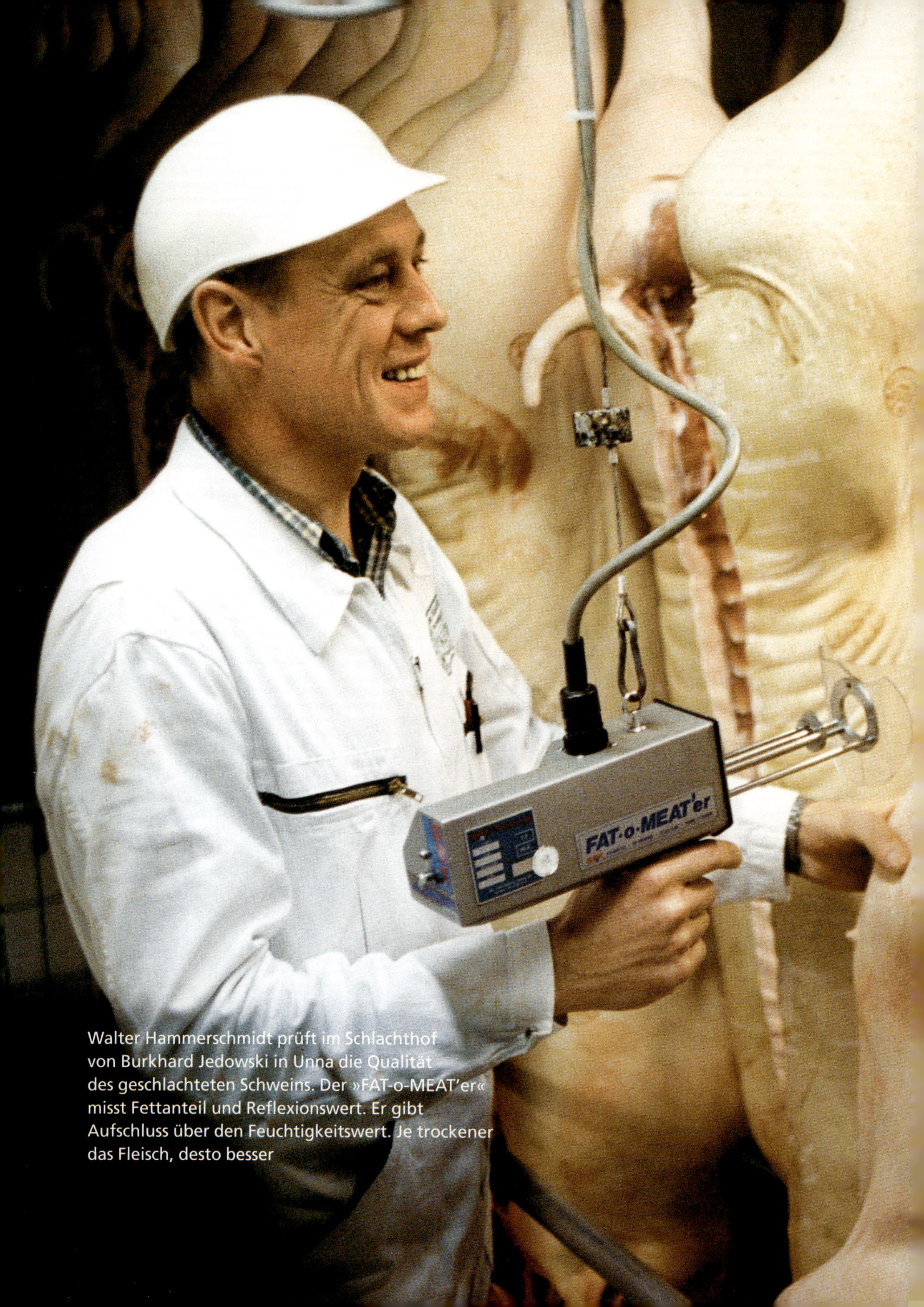

Walter Hammerschmidt prüft im Schlachthof von Burkhard Jedowski in Unna die Qualität des geschlachteten Schweins. Der »FAT-o-MEAT'er« misst Fettanteil und Reflexionswert. Er gibt Aufschluss über den Feuchtigkeitswert. Je trockener das Fleisch, desto besser

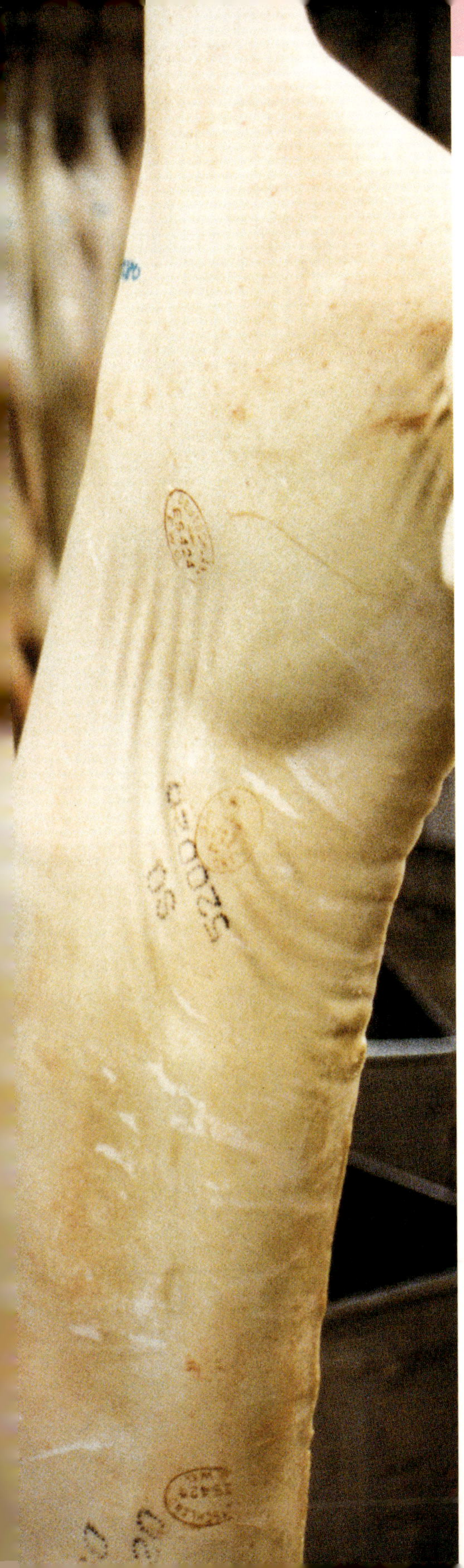

Kapitel 3

Auf Schnitzeljagd

Text: Dorit Kowitz

Fotos: Jürgen Holzenleuchter

Ob als Hack oder Gulasch, als Thüringer Brat- oder Frankfurter Brühwurst: Kein **FLEISCH** essen die Deutschen lieber als das vom Schwein. Pro Kopf sind es 39,7 Kilo im Jahr. Der Rindfleischverzehr ist dagegen vergleichsweise bescheiden: 8,8 Kilo. Wie aber ist es um die Qualität unseres Fleisches bestellt? Wie werden die Tiere geschlachtet? Und wo kommen die riesigen Mengen her?

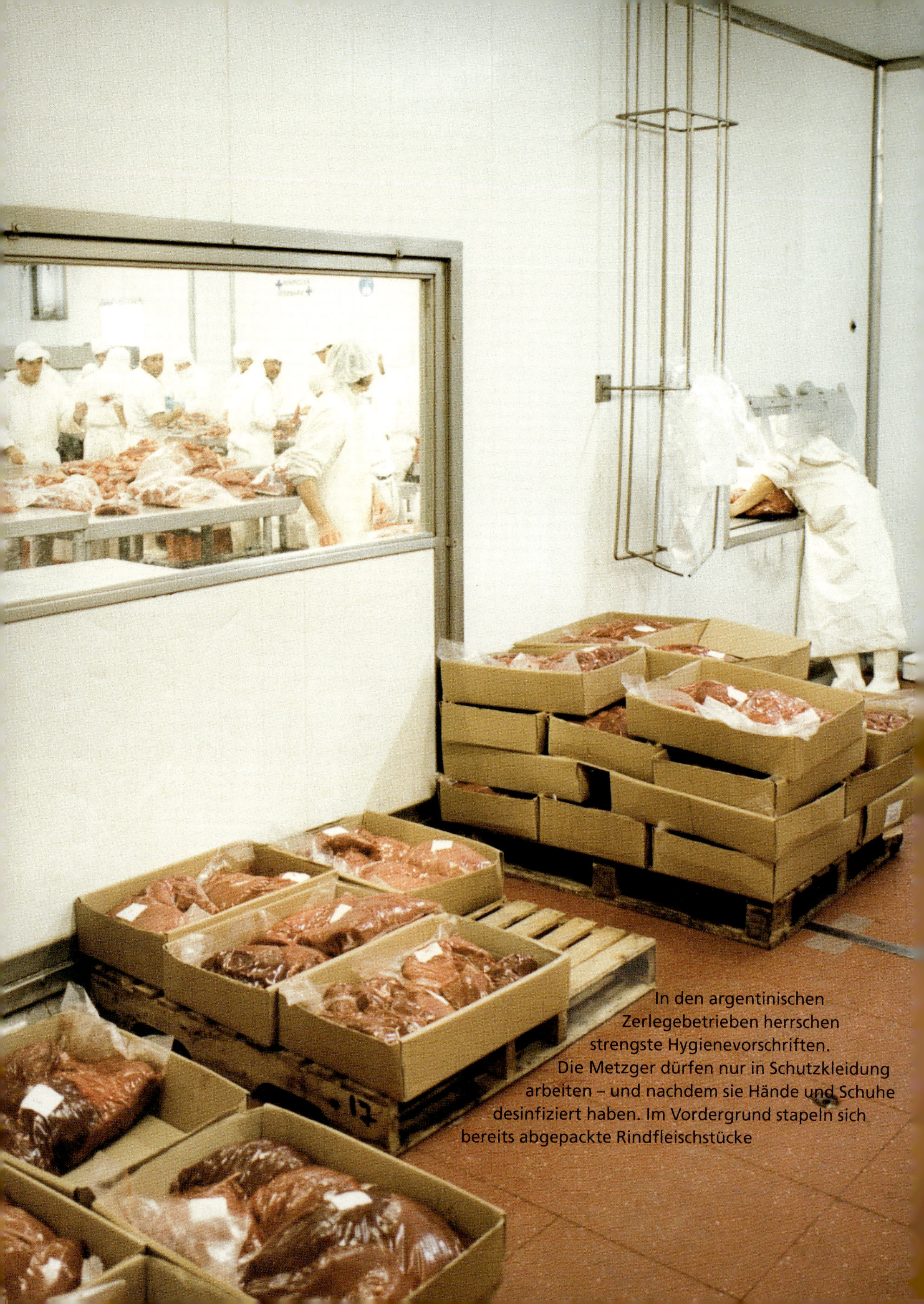

In den argentinischen Zerlegebetrieben herrschen strengste Hygienevorschriften. Die Metzger dürfen nur in Schutzkleidung arbeiten – und nachdem sie Hände und Schuhe desinfiziert haben. Im Vordergrund stapeln sich bereits abgepackte Rindfleischstücke

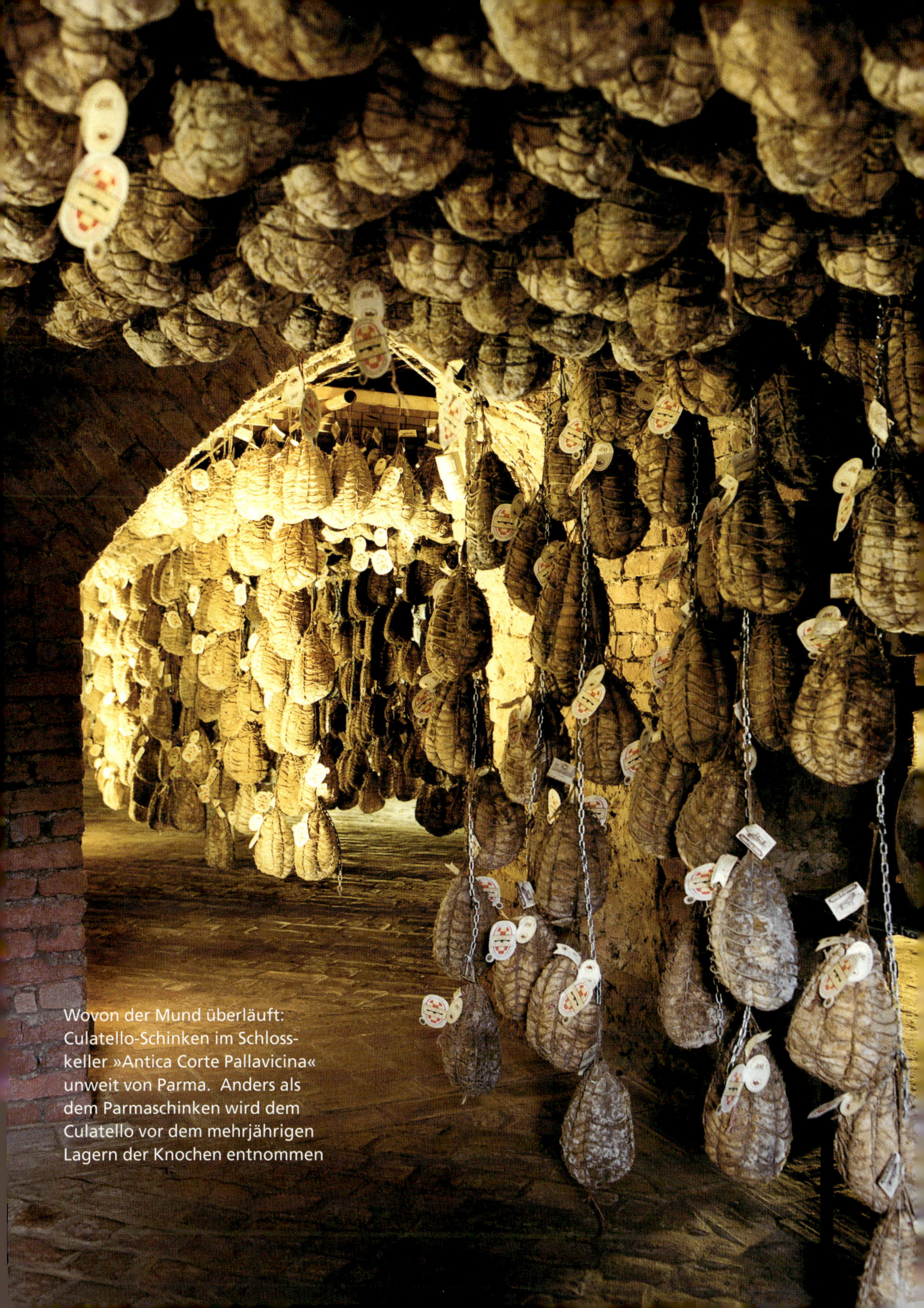

Wovon der Mund überläuft: Culatello-Schinken im Schlosskeller »Antica Corte Pallavicina« unweit von Parma. Anders als dem Parmaschinken wird dem Culatello vor dem mehrjährigen Lagern der Knochen entnommen

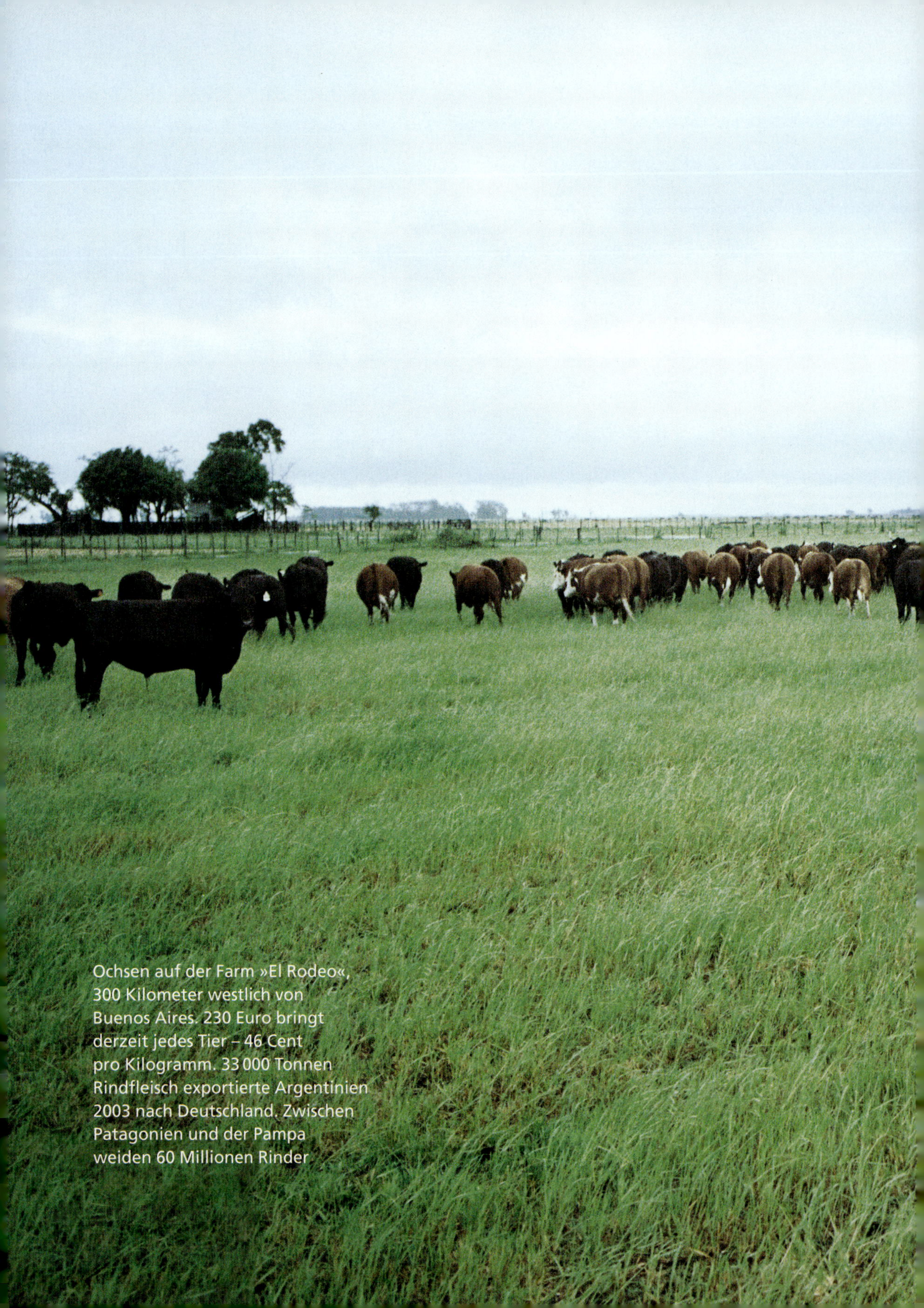

Ochsen auf der Farm »El Rodeo«, 300 Kilometer westlich von Buenos Aires. 230 Euro bringt derzeit jedes Tier – 46 Cent pro Kilogramm. 33 000 Tonnen Rindfleisch exportierte Argentinien 2003 nach Deutschland. Zwischen Patagonien und der Pampa weiden 60 Millionen Rinder

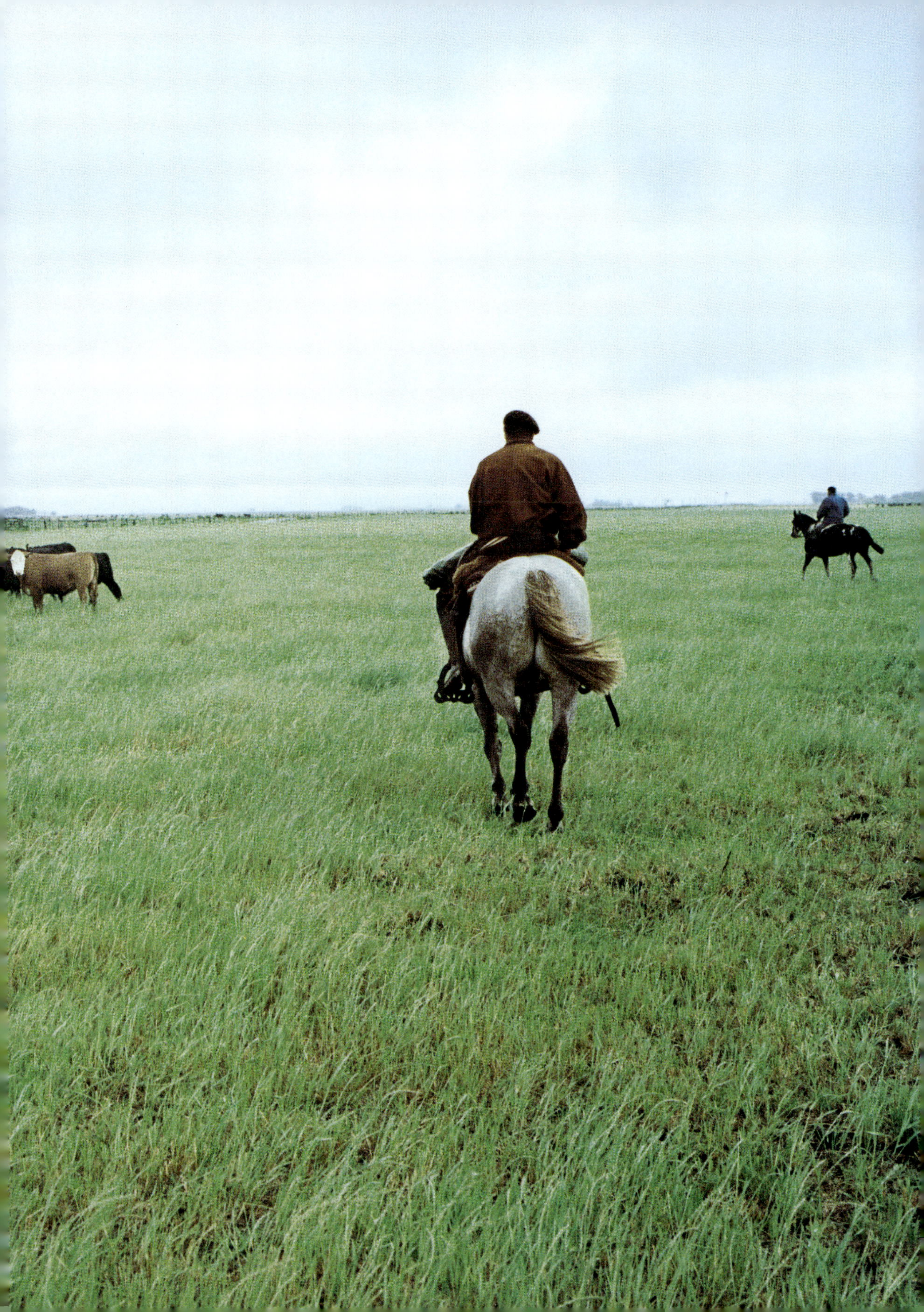

Der geizige Sommer des Jahres 2004 hatte einen verschwenderischen Nachzügler in den Oktober geschickt, 25 Grad plötzlich, darum räumten Freunde auf dem Land den Grill wieder aus dem Schuppen. Wir Gäste sollten etwas zu braten mitbringen, irgendwas. Die Würste bei Rewe, bleich und eingezwängt in Folie, sahen nicht auf Anhieb verführerisch aus. Aber der Aufdruck auf der Packung behauptete, es handle sich um »Original Thüringer Rostbratwürste«. So darf sich

Wo die guten Stücke sitzen

Welcher Teil vom Tier gemeint ist, wenn der Metzger Ihnen Blume, Brustkern oder runde Nuss empfiehlt – und was sich damit machen lässt (Beispiel)

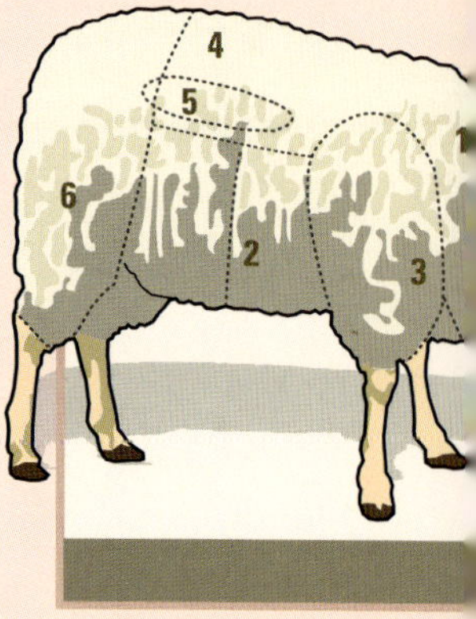

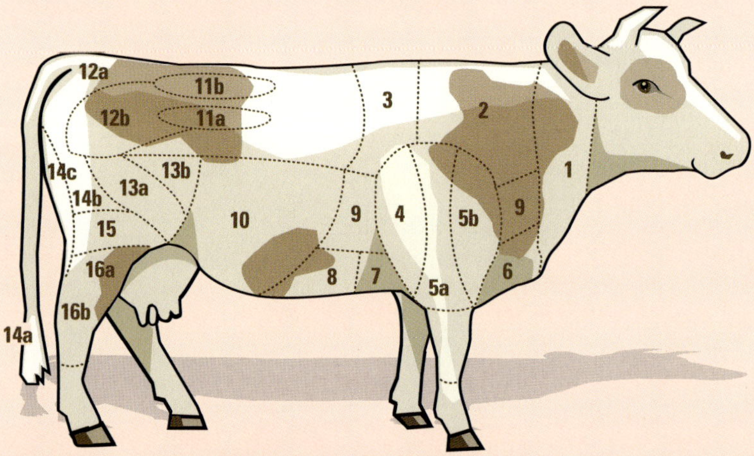

Rind

1	**Hals** (Gulasch)	6	**Brustspitze** (Suppe)	11b	**Lende** (Roastbeef)	14b	**Schwanzstück** (Braten)
2	**Nacken** (Braten)	7	**Brustkern** (Suppe)	12a	**Blume** (zum Kurzbraten)	14c	**Schwanzrolle** (Braten)
3	**Hohe Rippe** (zum Kochen)	8	**Mittelbrust** (Suppe)	12b	**Runde Nuss** (Braten)	15	**Oberschale** (Rouladen)
4	**Dicker Bug** (Geschnetzeltes)	9	**Querrippe** (Suppe)	13a	**Kugel** (Geschnetzeltes)	16a	**Hesse** (zum Kochen)
5a	**Schulterblatt** (zum Schmoren)	10	**Bauchlappen** (Suppe)	13b	**Bürgermeisterst.** (zum Kochen)	16b	**Beinscheiben** (Suppe)
5b	**Schulterspitze** (Braten)	11a	**Filet** (zum Kurzbraten)	14a	**Ochsenschwanz** (Suppe)		

infografik: Ronja Beer

immerhin nicht jede nennen, sondern nur die echte. Der Ladenschluss drohte. Da konnte man nicht kleinlich sein und mäkeln, dass echte »Thüringer« lieber roh sein sollten und nicht gebrüht wie diese da im Kühlregal. Also gekauft.

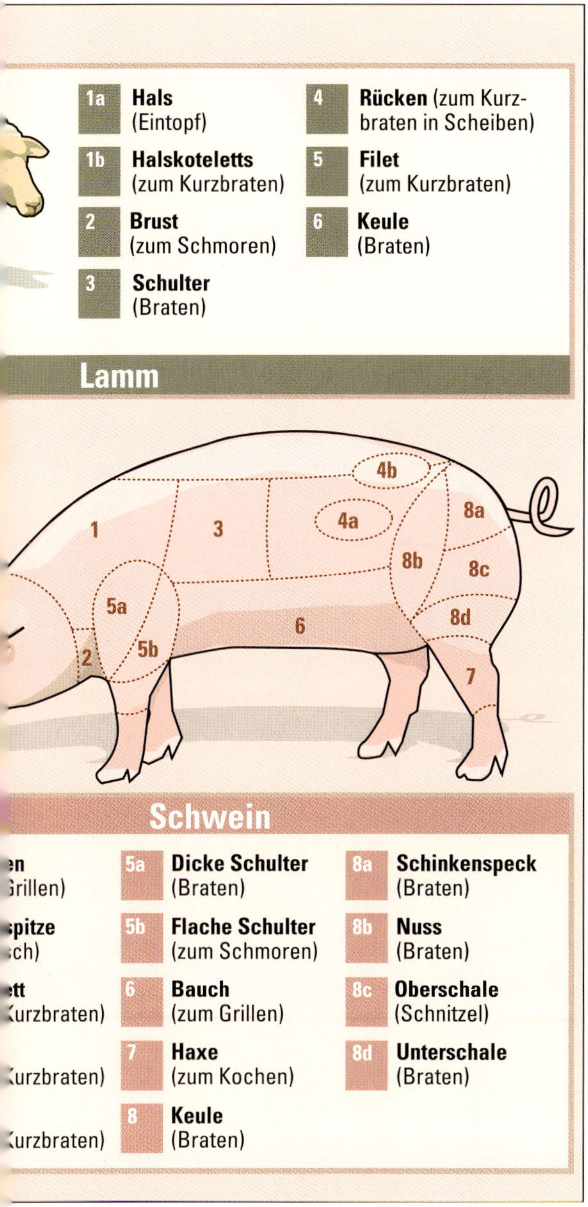
1a Hals (Eintopf)
1b Halskoteletts (zum Kurzbraten)
2 Brust (zum Schmoren)
3 Schulter (Braten)
4 Rücken (zum Kurzbraten in Scheiben)
5 Filet (zum Kurzbraten)
6 Keule (Braten)
Lamm
1
3
4a
4b
8a
8b
8c
8d
5a
5b
2
6
7
Schwein
5a Dicke Schulter (Braten)
5b Flache Schulter (zum Schmoren)
6 Bauch (zum Grillen)
7 Haxe (zum Kochen)
8 Keule (Braten)
8a Schinkenspeck (Braten)
8b Nuss (Braten)
8c Oberschale (Schnitzel)
8d Unterschale (Braten)

Im Prinzip lag damit die ganze Geschichte über das Schweinefleisch, das die Deutschen in erstaunlichen Mengen verzehren, im Einkaufswagen: gepresst in fünf Naturdärme und verschweißt in Plastik, was die Würste Dynamitstangen nicht unähnlich machte. Der Geschmack (sie waren wirklich nicht schlecht) verriet dabei weniger über die Herkunft der Ware als die Nummer auf der Verpackung. Ganz klein gedruckt ist sie so etwas wie der Fingerabdruck der Produzenten. Mit ihrer Hilfe kann man den Weg von der Wurst zurück zum Schwein verfolgen.

Die EWG-Zulassung, in dem Fall: DEV 1132, ist nicht nur Veterinärkontrollnummer, sondern das Sesam-öffne-Dich zum Markt, zu den Discountern – zur Höhle des Löwen. Denn Konkurrenz wird in diesem Club schnell weggebissen. D steht für Deutschland, E für Europa, V für Verarbeitungsbetrieb.

Über den ersten Code, der zu einer Wurstfabrik hinterm Rennsteig gehört, führten die Nummern zum Zerlegebetrieb im Sauerland, dann nach Unna zum Schlachthof und zuletzt ins westfälische Schwerte zum Bauern Goeken und seinen rosa Mastschweinen.

Dass Rainer Goekens Schweine tatsächlich grunzten und schnüffelten, wenn auch auf Betonspaltenboden, war am Ende beinahe eine Überraschung. Nach all dem Vorangegangenen war man sich nicht wirklich sicher, ob am Anfang der Kette etwas lebt. Denn Wurst, Schinken und Bratfleisch zu machen in Deutsch-

Fortsetzung Seite 98

WAS HABEN WIR DENN DA?

Frisch-Fleisch

1. REHRÜCKEN Stück aus dem Rücken vom Reh, das meist in freier Wildbahn geschossen wird. 120 kcal/4 Gramm Fett auf 100 Gramm*. Je nach Region kann das Fleisch radioaktiv belastet sein. Jahresverbrauch Wildfleisch gesamt**: 7100 Tonnen, größtenteils aus Deutschland

2. RINDERHACK Grob entsehntes Rindfleisch ohne weitere Zutaten. 200 kcal/14 Gramm Fett auf 100 Gramm. Besonders leicht verderblich. Jahresverbrauch: 21 500 Tonnen. Der größte Teil unseres Rindfleischs stammt aus hiesiger Zucht, die Hauptimportländer sind die Niederlande und Argentinien

3. SCHWEINEBRATEN Fleischstücke, die aus verschiedenen Teilen des Tiers stammen können, etwa aus Unterschale, Nuss und Schinkenspeck, Nacken, Kotelett oder Schulter.
160 kcal/9 Gramm Fett auf 100 Gramm. Jahresverbrauch: 73 300 Tonnen. Der größte Teil unseres Schweinefleischs stammt aus hiesiger Zucht, Hauptimportländer sind Dänemark und Belgien

4. KALBSSCHNITZEL/STEAKS Scheiben aus dem Fleisch von fünf bis sechs Monate alten Kälbern. Schnitzel stammen aus der Ober- und Unterschale, Hüfte und Kugel der Keule, Steaks werden aus dem Rücken geschnitten.
110 kcal/3 Gramm Fett auf 100 Gramm. Jahresverbrauch: 2500 Tonnen

5. RINDERGULASCH Würfel, die aus kleinen Fleischstücken geschnitten werden – etwa aus Resten, die beim Zuschneiden von Braten anfallen. Gulasch ist befreit von groben Sehnen, größeren Fettstücken und lockerem Bindegewebe, kann jedoch von Sehnen durchzogen sein. 130 kcal/5 Gramm Fett auf 100 Gramm. Jahresverbrauch: 12 000Tonnen

6. GEMISCHTES HACK Das Lieblingsfleisch der Deutschen, auch »Hack halb und halb« genannt. Gemischtes Hack besteht aus grob entfettetem Schweinefleisch und grob entsehntem Rindfleisch ohne weitere Zutaten.
220 kcal/16 Gramm Fett auf 100 Gramm. Besonders leicht verderblich. Jahresverbrauch: 95 500 Tonnen

7. SUPPENFLEISCH Stücke vom Rind, vor allem Beinfleisch, außerdem Querrippe, Brust und Schwanz. Je nach Stück 130 bis 230 kcal/ 5 bis 16 Gramm Fett auf 100 Gramm. Jahresverbrauch: 27 100 Tonnen

8. RINDERBRATEN Fleischstücke, die aus verschiedenen Teilen des Tiers stammen können, etwa aus Keule, Rückenstrang und Schulter. 130 kcal/5 Gramm Fett auf 100 Gramm.
Jahresverbrauch: 27 600 Tonnen

9. SCHWEINESCHNITZEL/STEAKS Schweineschnitzel sind Scheiben aus dem Schinken, vor allem aus Oberschale und Nuss, Steaks werden aus dem Kotelett geschnitten.
110 kcal/2 Gramm Fett auf 100 Gramm.
Jahresverbrauch: 80 500 Tonnen.

10. LAMMKEULE Oberschenkel von Lämmern, die bis zu zwölf Monate alt sein können.
120 kcal/5 Gramm Fett auf 100 Gramm.
Jahresverbrauch: 4000 Tonnen. Etwa die Hälfte unseres Schaf- und Lammfleischs stammt aus hiesiger Zucht, Hauptimportland ist Neuseeland

* Kalorien und Fettgehalt sind jeweils Durchschnittsangaben
** von Verbrauchern in Deutschland im Jahr eingekaufte Waren – ohne Außerhausverzehr
Quelle: GfK 2004

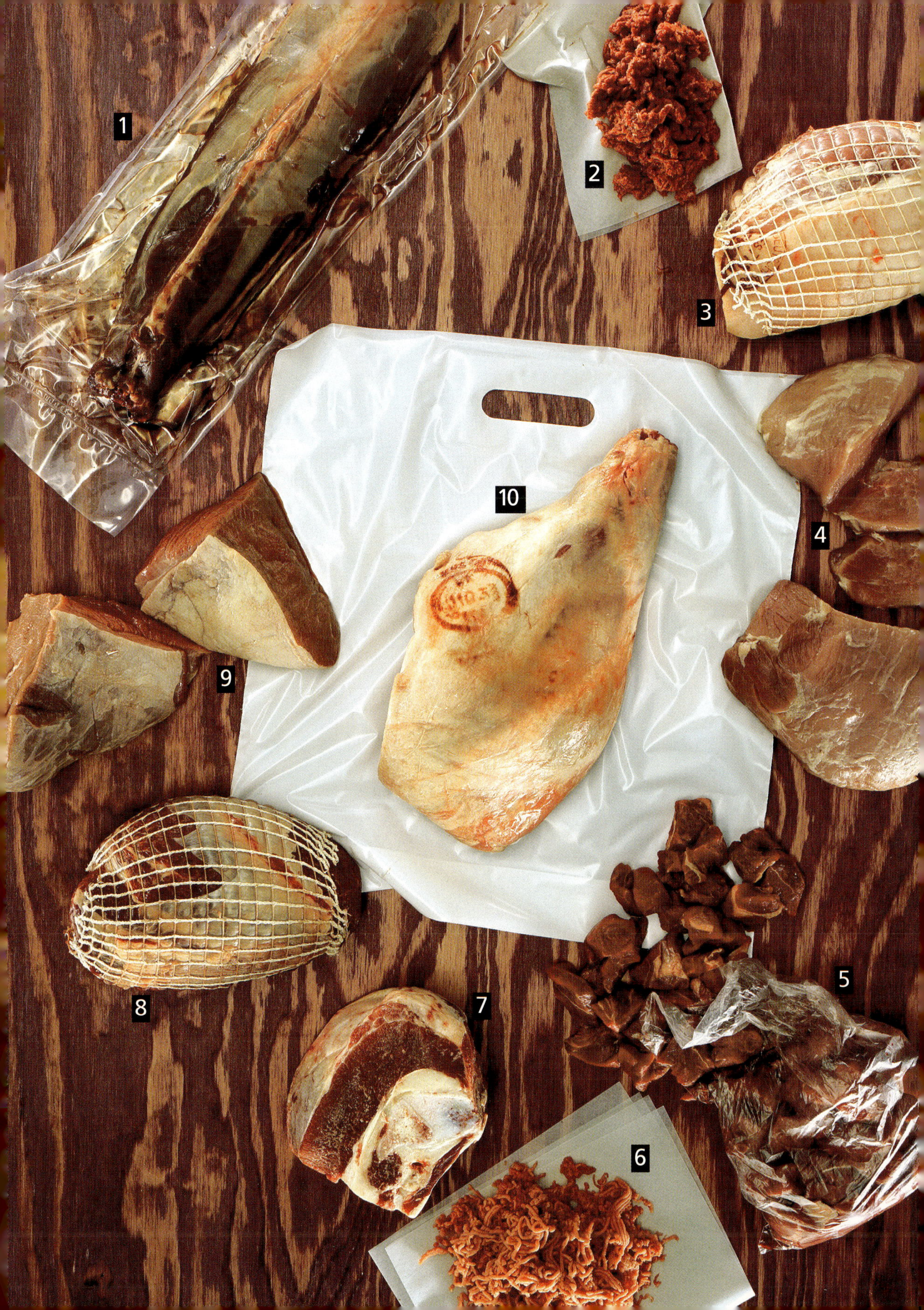
1
2
3
4
5
6
7
8
9
10

WAS HABEN WIR DENN DA?

Aufs Brot & auf die Hand

1. SCHINKENWURST Mischung aus Rind- und Schweinefleisch sowie Schweinespeck, gebrüht in der Regel im Natur- oder Kunstdarm (etwa in Teilen von der Speiseröhre). 300 kcal/28 Gramm Fett auf 100 Gramm*. Jahresverbrauch**: 24 400 Tonnen

2. KOCHSCHINKEN Teile der Schweinehinterkeule, die gepökelt und dann in runden, ovalen oder eckigen Formen gegart werden. 110 kcal/4 Gramm Fett auf 100 Gramm. Jahresverbrauch: 79 300 Tonnen

3. FLEISCHWURST Mischung aus Rind- und Schweinefleisch sowie Fettgewebe, gebrüht. 280 kcal/25 Gramm Fett auf 100 Gramm. Jahresverbrauch: 59 900 Tonnen

4. LEBERWURST Kochstreichwurst, viele Sorten. Grobe Leberwurst wird gemacht aus Schweinefleisch, Schweinespeck und Schweineleber, auch Rindfleisch darf hinein; feine Leberwurst enthält zusätzlich Fettgewebe, Kalbsleberwurst auch Kalb- oder Jungrindfleisch. Leberwurst ist gekocht, manche Sorten auch geräuchert. 320 bis 330 kcal/27 bis 30 Gramm Fett auf 100 Gramm. Jahresverbrauch: 60 800 Tonnen

5. ROHSCHINKEN Schweineschinken (oder Teile davon), nach dem Pökeln geräuchert oder luftgetrocknet. 150 kcal/8 Gramm Fett auf 100 Gramm (für Schinkenspeck). Jahresverbrauch: 52 800 Tonnen

6. SALAMI Geräucherte oder luftgetrocknete Rohwurst aus Rindfleisch, Schweinefleisch und Schweinespeck; ungarische Salami enthält meist nur Schweinefleisch. 360 kcal / 30 Gramm Fett auf 100 Gramm. Jahresverbrauch: 69 200 Tonnen

7. BRATWURST Rohe oder gebrühte Fleischmasse in Umhüllung, viele Sorten. Thüringer, Nürnberger und grobe Bratwurst etwa bestehen vor allem aus Schweinefleisch, Kalb- oder Rindfleisch sind bei manchen Sorten möglich, formgebend sind meist Schafsaitlinge oder Schweinedünndärme. Je nach Art 270 bis 310 kcal/25 bis 28 Gramm Fett auf 100 Gramm. Jahresverbrauch: 97 100 Tonnen

8. FLEISCHKÄSE Mischung aus Rindfleisch, Schweinefleisch und Fettgewebe, in einer Form gebacken oder gebrüht. Meist enthält Leberkäse auch Schweineleber – nur in Bayern ist er leberfrei. 270 bis 300 kcal/22 bis 28 Gramm Fett auf 100 Gramm. Jahresverbrauch: 52 700 Tonnen

9. METTWURST Geräucherte oder luftgetrocknete Rohwurst aus Rind- und Schweinefleisch sowie Schweinespeck. Je nach Art 340 bis 370 kcal/28 bis 35 Gramm Fett auf 100 Gramm. Jahresverbrauch: 33 800 Tonnen

10. BRÜHWÜRSTCHEN Gebrühte Mischung aus grob oder fein zerkleinertem Fleisch, viele Sorten, in der Regel im Natur- oder Kunstdarm. Wiener Würstchen etwa bestehen aus Rindfleisch, Schweinefleisch und Speck. 300 kcal/26 Gramm Fett auf 100 Gramm. Jahresverbrauch: 150 400 Tonnen

* Kalorien und Fettgehalt sind jeweils Durchschnitts-Angaben

** von Verbrauchern in Deutschland im Jahr eingekaufte Waren – ohne Außerhausverzehr
Quelle: GfK 2004

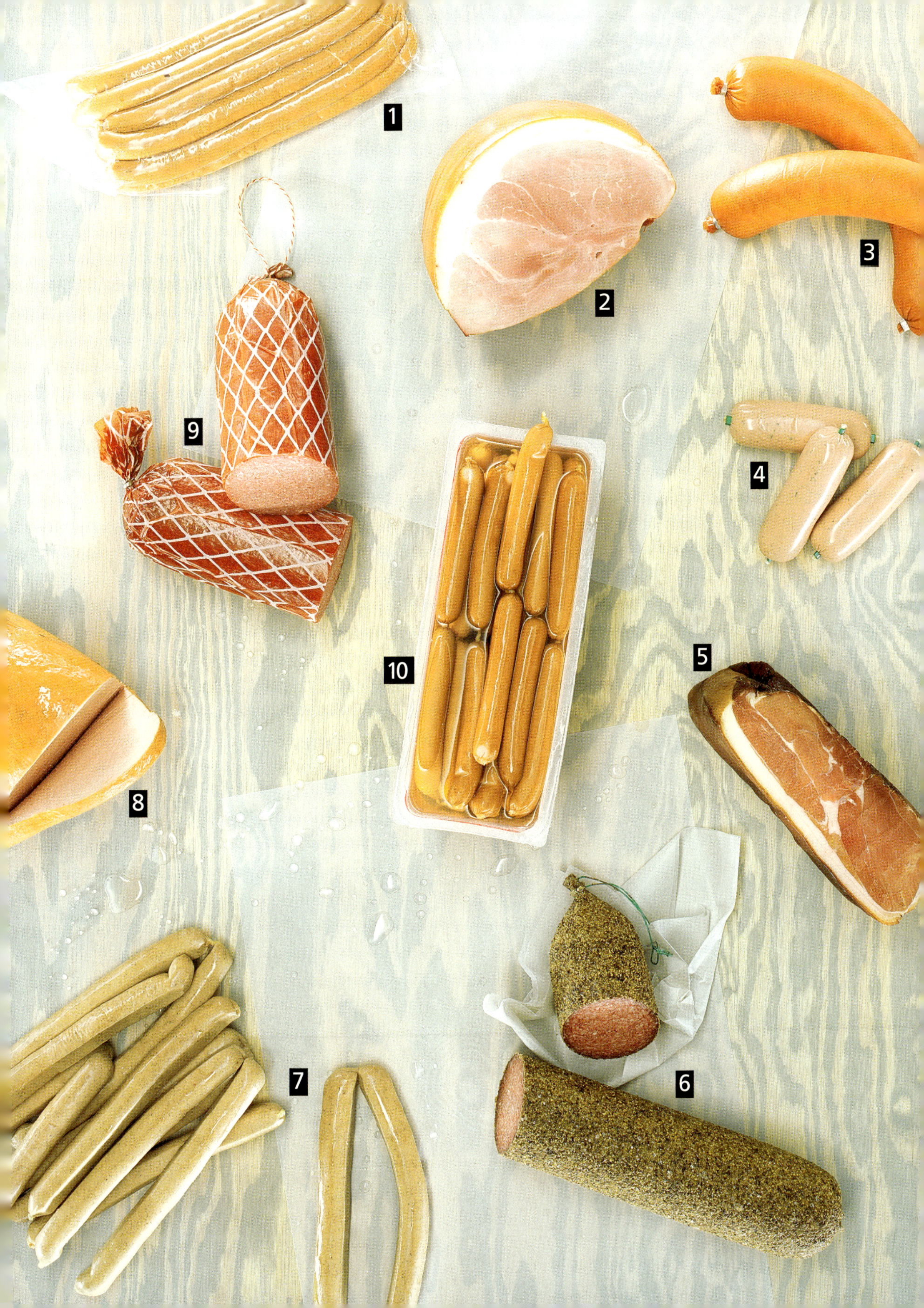
1
2
3
4
5
6
7
8
9
10

land oder Steak in Argentinien, ist eine ernste, hart kalkulierte und in weiten Teilen nahezu klinische Angelegenheit, trotz der vielen blutigen Handarbeit. Es gibt Ausnahmen. Eine, köstliche, fand sich auf der Insel Rügen. Aber der Reihe nach.

*

Nummer DEV 1132 führt zunächst in den Thüringer Wald zur »Meininger Wurstspezialitäten aus Thüringen GmbH«. 127 Menschen arbeiten hier. Auf der Packung war von Meiningen nichts zu lesen gewesen und das Logo, ein feuerspeiender Drache, nicht zu sehen. Wie viele andere Produzenten auch verstecken die Thüringer für einen Teil ihrer Ware die eigene Identität und schlüpfen in die der Marken ihrer Abnehmer. Die Salami, Wiener oder Bratwürste heißen dann »Ja« oder »Zimbo« oder »Toll im Preis«.

In der Wurst stecken, umhüllt von einem Schafsaitling, Bauch, Schulter und Backe vom Schwein, Mageres und Fett gemischt, in immer gleichen Anteilen. »Das Schwein«, sagt Betriebsleiter Dieter Helbig in einem beinahe entschuldigenden Ton, »ist ja nicht standardisiert, sondern ein biologisch gewachsenes Produkt.« Darum müsse man die Standardisierung hier nachholen. Das Rezept verrät er nicht. Er nennt das kleine Buhei, das sie um ihre Gewürzmischungen machen, »das bisschen Thüringer Weihrauch«.

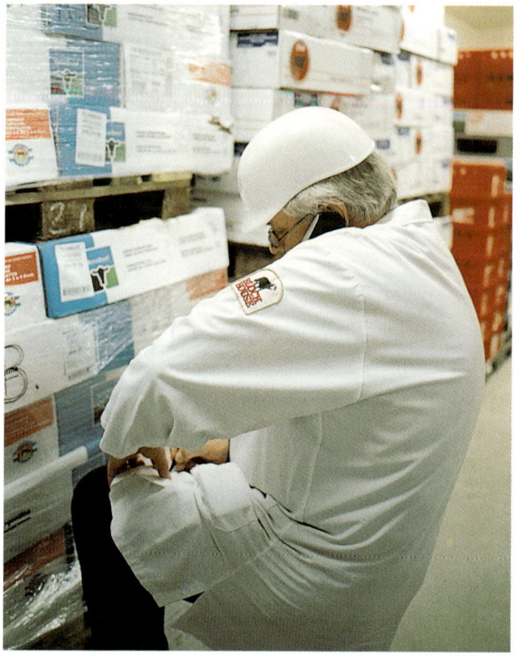

Bei Block House reift argentinisches Rindfleisch, in Folie eingeschweißt und kartoniert. Paul-Gerhard Höner weiß, wann welche Margen reif sind für die Restaurants

Wohin die Fleischbranche steuert, offenbart sich in Helbigs Familie. Sein Vater war ein stolzer Thüringer Fleischermeister mit eigenem Geschäft. Sohn Dieter lernte den Beruf auch, machte dann noch seinen Ingenieur und arbeitete in der volkseigenen Meininger Wurstfabrik. Nach der Wende übernahm er 1991 zusammen mit Kollegen den Betrieb. Sie bauten neu und verdoppelten nach und nach die Produktion auf 30 000 Kilogramm pro Tag. Helbigs Tochter Steffi, 28, hat gleich Ökotrophologie studiert, die Kunde von Nahrung, Wirtschaft und Verbraucherschutz. Sie ist jetzt Qualitätsmanagementbeauftragte und verkostet die

Würste wie Wein: ausspucken statt schlucken. Sie nimmt, nachdem Putzkolonnen täglich alles desinfiziert haben wie einen OP, fürs Labor Abstriche von den riesigen Fleischwölfen, den Füllmaschinen oder den Schneidemaschinen, die »Cutter« heißen und 100 000 Euro kosten. Die Beauftragte lässt den Keimen keine Chance.

Helbigs können jederzeit am Computer nachvollziehen, wann welche Lieferung Fleisch von welchem Zulieferer in welcher Charge Wurst gelandet ist. Diesmal kam es vom deutschen Fleischmulti Tönnies, Filiale Weißenfels, von Südostfleisch aus Altenburg und vom Fleischmarkt Olpe. Natürlich macht Meininger all das nicht aus lauter Ordnungsliebe, sondern weil die Handelsketten darauf drängen. Was beim Rindfleisch nach der BSE-Krise Pflicht geworden ist, die lückenlose Dokumentation vom Tier bis zum Braten, wird beim Schwein noch aufgebaut, allerdings von den Produzenten selbst. Sie nennen es »QS« – Qualität und Sicherheit.

Das Geschäft verlagert sich rasant von der bemannten Theke ins Kühlregal. Im Jahr 2002 sind zum ersten Mal mehr Fleisch und Wurst eingeschweißt statt lose über den Tresen verkauft worden. Heute nimmt sich jeder Käufer den »Atmopack«, der ihm gefällt. Irgendwie rosarot, feucht-frisch muss Fleisch aussehen, Leberpastete hat Teddygesichter, Prospekte buhlen: Hackepeter vom Schwein für 1,99 das Kilo – zeitweise nur 36 Cent über dem Schlachtpreis.

Falsch zu kalkulieren kostet ein Schweinegeld, der Preis fürs Schlachtgewicht tanzt auf und ab. 2004 ist er hochgeschnellt, von 1,08 Euro pro Kilo zum Jahresbeginn auf 1,63 Euro im September. Im Detail ist das Verhältnis krasser: Weil Speck rar wurde, stieg dessen Preis von 80 Cent auf 1,60 Euro. Man braucht viel Speck, um Wurst zu machen. Konventionell gemästete Schweine haben aber kaum Fett auf den Rippen. »Als ich Fleischer gelernt habe«, erzählt Meininger-Absatzchef Rolf Keiner, »hieß es, ein Schwein muss zweimal die Weihnachtsglocken gehört haben, bevor es geschlachtet wird.« Das war vor 35 Jahren. Ein Schwein, das heute in Meiningen verwurstet wird, hat sechs Monate gelebt.

Wenn Steffi Helbig genug von Wurst hat, isst sie Kuchen, das kommt ungefähr jeden Tag vor. Wenn Rolf Keiner sich etwas gönnen will, isst er Rindfleisch aus Südamerika. »An den Steakhäusern komme ich schlecht vorbei, da muss ich rein.«

Fortsetzung Seite 104

Falsch kalkulieren kostet ein Schweinegeld.
Der Preis fürs Schlachtgewicht tanzt auf und ab

Wissen

Wie gesund ist Fleisch? Auch wenn der Mensch ohne Steaks nicht umkommt – Fleisch und Fleischerzeugnisse gehören zu einer ausgewogenen Ernährung. Das Fleischeiweiß ist sehr hochwertig: Aus 100 Gramm kann der menschliche Körper 85 bis 90 Gramm Körpereiweiß bilden. Außerdem enthalten alle Fleischsorten in etwa gleichen Anteilen:

> **Eisen,** das der Körper aus tierischen Lebensmitteln besser aufnehmen kann als aus pflanzlichen.

> **Selen und Zink.** Selen schützt vor zellschädigenden Substanzen und fördert den Aufbau von Schilddrüsenhormonen, Zink stärkt das Immunsystem.

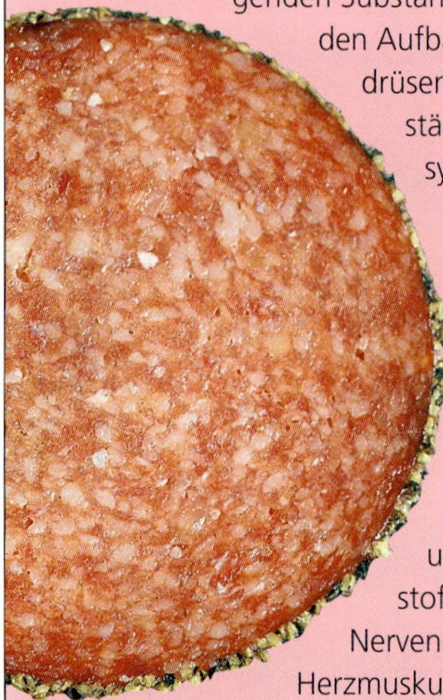

> **B-Vitamine,** insbesondere Vitamin B_1, Vitamin B_{12} und Niacin. Vitamin B_1 ist wichtig für den Energie- und Kohlenhydratstoffwechsel, für Nervengewebe und Herzmuskulatur. Vitamin B_{12} braucht der Körper für die Blutbildung. Niacin spielt eine wichtige Rolle beim Energieumsatz im Körper.

Aber man soll doch nicht viel tierisches Fett essen, oder? Richtig, zwei bis drei Fleischmahlzeiten pro Woche sind genug. Denn 100 Gramm fettes Fleisch enthalten bis zu 250 mg Cholesterin, 100 Gramm Muskelfleisch wie Nuss, Schnitzelfleisch oder Filet immerhin noch 45 bis 70 mg.

Wie wird das Schweinefleisch erzeugt, das wir essen? Es gibt drei Arten der Schweinemast: die intensive Mast, die extensive Mast und die Bio-Mast.

> Bei der **intensiven Mast** kann der Landwirt die Tiere in künstlich beleuchteten Ställen auf Vollspaltenböden halten – das sind Betonroste direkt über Kanälen für die Gülle. Das Futter darf mit allen zugelassenen Zusatzstoffen, auch mit synthetischen Aminosäuren und gentechnisch veränderten Stoffen, angereichert werden. Die pharmakologische Behandlung, auch die mit Antibiotika, begrenzt allein das Arzneimittelgesetz.

> Für die **extensive Mast** ist eine artgerechte Tierhaltung mit genügend Tageslicht und Belüftung vorgeschrieben. Die Schweine dürfen nicht auf Vollspaltenböden stehen, einige Aussparungen für die Ausscheidungen der Tiere sind aber zugelassen (so genannte Teilspaltenböden). Das Futter besteht zu 70 Prozent aus Getreide. Gentechnisch verändertes Futter und Masthilfen sind tabu. Wenn Tiere, die mehr als 40 Kilo wiegen, wegen einer Krankheit mit Antibiotika behandelt werden, kann ihr Fleisch nicht mehr als Markenfleisch verkauft werden. Bekannte Marken der extensiven Mast: Neuland, Landjuwel, Gutfleisch.

> **Bio-Fleisch** stammt ebenfalls von Schweinen, die artgerecht gehalten werden. Für den Stall sind Tageslicht und Frischluft vorgeschrieben, die Haltung auf Teilspaltenböden ist erlaubt. Genetisch verändertes Futter, synthetische Aminosäuren und Leistungsförderer dürfen nicht verwendet werden. Und anders als in der extensiven Mast bekommen die Tiere Futtergetreide aus ökologischem Anbau. Muss der Tierarzt kommen, so versucht er, möglichst ohne

Antibiotika zu behandeln, da nach ein bis zwei Einsätzen der Bio-Status des Tieres verloren geht.

Und das Rindfleisch? Hier gibt es dieselben drei Varianten. Bei der intensiven Mast stehen die Tiere das ganze Jahr über im Stall und bekommen energiereiche Futtermittel wie Maissilage, Getreide und Soja-Extraktionsschrot, sodass sie zwischen 1,0 und 1,6 Kilogramm pro Tag zunehmen. Bei der extensiven Haltung leben sie im Sommer auf der Weide und im Winter im Laufstall. Gras und Grassilage sind die Grundlage des Futters. Bei der Bio-Mast ist eine artgerechte Tierhaltung vorgeschrieben: ausreichend Auslauf oder Weidegang sowie Ställe mit Tageslicht und Stroh in den Ruhezonen. Bio-Rinder erhalten Mischfutter aus ökologischem Anbau, das zu mindestens 60 Prozent aus Raufutter (Gras, Heu, Silage) bestehen muss. Das für die Mast notwendige Eiweiß liefern Futtergetreide und Hülsenfrüchte wie Erbsen.

Warum schmeckt das Steak im Steakhaus oft viel besser als das Fleisch aus dem Supermarkt? Der überwiegende Teil des deutschen Rindfleischs stammt aus der intensiven Jungbullenzucht. Was in vielen Steakhäusern serviert wird, ist jedoch Rindfleisch aus Weidehaltung. Egal, ob es in Argentinien oder in Deutschland grasen durfte: Ein Tier, das lange auf der Wiese war und sich viel bewegt hat, liefert ein Fleisch, das von kleinen Fettäderchen durchzogen ist. Und die machen das Steak besonders schmackhaft.

Muss ich mir noch Sorgen wegen BSE machen? 2001 wurden in Deutschland 125 infizierte Rinder registriert, 2002 noch 106, 2003 fiel die Zahl auf 54 Fälle. 2004 gab es wieder einen leichten Anstieg auf 65 Fälle. Nach wie vor gilt: Eine hundertprozentige Sicherheit gibt es nicht. Durch das Verbot von Tiermehl und die Entfernung von so genanntem Risikomaterial (Gehirn und Rückenmark) ist die Gefahr allerdings deutlich verringert worden. Außerdem gehen britische Forscher inzwischen davon aus, dass das Risiko, an der neuen Variante der Creutzfeld-Jacob-Krankheit zu erkranken, deutlich geringer ist, als früher angenommen wurde.

Wie sieht es mit der BSE-Gefahr bei Wurst und Würstchen aus? Sie ist nicht größer als beim Fleisch, denn seit dem 1. Oktober 2000 müssen alle Risikomaterialien sowie das Restfleisch aus der Wirbelsäule bei der Schlachtung entfernt werden. Nichts davon darf heutzutage noch in die Wurst.

Die Top Ten

Das Lieblingsfleisch der Deutschen*

Platz 1 (11,2 %) **gemischtes Hackfleisch,** davon 91 % frisch, Rest gefroren

Platz 2 (9,4 %) **Schweineschnitzel/-steaks,** davon 99 % frisch, Rest gefroren

Platz 3 (9,2 %) **Schweinehackfleisch,** davon 96,9 % frisch, Rest gefroren

Platz 4 (8,6 %) **Schweinebraten**

Platz 5 (5,7 %) **Schweinekotelett**

Platz 6 (3,5 %) **Schweinegulasch**

Platz 7 (3,3 %) **Schweinefilet/-lende,** davon 95,7 % frisch, Rest gefroren

Platz 8 (3,2 %) **Rinderbraten**

Platz 9 (3,2 %) **Rindersuppenfleisch/-beinscheibe**

Platz 10 (2,7 %) **Rinderrouladen**

* in Prozent der Gesamtmenge (Gewicht) des von Verbrauchern in Deutschland in einem Jahr gekauften rohen Fleischs.
Quelle: GfK 2004

Was ist mit Antibiotika und Hormonen im Fleisch? Hormone sind in der Mast EU-weit verboten. Antibiotika sind jedoch noch immer ein Problem, vor allem bei Schweinen. Zum einen dürfen einige Mittel zurzeit noch in der intensiven Viehhaltung als Masthilfe eingesetzt werden. Zum anderen sind Schweine durch die schnelle Aufzucht in der Massenhaltung häufig krank und werden – auch vorbeugend – mit Medikamenten gespritzt, die zum Teil bis zur Schlachtung nicht vollständig abgebaut sind. Bei amtlichen Kontrollen wurden 2001 bundesweit bei jedem 300. Schwein Rückstände von Antibiotika oberhalb des Grenzwerts festgestellt. Bei extensiver und Bio-Haltung sind Antibiotika als Masthilfen nicht erlaubt. Bio-Landwirte dürfen sie auch bei kranken Tieren nur begrenzt einsetzen.

Warum ist Bio-Fleisch oft doppelt so teuer wie konventionelles Fleisch? Zum einen ist die Tierhaltung wesentlich aufwendiger. Der zweite große Faktor sind die Vertriebskosten. Beispiel Schweineschnitzel: Weil nur so wenige Schnitzel in Bio-Qualität verkauft werden (Marktanteil: 0,5 Prozent), sind die Vertriebskosten vom Transport des Tiers zum Schlachthof bis zur Auslieferung des Fleischs in den Laden durchweg höher als bei konventioneller Ware. Alles in allem kommt allein dadurch ein Mehrpreis von vier Euro pro Kilo zusammen. Dass es auch anders geht, zeigt Edeka-Nord. Die Kette bietet ihre Marke Gutfleisch sowohl in konventioneller als auch in Bio-Qualität und nutzt dafür dieselben Vertriebskanäle. Der Kunde zahlt für das Bio-Schnitzel (ca. 180 Gramm) nur etwa 20 Cent zusätzlich. Pro Kilo ist das ein Mehrpreis von einem Euro.

Woran lässt sich gutes Fleisch erkennen? Fleischkauf ist Vertrauenssache, und oft merkt man erst beim Essen, ob das Schnitzel wirklich gut ist. Die beste Garantie für leckeres Fleisch ist deshalb ein Metzger, der einem schon vorher gute Ware verkauft hat. Ein paar Faustregeln für den Einkauf gibt es trotzdem:

> Schweinefleisch sollte gleichmäßig rosa bis dunkelrosa sein, Rindfleisch dunkelrot – marmoriertes Fleisch ist in der Regel aromatischer als ganz mageres. Lammfleisch sollte hellrot bis rot sein, Wildfleisch dunkelrot und auf keinen Fall leicht bräunlich – dann ist es nicht mehr frisch.

> Fleisch darf niemals schmierig sein und sollte immer einen schönen frischen Glanz haben.

> Es darf sich nicht schwammig weich anfühlen oder zu stark eindrücken lassen, sondern muss recht fest sein.

In die Wurst darf ja so allerlei hinein. Aber Schinken ist doch schieres Fleisch, oder? Das ist richtig, aber nicht alles, was als Schinken verkauft wird, ist so am Stück gewachsen. Beim gekochten Schinken gibt es Varianten, die aus verschiedenen, zusammengepressten Stücken bestehen. Hierfür können die Hersteller auch weniger wertvolles Fleisch verwenden. Achten Sie deshalb bei gekochtem Schinken immer darauf, dass er eine Fettschwarte hat. Dann können Sie sicher sein, dass er aus einem Stück gemacht wurde.

Ist Lammfleisch eigentlich gesünder als Rind- oder Schweinefleisch? Alles in allem ist es weder gesünder noch ungesünder. Wie das Fleisch von Rindern und Schweinen ist Lamm reich an B-Vitaminen, Eisen und Eiweiß mit Aminosäuren, die der Körper nicht selbst bilden kann. Außerdem steckt darin besonders viel L-Carnitin. Das ist eine Ammoniumverbindung, die

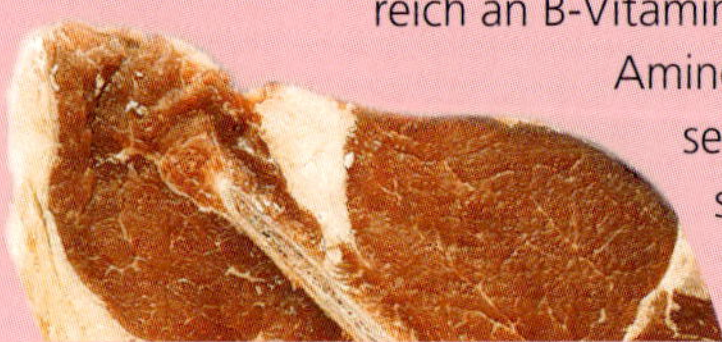

wie eine Art »Transportschiffchen« funktioniert: Sie bringt die Fettmoleküle zur Verbrennung in der Muskelzelle. Die beste Qualität hat Lammfleisch aus Rücken, Hüfte und Filet, weil diese Teile nur wenig Sehnen enthalten. Auch die Medaillons aus der Oberschale sind besonders zart.

Und Wild? In Wild steckt jede Menge Eisen – und wenig Fett. Die besten Stücke sind die sehnenarmen Teile wie Hüfte, Rücken und Filet sowie das Fleisch aus der Oberschale. Wild, das in freier Natur lebt und nur Grünzeug und Kräuter frisst, bleibt verschont von Mastbeschleunigern und Futterzusatzstoffen. Allerdings sind auch 19 Jahre nach dem Reaktorunfall von Tschernobyl in einigen deutschen Waldgebieten, vor allem in Bayern, noch erhöhte Mengen des Cäsium-Isotops 137 nachweisbar. Damit aus den kritischen Gebieten kein belastetes Fleisch in den Handel gelangt, müssen die Tiere dort noch viele Jahre lang kontrolliert werden. Nach Angaben der Bundesanstalt für Fleischforschung lagen 2001 und 2002 neun Prozent der Proben vom Rehwild und etwa 17 Prozent vom Schwarzwild (Wildschweine) über dem Grenzwert von 600 Becquerel pro Kilogramm.

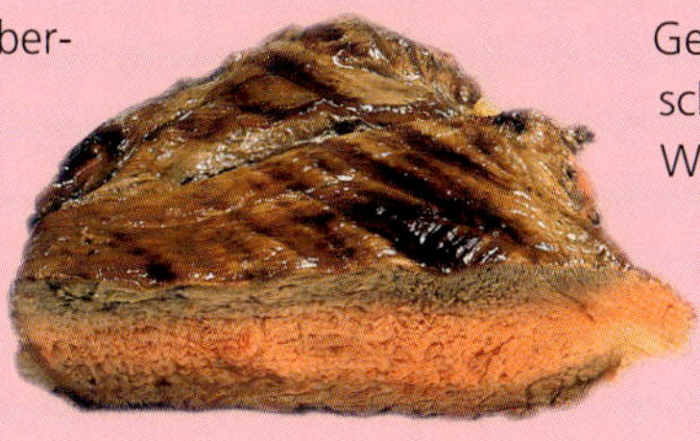

Wo kommt das Wildfleisch eigentlich her? Frisches Wild kommt überwiegend aus Deutschland – aber nicht nur aus freier Wildbahn. Das so genannte Gatterwild wird in Gehegen gehalten und dort geschossen, meist im Herbst und Winter. Es werden nur Jungtiere im Alter von 14 bis 16 Monaten getötet und vermarktet; das Körpergewicht liegt dann bei etwa 28 Kilogramm. Damtierfleisch ist mager, kurzfaserig und zart.

CLAUDIA BAHNSEN / SVEN ROHDE

Vier goldene Regeln

Sie wollen sich einfach nur möglichst gesund ernähren – ohne dass Ihnen beim Einkaufen der Kopf schwirrt vor lauter Hinweisen und Ratschlägen. Nun, das ist möglich. Wenn Sie die folgenden Empfehlungen beherzigen:

1. Essen Sie ruhig Fleisch, nur nicht zu oft. Zwei- bis dreimal die Woche reicht.

2. Kaufen Sie Ihre Braten, Schnitzel und Würste bei einem Metzger, dem Sie vertrauen. Er weiß, wo das Fleisch herkommt und ob es gut abgehangen ist, kennt die Zusammensetzung der Würste. Für Sie selbst ist die Qualität der Ware oft erst erkennbar, wenn Sie schon damit in der Küche stehen.

3. Weideochsen haben ein schöneres, längeres Leben als Jungbullen, die ein paar Monate im Stall gemästet wurden – und das schmeckt man in der Regel auch. Fragen Sie Ihren Metzger nach Rindfleisch aus extensiver Mast oder aus Bio-Haltung.

4. Auch beim Schwein ist extensive Mast ein Qualitätsmerkmal, unter anderem weil dabei – wie in der Bio-Haltung – keine Antibiotika als Masthilfen eingesetzt werden dürfen.

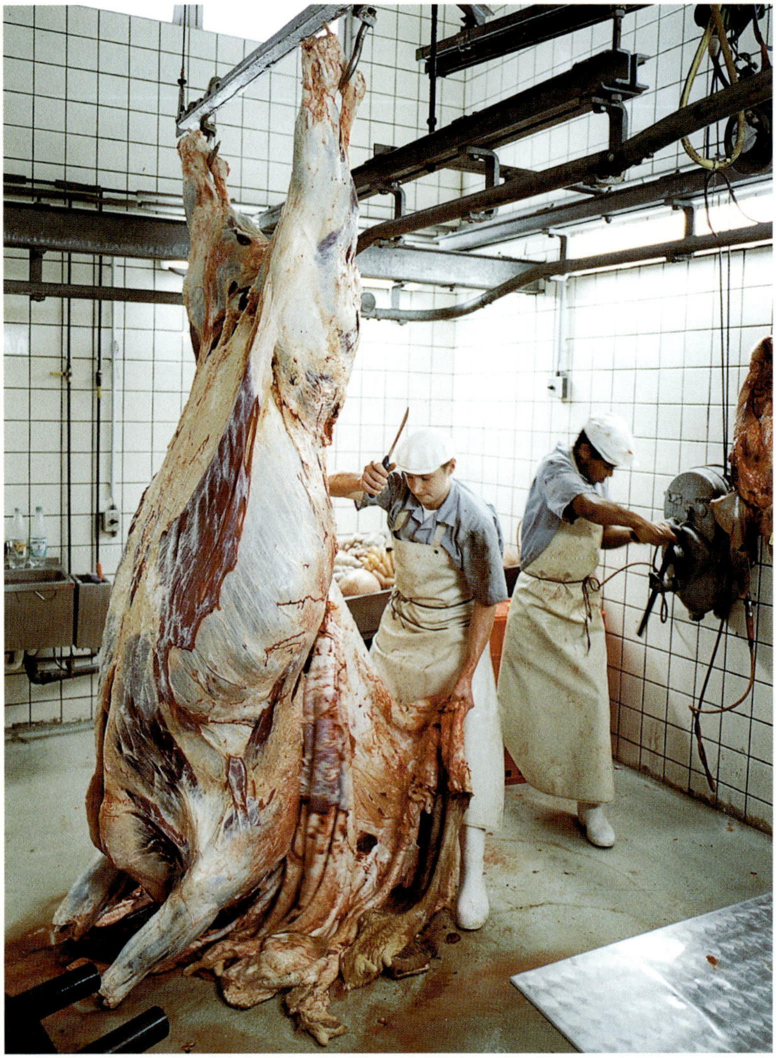

In der Rügener Landschlachterei von Marcus Bauermann häutet der Lehrling Jens Andres eine acht Jahre alte Kuh. Weil sie ihr Leben lang weidete, ist das Filet trotz des hohen Alters wunderbar zart. Spezialisiert hat sich Bauermann auf Salami nach italienischer Art. Mit Rotwein, »ohne Bindemittel und Emulgatoren«, wie er sagt

Er ist nicht allein. Ein Abstecher, weg von der Spur der Schweine ins »Block House«, Lübeck. Gegen acht Uhr abends ist das Restaurant voll, auf dem Grill zischen »Filet Mignon«, »Rib-Eye für zwei«, »Mr. Rumpsteak« für 16,60 Euro und 29,50 und 16,40, bitte sehr. Ein Haufen Geld in Zeiten von Hartz IV. Es muss etwas dran sein an diesem Fleisch.

1,06 Millionen Tonnen Rindfleisch verbrauchen die Deutschen im Jahr, Hundefutter inklusive. 8,8 Kilo pro Kopf isst der Mensch, ob als Roulade oder Hack im Hamburger. Das meiste Rindfleisch hierzulande stammt von eilig im Stall gemästeten Jungbullen und wird von Feinschmeckern als wässrig verschmäht. Die Steaks aus Südamerika und mürben Braten der Gourmetköche dagegen haben meist eines gemeinsam: Sie stammen vom Ochsen, und der war viel draußen. Vielleicht auf einer Alm in Österreich, verein-

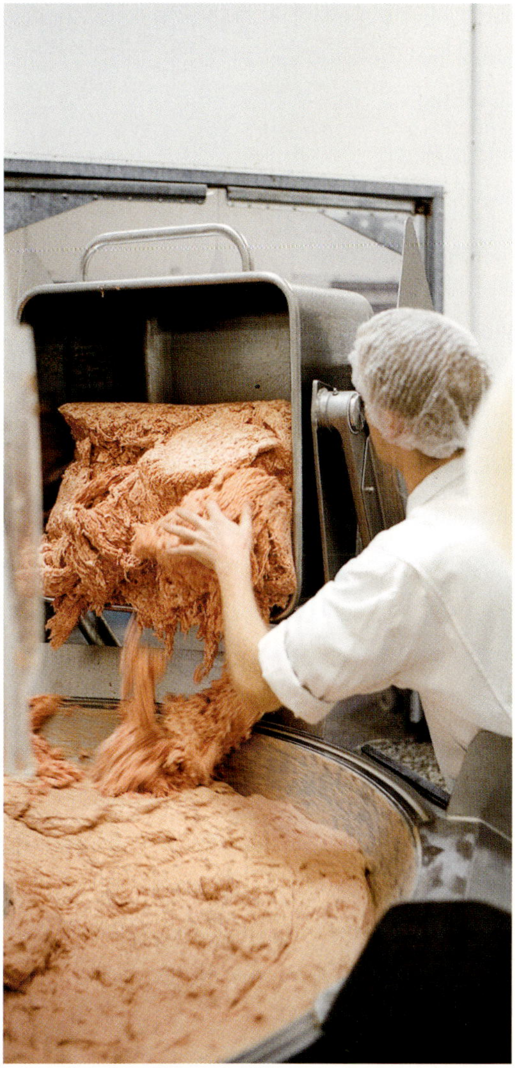

Schweinefleisch wird durch den Wolf gedreht und fällt in den Cutter, wo es fein geschnitten wird. Hier werden Salz, Gewürze sowie – je nach Bedarf – Konservierungsstoffe und Emulgatoren zugesetzt

zelt. Oder in Argentinien, massenhaft. Es ist viel Platz da. 60 Millionen Rinder weiden von Patagonien bis zur Pampa. 33 000 Tonnen Rindfleisch exportierte Argentinien 2003 nach Deutschland. Und zwar

Das Ende der Ochsen naht, wenn sich das Rückgrat nicht mehr abzeichnet, sondern ins Filet eingebettet ist

die, nach deutscher Auffassung, besten Teile: Hüftkugel, Roastbeef, Filet.

Im »Frigorífico Rioplatense«, einem Schlachthaus 30 Kilometer vor Buenos Aires, werden Tiere für die EU geschlachtet. Eine Partie schwarz glänzender Aberdeen Angus, der vorherrschenden Rasse, ist an der Reihe, jedes Tier an die 500 Kilogramm schwer. Mit einem Bolzenschuss auf den Schädel werden die Rinder niedergestreckt, dann am Hinterbein aufgehängt, ein tiefer Schnitt durch die Kehle: Das Blut schießt, das Adrenalin auch ein letztes Mal, kopfüber am Haken strampeln manche noch. Wie in Deutschland haben die Rinder für die EU Ohrmarken, die ihre Herkunft nachweisen. Veterinäre beschauen die Ware. Die Rinderhälften, nun kopf- und damit ohrlos, werden mit Aufklebern und Stempeln codiert und wandern ins Kühlhaus. Noch stundenlang zuckt das Muskelfleisch vor sich hin.

Gutsverwalter Juan Costa, 43, hört Musik von »Coldplay«, während er am Tag darauf mit seinem Jeep bei Regen und Sturm auf eine der acht Estancias fährt, die er für die Aktiengesellschaft Total leitet; 20 000 Rinder, verteilt auf 20 000

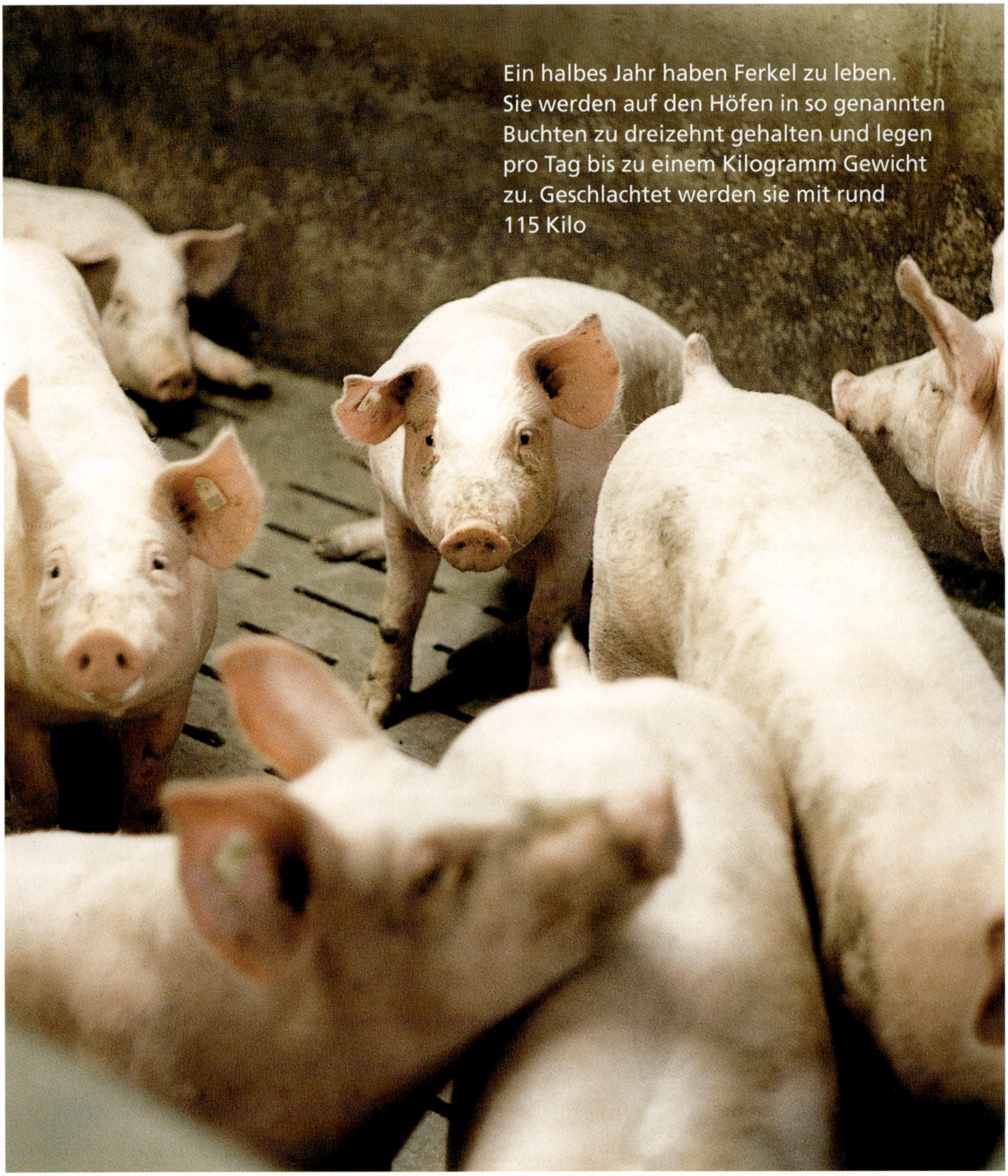

Ein halbes Jahr haben Ferkel zu leben. Sie werden auf den Höfen in so genannten Buchten zu dreizehnt gehalten und legen pro Tag bis zu einem Kilogramm Gewicht zu. Geschlachtet werden sie mit rund 115 Kilo

Hektar in den Provinzen Buenos Aires und La Pampa. Er bekommt zurzeit rund 230 Euro pro lebendes Tier, etwa 46 Cent pro Kilogramm. Costa ist vergnügt, der Regen lässt endlich das gute Sommergras wachsen. Die Estancia nahe seinem Heimatort 25 de Mayo heißt »El Rodeo« und ist mit 600 Rindern die kleinste. Die Tiere leben immer auf der Weide, sie arbeiten darum das Fett, das sie sich anfuttern, in ihre Muskeln ein. Das macht das Fleisch nachher so saftig. Das Ende der Ochsen naht, erklärt Juan Costa mit Hilfe seiner Hände, wenn sich das Rückgrat nicht mehr abzeichne, sondern ins Roastbeef eingebettet sei, und wenn der Schwanz sich an die rund gewordenen Hinterbacken schmiege. 40 Tiere sollen nächste Woche ins Schlachthaus gefahren werden. Die Gauchos Andres und Carlos haben sie schon ausgesucht.

Im Einkauf für deutsche Restaurants wird das Kilo Filet nach dreiwöchiger Reise auf dem Kühlcontainerschiff bei zirka 9,50 Euro liegen. Würde sich Steak-Fan Rolf Keiner aus Meiningen, der Mann, der die Bratwurst vertreibt, ein »Mr. Rumpsteak« bei Block House gönnen, müsste er mit 65,60 Euro pro Kilo rechnen.

*

Rind ist teuer, nicht nur, wenn es aus Argentinien kommt. Die Deutschen halten es darum mit dem Schwein: 25,6 Millionen Tiere in Deutschland ergab eine Viehzählung im Mai 2004. 39,7 Kilogramm Schweinefleisch pro Kopf verzehrten die Deutschen 2003. Und die Nation liebt – Brühwürste. 150 400 Tonnen werden im Jahr in deutschen Haushalten gegessen. Also zurück auf die Spur der Schweine.

Die Original Thüringer Rostbratwurst, gebrüht, lockt uns aus Meiningen zum »Fleischmarkt Olpe«, Nummer EZ 604; Z steht für Zerlegung. Das Logo zeigt ein gezeichnetes, fröhliches Schwein, das eine imaginäre Rutsche hinuntersaust. Alles, was drinnen niedersaust, sind Metzgermesser in tote Schweinehälften, das aber tun sie mit atemberaubender Geschwindigkeit. In Handarbeit lösen Männer die Teile aus ihrer natürlichen Umgebung: Filet, Schinken, Kotelett, Bauch, Schulter. Schnell muss es gehen, 6000 Hälften pro Woche, immer in winterkalten Räumen.

Der Fleischmarkt Olpe gehört zwei Brüdern, die in Geldern am Niederrhein einen noch größeren Schlacht- und Zerlegebetrieb besitzen. Von dort, sagt Peter Manten, einer der beiden, lieferten sie auch ins Ausland, Schinken nach Italien zum Beispiel. Als »Prosciutto crudo« habe er seine Ware schon in deutschen Feinkostläden wiedergefunden.

Fertig zerlegt an diesem Morgen in Olpe ist eine Partie Schweinehälften aus Unna, vom Schlachthof der Familie Jedowski: ES 424 – S für Schlachtbetrieb. Weil ein Teil dieser Ware für die Fabrik in

»Das Mastendprodukt hat schön ausgedrehte Schinken«, sagt Bauer Rainer Goeken im westfälischen Schwerte

SNACK-CHECK

Minisalami

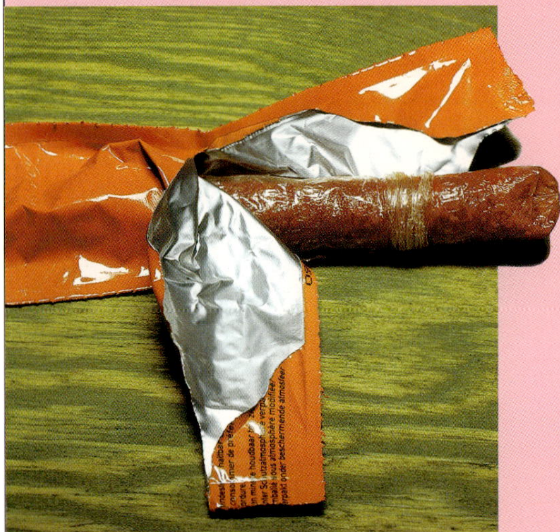

Schlank kommt sie daher, die BiFi-Minisalami. Ganze 25 Gramm bringt sie auf die Waage, bei einer Länge von knapp 13 Zentimetern und dem Durchmesser eines Damendaumens. Doch die kleine Wurst hat es in sich: Sie schlägt mit 133 Kilokalorien zu Buche und enthält 12,3 Gramm Fett – das entspricht einem guten Esslöffel reinen Speiseöls und einem Anteil von fast 50 Prozent. Eine durchschnittliche Aufschnittsalami kommt dagegen »nur« auf rund 30 Prozent Fett. Wie kann das sein?
Ursel Wahrburg, Professorin für Ernährungswissenschaft an der Fachhochschule Münster, hat eine ganz einfache Erklärung. Wie die meisten Salamis besteht BiFi vor allem aus Rind- und Schweinefleisch sowie Schweinespeck. Die Zutaten werden zusammen mit Gewürzen und Pökelsalz zerkleinert, in Kunstdärme gefüllt und schließlich haltbar gemacht – durch einwöchiges Räuchern über Buchenholzspänen. Während dieser Zeit gewinnt das Würstchen an Aroma und verliert offenbar sehr viel Feuchtigkeit. »Minisalamis trocknen beim Räuchern stärker aus«, sagt Ursel Wahrburg. »Die fertige BiFi ist dann ein sehr wasserarmes Produkt. Deshalb ist die Nährstoffdichte – und damit auch der Fettanteil – höher als bei manch anderer Salami.« Da tierische Fette zu den überwiegend gesättigten zählen, sind sie nicht nur bedenklich für die schlanke Linie, sondern auch für den Cholesterinspiegel.

- Zwar stecken in einer BiFi auch 5,4 Gramm gesundes Eiweiß, verschiedene B-Vitamine, Niacin und Eisen, aber die kann man sich natürlich auch auf leichtere Art zuführen. »Ab und zu gegessen, ist so eine kleine fette Wurst kein großes Problem«, sagt Ursel Wahrburg. »Doch als regelmäßiger Snack ist sie keinesfalls zu empfehlen.«

Meiningen bestimmt ist, führt uns die Wurst in die Stadt im Ruhrgebiet.

In Unna wird seit drei Uhr nachts geschlachtet. Es ist laut und stinkt nach verbranntem Horn, weil den toten Schweinen nach dem Brühen die Borsten abgeflämmt werden. Der Krach kommt von den Maschinen, nicht von den Schweinen, sie quieken nicht. Ein Mitarbeiter treibt sie beruhigend wie ein Hirte die Rampe hinauf, hinter der die Elektrozange sie erwartet. Angesetzt am Kopf, betäubt sie das Schwein, der Mann sticht zu, durch den Hals bis ans Herz, das Schwein wird kopfüber hochgezogen, das Blut pladdert, aber nur ein Bruchteil wird aufgefangen und fürs Wurstmachen verwandt.

Der Schlachter schaut die Besucher skeptisch an, sein Blick sagt: Ihr versteht das hier sowieso nicht, aber ihr esst es doch. Fleischermeister Burkhard Jedowski sagt, die Männer, die betäuben und stechen, würden regelmäßig geschult. Was sie machen, heißt tiergerechtes Schlachten. Spätestens nach 45 Minuten muss das Schwein in Hälften an der Waage landen, denn es verliert pro Stunde ein Prozent Gewicht. Bei den Cents, um die gekämpft wird, ist das eine Menge.

Der Schlachthof Unna ist mit einer Tageskapazität von 500 Schweinen ein kleiner. In Riesenbetrieben wie dem Fleischcenter Coesfeld der Firma Westfleisch tötet man 600 in einer Stunde. In diese Betriebe lässt man Journalisten ungern. Burkhard Jedowskis Bruder Christoph, ein 40-jähriger CDU-Wähler, der sich nebenher Bio-Rinder hält, steht dagegen zu seinem Job als Schlachter. Knapp ein Euro Gewinn vor Steuern pro Schwein bleibe hängen, erzählt er am Tage darauf dem Schweinemäster Rainer Goeken. Alle zwei Wochen liefert der Landwirt eine Partie zum Schlachten in Unna ab. Jedowski erzählt, manchmal werde er seine Koteletts und Filets nicht los. Goe-

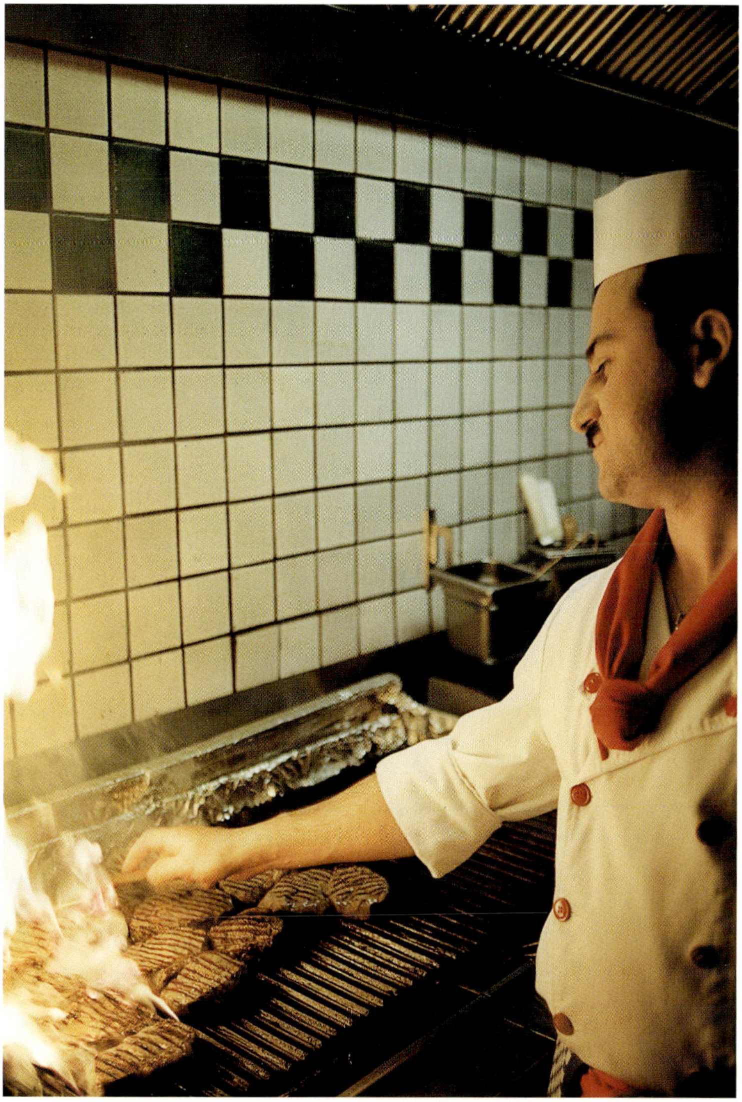

Filet, Rib-Eye und Rumpsteak: Sandy Waleed brät bei Block House in Lübeck argentinische Rindersteaks. Die Deutschen verbrauchen über eine Million Tonnen Rindfleisch im Jahr

ORIGINAL ODER FÄLSCHUNG

Gulasch futtern wie bei Muttern

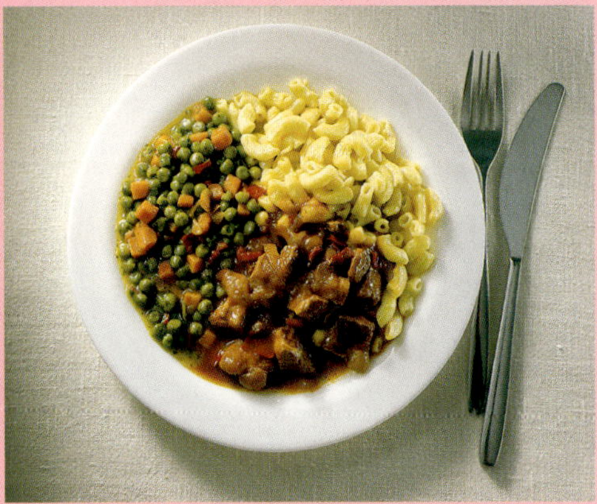

Mirko, 16, kommt nach Hause, seine Mutter ist nicht da – muss arbeiten. Dafür findet er einen Zettel in der Küche: »Mach dir was warm, es ist was im Schrank.« Die gute Mutter! Sorgt immer für ihr Kind. Und was findet Mirko vor? Ein Fertiggericht aus Fleisch, Gemüse und Nudeln, wie es irgendwie ähnlich auch Oma immer gemacht hat. Sagt Mutter. Immerhin, sie kauft nur Fertiggerichte bekannter Marken. Der Junge soll doch was Gutes kriegen. Heute ist es ein »Schlemmer-Gulasch aus Schweinefleisch, mit Nudeln, Paprika und feinem Gemüse – ohne Zugabe von Geschmacksverstärker Glutamat – mit Jodsalz – MIKROWELLENGEEIGNET«. So steht es auf der Packung, und die ist von Sonnen Bassermann.

Gulasch und Beilagen aus einer Packung? Warum nicht – wie Mutter immer sagt: »Das kriegt man ja selbst gar nicht so gut hin. Und so schnell schon gar nicht. Und frisch gekocht wär's garantiert auch viel teurer.« Klingt plausibel.

Mal sehen, ob's stimmt. Zunächst bereiten wir das Fertiggericht. Die folienverschweißte, dreifach unterteilte Plastikpackung erhitzen wir nach Anweisung 20 Minuten im Wasserbad. Die Packung ist dicht – aus dem Topf quillt nichts als der Dampf von heißem Plastik. Die 20 Minuten sind rum. Folie runter! Was haben wir denn da – erst mal das Gulasch, kleine Fleischwürfel von akzeptabler Konsistenz, wenn auch nicht saftig. Sie ertrinken allerdings in einer Tomatenmarksauce, die »mit Paprika« nichts Erschmeckbares zu tun hat; dafür enthält sie Zwiebeln in daumennagelgroßen Stücken.

Die Nudeln. Wonach sie auch immer riechen – Nudelduft ist das nicht. Vielleicht ist es das Gleitmittel, das die einzelnen vorgegarten Hörnchen umhüllt und verhindert, dass sie aneinander kleben.

Das »feine Gemüse« besteht aus grau-grünen Erbsen. Möhrenstückchen sind auch dabei, aber wenige; auch Paprikawürfel finden sich, aber in unserer Packung sind sie seltsam zweidimensional, nur mit einem Rest von Paprikafleisch hinter der Haut. Das Gemüse insgesamt scheint mit Trockenpetersilie gewürzt und könnte besser riechen, vom Biss her ist es eher altersheimisch amorph.

2,95 Euro hat Mutter dafür gezahlt. Könnte man das frisch nun besser hinbekommen? Und wenn ja, mit welchem Aufwand und zu welchem Preis? Um die Sonnen-Bassermänner zu imitieren, brauchen wir:

2 EL Öl; 80 g Schweineschulter, gewürfelt;
1 Zwiebel, fein gewürfelt;
1 gestr. TL Paprikapulver, edelsüß;
½ TL Paprikapulver, rosenscharf; Salz;
3–4 EL Weißwein; 1 Lorbeerblatt; 1 Möhre;
1 Scheibe Knollensellerie;
90 g Tiefkühl-Erbsen; 1 rote Paprikaschote;
1 TL Mondamin; 2–3 Hände voll Hörnchennudeln; Pfeffer.

Ans Werk. In einem kleinen Topf 1 EL Öl erhitzen und das Fleisch darin ringsum goldbraun anbraten. Zwiebel dazu, Paprikapulver darüber und alles hin- und herwenden, damit nichts anbrennt. Die Zwiebeln sind glasig? Dann alles mit Wein ablöschen und die Röststoffe vom Topfboden durch Rühren lösen. Salzen, Lorbeerblatt dazu, alles knapp mit heißem Wasser aufgießen und bei wenig Hitze halb zugedeckt sacht blubbern lassen.

In einem weiteren Topf 1 EL Öl erhitzen. Möhre schälen, längs achteln und in kleine Dreiecke schneiden, ins heiße Fett geben, umrühren.

Vom Sellerie eine 0,5 cm dicke Scheibe schneiden und würfeln. Zu den Möhren damit. Von den Tiefkühl-Erbsen (immer nützlich zu haben) 2–3 EL dazu, salzen und bei mäßiger Hitze garen.

Hat das Fleisch 35 Minuten hinter sich, Kochwasser für die Nudeln aufsetzen, salzen. Paprikaschote putzen, ⅓ davon in kleine Würfel schneiden (die restlichen ⅔ sind für einen Salat, fürs Butterbrot oder sonst was) und zum Fleisch geben. Das schwimmt inzwischen in deutlich weniger Flüssigkeit. Stärkemehl mit 2 EL kaltem Wasser (oder besser Wein) anrühren, ⅔ unters Gulasch rühren und so die Sauce andicken. Den Rest mit 2–3 EL heißem Wasser unters Gemüse rühren.

Zwischendurch Nudeln ins Kochwasser geben und nach Packungsanweisung garen. Gulasch und Gemüse mit Salz und Pfeffer abschmecken.

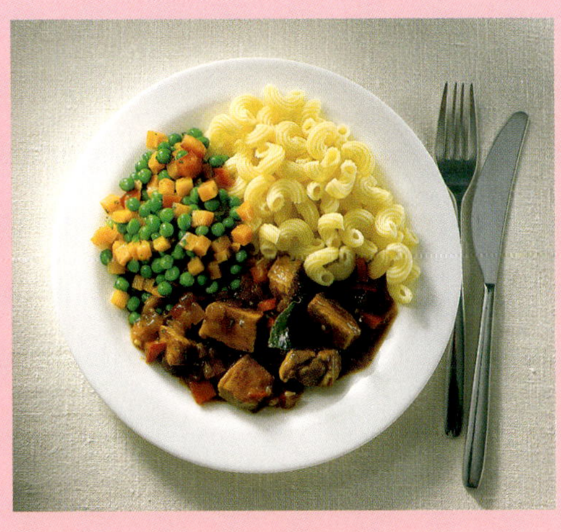

Sind die Nudeln gar, alles gemeinsam servieren. Schmeckt es, duftet es, beißt es sich besser? Aber hallo. Am besten selbst ausprobieren.

Die Zeit? Etwa 50 Minuten, eine halbe Stunde mehr als das Fertiggericht.

Die Kosten? 2,17 Euro, knapp 80 Cent weniger – vielleicht, weil der Frischkoch sich Zutaten spart, die im Fertiggericht (klein gedruckt) auch noch enthalten sind: modifizierte Stärke; Hefeextrakt; Verdickungsmittel Guarkernmehl, Xanthan, E 466; Zucker; Aroma; Weizenmehl; Karamellzuckersirup; Farbstoff; Paprikaextrakt; Antioxidationsmittel Ascorbinsäure; Farbstoff Riboflavin.

ken ist entgeistert: »Aber das ist doch das Beste!« Manchmal kann Mäster Goeken diesen Markt nicht verstehen, für den er Schweine macht. Muttersauen, Ferkel und Mast, alles hat der 41-Jährige auf seinem Hof. Nur Sauen und die Samen der Eber kauft er hinzu.

Anfang der 90er Jahre haben Goekens den Hof vom Vater übernommen und seither 650 000 Euro in ihren neuen Maststall für 1000 Schweine verbaut. Der hat keine Fenster, Licht wird zum Füttern eingeschaltet; viermal am Tag mischt die computergesteuerte Anlage Mais, Weizen, Gerste und Mineralstoffe zu einem Brei. Das Getreide bauen Goekens auf ihren 140 Hektar selbst an. Frau Goekens gab ihren Erzieherjob dran. Wenn die Preise unter 1,40 Euro sinken, wird es für die Familie mit ihren zwei Kindern im Schulalter knapp. 17 500 von 109 000 deutschen Mästern gaben im Jahr 2003 auf.

Im »Abferkelstall« sind die trächtigen Sauen kurz vor dem Werfen eingekeilt in Metallhalterungen. Drei Wochen stecken sie darin, damit sie die Ferkel nachher beim Säugen nicht totliegen. Die Sauen sind Hybriden aus drei Rassen. Der Samen des Ebers, mit dem sie sexlos »belegt« werden, kommt vom Pietrain-Schwein. »Das Mastendprodukt hat dann schön ausgedrehte Schinken«, sagt Goeken und formt mit den Händen runde Pobacken in die Luft, so wie es Juan Costa in Argentinien vor den Ochsen tat.

Die Produkte wachsen zu dreizehnt in Buchten aufs Schlachtgewicht von zirka 115 Kilo heran. Vorn fressen sie aus dem Trog, hinten an der Wand kacken sie. Als Spielzeug dienen den neugierigen Tieren herabhängende Eisenketten. Die Schweine legen bis zu einem Kilogramm am Tag zu. Weit zu laufen haben sie ja nicht. »So sieht Schweinemast aus«, sagt Christoph Jedowski und, werbend fast, Goeken: »Es sind nun mal Nutztiere.« Seine Tochter flicht derweil ihrem Pferd den Schweif zum Zopf.

Schweine in dunklen Ställen in Schwerte: Das steht am Ende des Weges, den die Bratwurst aus dem Discounter wies. Es gibt Alternativen, Würste aus Geschäften, die zum Beispiel Bio-Company heißen oder Hofladen oder Alnatura. Dort einzukaufen kostet viel, vielleicht so viel mehr, wie Schwein und Rind und Metzgerskunst eigentlich wert sind: zum Beispiel 300 Gramm Leberwurst für vier Euro oder 250 Gramm Rindersalami für 7,20 Euro. Dafür hat die Kuh acht Jahre lang auf der Weide gelebt, fünf Kilometer vom Schlachthaus entfernt, und das Schwein stand in einem Stall mit Stroh. Und die Salami schmeckt wie aus Italien, obwohl sie auf Rügen »gebaut« wurde, wie ihr Erschaffer das nennt. In manche kommt ein Schuss Rotwein, in keine Konservierungsstoff oder Bindemittel. So macht Fleischermeister Marcus Bauermann seine mediterranen Spezialitäten an der Ostsee, in Gademow bei Bergen.

Es ist sein letzter Schlachttag von zwölfen im Jahr. Acht Schweine, eine Kuh und sechs Lämmer vom »Rauhwolligen Pommerschen Landschaf« müssen in der »Rügener Landschlachterei« dran glauben. Zwei Tage später mengt Bauermann grobes Meersalz mit Wacholder in die Salamimasse und ruft Sätze wie: »Ich hasse Emulgatoren! Leberwurst zum Beispiel: Leber bindet doch wie nur was! Kein Mensch braucht da Emulgatoren!«

Der 40-Jährige redet wie ein Bekehrter, weil er einer ist. Zehn Jahre lang hat der Leipziger Rauch- und Klimatechnik vertrieben. Als die Wurstfabriken die Größe von Kraftwerken annahmen und ihm nichts aus dem Supermarkt mehr schmeckte, kaufte sich Bauermann in den kleinen Schlachtbetrieb auf Rügen ein. Er wollte es wenigstens einmal versuchen: so Salami machen wie die Italiener. Das hat er am 28. November 1998 geschafft, den Tag sagt er her wie seinen Geburtstag. Seitdem wächst die Produktion. 3500 Salami reiften vor Weihnachten in drei

Räumen: in weißem Naturschimmel, vom Schwein, vom Rind, im Netz, als Ring, mit Wildkräutern oder Paprika, aber bestimmt ohne Zuckerstoffe. Sechs Wochen hängen sie oder zwölf, erst bei 23 Grad, zuletzt bei 16 und 78 Prozent Luftfeuchte.

Die Schweine, die er schlachtet, sind mindestens doppelt so schwer wie die Massenware. Und manchmal alt: Sein Mäster päppelt ihm die Muttersauen auf, nachdem sie das letzte Mal geferkelt haben, nur Deutsche Edelschweine und Landrasse mit richtigem Speck auf den Rippen. Mit »diesem wässrigen Pietrain-Mist« könne er nichts anfangen. »Ich würde niemals sagen, dass ich Bio-Produkte mache. Bei Bio denken doch alle: Ist gesund, aber schmeckt fade«, sagt Bauermann.

Das Einzige, wozu er sich bekennt, heißt »Slow Food«, eine Bewegung, die Massenware, Fast Food und Einheitsrezepten Qualität entgegensetzen möchte. In Bauermanns Worten: »Es ist doch scheißegal, wie viel meine Salami beim Reifen an Gewicht verliert, sie muss am Ende schmecken.«

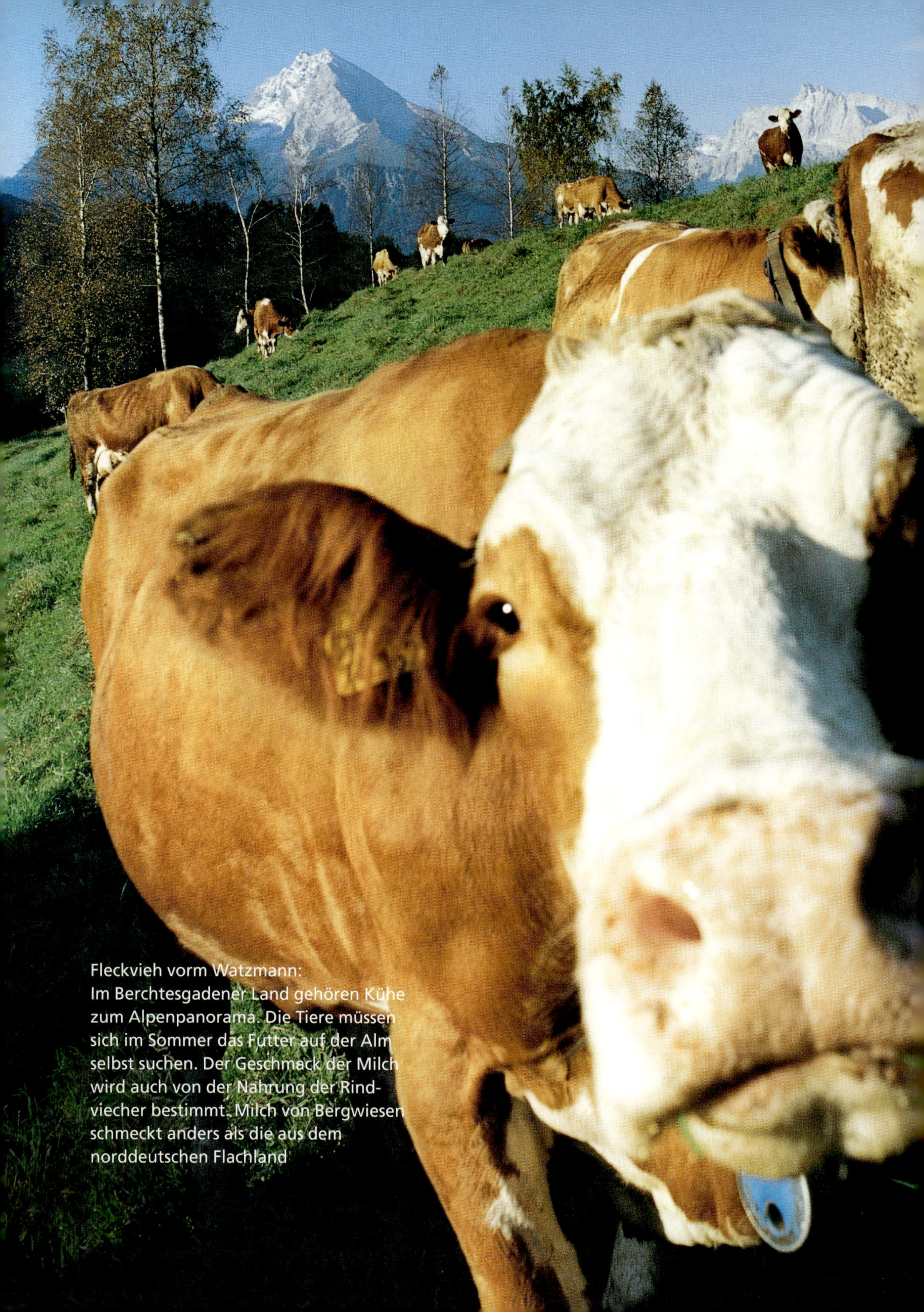

Fleckvieh vorm Watzmann:
Im Berchtesgadener Land gehören Kühe zum Alpenpanorama. Die Tiere müssen sich im Sommer das Futter auf der Alm selbst suchen. Der Geschmack der Milch wird auch von der Nahrung der Rindviecher bestimmt. Milch von Bergwiesen schmeckt anders als die aus dem norddeutschen Flachland

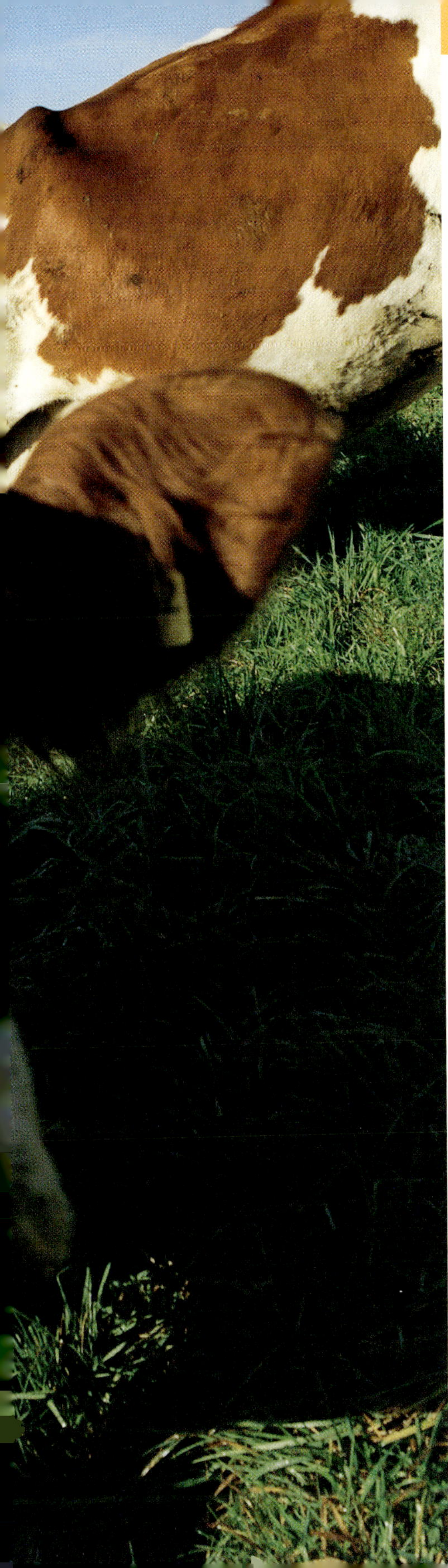

Kapitel 4

Diva in Weiß

Text: Ulrich Hauser

Fotos: Gregor Lengler

Ob als Butter oder Käse, als Quark oder Joghurt: **DIE MILCH MACHT'S** in allen Variationen. Der Mensch wird mit ihr groß. Sie ist ein Genuss für den Gaumen, ein Muss für Kinder. Keines unserer Produkte ist vielseitiger, kein Land bietet mehr Auswahl. Und kaum ein Lebensmittel-Markt ist so hart umkämpft: eine Branche zwischen Turbokapitalismus und Wiesenromantik

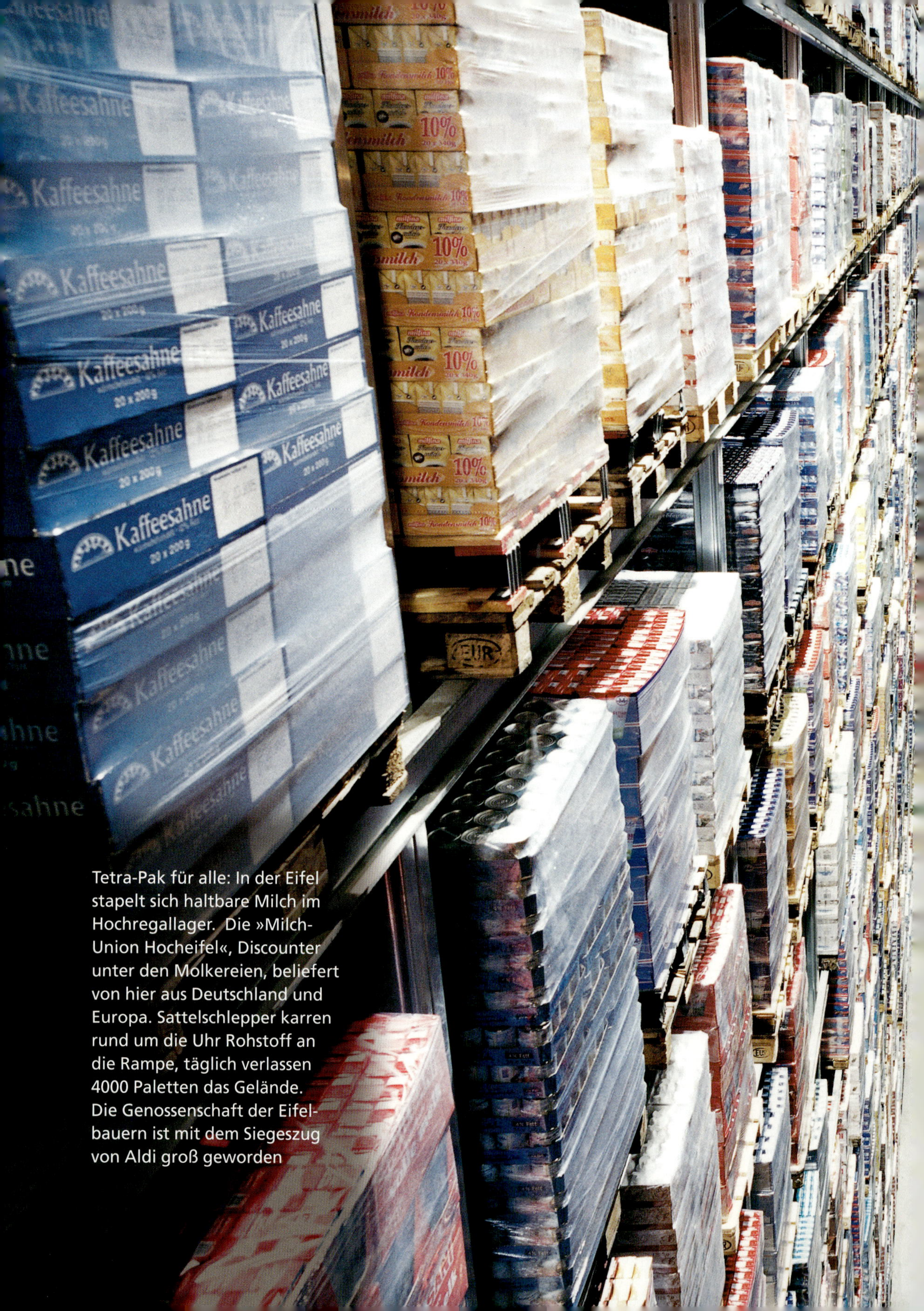

Tetra-Pak für alle: In der Eifel stapelt sich haltbare Milch im Hochregallager. Die »Milch-Union Hocheifel«, Discounter unter den Molkereien, beliefert von hier aus Deutschland und Europa. Sattelschlepper karren rund um die Uhr Rohstoff an die Rampe, täglich verlassen 4000 Paletten das Gelände. Die Genossenschaft der Eifelbauern ist mit dem Siegeszug von Aldi groß geworden

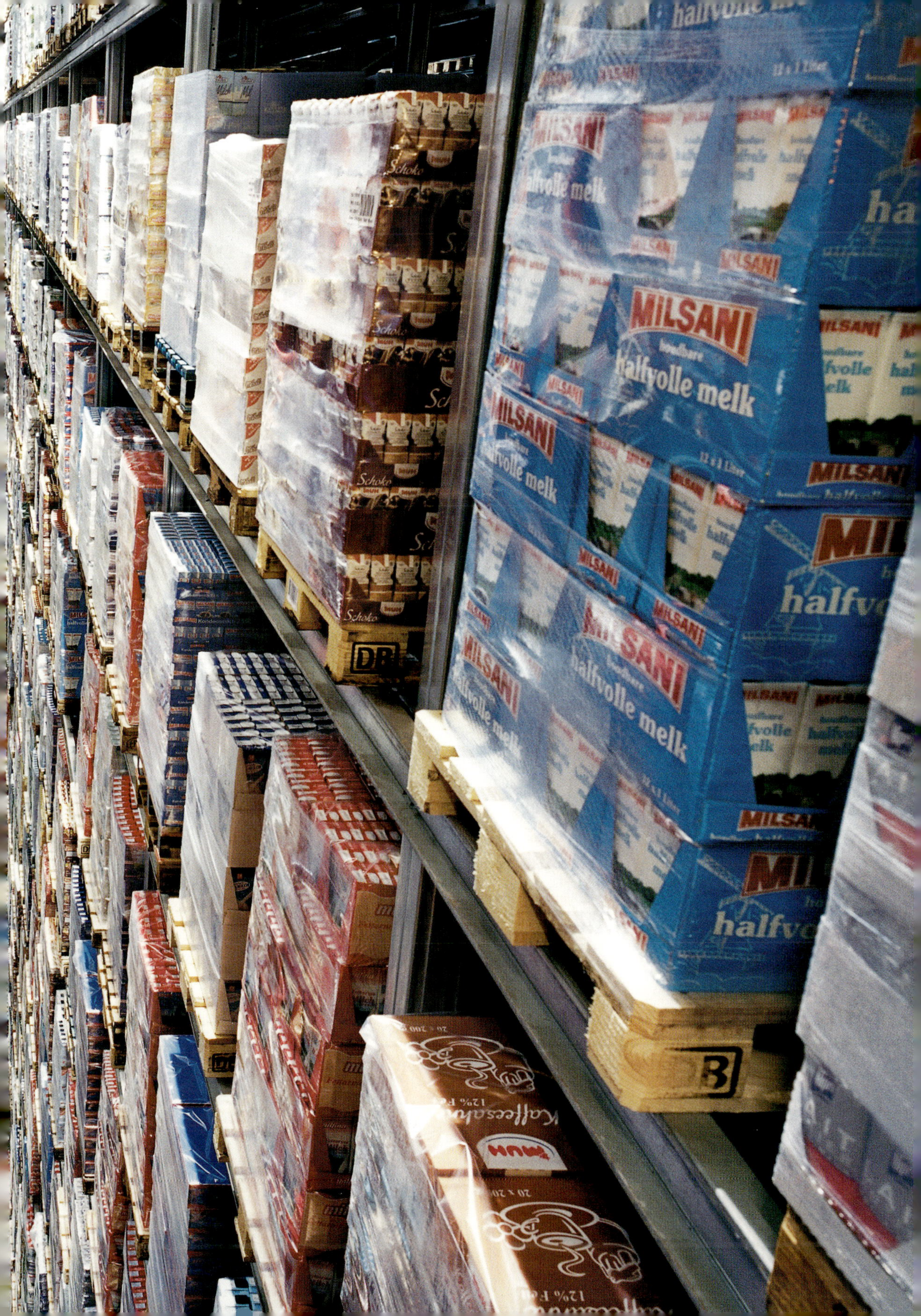
MILSANI
halfvolle melk
Schoko
DB

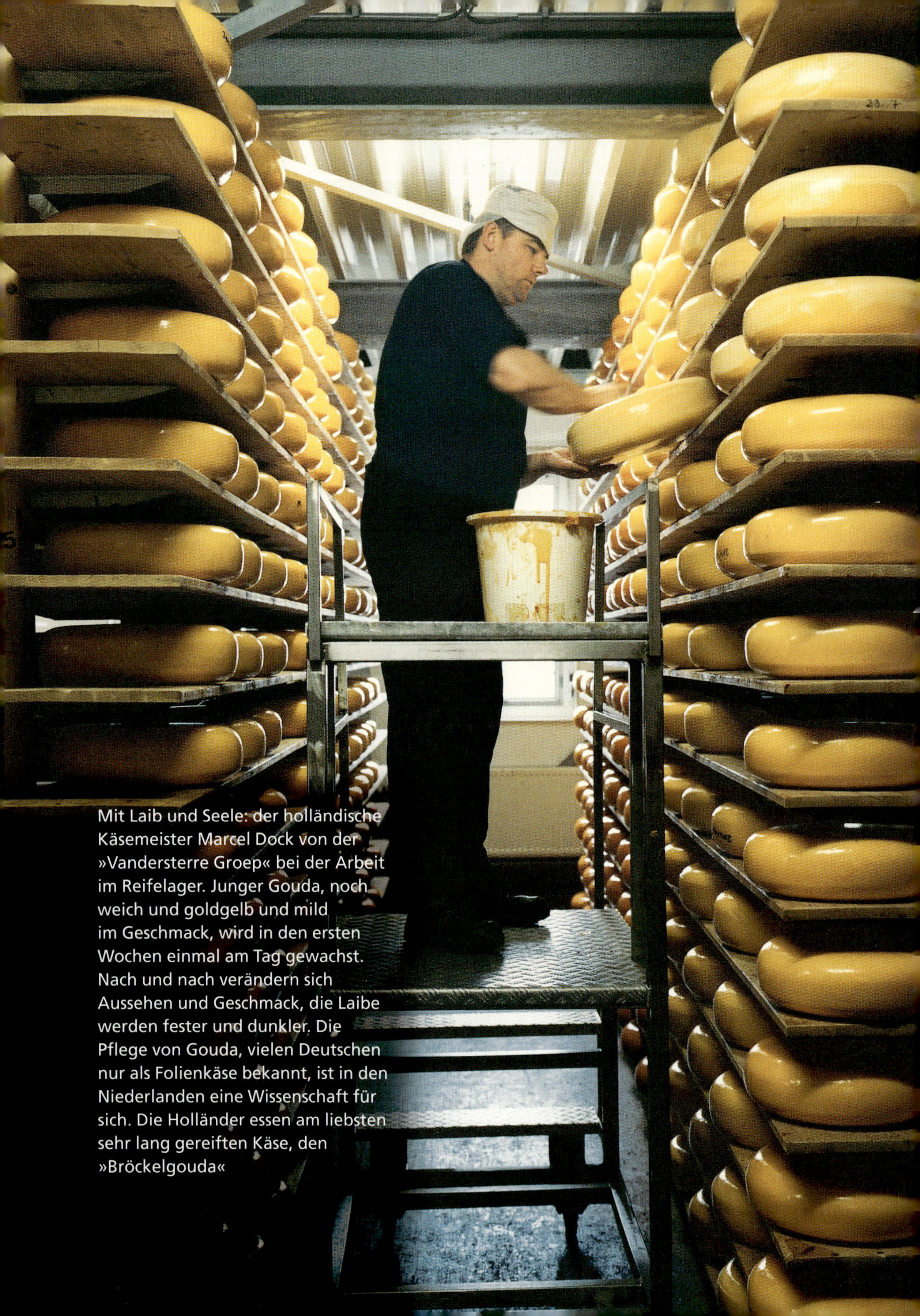

Mit Laib und Seele: der holländische Käsemeister Marcel Dock von der »Vandersterre Groep« bei der Arbeit im Reifelager. Junger Gouda, noch weich und goldgelb und mild im Geschmack, wird in den ersten Wochen einmal am Tag gewachst. Nach und nach verändern sich Aussehen und Geschmack, die Laibe werden fester und dunkler. Die Pflege von Gouda, vielen Deutschen nur als Folienkäse bekannt, ist in den Niederlanden eine Wissenschaft für sich. Die Holländer essen am liebsten sehr lang gereiften Käse, den »Bröckelgouda«

Wer die Chefs sucht, muss in den Kuhstall. Sie bestimmen, wann der Bauer ins Bett geht. Und wann er aufsteht. Kommt er zu spät, werden die Chefs ungeduldig. Wer was von ihnen will, sollte pünktlich sein. Sie verwandeln Gras in Milch. Das macht ihnen so leicht keiner nach.

Haimo Graßl, 62, mag seine Rindviecher. Ihren Rhythmus, ihr Gemüt. Der Bergbauer hat ihnen Namen gegeben. Eine Kuh heißt Edelweiß, eine andere Enzian. Vom Hof aus sehen sie den Watzmann. Schroffen Fels und steile Hänge.

Jeden Morgen um zehn kommt der Sammelwagen der Molkerei. Auf Edelstahl glänzt das Logo der »Milchwerke Berchtesgadener Land«. Ein knorriger Bauer mit Bart und Hirtenhut. Wie aus einem Heimatfilm. Haimo Graßl kennt niemanden, der so aussieht. Das Bild, ein Entwurf von Werbern, gefällt ihm aber. Sein Hof ist über 600 Jahre alt. Familie Graßl hat ihn 1732 erworben.

Der Sammelwagen hält an jeder Milchkanne und fährt bis auf 1600 Meter. Der kleinste Bauer besitzt zwei, der größte 30 Kühe. Der Fahrer füllt in sieben Stunden 20 000 Liter in den Tank. In der Molkerei im Tal tragen die Menschen weiße Kittel. Wer rein will, muss die Hände waschen. Die Schuhe abbürsten. Eine Lichtschranke passieren. Die Diva unter den Lebensmitteln wird hier mit Glacéhandschuhen angefasst. Milch ist launisch wie ihr Lieferant. Schon beim

Fortsetzung Seite 124

So entsteht Gouda

Schön gelb, zart und mild soll er sein – **der Deutschen liebster Käse.** Ob in Traditionsbetrieben oder Fabriken: **Die wesentlichen Produktionsschritte** haben sich seit Jahrhunderten nicht geändert

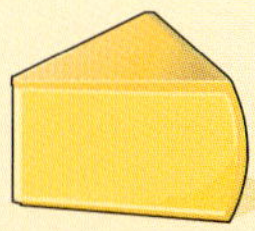

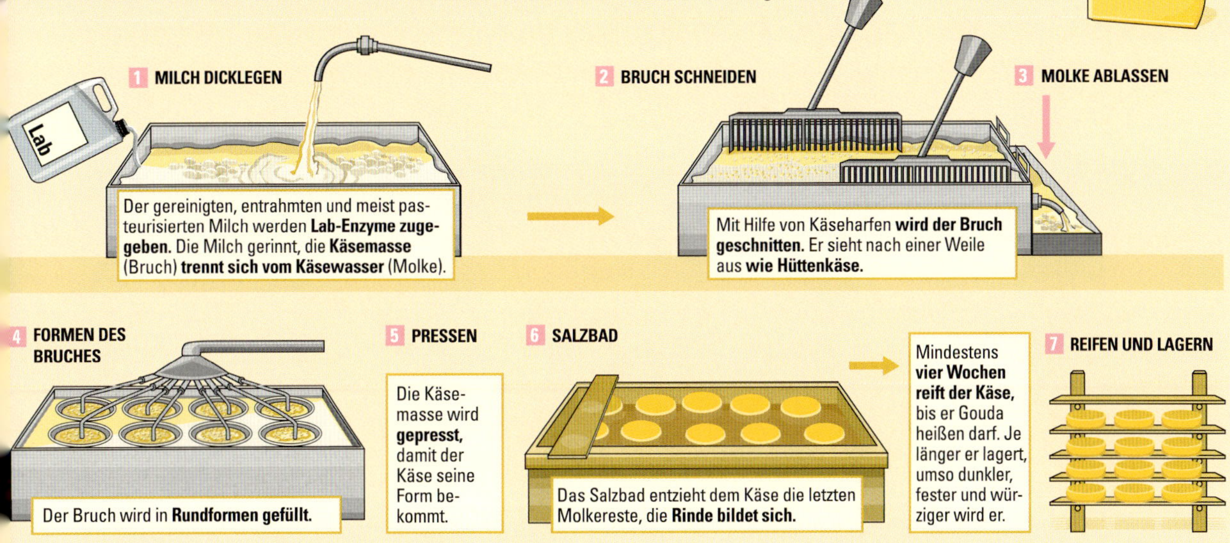

infografik: Ronja Beer

WAS HABEN WIR DENN DA?

Käse

1. CAMEMBERT Der ursprungsgeschützte Camembert de Normandie ist ein Rohmilch-Weichkäse mit Weißschimmel, hergestellt aus Kuhmilch. Als Camembert dürfen aber auch ähnliche Weichkäse aus anderen Milcharten und Herkunftsgebieten verkauft werden. Je nach Sorte 170 bis 360 kcal/8,6 bis 33,2 Gramm Fett auf 100 Gramm. Viel Calcium. Jahresverbrauch in Deutschland*: 41 200 Tonnen – größtenteils aus Deutschland; Hauptlieferländer sind Frankreich, Dänemark und Österreich

2. EMMENTALER Meist drei bis zwölf Monate gereifter Hartkäse, aus Rohmilch oder pasteurisierter Milch von der Kuh. 380 kcal/30 Gramm Fett auf 100 Gramm**. Sehr viel Calcium. Jahresverbrauch: 53 300 Tonnen – größtenteils aus Deutschland; Hauptlieferländer sind Frankreich, die Schweiz und Dänemark

3. EDAMER Schnittkäse aus pasteurisierter Kuhmilch, drei bis fünf Wochen gereift. 350 kcal/28 Gramm Fett auf 100 Gramm. Viel Calcium. Jahresverbrauch: 17 400 Tonnen – größtenteils aus Deutschland; Hauptlieferland sind die Niederlande

4. SCHMELZKÄSE Geschmolzener Käse, dem Sahne, Butterschmalz oder Milchpulver beigemischt wurden. 270 kcal/20 Gramm Fett auf 100 Gramm. Viel Calcium. Jahresverbrauch: 62 600 Tonnen – überwiegend aus Deutschland; Hauptlieferland ist Frankreich

5. FRISCHKÄSE Ungereifter Käse in verschiedenen Fettstufen und Geschmacksrichtungen. Doppelrahmfrischkäse etwa hat 335 kcal/ 32 Gramm Fett auf 100 Gramm. Jahresverbrauch: 79 000 Tonnen – größtenteils aus Deutschland; Hauptlieferländer sind Dänemark und Frankreich

6. MOZZARELLA Käse aus überbrühtem, gezogenem Teig, früher aus Büffel-, heute meist aus Kuhmilch. In der Regel in Salzlake. 250 kcal/ 19 Gramm Fett auf 100 Gramm. Viel Calcium. Jahresverbrauch: 33 600 – größtenteils aus Deutschland; Hauptlieferland ist Italien

7. BUTTERKÄSE Milder, halbfester Schnittkäse, vier bis fünf Monate gereift. 300 kcal/24 Gramm Fett auf 100 Gramm. Viel Calcium. Jahresverbr.: 21 500 Tonnen – größtenteils aus Deutschland; Hauptlieferland Dänemark

8. SAUERMILCHKÄSE Anders als bei den übrigen Käsesorten wird die Milch für Harzer, Mainzer & Co. nicht durch Lab, sondern durch Milchsäurebakterien zum Gerinnen gebracht. 130 kcal/0,7 Gramm Fett auf 100 Gramm. Viel Eiweiß. Jahresverbrauch: 20 200 Tonnen – größtenteils aus Deutschland

9. FETA In Lake eingelegter Käse, meist aus pasteurisierter Kuh-, manchmal aber auch aus Schafs- oder Ziegenmilch oder einer Mischung. 240 kcal/19 Gramm Fett auf 100 Gramm. Viel Calcium. Jahresverbrauch: 27 500 Tonnen – Kuhfeta größtenteils aus Deutschland, Schafsfeta vor allem aus Griechenland

10. GOUDA Schnittkäse, meist aus pasteurisierter Kuhmilch. Junger Gouda reift vier bis sieben Wochen, mittelalter zwei bis fünf, alter mindestens sechs Monate. 365 kcal/29 Gramm Fett auf 100 Gramm. Viel Calcium. Jahresverbrauch: 99 200 Tonnen – etwa zur Hälfte aus deutscher und niederländischer Produktion

* von Verbrauchern in Deutschland im Jahr eingekaufte Waren – ohne Außerhausverzehr

** Wo nichts anderes genannt ist, sind die Angaben zu kcal und Fett Durchschnittswerte. Die Fettangaben beziehen sich auf den kompletten Käse – nicht auf die Trockenmasse.
Quelle: GfK 2004

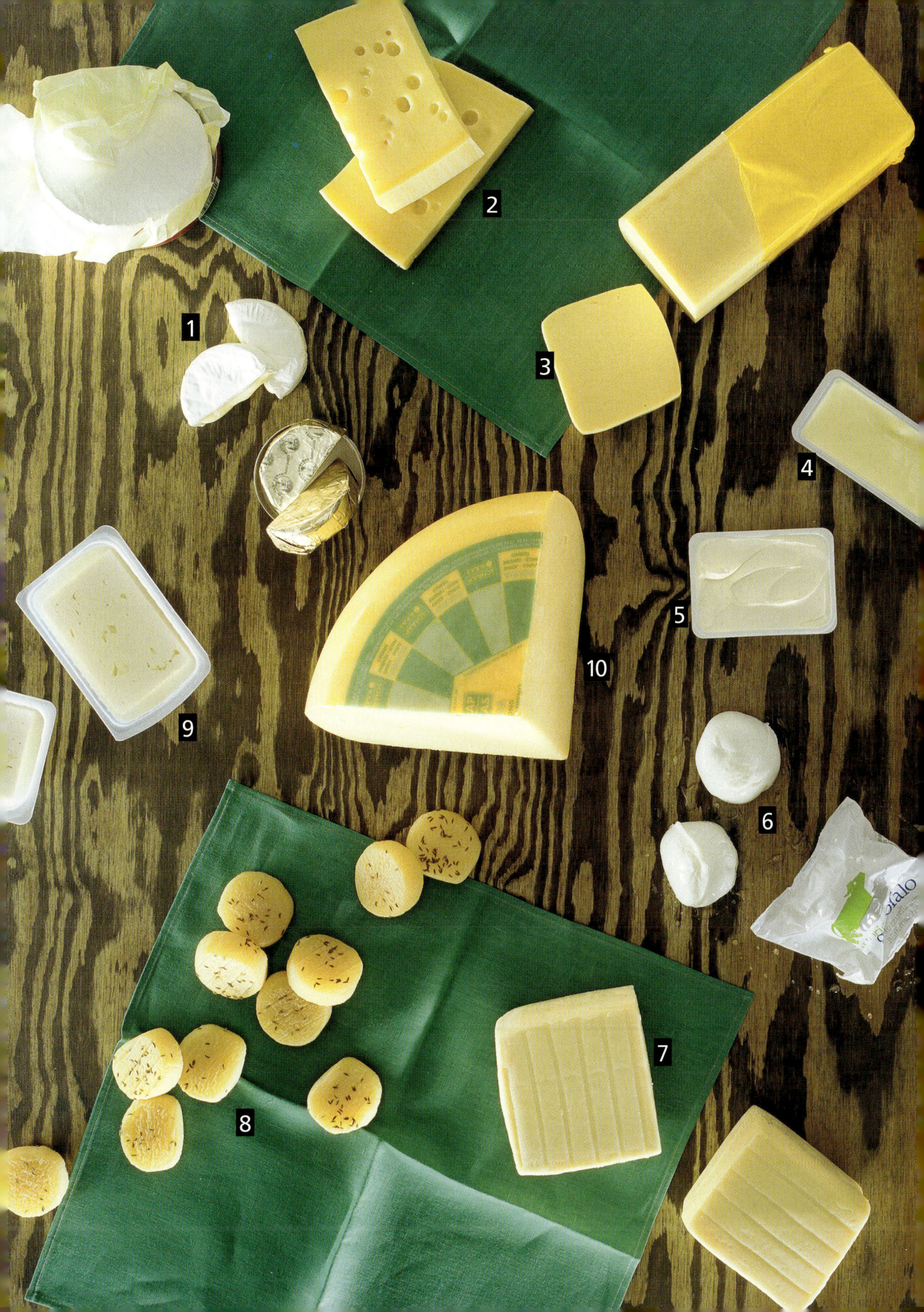
1
2
3
4
5
6
7
8
9
10

WAS HABEN WIR DENN DA?

Joghurt, Quark & Co.

1. NATURJOGHURT Unter Zusatz von Milchsäurebakterien gesäuerte Milch oder Sahne, der Gelatine und Stärke beigefügt werden dürfen. 35 bis 70 kcal/0,3 bis 3,8 Gramm Fett auf 100 Gramm*. Kein Zucker. Jahresverbrauch**: 195 200 Tonnen

2. ROTE GRÜTZE Meist gekochte Schattenmorellen, Johannisbeeren und Himbeeren mit Vanillesauce. Wie bei den meisten Milchdesserts dürfen die Hersteller mehrere Hundert Zusatzstoffe verwenden, unter anderem Verdickungsmittel, Emulgatoren, Farbstoffe und künstliche Aromen. 75 kcal/0,9 Gramm Fett/17 Gramm Zucker auf 100 Gramm. Jahresverbrauch: 16 000 Tonnen

3. MILCHREIS Dessert aus Rundkornreis, meist mit Zimt und Zucker, manchmal auch mit Fruchtkompott. Zusatzstoffe: siehe Rote Grütze. 130 kcal/2,8 Gramm Fett/6 Gramm Zucker auf 100 Gramm. Jahresverbrauch: 25 100 Tonnen

4. BUTTERMILCHDESSERT Zubereitung auf der Basis von Buttermilch, manchmal mit Sahne. Zusatzstoffe: siehe Rote Grütze. 100 kcal/ 1,1 Gramm Fett/12 Gramm Zucker auf 100 Gramm. Jahresverbrauch: 15 300 Tonnen

5. FRUCHTJOGHURT Joghurt verschiedener Fettstufen mit Fruchtzubereitungen. Zusatzstoffe: siehe Rote Grütze. 60 bis 100 kcal/ 0,1 bis 3,2 Gramm Fett/10 Gramm Zucker auf 100 Gramm. Jahresverbrauch: 585 800Tonnen

6. PUDDING/CREMEDESSERT Neben den klassischen Vanille- und Schokopuddings gibt es moderne Sorten, die mit Stickstoff aufgeschäumt werden. Zusatzstoffe: siehe Rote Grütze. Die Nährwerte variieren stark. In Pudding stecken rund 130 kcal und 3,2 Gramm Fett auf 100 Gramm, in Mousse au Chocolat 210 kcal und 13,4 Gramm Fett. Der Zuckeranteil derartiger Desserts liegt bei 10 bis 16 Prozent. Jahresverbrauch: 179 700 Tonnen

7. NATURQUARK Fettarmer Frischkäse – dem jedoch oft Sahne zugesetzt wird, um Fettstufen von 10 bis 40 Prozent zu erreichen. 70 bis 160 kcal/0,2 bis 11 Gramm Fett auf 100 Gramm. Kein Zucker. Jahresverbrauch: 221 900 Tonnen

8. FRUCHTQUARK Dessert aus Quark verschiedener Fettstufen mit Fruchtzubereitungen. Zusatzstoffe: siehe Rote Grütze. 100 kcal/ 0,7 Gramm Fett (bei Magerquark)/12 Gramm Zucker auf 100 Gramm. Jahresverbrauch: 124 400 Tonnen

9. PIKANTER QUARK Herzhafte Quarkzubereitungen, verschiedene Sorten. Kräuterquark etwa muss mindestens zur Hälfte aus Quark bestehen. 30 Prozent darf der Gemüseanteil betragen (meist Schnittlauch, Zwiebeln und Petersilie). Außerdem sind Bindemittel erlaubt. 70 bis 150 kcal/0,9 bis 10 Gramm Fett. Meist rund 5 Gramm Zucker auf 100 Gramm. Jahresverbrauch: 23 300 Tonnen

10. GRIESSPUDDING Dessert auf der Basis von grob gemahlenem Weizen (Grieß) sowie Milch oder Sahne. Zusatzstoffe: siehe Rote Grütze. 218 kcal/12,4 Gramm Fett/6 Gramm Zucker. Jahresverbrauch: 17 500 Tonnen

* Wo nichts anderes genannt ist, sind Angaben zu kcal, Fett und Zucker Durchschnittswerte

** von Verbrauchern in Deutschland im Jahr eingekaufte Waren – ohne Außerhausverzehr
Quelle: GfK 2004

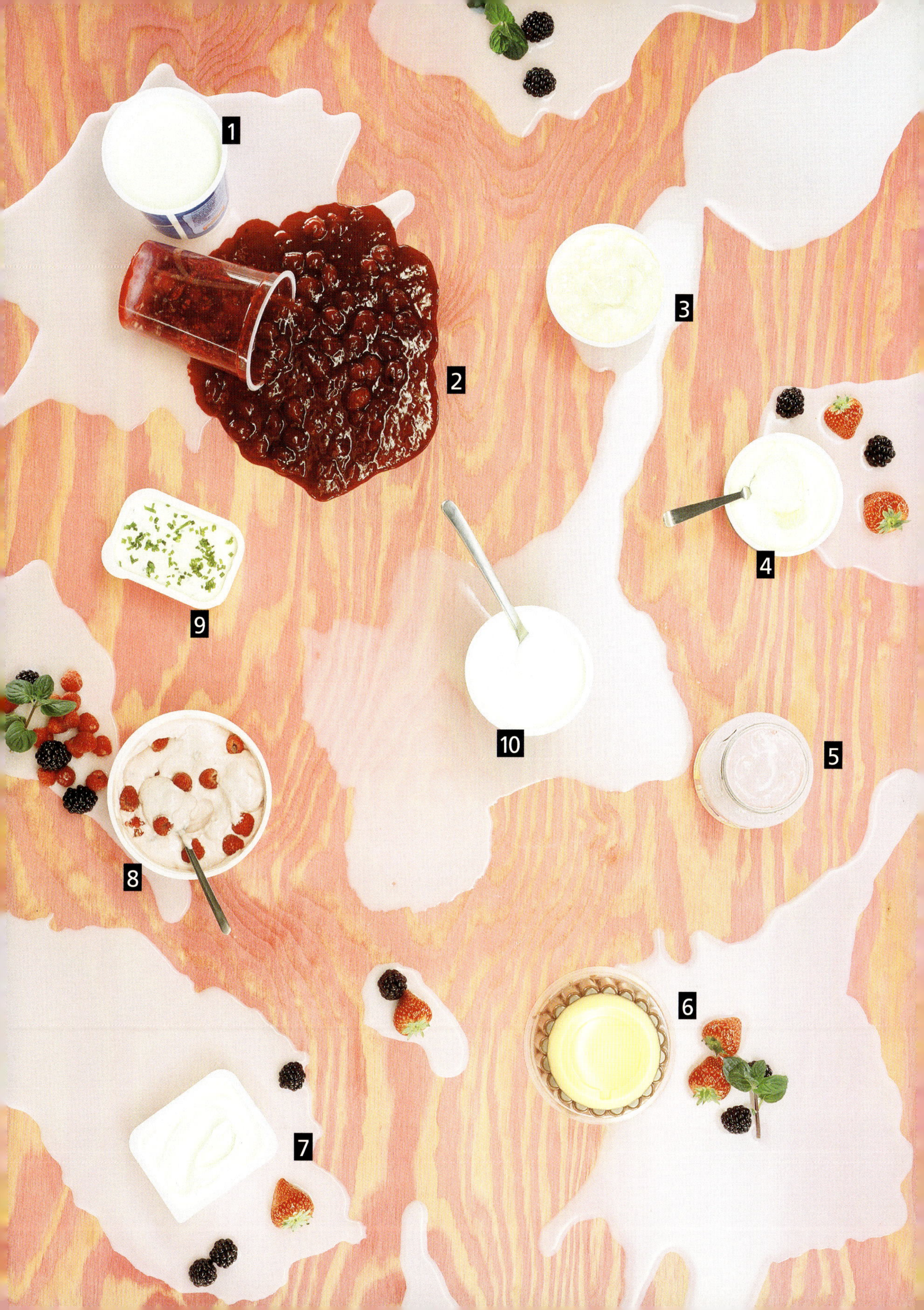
1
2
3
4
9
10
5
8
6
7

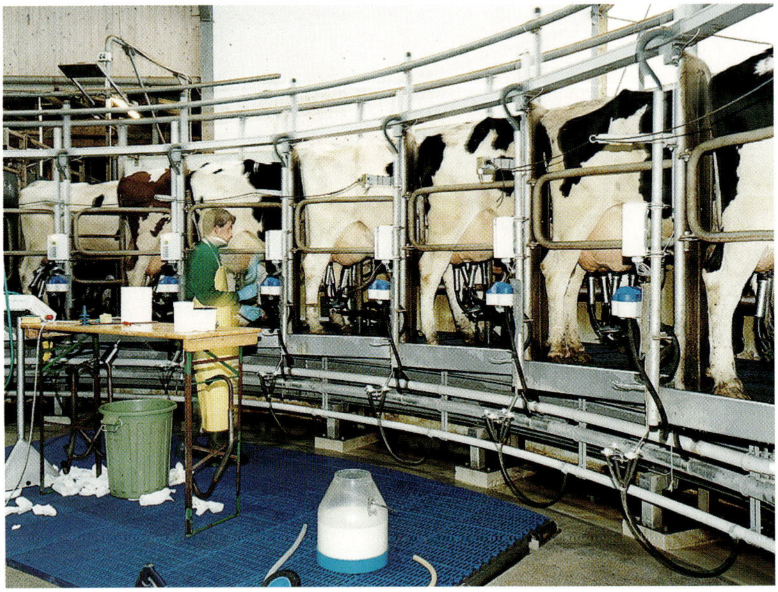

Melken im Karussell: Beim Bauern Wilhelm Müller im niedersächsischen Narthauen drehen sich die Kühe im Kreis. Das ist nicht romantisch, aber effizient

Eine der größten H-Milch-Molkereien der Welt schickt täglich 4000 Paletten auf die Reise: zu Aldi und Lidl, nach Spanien und Skandinavien. Die Milch-Union Hocheifel, abgekürzt MUH, packt 200 000 Liter in der Stunde. Sattelschlepper karren rund um die Uhr Rohstoff an die Rampe. Pumpen drücken Milch in die Produktion. Die Raffinerie liegt am Rande des 1000-Seelen-Dorfes Pronsfeld, in einem Wald aus Fichten und Tannen. Manchmal stehen Rehe auf dem Gelände. Milch ist nicht zu sehen. Sie kommt im Tank rein und als Tetra Pak raus. Hier gilt das europäische Milchhygienerecht.

550 Leute machen im Jahr 500 Millionen Euro Umsatz. Jeder von ihnen 2,5-mal so viel wie ein Mann bei Mercedes. Geschäftsführer Rainer Sievers, Jahrgang 1953, kommt aus einer Zeit, als der Milchmann noch lose Milch verkaufte. Die Kinder von ihren Müttern in den Laden geschickt wurden und die halbe Milch verschütteten, weil sie die Kannen durch die Luft schleuderten. Ein Heidenspaß war das. Sievers' Vater leitete

Umrühren leidet die Qualität. Nicht gekühlt, verdoppelt sich die Keimzahl in der ersten Stunde. Schonend wird ihr beigebracht, acht, 15, 90 Tage durchzuhalten. Sind Edelweiß und die anderen im Sommer auf der Alm, trinkt Haimo Graßl auch H-Milch. Man merke kaum den Unterschied, sagt er.

Milch ist ein vielseitiges Lebensmittel. Es kann in seine Einzelteile zerlegt und wieder zusammengesetzt werden. Die Pharmaindustrie nutzt Milchzucker zur Herstellung von Pillen. Die chemische Industrie Milcheiweiß für die Produktion von Klebstoff. In Deutschland geben 4,2 Millionen Kühe jährlich 29 Milliarden Liter Milch. Die meiste Milch kommt auf Paletten: H-Milch hat einen Marktanteil von 68 Prozent.

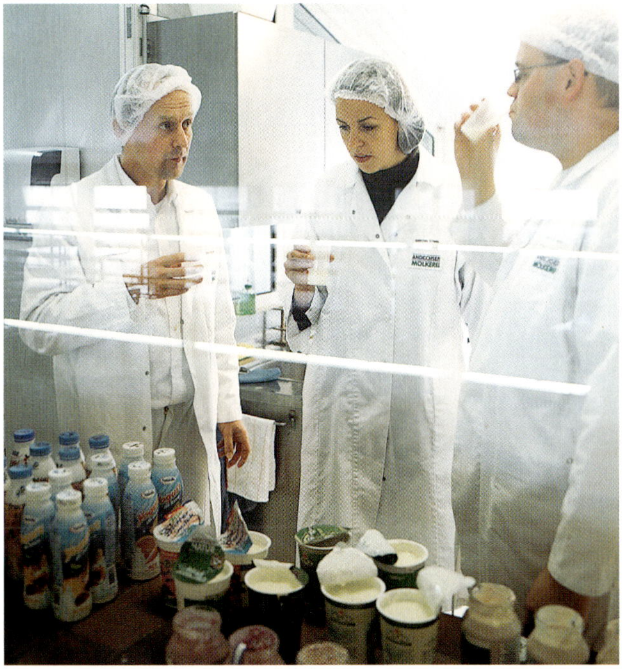

Ein Schlückchen zur Probe: In der »Andechser Molkerei« der Familie Scheitz am Ammersee schmecken sich Milchkenner durch das reichhaltige Sortiment

in Schleswig-Holstein eine Meierei mit zwei Angestellten. Sein Sohn hat bis heute das Klappern der Blechkannen im Ohr. Die Bauern lieferten früher Milch am Morgen und am Abend. Hatten sie Rübenblatt gefüttert, roch sie muffig. Patschmilch nannte man die. »Das wäre heute Sondermüll«, sagt Rainer Sievers.

H-Milch braucht eine sterile, keimfreie Verpackung. Der schwedische Wissenschaftler Ruben Rausing hat vor 60 Jahren Tetra Pak erfunden und wurde damit fünftreichster Mann der Welt. Und die Milch-Union zum Trendsetter. Die Eifelbauern entschieden Ende der 60er Jahre, nur noch auf haltbare Produkte zu setzen. Milch, Kaffeeweißer, Kondensmilch, Sahne, Schmand. Sie machten aus drei Dorfmolkereien eine große und domestizierten die Diva. Musste Sievers' Vater damit kalkulieren, dass Milch mit der Pferdekarre höchstens fünf Kilometer weit gefahren werden konnte, ohne zu verderben, braucht sein Sohn Fläche zum Lagern. Einen Hektar allein für die Verpackung. Wo MUH-Milch drin ist, steht »Milbona« drauf oder »Milsani« oder »Milsa«. Bei Wal Mart heißt sie »Smart Price«. Die Milch-Union ist der Discounter unter den Molkereien.

Die »Waldmolkerei«, wie Sievers sein Werk nennt, ist erste Adresse, wenn im Frühjahr der Milchpreis verhandelt wird. Ein sensibles Thema, hoch emotional. Vergangenes Jahr kippten wütende Bauern ihre Milch vor die Haupteingänge der Händler. Das ist die Lage: In Deutschland werden 18 Prozent mehr Milch erzeugt als verbraucht. Der Milchpreis ist im Keller. Die Hälfte der 115 000 Milcherzeuger, sagt der Bauernverband, macht Minus. Ein Drittel der Bauern steht vor dem Aus. Zehn große Ketten können unter 100 großen Molkereien wählen. Sie gegeneinander ausspielen. Keine größere Molkerei ab zehn Millionen Euro Jahresumsatz kann auf Discounter verzichten.

Fortsetzung Seite 130

Wissen

Was leistet die Milch? Als Komplett-Nahrung für den Nachwuchs enthält Milch alles, was groß und stark macht: Milchfett, Milchzucker, Mineralstoffe, Spurenelemente und Vitamine – lauter Sachen, die auch der erwachsene Körper braucht. Fett und Zucker (Laktose) sind gute Energielieferanten. Magnesium ist wichtig für die Reizübermittlung in Muskeln und Nerven. Calcium, das in Milch sehr reichlich vorkommt, sorgt für stabile Knochen – und ist damit eine gute Vorsorge gegen Osteoporose. Jod sorgt für eine reibungslose Funktion der Schilddrüse. Zink unterstützt das Immunsystem. Die Milchvitamine A, B2, B6 und B12 sind gut für Augen und Haut, Stoffwechsel und Blutbildung. Außerdem enthält Milch viel Eiweiß – den Baustoff für Organe, Muskeln und Enzyme.

Ist Bio-Milch die bessere Milch? Bio oder nicht bio – eher eine Frage der Weltanschauung als der Gesundheit. Denn in der Milch vom Biohof stecken die gleichen Nährstoffe wie in der Milch aus konventionellen Betrieben. Der Unterschied: Auf Biohöfen werden Rinder artgerecht gehalten – mit genügend Licht, Luft und Auslauf. Außerdem dürfen Ökobauern ihre Kühe ausschließlich mit Futter aus ökologischem, möglichst eigenem Anbau ernähren. Auf die Qualität der Milch hat das aber keinen Einfluss.

Kann man erkennen, aus welcher Molkerei die Milch kommt? Ja. Jedes Molkerei-Produkt trägt einen Stempel, der zeigt, wo die Ware herkommt – das so genannte Genusstauglichkeitskennzeichen. So bedeutet etwa D – RP 247 EWG: Die Milch stammt aus Deutschland, aus Rheinland-Pfalz, 247 steht für Milch-Union Hocheifel, EWG für Europa. Die Liste, mit der sich alle Kürzel entschlüsseln lassen, finden Sie im Internet unter btl.bvl.bund.de/kategorie_dis.cfm?ID=14.

Ist H-Milch weniger gesund als Frischmilch? Ja. Um Milch über Monate haltbar zu machen, muss man sie für einige Sekunden auf mindestens 135 Grad – »ultrahoch« – erhitzen. Milchzucker, Fett und Calcium bleiben dabei voll erhalten. Aber die Milch schmeckt abgekocht, bis zu 20 Prozent der Vitamine B2 und B12 gehen verloren. Auch Frischmilch gelangt nicht unbehandelt auf den Markt. Aber immerhin büßt sie bei der »Pasteurisierung«, einer kurzen Erhitzung auf rund 75 Grad, nur bis zu zehn Prozent ihrer B-Vitamine ein. Bis zu drei Wochen im Kühlschrank haltbar und trotzdem fast genauso vitaminreich wie pasteurisierte Frischmilch ist übrigens die so genannte hocherhitzte Milch (auch »längerfrische Milch« genannt). Sie wurde ganz kurz auf rund 100 Grad erwärmt.

Wie sieht es mit Schadstoffen aus? Milch und Milchprodukte gehören zu den besonders intensiv kontrollierten Lebensmitteln; Öko-Test und Stiftung Warentest fanden in Stichproben keine Schwermetallbelastungen oder Arzneimittelrückstände.

Was ist Laktose-Intoleranz und woran erkennt man sie? Rund 15 Prozent der Erwachsenen in Deutschland vertragen keinen Milchzucker. Der Grund: Es mangelt ihnen an einem Enzym, das den ansonsten unverdaulichen Doppelzucker Laktose in verwertbaren Einfachzucker aufspaltet. Das kann zu Blähungen und schwerem Durchfall führen – muss aber nicht. Die Hälfte der Betroffenen merken gar nichts von ihrem Enzymmangel. Umgekehrt glauben allerdings viele, die sich mit Verdauungsstörungen plagen, zu Unrecht, dass sie an Laktose-Intoleranz leiden. Experten raten bei Verdacht zu genauer Selbstbeobachtung. Wenn Blähungen und Durchfall oft nach dem Verzehr von Milchprodukten auftreten, sollte man für zwei Wochen auf Milch in jeglicher Form verzichten. Bleiben die Symptome in dieser Zeit aus, lohnt es sich, systematisch zu testen, welche Milchprodukte man verträgt und welche nicht. Joghurt, Quark und Käse sind beispielsweise arm an Milchzucker und führen selten zu Beschwerden. Milchzucker-Unverträglichkeit hat übrigens nichts mit einer Milchallergie zu tun. Die ist eine Reaktion des Immunsystems auf Eiweißbestandteile der Milch.

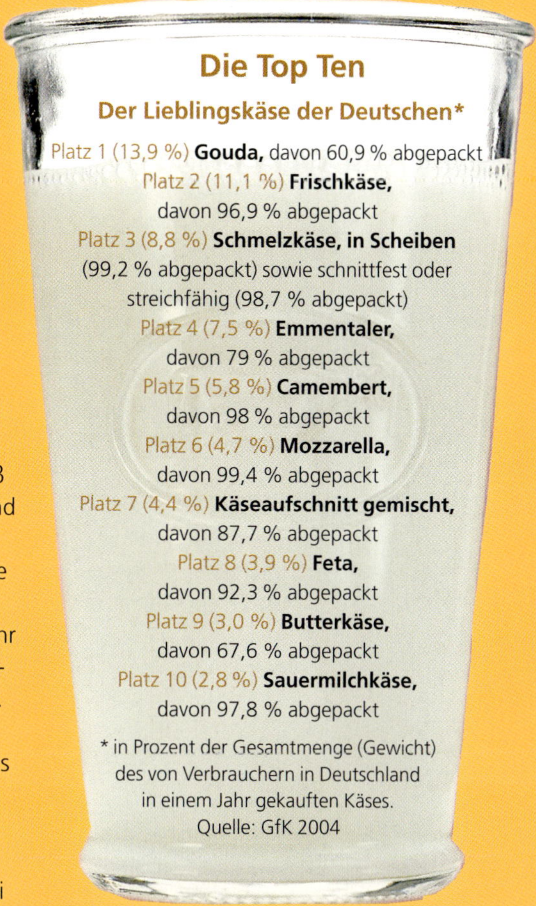

Ist Sojamilch eine sinnvolle Alternative zu normaler Milch? Nur, wenn es nicht anders geht. Wer echte Milch vollständig durch Sojamilch ersetzt, dem geht der Hauptlieferant für Calcium verloren. Auch Milchfett und die Vitamine B2 und B12 fehlen in Sojamilch. Außerdem kann der Stoffwechsel Milcheiweiß besser für Muskelaufbau, Hormonhaushalt und Immunsystem nutzen als Sojaeiweiß. Wer keinen Milchzucker verträgt, sollte laktosefreie H-Milch-Produkte probieren. Trotzdem: Sojamilch ist keinesfalls ungesund. Sie enthält mehr Eisen als tierische Milch und nahezu kein Cholesterin. Eine gute Ergänzung zum Speiseplan.

Was ist im Joghurt drin, was darf rein? Das kommt auf die Sorte an und ist auf der Verpackung nur teilweise erkennbar. Bei Naturjoghurt sind die Regeln streng: Außer Joghurt darf er nur Gelatine oder Stärke enthalten. Bei Fruchtjoghurt und allen anderen Milchprodukten mit Früchten ist es komplizierter. »Erdbeerjoghurt« oder »Joghurt mit Erdbeeren« darf ein Joghurt heißen, wenn mindestens sechs Prozent frische Erdbeeren verarbeitet wurden. Liegt der Anteil der frischen Früchte unter 3,5 Prozent, steht »Joghurt mit Fruchtgeschmack« auf dem Becher. Und alles, was dazwischen liegt, fällt in die dritte Kategorie: »Joghurt mit Fruchtzubereitung«. Apropos Fruchtzubereitung: Je nach Sorte muss ihr Fruchtgehalt nur 25 bis 35 Prozent betragen. Der Rest setzt sich aus Geliermitteln, Wasser und »geschmackgebenden Stoffen« zusammen. Letztere werden auf der Verpackung oft als »natürlich« deklariert. Das heißt aber nur, dass sie auf natürlichen Grundstoffen basieren. Und was dann am Ende nach Erdbeeren schmeckt, kann in Wirklichkeit das Stoffwechselprodukt eines Pilzes sein.

Probiotisch, präbiotisch … was heißt das eigentlich? Ist das gesund? Die meisten Milchsäurebakterien aus gewöhnlichem Joghurt oder Quark kommen nicht über den Magen hinaus. Die speziell gezüchteten probiotischen Stämme sind resistenter gegen Verdauungssäfte, sodass ein großer Teil von ihnen bis in den Darm gelangt. Dort sollen sie helfen, das Gleichgewicht zwischen gesunden und krank

machenden Bakterien zu halten – und so das Immunsystem zu stärken. Verlässliche Studien gibt es dazu aber kaum. Sicher ist nur: Speisen mit probiotischen Bakterien wirken lindernd bei Durchfallerkrankungen.
Oft sind probiotischen Milchprodukten auch Präbiotika zugesetzt. Das sind Ballaststoffe, die allen nützlichen Darmbakterien als Nahrung dienen. Ob sie die Darmflora aber wirklich stärken, ist umstritten. Außerdem lösen Präbiotika bei einigen Menschen Völlegefühl und Blähungen aus.

Was ist Molke, und was ist gut daran? Molke ist ein Abfallprodukt der Käseherstellung. Wenn die Käsemasse von der geronnenen Milch abgeschöpft wird, bleibt das Käsewasser, auch Molke genannt. In ihr sind wasserlösliche Bestandteile der Milch enthalten: Milchzucker, Vitamine, Calcium und hochwertiges Eiweiß. Weil sie trotz des hohen Nährstoffgehalts kaum Fett birgt, ist Molke ein Trendgetränk für Ernährungsbewusste geworden. Aber Vorsicht: Viele Hersteller setzen dem Käsewasser Zucker und Fruchtzubereitungen zu. So ein Molkedrink hat dann wieder fast so viele Kalorien wie Cola.

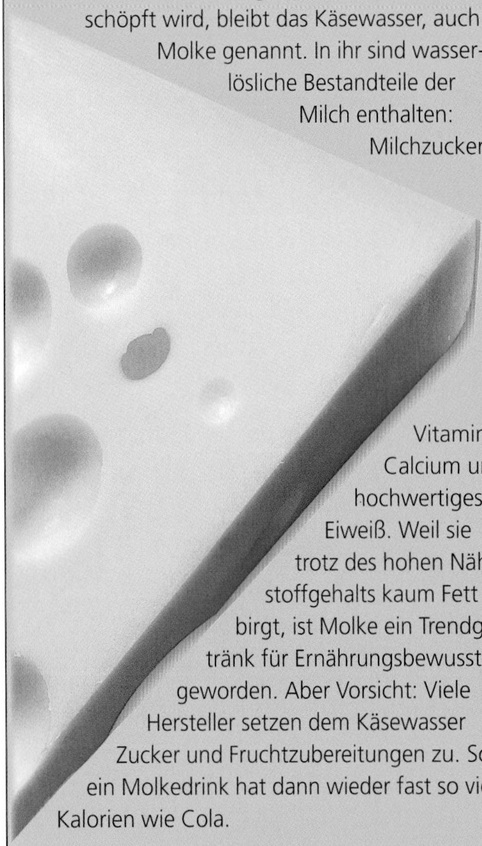

Sahne, Saure Sahne, Schmand, Crème fraîche – wo sind die Unterschiede? Sahne ist Milch mit einem Fettgehalt von mindestens zehn Prozent. Sie entsteht, wenn man Milch zentrifugiert; so trennen sich Magermilch und Sahne. Schlagsahne muss mindestens 30 Prozent Fett enthalten. Saure Sahne, Schmand und Crème fraîche sind Sauermilchprodukte. Sie bilden sich, wenn Sahne Milchsäure-Bakterien zugesetzt werden. Saure Sahne muss mindestens zehn Prozent Fett haben, Schmand sogar 20. Crème fraîche ist mit mindestens 30 Prozent noch fettreicher und außerdem süßer – bis zu 15 Prozent Zucker dürfen darin sein.

Was ist an Käse gesund? Käse enthält fast alle wichtigen Bestandteile der Milch: Eiweiß, Fett, Calcium und Vitamin A – teilweise sogar in höherer Konzentration. Außerdem ist Käse gut für die Zähne. Beim Kauen entsteht eine Verbindung aus dem Käse-Eiweiß Casein, Calcium und Phosphat. Das stärkt den Zahnschmelz und beugt Karies vor. Weil Käse aber reichlich Fett enthält – viele Sorten bestehen zu einem Drittel daraus –, sollte man nicht maßlos zulangen.

Was heißt »Fett i. Tr.«? Das steht für »Fett in Trockenmasse«. Im Wesentlichen besteht Käse aus Fett, Eiweiß, Mineralstoffen, Vitaminen und Wasser. Zieht man das Wasser ab, hat man die Trockenmasse. Ihr Fettgehalt ist deutlich höher als der im wasserverdünnten Käse. Wie viel Fett tatsächlich im Käse enthalten ist, kann Ihnen Ihr Käsehändler sagen. Bei abgepackter Ware steht das oft mit den übrigen Nährwertangaben auf der Verpackung, lässt sich aber auch leicht errechnen. Je nach Sorte multipliziert man dazu das »Fett i. Tr.« mit einem der folgenden Faktoren:

> **Frischkäse** mit 0,3
> **Weichkäse** (wie Camembert, Brie) mit 0,5
> **Schnittkäse** (wie Gouda, Edamer) mit 0,6
> **Hartkäse** (wie Bergkäse) mit 0,7.

100 Gramm Gouda mit 45 Prozent Fett i. Tr. haben also rund 27 Gramm Fett.

Was ist Rohmilchkäse? Die meisten Käsearten werden aus pasteurisierter Milch gemacht, die beim Erhitzen auf 75 Grad nahezu alle zuvor enthaltenen Bakterien verloren hat. Die Milch für Rohmilchkäse wird auf höchstens 40 Grad erwärmt. So bleiben viele Keime erhalten, die dem Käse später ein besonderes Aroma verleihen können. Gerade kleinere Käsereien, die Spezialitäten herstellen, setzen darum auf Rohmilch. Auch wenn das Risiko nur sehr gering ist: Rohmilch kann zu Infektionen führen, die für werdende Mütter und ungeborene Kinder gefährlich sind (Listeriose). Experten empfehlen deshalb, während der Schwangerschaft auf Rohmilchprodukte zu verzichten.

Woraus wird Käselab hergestellt? Eigentlich ist Lab der Magensaft von Kälbern, die noch gesäugt werden. Er enthält Enzyme, die Milcheiweiß spalten. Dadurch gerinnt die Milch, die Käsemasse setzt sich ab. In den vergangenen Jahrzehnten wurde aber weniger Lab gewonnen, als man für die boomende Käseproduktion benötigte. Biotechniker machten sich auf die Suche nach einem Ersatz aus dem Labor und wurden fündig. Sie isolierten das Gen des wichtigsten Lab-Enzyms und pflanzten es anderen Mikroorganismen ein. Entstanden ist ein gentechnisch verändertes Enzym, das die Käsereien seit Beginn der 90er Jahre immer häufiger nutzen. Nach intensiven Tests und über zehn Jahren im Einsatz gilt der »mikrobielle Lab« als unbedenklich. Eine Kennzeichnungspflicht gibt es nicht.

Kommt der Gouda wirklich aus Gouda und der Emmentaler aus dem Emmental? Nein. Gouda, Emmentaler, Brie sind so genannte Standardsorten. Wie sie aussehen, schmecken und zusammengesetzt sein müssen, ist in der deutschen Käseverordnung geregelt. So soll der Edamer mild schmecken, der Emmentaler ein wenig nach Nuss. Ob diese Standardsorten in Holland, Deutschland oder Dänemark produziert werden, ist für die Namensgebung zurzeit noch egal. Es gibt aber auch Käsesorten, deren Bezeichung an ein bestimmtes Herkunftsgebiet gebunden ist. Esrom, Gorgonzola und Allgäuer Emmentaler zählen dazu. Ihre Namen sind geschützt.

KATHARINA KLUIN / JULIA SOHNEMANN

Drei goldene Regeln

Sie wollen sich einfach nur möglichst gut ernähren – ohne dass Ihnen beim Einkaufen der Kopf schwirrt. Nun, das ist möglich. Wenn Sie die folgenden Empfehlungen beherzigen:

1. Trinken Sie Milch, essen Sie Milchprodukte – beides ist gesund. Wegen des teilweise recht hohen Fettgehalts gilt es jedoch, Maß zu halten. Die Deutsche Gesellschaft für Ernährung empfiehlt pro Tag für Erwachsene einen Viertelliter fettarme Milch und 100 Gramm Käse, für Kinder 300 bis 500 Milliliter Milch oder Milchprodukte – je nach Alter (Teenies brauchen mehr als Kleinkinder!). Wer Milch nicht mag, kann auf Joghurt, Buttermilch oder Kefir ausweichen. Eine Scheibe Käse lässt sich durch ein Glas Milch ersetzen.

2. Kaufen Sie lieber öfter ein, als sich den Schrank voller H-Milch zu packen. Frische, pasteurisierte Milch enthält deutlich mehr B-Vitamine als die Dauermilch. Wenn Sie Vorräte anlegen müssen, schauen Sie nach »längerfrischer Milch«. Das »hocherhitzte« Produkt lässt sich bis zu drei Wochen im Kühlschrank lagern und hat fast genauso viele Vitamine wie pasteurisierte Milch.

3. Rohmilchkäse ist nicht gesünder als Käse aus pasteurisierter Milch, Schwangere sollten sicherheitshalber sogar darauf verzichten. Aber die in Rohmilch noch enthaltenen Bakterien können dem Endprodukt besondere Geschmacksnoten verleihen. Wer nur eingeschweißten Edamer isst, verpasst etwas!

Die Geschäftsführer schwören sich jedes Jahr aufs Neue, einen höheren Preis durchzusetzen. Sieben Prozent mehr, mit dieser Forderung sollte 2004 die Preisrunde begonnen werden. Jedes Jahr fällt einer um.

Diesmal war der MUH-Mann der Buhmann. Aldi wollte den Liter zehn Prozent billiger, Rainer Sievers wollte mehr für seine Milch. Er hat 3000 Chefs, seine Genossenschaftsmitglieder sitzen ihm im Nacken. Sievers zahlt den Bauern im Jahresschnitt um die 33 Cent pro Liter. Das ist an der Schmerzgrenze. Jeder vierte Liter Milch, der in Deutschland verkauft wird, kommt von Aldi. Wer den Primus beliefert, kann ruhiger schlafen. Was also sollte Sievers tun?

Das Geschäft lief so: Aldi bekam die Milch ein bisschen günstiger, einen Cent, wie man hört. Und die MUH dafür mehr Absatz zugesichert: zehn Prozent, wie man hört. Die Großmolkereien Campina und Sachsenmilch wurden von Aldi »überzeugt«, auf ähnliche Bedingungen einzugehen. Sievers' Kuhhandel ließ die Milchindustrie toben: Der Aldi-Abschluss gilt als richtungsweisend. Die Milchmenge, die auf dem Markt übrig blieb, wurde nun unter der Aldi-Konkurrenz aufgeteilt. Der Preis purzelte: Lidl drückte den Preis um zwei, Edeka um 2,5 Cent, wie man hört. Man hört viel in der Branche. Milchmänner reden gern.

Deutschland ist der größte Milchmarkt in Europa. 240 Molkereien mit 36 000 Angestellten setzen jährlich 20 Milliarden Euro um. Ein Liter wird mehrmals untersucht, bevor er in den Handel kommt. Die Paletten sind codiert, jedes Produkt ist zurückverfolgbar. Rechtsfragen zu Milch und Milcherzeugnissen füllen einen Meter Aktenwand.

Gut sortierte Supermärkte bieten drei Regalmeter Butter, fünf Regalmeter Molkedrinks, 30 Regalmeter Joghurt. Gerührt, gestrudelt und geschäumt. Joghurt schmeckt im Winter nach Spekulatius und im Herbst nach Kürbis. Schnittlauchkäse kommt im Sortimentskarton, Frühstücksquark mit Stracciatella, »Landliebe« kaufen vor allem die Städter. Es wird an der Rezeptur gedreht, am Becher gebastelt, manchmal auch nur gereimt: »Mein Obst heißt Jobst.« Die Verkäufer wissen nicht, wie viel verschiedene Molkereiprodukte sie ins Kühlregal räumen. 200? 400? »Ich glaub, 500. Aber das weiß hier keiner so genau.« Auch nicht der Marktleiter? »Nein, der auch nicht.«

Jedes Jahr schickt die Milchindustrie 300 neue Varianten ins Rennen. Cholesterinsenkende Joghurts, lactosefreie Milch. Die eiweißreiche Molke, vor 30 Jahren noch als Abfallprodukt an Schweine verfüttert, ist heute wertvoller Rohstoff für Fitnessdrinks. Dietmar Otte, Produktentwickler beim Aachener Süßwarenkonzern Zentis, gehört zu den Männern, die Milch jeden Tag neu erfinden. Er mischt sie mit Marzipan und Mohn,

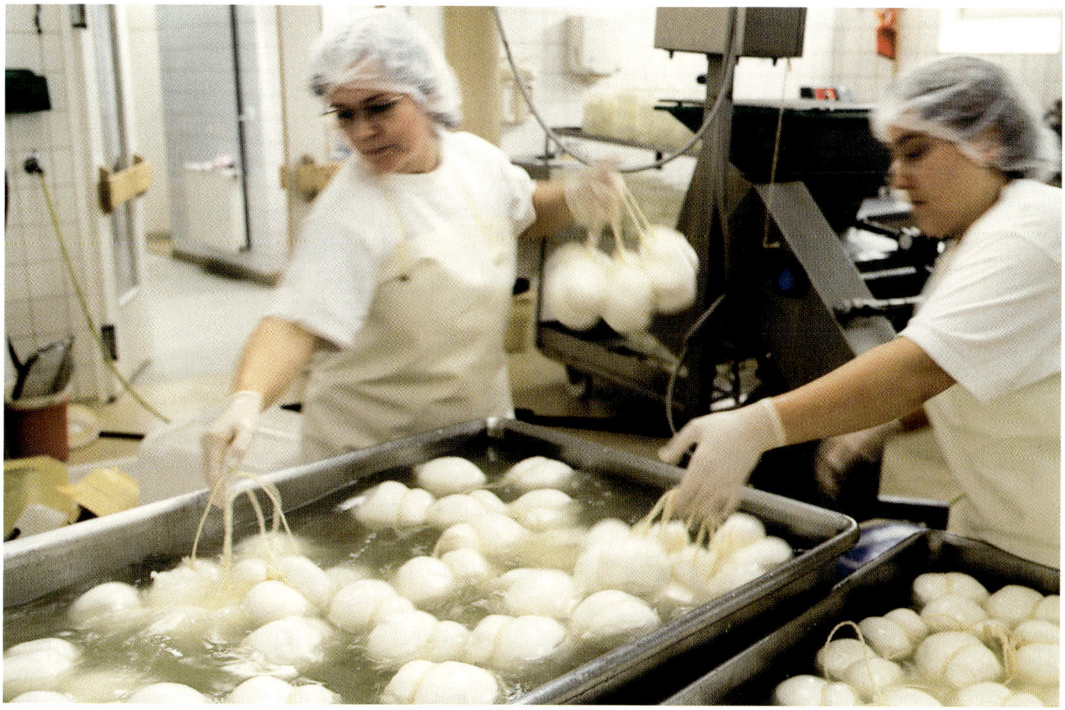

»Bobalis« in Brandenburg produziert Provolone aus der Milch von Wasserbüffeln

Mango und Marmelade. Gummibärchen hat er auch schon versucht. Sein letzter Erfolg war russischer Zupfkuchen in einem Ehrmann-Joghurt. Jetzt sitzt Otte an einer Getreidemischung aus Reis, Mais und Weizen, die mit Schokolade überzogen nicht matscht. »Das wird ein Renner«, sagt er.

Otte hofft, den Entwicklungsvorsprung einige Zeit halten zu können. Neues sieht schnell alt aus. Sprühsahne war mal ein innovatives Produkt, mit der die Nestlé-Marke »Glücksklee« Geld verdiente. Dann kam Edeka mit einem Imitat, später Aldi. Der Preis fiel um die Hälfte. Die fünf größten Discounter treiben die Markenmacher vor sich her. Joghurt-Gigant Ehrmann zum Beispiel entwickelt für Aldi aufgeschlagenen Quark mit unterlegter Frucht und macht damit seinem eigenen »Früchtetraum« Konkurrenz. Lidl erwartet eine Kopie der »Fruchtzwerge«, dem erfolgreichen Kinderquark der Danone-Gruppe. Die Molkereien stehen unter enormem Kostendruck, es geht nur noch um Masse.

Die Kühltheke ist zur Kampfzone geworden. Wer Molkereiprodukte billig macht, zu dem kommen die Kunden. Der Handel lässt sich die Niedrigpreise finanzieren: Wenn Hersteller neue Produkte platzieren wollen, zahlen sie Listungsgebühren. Bei Molkedrinks zum Beispiel sind das bis zu einer Million Euro. Es gibt so genannte Werbekostenzuschüsse, Regalpflegegebühren, Generationswechselgelder. Ein Auslistungsrabatt verhindert den Rauswurf.

Da werden einige sentimental. »In der Milli steckt so viel Herzblut«, sagt Gerti Scheitz. Die Seniorchefin der Andechser Molkerei führt das schönste Milchgeschäft Bayerns. Buttermilch kommt aus der Kanne, Käse ruht auf Leinentüchern. Almkäse, sagt sie, sei ein Fest für die Sinne. Manchmal treibt Sohn Georg seine Ziegen am Haus vorbei. Gerti Scheitz schaut über grüne Wiesen auf den Hügel von Kloster Andechs in der Nähe des Ammersees. Auf dem heiligen Berg der Bayern beten und arbeiten Benediktiner, im Biergarten hocken Touristen. Von der Kirche führt ein Kreuzweg bis kurz vor die Molkerei. Tochter Barbara führt die Geschäfte, in einem Containerbüro gegenüber einer Pferdekoppel. Der Familienbetrieb ist mit dem Bio-Markt groß geworden. 1986 hatten die Scheitzens damit begonnen, Milch wieder in Pfandflaschen zu füllen und fast vergessenen Produkten wie Sauerrahmbutter einen Ehrenplatz im Kühlregal einzuräumen. Und Bauern ermutigt, sich Ziegen anzuschaffen, weil immer mehr Menschen Kuhmilch nicht vertragen.

Jetzt liefert Andechs Bio an alle. Bei Rewe heißt ihre Milch »Füllhorn«, bei Tengelmann »Naturkind«. Der norddeutsche Drogist Budnikowsky verkauft sie unter dem Label »Alnatura«. Die Milch ist dort billiger als beim Bio-Krämer um die Ecke. Der ärgert sich nicht nur deswegen. Familie Scheitz lässt »Frische Andechser Vollmilch« 300 Kilometer nordwestlich in einer Tübinger Molkerei in Flaschen füllen.

Andere erweitern auch ihren Radius. Theo Müller, Deutschlands mächtigster Molkereimeister, kauft einen Teil seiner Marge in Polen und Tschechien. Seine neue Molkerei in Leppersdorf bei Dresden, nah an der Grenze, bietet interessante Möglichkeiten. Einmal ließ er Milch aus Sachsen in Bayern zu »Weihenstephaner Butter« verarbeiten. Die Staatliche Molkerei Weihenstephan gehört der Müller-Gruppe.

Mit Milch Geld zu verdienen, wird immer schwieriger. »Ihr macht uns kaputt mit eurem ›Geiz ist geil‹«, sagt Käsehändler Ies Verloop aus Gouda. Er hat als kleiner Junge Käse auf den Markt gerollt, hinter dem mittelalterlichen Rathaus. Heute sitzt er im Gewerbegebiet an der Autobahn und versucht, den Käse seiner Kindheit zu verkaufen. »Wir haben ein schlechtes Image«, sagt Verloop. »Dass wir guten Käse machen können, glaubt uns doch fast keiner mehr. Und wenn, muss er billig sein.« Fast trotzig streicht er über einen sieben Jahre alten Gouda. Würzig schmeckt er, ein bisschen nach Parmesan. Verloop gerät ins Schwärmen. Käse muss betreut werden, sagt er, Käse muss schwitzen, Käse muss an die frische Luft.

SNACK-CHECK

Milchschnitte

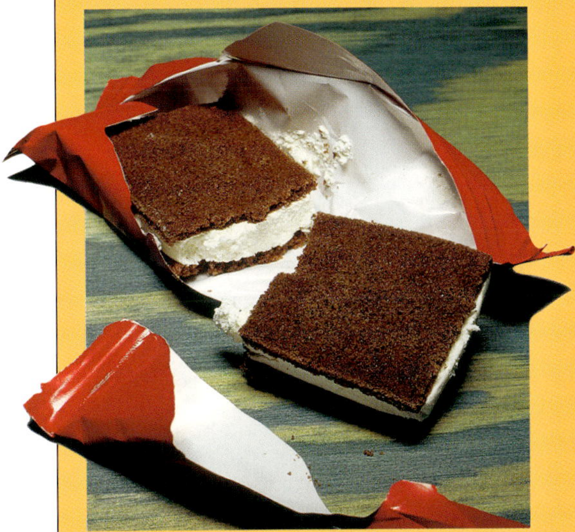

Den kleinen Hunger zwischendurch kann eine Milchschnitte durchaus erledigen. Und ein schlechtes Gewissen muss man doch nicht haben, oder? Schließlich ist Milch gesund, und nach Angaben des Herstellers, der Firma Ferrero, besteht der süße Snack zu 40 Prozent aus frischer Vollmilch. Das ist das Doppelte von dem, was für eine Milchcreme nach den Leitsätzen für Feine Backwaren als Mindestmenge gefordert wird. Und auch die übrigen Zutaten klingen erst mal unverdächtig: pflanzliche Öle, Zucker, Weizenmehl, Honig, Butterreinfett, Kakao, Aromen. Bis vor vier Jahren versteckten sich in dem künstlich hergestellten Aroma Vanillin noch Spuren von Alkohol. Nach Protesten von Verbrauchern wurde die Rezeptur geändert; die Milchschnitte ist seitdem alkoholfrei.

Also alles supergesund? So einfach ist es nicht. Eine Milchschnitte wiegt 28 Gramm, 11,2 Gramm davon sind Milch, gerade mal ein Schnapsglas voll. Diese Portion enthält nur winzige Mengen der lebenswichtigen Milch-Nährstoffe – untrennbar verbunden mit anderen, keineswegs so gesunden Bestandteilen des Snacks. Ein neunjähriges Kind müsste ungefähr 16 Milchschnitten essen, um seinen Tagesbedarf an Calcium zu decken. Es würde dabei jedoch gleichzeitig etwa 40 Stück Würfelzucker und fast ein halbes Paket Butter zu sich nehmen, weil eine Milchschnitte auch 7,7 Gramm Zucker und 7,4 Gramm Fett enthält.
>> »Die Milchschnitte ist eine Süßigkeit«, sagt Ursel Wahrburg, Professorin für Ernährungswissenschaft an der Fachhochschule Münster, »man sollte nicht glauben, damit seiner Gesundheit viel Gutes zu tun.« Wem es nicht ums Naschen geht, sondern um die Gesundheit, der ist mit einem Käsebrot besser bedient: Es hat in etwa so viele Kalorien wie eine Milchschnitte, aber einen dreimal so hohen Eiweiß- und Calciumgehalt und nur halb so viel Fett.

Ein paar Bauern produzieren noch in Handarbeit den Klassiker des Schnittkäses. Frische Milch kommt in eine Wanne, aus zehn Litern wird ein kugelrundes Kilo. Die Herstellung von Käse folgt dem einfachen Prinzip, das Ägypter vor 5000 Jahren entdeckt haben sollen. Sie füllten Milch in Schläuche aus Rindermägen und staunten, dass sich eine feste Masse bildete. Verantwortlich war das Lab-Enzym, das Milch fest werden lässt und sie »dicklegt«. Heute gibt es Lab in Literflaschen. Ist die Milch nach 40 Minuten gebunden, werden deren feste Anteile von den flüssigen getrennt. Die Käser sagen Harfe zu dem Gerät, mit

ORIGINAL ODER FÄLSCHUNG

Milchreis? Kommt nicht in die Tüte!

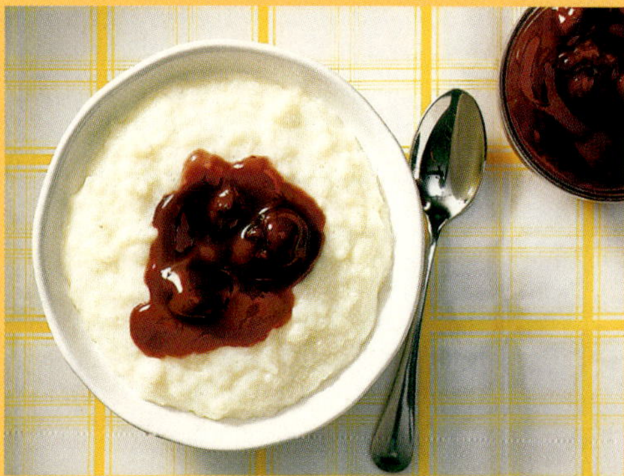

Edle Einfalt, stille Größe. Das sind die Charakterzüge des klassischen Helden, nach Winckelmann. Kann auch Essbares, kann ein simples Gerichte von edler Einfalt und stiller Größe, kann es klassisch sein? Milchreis kann, nach Mondamin.
Die Firma bietet ein Instantprodukt »Milchreis Klassische Art«. Was für die deutsche Küche klassisch ist, definiert Henriette Davidis (1801–1876), die Übermutter des Kochbuchwesens (»Man nehme ...«). Nach ihr enthält Milchreis Reis, Milch, Butter, »guten Zimt, besser aber Vanille«, Salz und Zucker. Darin folgen ihr die meisten Kochbücher, bis heute.
Was ist nun in einer Tüte »Mondamin Milchreis Klassische Art« – laut Packung: »51 % Reis". Und 49 % andere Zutaten. 49! Und damit ist nicht guter Zimt gemeint, sondern »Stärke, Zucker, Verdickungsmittel Xanthan, Emulgator Mono- und Diglyceride von Speisefettsäuren, Aroma (und) Milchzucker«. Von diesen Zusätzen kennt die Davidis nur Zucker. So viel zur Klassik nach Mondamin.
»Fertig in 10 Minuten!«, sagt die Tüte. Mal sehen. Wie instruiert uns die Kochanleitung? »½ l Milch ›stark sprudelnd aufkochen‹, bis Milchschaum im Topf nach oben steigt." Okay, Topf auf den Herd, Milch abmessen, rein in den Topf, Kochplatte ein, warten. Das dauert acht Minuten. Die werden einem lang. Milch ist gefährlich. Wer ungeduldig wird und sich zur Seite wendet, beispielsweise um am Radio zu dre ... Argh, das hätten wir besser nicht getan! »Stark sprudelnd aufkochen« werden wir Milch ab jetzt nur noch im sehr, sehr hohen Topf. Denn nun heißt es: Herd aus, Topf runter, übergekochte Milch aufnehmen, Fenster auf, das Glaskochfeld und den Topfboden säubern, Fenster zu und wieder von vorn anfangen.
Zweiter Anlauf, diesmal unter Verharren und Starren: Die Milch steigt »stark sprudelnd«, nun ist energisches Handeln gefordert. Topf vom Herd, den Beutelinhalt »sofort« in die kochende Milch rühren und »unter ständigem Rühren mit einem Schneebesen« mindestens »1 Minute kräftig weiterrühren«. Am Ende hat man einen Krampfansatz im Handballen und fragt sich, was in drei Teufels Namen in der Packung ist, dass man das Zeug so rühren muss. Der Rest ist Schweigen, für die nächsten zehn Minuten dürfen wir den »Milchreis« stehen lassen.
Beim Fälschen unseres original »Mondamin Milchreis Klassische Art« geht es relaxter zu, dazu brauchen wir:

½ l Milch; eine Prise Salz; 20 g Zucker; ½ Vanilleschote, längs aufgeschlitzt und ausgekratzt; 90 g Milchreis

Zutaten 1–4 in einen Topf, Herd ein. Steigt die Milch, dann Reis dazu, Kochplatte runter auf kleine Stufe, umrühren, Deckel drauf, Reis ausquellen lassen. Dauert 45 Minuten. Ist verdammt lang, in der Zeit können wir aber bügeln, staubsaugen oder das Kind am Counterstrike-Spiel hindern, etwa durch Beaufsichtigung der Schularbeiten. Kein roter Kopf, keine hektischen Flecken, kein Tennisarm. Läuft man am Herd vorbei, kann Umrühren nicht schaden, zwingend ist es nicht. Milchreis ist wenig spannend. Der Reiz liegt im Sämigweichsüßbreiigen, wie's Kinder lieben. Und Greise. Aber wir können den Geschmack variieren – statt Vanille nehmen wir Zitronenschale, Zimtstange, 2–3 Kardamomkapseln, löslichen Kaffee, angerührten Kakao. Und wer Obst dazu isst (Teil 7 unserer Serie), dem geht die Sonne auf. Wie schmecken nun die Zubereitungen im Vergleich? Es trifft sich, dass eine aus Estland heimgekehrte mecklenburgische Austauschlehrerin der stern-Küche baltischen Fisch als Morgengabe bringt. Die Dame ist so gut- wie langmütig (wie sonst hätte sie es mit estnischer Küche ausgehalten?) und lässt sich zu Tisch nötigen. Sie bezeichnet die Davidis-Version als »beruhigend«, weil sie in ihr die Vanillestipsel erkennt. Die Mondaminversion erscheint ihr dagegen »blütenweiß – die nehmen Vanillinzucker«. Den Davidis-Reis findet sie kerniger, die Mondamin-Version »schlüpfrig«. Aber beide entsprechen nicht der Mecklenburger Vorwendeprägung: »Bei meiner Mutter schmeckte Milchreis anders.«Die Kombination mit Obst gibt den Ausschlag. Mondamin-Milchreis mit Kirschkompott aus dem Glas wird weggeschoben,

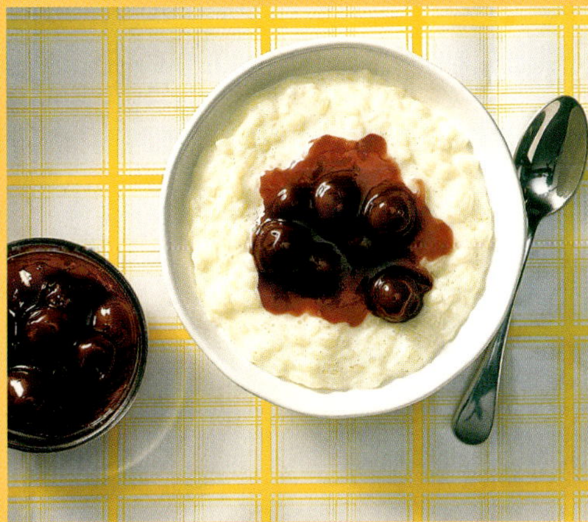

Davidis-Milchreis mit selbst gemachtem Kompott unter frohem Jammern angenommen – die Dame ist eigentlich auf Diät …
Mondamin-Milchreis: Zubereitung: 20 Min., ca. ein Euro; Davidis-Version: Zubereitung: 50 Min., 30 Cent mit Bourbon-Vanillezucker, 1,80 Euro mit Vanilleschote.
Ein Wort noch zur Schlüpfrigkeit: Sie ist extrem. Greise sollten nach dem Essen etwas Kukident-Haftpulver nachstreuen. Und Mondamins Stärkeforscher könnten auch ein Motoröl erfinden.

dem sie durch die Milch rühren. Wie Waschfrauen hängen sie über dem Trog. Immer wieder ziehen sie Schneisen durch das Weiß, bis sich kleine Körner absetzen. Die werden in Sieben eingesammelt, gepresst und in Form gebracht. Im Salzbad bilden sie Rinde. Dann kommen sie ins Lager, um bei 13 Grad zu reifen. Zwei, vier, sechs Monate oder länger. Käsehändler Verloop verkauft am liebsten 1000 Tage alten Gouda. Er klopft ihn mit einem Hämmerchen ab. Ich kann das Alter hören, sagt er.

Die Milchindustrie ist eine melancholische Branche. Auf Milchpackungen grasen glückliche Kühe vor Fachwerkhäusern, Oma sitzt mit Opa auf der Bank. Heute stehen Oma und Opa im Melkstall. Und helfen ihren Kindern, die kein Geld haben für Personal.

Wilhelm Müller, Landwirt aus dem niedersächsischen Narthauen, hat sich seit 1971 dem Druck des Marktes angepasst, alle paar Jahre einen Nachbarhof übernommen und immer mehr Kühe gekauft. Vor 40 Jahren waren es zwölf, jetzt sind es 270. Sie kreisen in einem millionenteuren Melkkarussell, von dem Wilhelm Müller nicht weiß, ob er die Kosten wieder hereinholen kann. Als er 1998 mit der Planung begann, lag der Milchpreis bei 36 Cent brutto. Jetzt bekommt Müller für den Liter 30 Cent. Er hat niemanden, an den er den Kostendruck weitergeben kann. Den größten Teil seiner Arbeitszeit verbringt Wilhelm Müller mit Rechnen.

Der Chef seiner Genossenschaft auch. In der neuen Nordmilch-Zentrale am Bremer Flughafen setzt der neue Geschäftsführer auf neue Märkte. Volkswirt Stephan Tomat will China. Es wäre toll, sagt er, wenn die Asiaten endlich anfangen würden, mehr Milch zu trinken. Tomat, Sohn eines Tabakmanagers, hat die umsatzstärkste deutsche Milchgenossenschaft flurbereinigt. Standorte geschlossen, Mitarbeiter entlassen, das Sortiment gestrafft. Er will sein Produkt »Milram«, ehemals nur ein Kräuterquark, in allen Variationen vermarkten: als Butter, Käse, Fitnessdrink. Nordmilch sammelt in Deutschland jeden sechsten Liter Milch ein: 4,4 Milliarden Liter. Wenn ein Manager hier »rund um den Kirchturm« sagt, meint er einen Umkreis von 100 Kilometern. Im Osten der Republik stehen tausendköpfige Rinderherden; gemolken wird den ganzen Tag.

Der neue Mann will 35 Millionen Euro in den Ausbau der alten Molkerei im oldenburgischen Edewecht investieren: Sie heißt »Kompetenzzentrum Käse«. Satellitengestützte Tourenplanung, 100 000 Tonnen geplanter Jahresausstoß. Ein Fünftel der deutschen Schnittkäseproduktion. Mozzarella, Gouda, Edamer. Derzeit schaffen 24 Mitarbeiter 200 Tonnen Käse am Tag. Die Anlage läuft 21 Stunden, die Reinigung dauert drei. Auf einer Fläche groß wie ein Fußballfeld dümpeln 6000 Laibe im Salzbad. Eine Maschine drückt die Masse regelmäßig unter Wasser, ein Mann schiebt den Käse ins nächste Becken. Nach drei Tagen wird er in Kunststoff verschweißt. Ein Albtraum für jeden Käsekenner. Schweizer Emmentaler atmet in Höhlen, französischer Roquefort schimmelt im Kalkstein. Nordmilch-Käse reift in der Folie.

Und italienischer Mozzarella kommt aus Brandenburg. In Jüterbog, 60 Kilometer südlich von Berlin, weiden Wasserbüffel. Landwirte aus der Uckermark und Berlin importierten die Büffel 1998 aus Bulgarien. Große starke Tiere, wenig Fett, wenig Cholesterin. »Wir haben eine Marktlücke entdeckt«, sagt Uwe Höft. Der gelernte Melker steht in der Käserei eines jahrhundertealten Vierseithofs. Das Handwerk hat er von einem Käsemeister aus Neapel gelernt, einer Heimat des traditionellen Büffelmozzarellas. Dreimal in der Woche formt Höft aus dickgelegter Büffelmilch Mozzarella und anderen Käse: Scamorza, Provolone, Bocconcini. Die Milch von 40 Büffeln reicht für 200 Kilo. Bobalis-Käse wird in Bio-Läden verkauft. Und über das Internet.

Bauer Graßl im Berchtesgadener Land

macht auch wieder Käse. Fast 25 Jahre war auf seiner Alm Milch nicht mehr weiterverarbeitet worden. Jetzt erzielt er mit sechs Wochen altem Bergtilsiter einen Preis, der etwa 70 Cent für einen Liter Milch entspricht, doppelt so viel wie bei seiner Molkerei. Graßl überlegt jedes Jahr aufs Neue, wie er seinen Betrieb halten kann. Er besitzt noch zehn Kühe, nachdem eine vom Berg gestürzt und die andere beim Kalben gestorben ist. Die Rindviecher gehören zur Familie. Edelweiß ist seit 13 Alpsommern dabei. Manchmal spricht er mit ihr wie mit einem vertrauten Menschen. Wird schon werden, sagt Graßl dann.

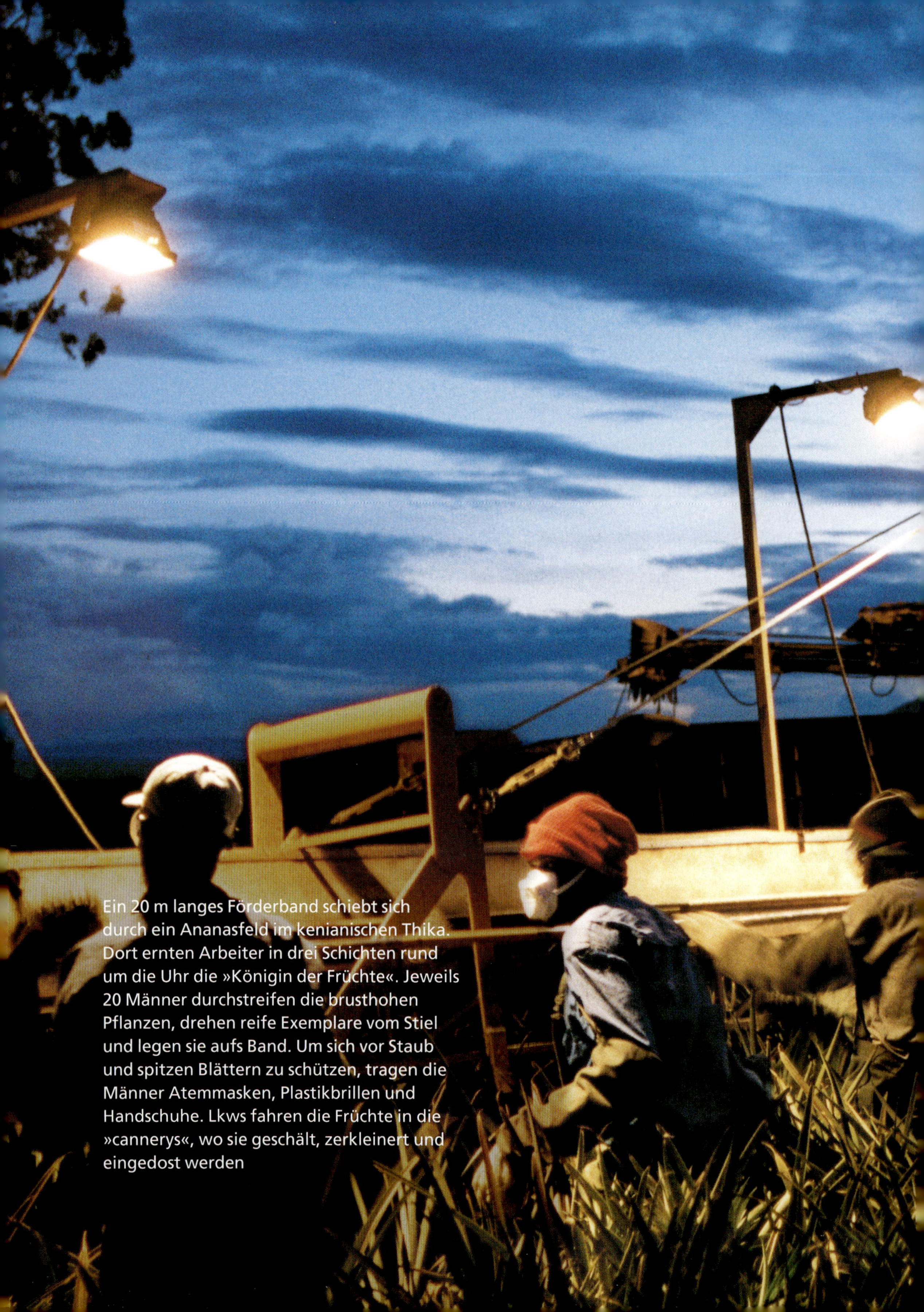

Ein 20 m langes Förderband schiebt sich durch ein Ananasfeld im kenianischen Thika. Dort ernten Arbeiter in drei Schichten rund um die Uhr die »Königin der Früchte«. Jeweils 20 Männer durchstreifen die brusthohen Pflanzen, drehen reife Exemplare vom Stiel und legen sie aufs Band. Um sich vor Staub und spitzen Blättern zu schützen, tragen die Männer Atemmasken, Plastikbrillen und Handschuhe. Lkws fahren die Früchte in die »cannerys«, wo sie geschält, zerkleinert und eingedost werden

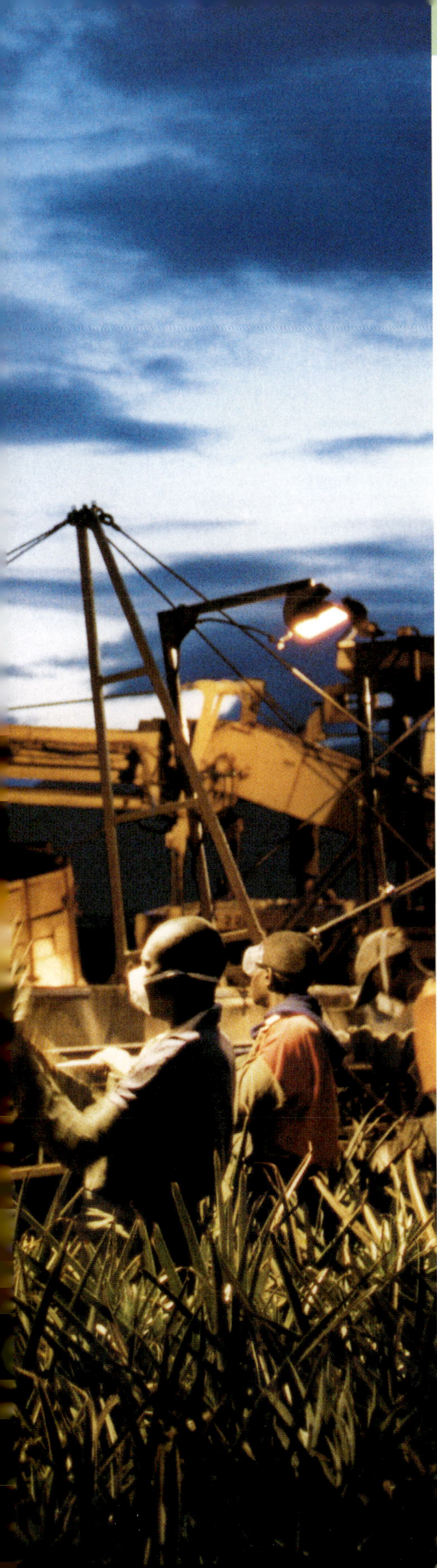

Kapitel 5

Das hohe »C« des Obstes

Text: Martin Knobbe

Fotos: Monika Bender

Wie rot muss ein Apfel, wie grün darf eine Orange sein? Was krümmt die Banane? Wo werden keine chemischen Spritzmittel eingesetzt? Die **MASSENPRODUKTION DER FRÜCHTE** ist vor allem auf Schönheit ausgerichtet. Und auf Tiefstpreise. Qualität hingegen bleibt für viele Obstkäufer zweitrangig

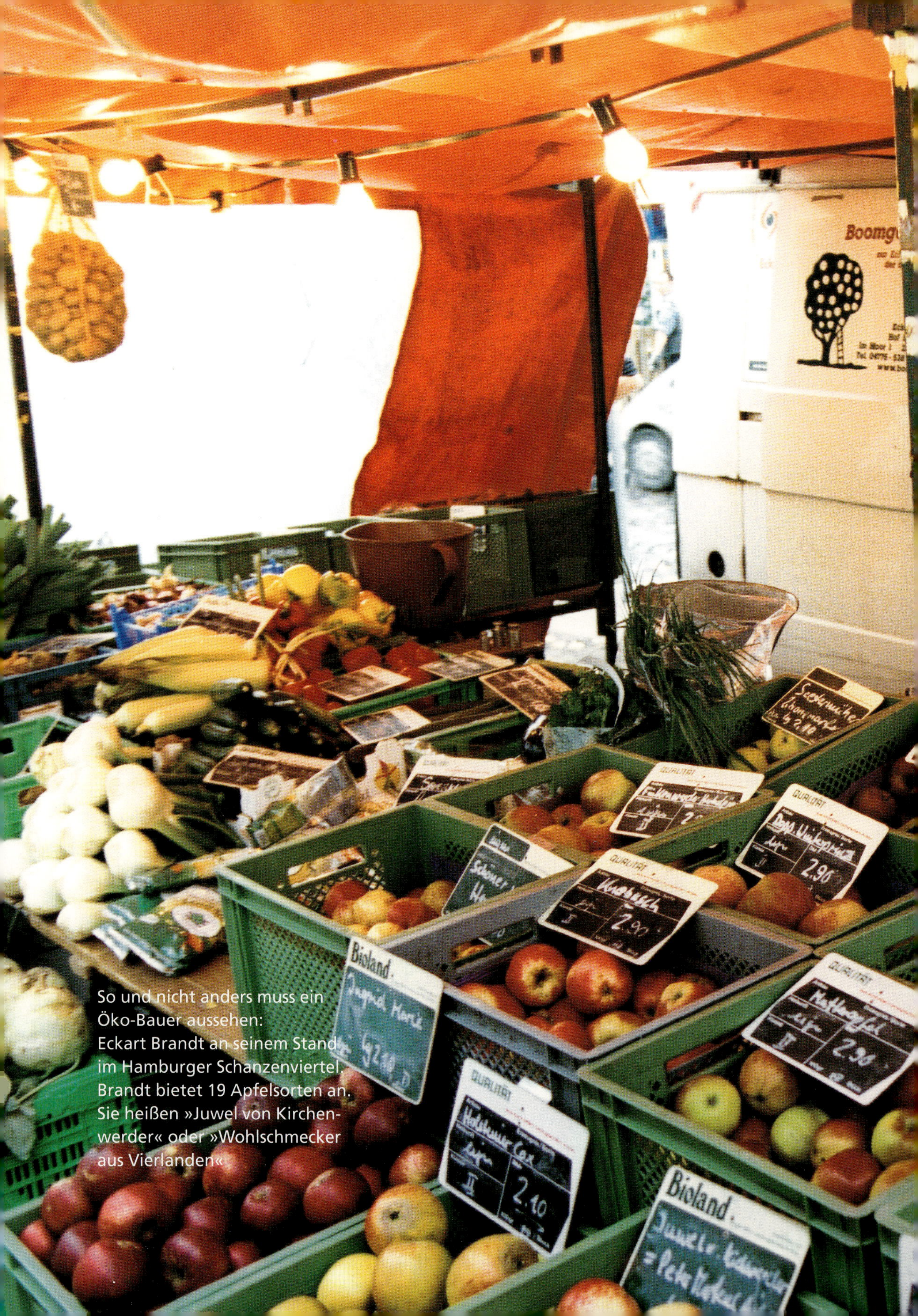

So und nicht anders muss ein Öko-Bauer aussehen: Eckart Brandt an seinem Stand im Hamburger Schanzenviertel. Brandt bietet 19 Apfelsorten an. Sie heißen »Juwel von Kirchenwerder« oder »Wohlschmecker aus Vierlanden«

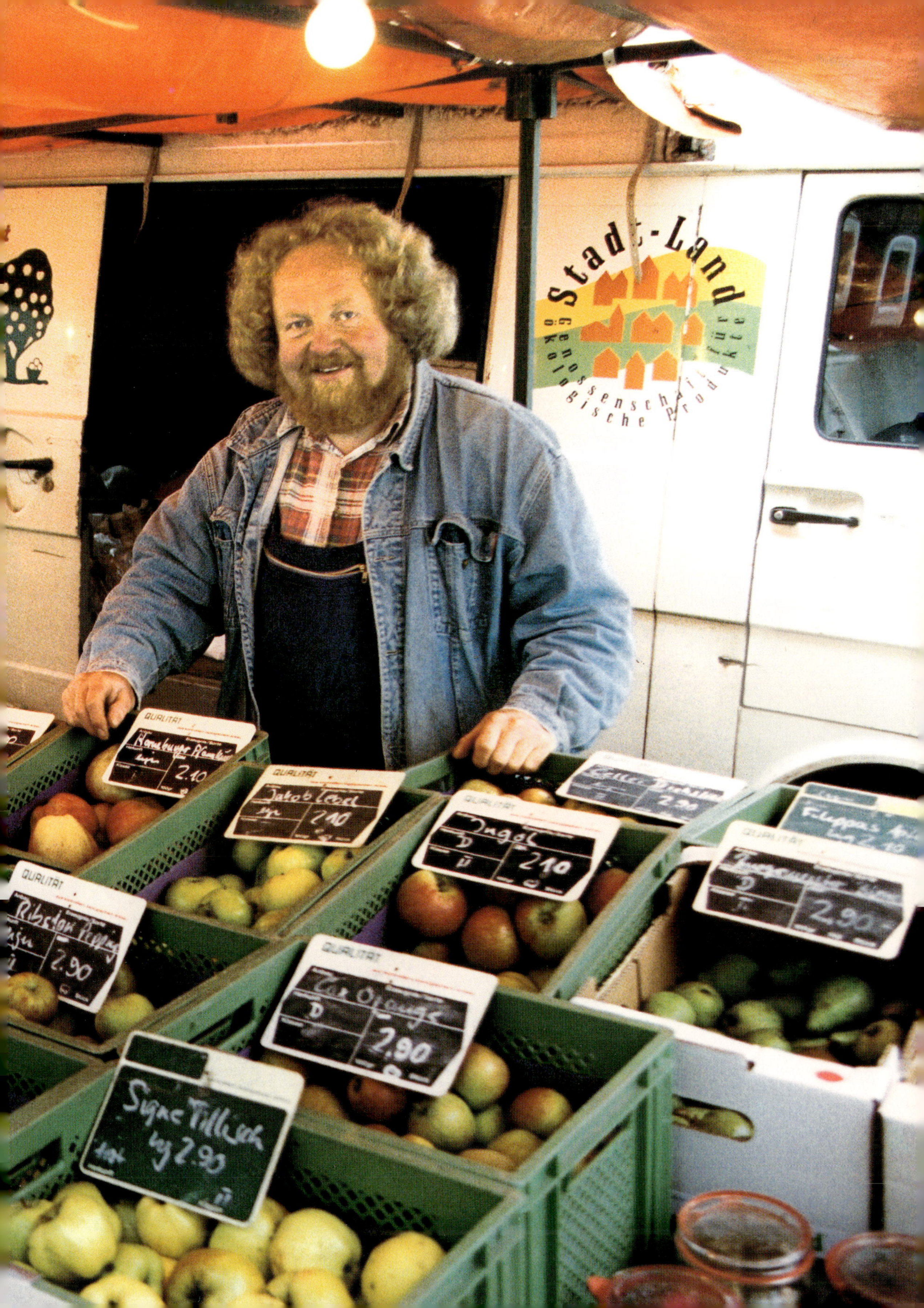
Stadt-Land
QUALITÄT
Jakob Lebel
2.10
Ingol
2.10
Ribston Pepping
2.90
Cox Orange
2.90
Signe Tillisch
kg 2.90

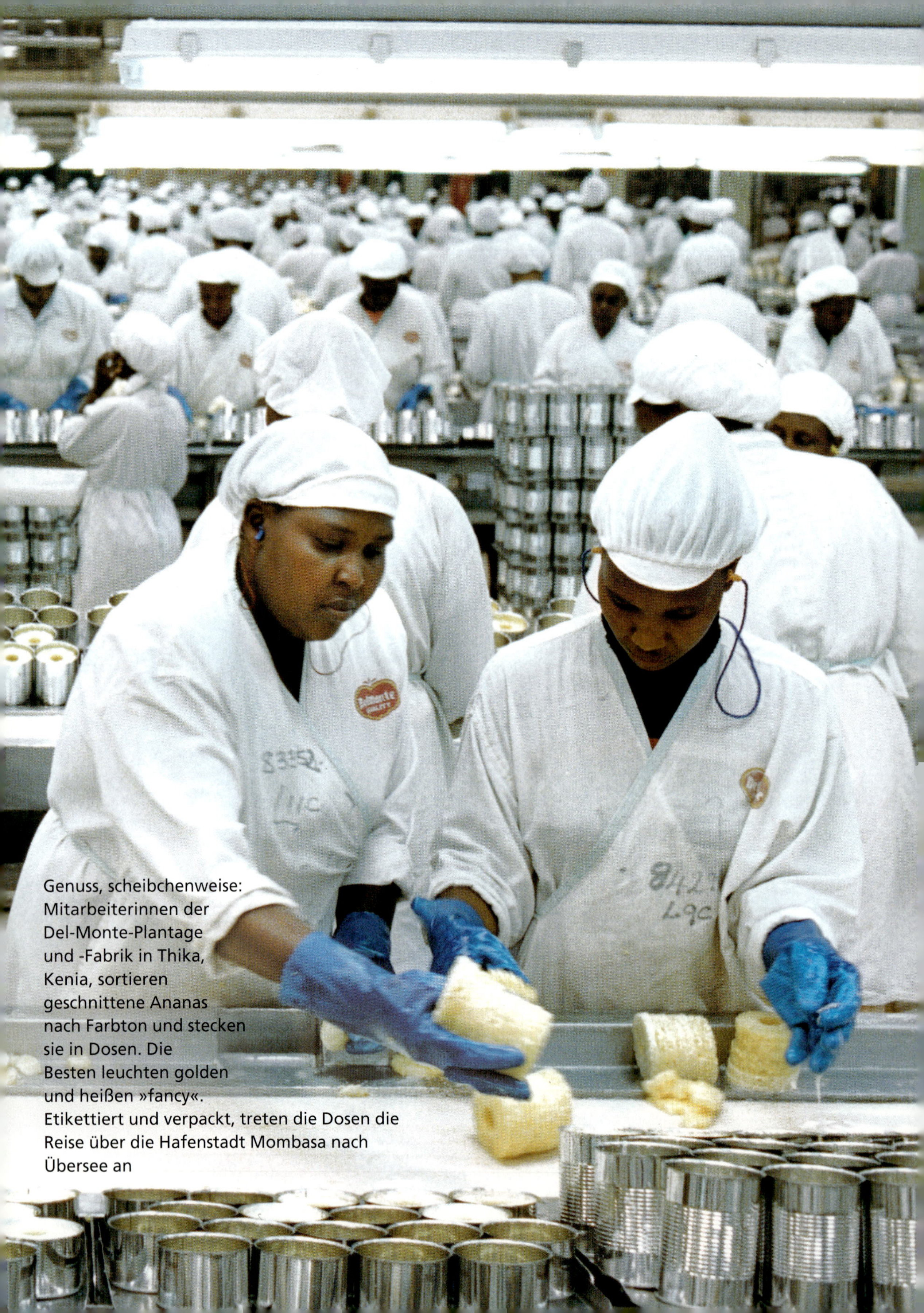

Genuss, scheibchenweise: Mitarbeiterinnen der Del-Monte-Plantage und -Fabrik in Thika, Kenia, sortieren geschnittene Ananas nach Farbton und stecken sie in Dosen. Die Besten leuchten golden und heißen »fancy«. Etikettiert und verpackt, treten die Dosen die Reise über die Hafenstadt Mombasa nach Übersee an

Woher kommt unser Obst?

Ein großer Teil unserer Lieblingsfrüchte wächst **Im sonnigen Süden.** Anders als die Äpfel, die immerhin zu 52 Prozent auf hiesigen Bäumen reifen, stammen die Orangen vor allem aus Spanien (77 Prozent), die Weintrauben aus Italien (53 Prozent). Und natürlich kommen **tropische Früchte** aus noch viel ferneren Regionen: Ananas in erster Linie von der Elfenbeinküste (45 Prozent), Bananen aus Ecuador (33 Prozent). Die Grafik zeigt die **Hauptherkunftsländer der wichtigsten Obstsorten.**

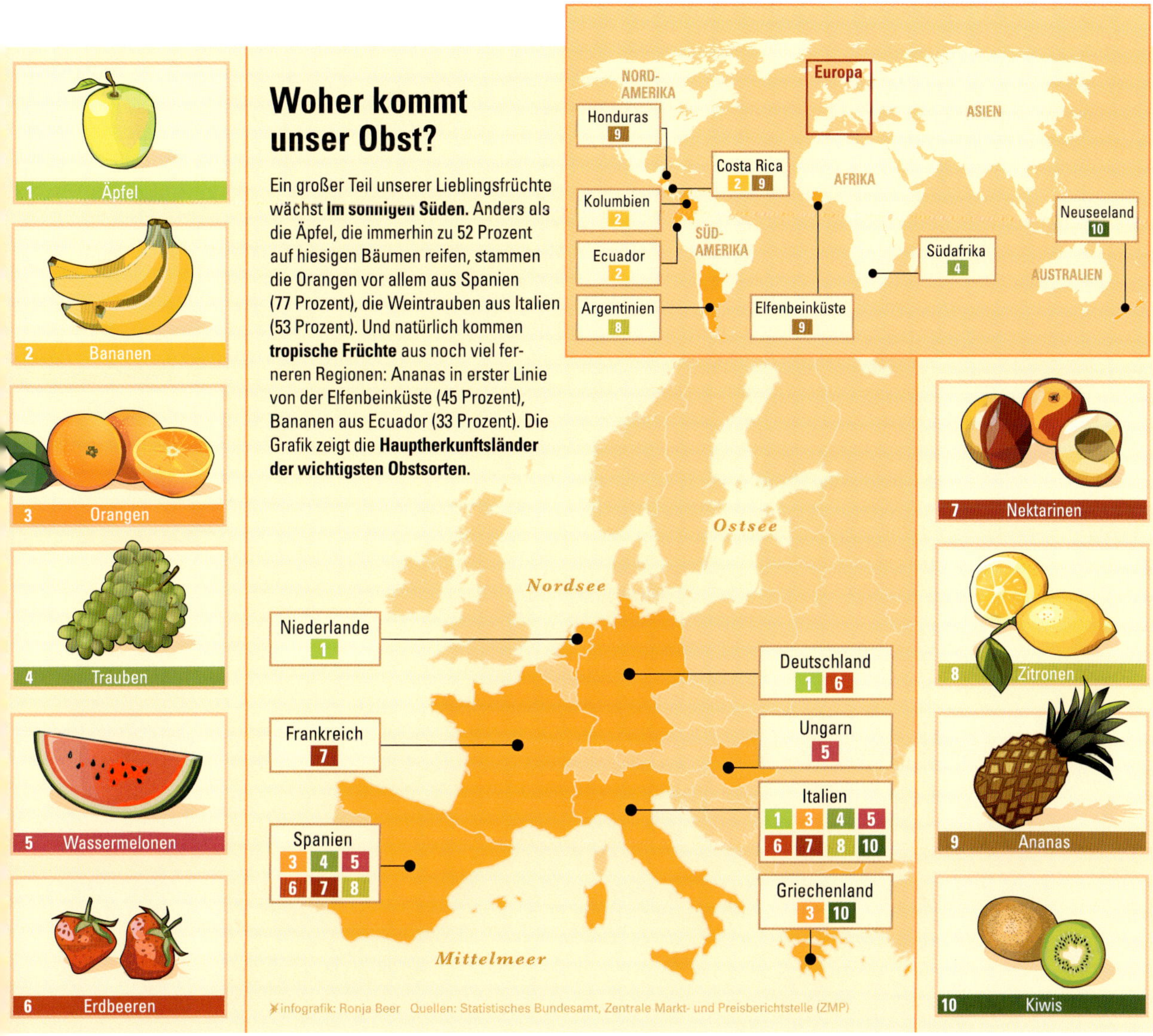

Die Auswahl der Schönsten findet in einer Fabrikhalle statt, in der es süßlich riecht und ständig rattert. Heute sind ungefähr eine Million Bewerber dran.

Jeder von ihnen wird gewogen und 20-mal fotografiert, im Bruchteil einer Sekunde geht das. Ein Computer errechnet, wer frei von Makel und wer zu hässlich ist, wessen Backe rot genug und wer zu blass ist, wer ausreichend groß ist und auch nicht zu leicht. Das sind die Kriterien der Casting-Show in der Halle von Dagobert Widemann in Markdorf, Baden-Württemberg.

Es entscheidet die Schönheit, wer eingeschweißt wird, wer in die Holzkiste

Fortsetzung Seite 149

WAS HABEN WIR DENN DA?

Frisches Obst

1. **ÄPFEL** Aus China stammende Baumfrüchte. 52 kcal/11 Gramm Zucker auf 100 Gramm*. Reich an Pektin. 8 bis 40 Milligramm Vitamin C, je nach Sorte. Jahresverbrauch**: 797 000 Tonnen – größtenteils aus Deutschland, Importe vor allem aus Italien. Saison: August bis November (Deutschland), ganzjährig (Importe)

2. MELONEN Früchte eines Kürbisgewächses. 37 kcal/8 Gramm Zucker auf 100 Gramm. Anders als die nährstoffarmen Wassermelonen enthalten Zuckermelonen große Mengen an Vitamin C und Beta-Carotin. Jahresverbrauch: 142 000 Tonnen – meist aus Spanien. Saison (Importe): Juni bis Oktober

3. CLEMENTINEN Verwandte der Mandarinen. 46 kcal/10 Gramm Zucker auf 100 Gramm. Reich an Vitamin C. Jahresverbrauch: 194 500 Tonnen – größtenteils aus Spanien. Saison (Importe): November bis Februar

4. WEINTRAUBEN Ursprünglich in Mittelasien beheimatet. 71 kcal/16 Gramm Zucker auf 100 Gramm. Vor allem Ware aus der Türkei, aus Spanien und Griechenland ist wiederholt durch Überschreitung von Pestizidgrenzwerten aufgefallen. Jahresverbrauch: 240 600 Tonnen – größtenteils aus Italien. Saison (Importe): Juli bis November

5. KIWIS Stammen ursprünglich aus China. 61 kcal/11 Gramm Zucker auf 100 Gramm. Liefern große Portionen Vitamin C sowie Ballaststoffe. Jahresverbrauch: 68 000 Tonnen – größtenteils aus Italien und Neuseeland. Saison (Importe): ganzjährig

6. ERDBEEREN In Amerika beheimatete so genannte Sammelnussfrüchte (botanisch keine Beeren). 32 kcal/6 Gramm Zucker auf 100 Gramm. Enthalten sehr viel Vitamin C (deutlich mehr als Orangen), außerdem reichlich Folsäure und Mineralstoffe. Früherdbeeren aus südlichen Ländern sind oft stark mit Pflanzenschutzmitteln belastet, heimische Ware liegt meist unter den Grenzwerten. Jahresverbrauch: 131 700 Tonnen — größtenteils aus Deutschland, Importe vor allem aus Spanien. Saison: Mai bis Juli (Deutschland), März bis Juli (Importe)

7. ANANAS Früchte eines ursprünglich aus Paraguay stammenden Bromeliengewächses. 59 kcal/13 Gramm Zucker auf 100 Gramm. Jahresverbrauch: 73 100 Tonnen – größtenteils aus Elfenbeinküste und Costa Rica. Saison (Importe): September bis April

8. ORANGEN Baumfrüchte aus China. 47 kcal/9 Gramm Zucker auf 100 Gramm. Reich an Vitamin C und Folsäure. Jahresverbrauch: 398 000 Tonnen – größtenteils aus Spanien. Saison (Importe): Oktober bis April

9. NEKTARINEN Vermutlich natürliche Mutation des Pfirsichs oder eine Kreuzung aus Pfirsich und Pflaume. 57 kcal/12 Gramm Zucker auf 100 Gramm. Reichlich Provitamin A. Jahresverbrauch: 107 800 Tonnen – größtenteils aus Italien. Saison (Importe): Juni bis Oktober

10. BANANEN Früchte einer in Südostasien beheimateten Staude. 95 kcal/21 Gramm Zucker auf 100 Gramm. Reichlich Kalium und Magnesium. Jahresverbrauch: 657 200 Tonnen – größtenteils aus Ecuador, Kolumbien und Costa Rica. Saison (Importe): ganzjährig

* Alle Angaben zu kcal und Zucker sind Mittelwerte für den verzehrbaren Anteil. Die Werte für einzelne Früchte können je nach Sorte, Reifezustand und Lagerung erheblich schwanken.

** von Verbrauchern in Deutschland im Jahr eingekaufte Waren – ohne Außerhausverzehr
Quelle: GfK 2004

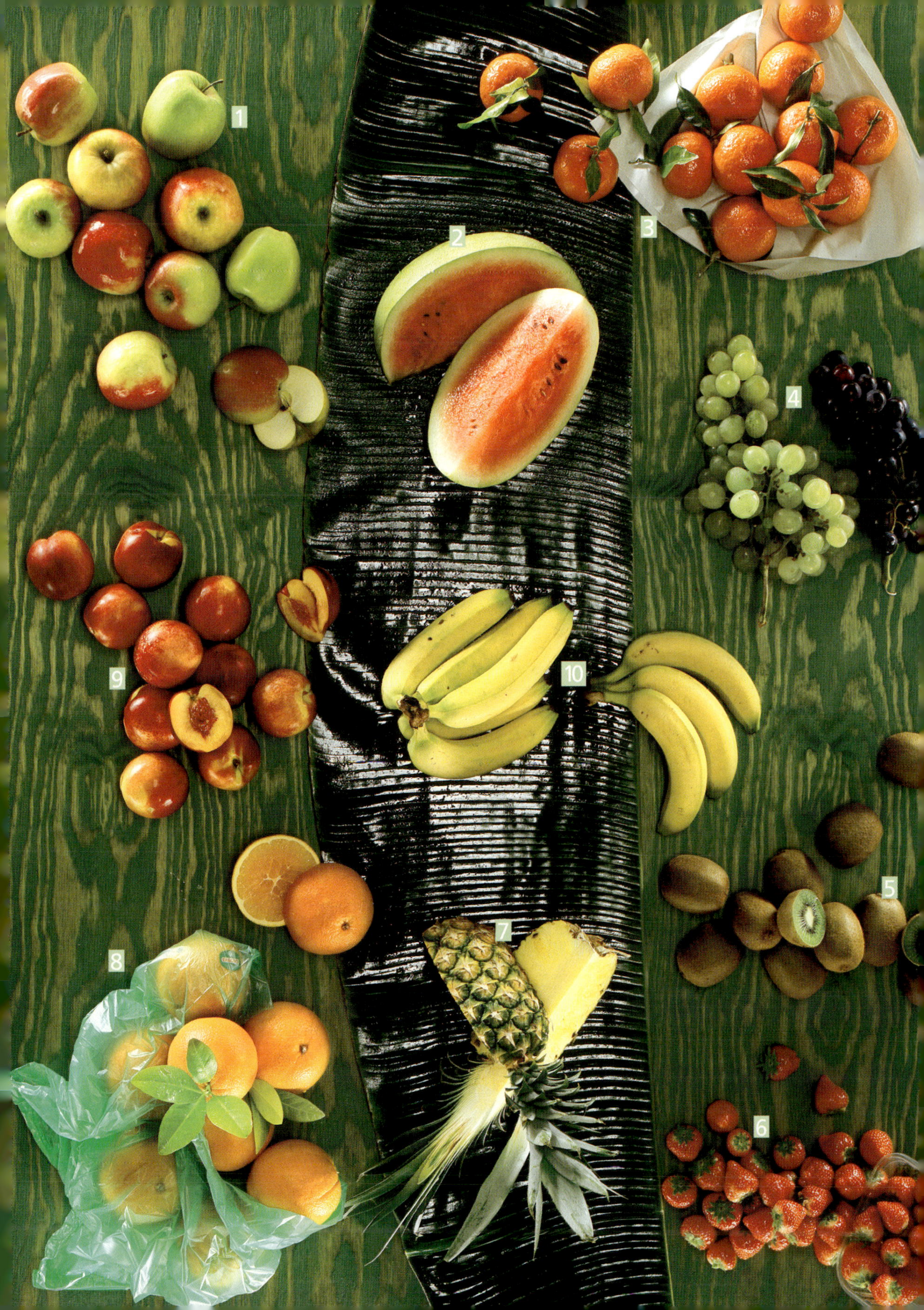
1
2
3
4
5
6
7
8
9
10

WAS HABEN WIR DENN DA?

Aus Dose, Glas & Kühltruhe

1. SCHATTENMORELLEN *(GLAS)* Entsteinte, wärmebehandelte Sauerkirschen, meist in gezuckertem Aufguss, Zusatz von Farbstoffen erlaubt. 87 kcal/20 Gramm Zucker auf 100 Gramm*. Jahresverbrauch**: 41 200 Tonnen – größtenteils aus Deutschland. Importe vor allem aus Ungarn

2. BIRNEN *(DOSE)* Wärmebehandelte und meist in Hälften geschnittene Birnen, in der Regel in gezuckertem Aufguss. 84 kcal/20 Gramm Zucker auf 100 Gramm Jahresverbrauch: 7200 Tonnen – vorwiegend aus Italien

3. PFIRSICHE *(DOSE)* Wärmebehandelte, in Hälften geschnittene Früchte, meist in gezuckertem Aufguss. 78 kcal/19 Gramm Zucker auf 100 Gramm. Jahresverbrauch: 36 700 Tonnen – vor allem aus Griechenland

4. OBSTMISCHUNG *(TIEFGEKÜHLT)* Mischung aus verschiedenen Früchten. kcal/Zucker je nach Zusammenstellung. Sind viele Beeren enthalten, ist die Mischung besonders ballaststoffreich. Jahresverbrauch: 4000 Tonnen – meist aus Polen

5. APRIKOSEN *(DOSE)* Wärmebehandelte, entsteinte und in Hälften geschnittene Aprikosen, meist in gezuckertem Aufguss. 79 kcal/19 Gramm Zucker auf 100 Gramm. Viel Provitamin A. Jahresverbrauch: 10 000 Tonnen – vor allem aus Südafrika, Italien und Spanien

6. PFLAUMEN *(GLAS)* Wärmebehandelte, entsteinte und in Hälften geschnittene Pflaumen, meist in gezuckertem Aufguss. 81 kcal/19 Gramm Zucker auf 100 Gramm. Jahresverbrauch: 4800 Tonnen – größtenteils aus Deutschland, Importe vor allem aus Ungarn

7. ANANAS *(DOSE)* Wärmebehandelte, in Scheiben oder Stücke geschnittene Früchte, in Saft oder gezuckertem Aufguss. 88 kcal/21 Gramm Zucker auf 100 Gramm. Jahresverbrauch: 53 000 Tonnen – vor allem aus Thailand, Indonesien und Kenia

8. APFELMUS *(GLAS)* Aus gekochten und passierten Äpfeln. 73 kcal/17 Gramm Zucker auf 100 Gramm. Jahresverbrauch: 41 000 Tonnen – größtenteils aus Deutschland, Importe zumeist aus den Niederlanden

9. HIMBEEREN *(TIEFGEKÜHLT)* Gefrorene Beeren, können gezuckert sein. 35 kcal auf 100 Gramm (ohne Zuckerzusatz). Reich an Ballaststoffen. Jahresverbrauch: 2600 Tonnen – vor allem aus Jugoslawien und Polen

10. MANDARINEN *(DOSE)* Wärmebehandelte, ausgelöste Fruchtstücke, meist in gezuckertem Aufguss. 83 kcal/19 Gramm Zucker auf 100 Gramm. Jahresverbrauch: 30 200 Tonnen – größtenteils aus China

* Alle Angaben zu kcal und Zucker sind Mittelwerte.
** von Verbrauchern in Deutschland im Jahr eingekaufte Waren – ohne Verzehr außer Haus
Quelle: GfK 2004

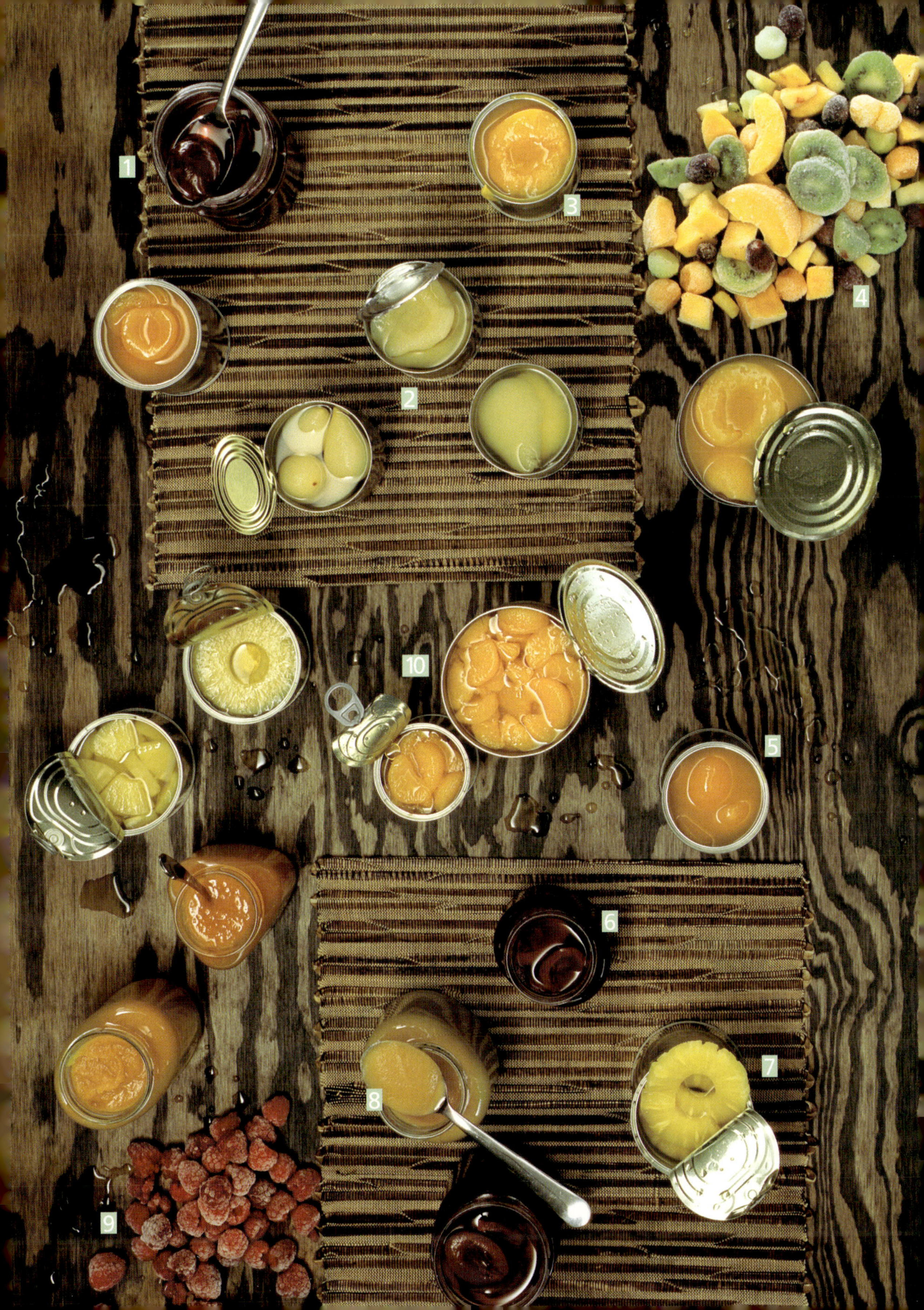

1
3
4
2
10
5
6
7
8
9

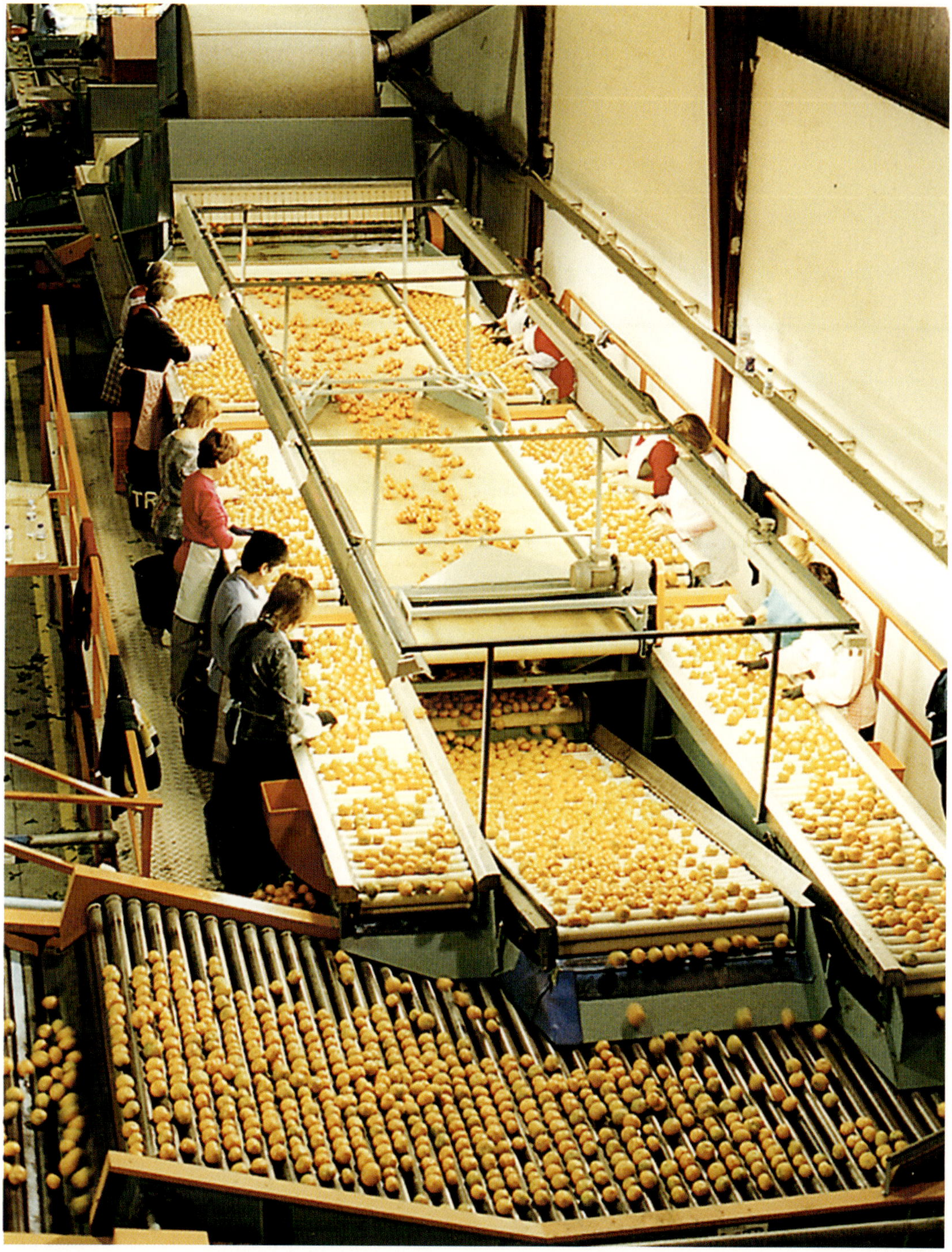

Viva naranja: Navelina heißt die Orangensorte, die auf dem Förderband der Kooperative Cosiva in Valencia sortiert wird

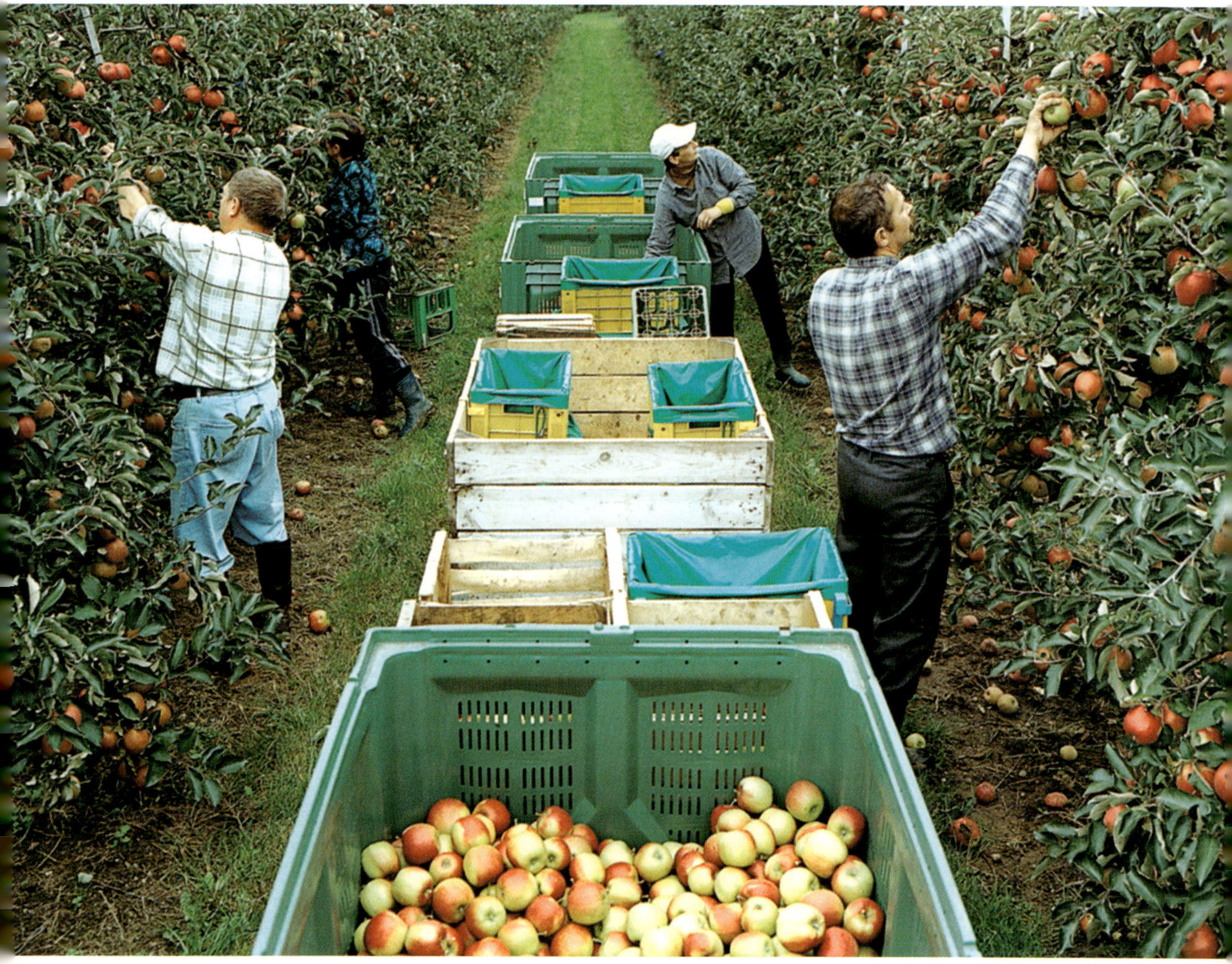

Apfelernte am Bodensee, dem zweitgrößten Anbaugebiet in Deutschland: Die pflückfreundlich gezüchteten Bäume wachsen nicht in den Himmel

kommt, wer nur in den Plastiksack; wer nach oben sortiert wird und wer ganz unten landet; wer »crntefrisches Landobst« wird und wer ein Produkt ohne Namen; wer zu Spar darf oder zu Rewe, wer später bei Aldi liegen wird oder bei Lidl; wer gepresst wird, zu Saft oder Brei, der dann im Joghurt landet oder in der Babynahrung.

Es sind Äpfel der gleichen Sorte, vom gleichen Feld, vom gleichen Bauern. Allesamt schmecken sie süß und saftig, haben Kalium, Pektin und Vitamin C im Fleisch, und doch »ist Apfel nicht gleich Apfel«, sagt Widemann, weshalb er die computergesteuerte Sortieranlage angeschafft hat für seine Halle, eine von sechs Packstationen der Marktgemeinschaft Bodenseeobst, in der sich 800 Bauern zusammengeschlos-

Fortsetzung Seite 154

Wissen

Wie wichtig ist Obst für eine gesunde Ernährung?
Sehr wichtig. Es versorgt uns mit lebensnotwendigen Nährstoffen und hat dabei nur wenig Kalorien. Mit schnell abbaubaren Kohlenhydraten wie Frucht- und Traubenzucker stellt es dem Körper »Sofort-Energie« zur Verfügung.
Ballaststoffe wie das stark quellende Pektin regen die Darmtätigkeit an und binden giftige Stoffe. Je nach Sorte haben die Früchte einen unterschiedlich hohen Gehalt an Vitaminen, Mineralstoffen und Spurenelementen. Vitamin-C-reiche Früchte wie Erdbeeren, Orangen und Kiwis stimulieren das Immunsystem; Kalium und Magnesium, enthalten etwa in Bananen, sind wichtig für Nerven und Muskeln. Als besonders wertvoll gelten so genannte sekundäre Pflanzenstoffe wie Carotinoide oder Flavonoide. Einige von ihnen wirken antibakteriell oder als Antioxidantien, andere stimulieren das Immunsystem oder sollen sogar Krebs vorbeugen können.

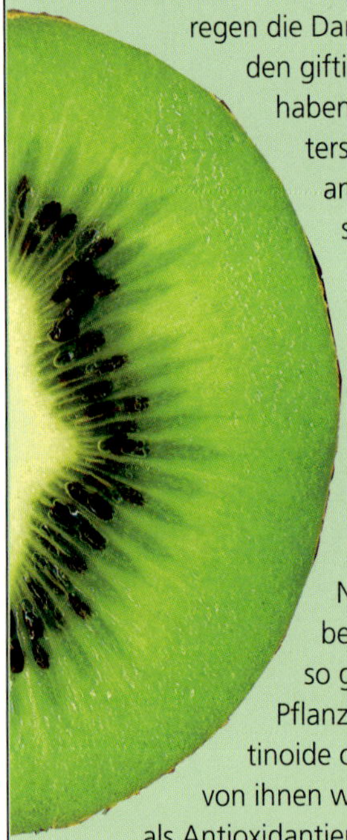

Sind viele Früchte mit Pestiziden belastet?
Konventionelle Obstanbaubetriebe greifen bis zu 30-mal im Jahr zur Giftspritze – wobei es je nach Sorte und Herkunft der Früchte beträchtliche Unterschiede gibt. Wer keine Bio-Ware mag und trotzdem möglichst wenig Pestizide zu sich nehmen möchte, sollte heimischer Saisonware den Vorzug geben. Sie ist meist geringer belastet als Obst aus dem Treibhaus oder von weit her, vor allem, wenn es um empfindliche Sorten wie Erdbeeren geht. Eine der Ausnahmen: Tafeltrauben. Hier haben Untersuchungen ergeben, dass Früchte aus der Türkei, Spanien und Griechenland stärker belastet waren als die aus Argentinien und Chile.

Welche Folgen für die Gesundheit kann die Pestizidbelastung haben?
Auch wenn viele Pestizide ab einer bestimmten Dosierung für den Menschen giftig sind, wird das Risiko von belasteten Lebensmitteln überschätzt. Bei 91 Prozent der Früchte, die 2003 hierzulande angeboten wurden, lag die Pestizidbelastung unterhalb der zulässigen Höchstmengen. Das Risiko, auch hin und wieder ein Exemplar mit stärkeren Rückständen zu erwischen, steht nach Ansicht von Experten in keinem Verhältnis zu den Nachteilen einer obstlosen Ernährung. Lassen Sie sich also nicht den Appetit verderben!

Manche Obstsorten werden gewachst oder mit Chemikalien behandelt, um sie haltbar zu machen. Ist das schädlich?
Viele Äpfel, Birnen und Melonen tragen eine schützende Bienenwachsschicht, für Zitrusfrüchte sind auch die Konservierungsstoffe Diphenyl, Orthophenylphenol und Natrium-Orthophenylphenol sowie Thiabendazol zugelassen. Nach Einschätzung des Bundesinstituts für Risikobewertung sind all diese Substanzen unterhalb der Grenzwerte unbedenklich. Trotzdem muss die Anwendung der Mittel auf der Packung oder der Obstkiste ausgewiesen sein.

Wie bekommt man Pestizide und Konservierungsstoffe wieder weg?
Auch wenn die Konservierungsstoffe nicht gefährlich sind: Ohne Wachs schmeckt der Apfel besser. Und wegen der Pestizide ist es ohnehin ratsam, essbare Schalen sorgfältig zu reinigen. Bei robustem Obst geht das am besten mit hei-

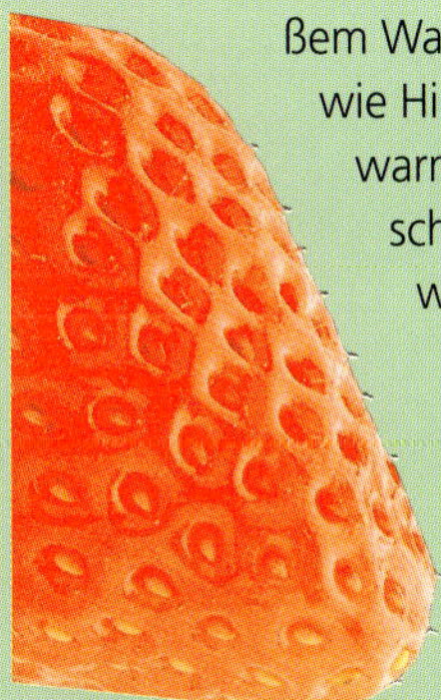

ßem Wasser, empfindliche Früchte wie Himbeeren nur kurz lauwarm abspülen. Zitrusfrüchte schälen, danach die Hände waschen und erst dann die Frucht zerteilen. Allgemein gilt: In der Schale stecken neben möglichen Schadstoffen oft auch besonders viele Nährstoffe. Deshalb raten Experten zwar zu gründlichem Abspülen, nicht jedoch zum zwanghaften Messereinsatz. Den häufig geäußerten Hinweis, Äpfel lieber zu schälen, brauchen Sie also nicht zu beherzigen.

Ist Obst aus »integriertem Anbau« weniger belastet?
Der Begriff ist nicht geschützt. Zwar versuchen Obstbauern, die »integrierten Anbau« betreiben, mit möglichst wenig Pestiziden auszukommen. Aber während der eine seinen Blattläusen mit Marienkäfern nachstellt, spritzt der andere. Obst aus integriertem Anbau kann deshalb ebenso belastet sein wie das aus konventionellem Anbau.

Gibt es auch echtes Öko-Obst?
Ja. Und tatsächlich ist Öko-Obst deutlich geringer belastet als konventionell angebautes. Umweltgifte wie Cadmium oder Blei machen zwar auch vor der Öko-Plantage nicht halt, der Einsatz von chemischen Spritzmitteln ist aber verboten. Im Öko-Obst dürfen deshalb keine Pestizidrückstände enthalten sein. Gedüngt wird nur mit natürlichen Mitteln wie Algen- oder Gesteinsmehlen, das schont Böden und Trinkwasser. Zu erkennen ist ökologisch angebautes Obst an den Siegeln der Ökolandverbände wie Bioland oder Naturland. Mittlerweile ist es auch in einigen Supermärkten und auf vielen Wochenmärkten erhältlich.

Die Top Ten

Die Lieblingsobstsorten der Deutschen*

Platz 1 (24 %) **Äpfel,** davon 54 % abgepackt

Platz 2 (20 %) **Bananen,** davon 77 % lose Ware

Platz 3 (12 %) **Orangen,** davon 87 % abgepackt

Platz 4 (7,3 %) **Weintrauben,** davon 52 % lose Ware

Platz 5 (4,3 %) **Melonen,** davon 92 % lose Ware

Platz 6 (4 %) **Erdbeeren,** davon 63 % abgepackt

Platz 7 (3,3 %) **Nektarinen,** davon 77 % abgepackt

Platz 8 (2,4 %) **Zitronen/Limetten,** davon 82 % abgepackt

Platz 9 (2,2 %) **Ananas,** davon 97 % lose Ware

Platz 10 (2,1 %) **Kiwis,** davon 61 % lose Ware

* in Prozent der Gesamtmenge (Gewicht) des von Verbrauchern in Deutschland in einem Jahr gekauften Frischobstes.
Quelle: GfK 2004

Sind »unbehandelte« Zitrusfrüchte wirklich unbehandelt?
Nein. Eigentlich müssten sie als »nach der Ernte unbehandelt« ausgewiesen werden, denn meist wurden sie während des Wachstums gespritzt wie alle anderen Orangen, Zitronen und Mandarinen. Nur die abschließende Konservierung unterbleibt. Wer gänzlich ungespritzte Ware haben möchte, muss Bio-Früchte kaufen.

Schmeckt Obst aus der heimischen Region besser?
Importierte Ware ist häufig fad, weil sie schon vor der Genussreife geerntet wird und dann in Deutschland nachreift. Heimisches Obst hingegen hat oft nur einen kurzen Weg vom Bauern zum Markt und kann deshalb reifer und aromatischer geerntet werden. Ein weiterer Pluspunkt: Manche reif geerntete Frucht ist gehaltvoller als unreifes Obst. So enthalten sonnensatt gepflückte Äpfel mehr Vitamin C als »Frühchen«.

Wie bleibt Obst lange frisch?
Beerenobst und Steinobst hält sich im Kühlschrank etwa zwei Tage. Für Exoten wie Ananas und Banane ist es dort zu kalt. Sie verlieren bei Kühlschranklagerung an Geschmack und bekommen braune Stellen. Bewahren Sie Südfrüchte deshalb dunkel bei Zimmertemperatur auf. Äpfel und Birnen mögen belüftete, dunkle Keller. Dort halten sich Äpfel unverpackt oder in gelochten Plastikbeuteln bis zu vier Monate, Birnen bis zu drei.

Ist Obst aus Dose oder Glas auch gesund?
Um Dosenobst haltbar zu machen, wird es bei gut 80 Grad pasteurisiert oder bei über 100 Grad sterilisiert. Dadurch gehen Nährstoffe verloren. Besonders stark ist der Verlust an Vitamin C, das sich um rund die Hälfte reduzieren kann. Der Anteil an Mineralstoffen verringert sich deutlich weniger. Allerdings lösen sich diese teilweise in der Flüssigkeit, in der die Früchte schwimmen. Und diese Lösung kann mehr als 20 Prozent Zucker enthalten. In rote Obstkonserven dürfen zudem noch Farbstoffe hinein. Frischobst ist Dosenobst deshalb grundsätzlich vorzuziehen.

Und wie ist es mit tiefgefrorenem Obst?
Es ist eine gute Alternative zu Frischobst, wenn das gerade keine Saison hat. Die Früchte werden direkt nach der Ernte schockgefroren. So bleiben Vitamine und Mineralstoffe nahezu vollständig erhalten. Der Haken: Gerade die häufig tiefgekühlt angebotenen Beeren sind nach dem Auftauen selten ansehnlich.

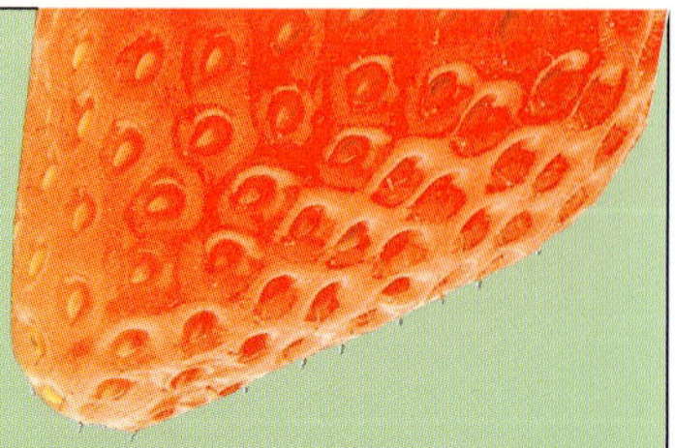

Wie gut sind Trockenobst und kandierte Früchte?
Nur rund ein Viertel der ursprünglichen Feuchtigkeit steckt noch im Trockenobst, die Nährstoffe bleiben jedoch erhalten – konzentriert. So ist der Gehalt an Beta-Carotin bei getrockneten Aprikosen fünfmal und der Ballaststoffgehalt sogar sechsmal so hoch wie in der gleichen Menge Frischobst. Doch im Trockenobst kann noch mehr stecken: Um die Haltbarkeit zu verbessern, dürfen Konservierungsstoffe verwendet werden, zur Aufhellung wird Trockenobst mit Schwefeldioxid behandelt – einem Stoff, der bei empfindlichen Menschen Kopfschmerzen und Reizungen der Bronchien auslösen kann. Kaufen Sie daher besser unbehandeltes Trockenobst. Kandierte Früchte sind Kalorienbomben. Sie werden in einer Lösung gekocht oder eingelegt, die bis zu 75 Prozent Zucker enthalten kann. Außer für Zitronat und Orangeat dürfen die süßen Früchte gefärbt werden. Auch der Einsatz von Konservierungsstoffen und Schwefeldioxid ist erlaubt.

Sind Obstsäfte oder Nahrungsergänzungsmittel genauso gut wie Obst?
Nein. In Obstsäften sind längst nicht mehr alle ursprünglichen Nährstoffe enthalten. So bieten sie nur noch wenige Ballaststoffe, die wichtig für eine regelmäßige Verdauung sind. Auch Vitaminpillen sind keine Konkurrenz für frische Früchte. Wissenschaftler gehen davon aus, dass viele gesunde Substanzen ihre volle Wirkung erst in Kombination mit anderen Inhaltsstoffen des Obstes entfalten.

Worin unterscheiden sich Fruchtsaft, Nektar und Fruchtsaftgetränk?
Fruchtsaft muss zu 100 Prozent aus der Frucht stammen. Es gibt ihn als »Direktsaft« – das ist Saft, der frisch gepresst in Flaschen gefüllt wird. Zumeist aber wird der Saft zu einem Konzentrat verarbeitet, das man im Verkaufsland mit Wasser verdünnt. Das spart Transportkosten. Oft setzen Hersteller fruchteigene Aromastoffe zu, die bei der Produktion des Konzentrats abgetrennt wurden. So kann jeder Hersteller seinen eigenen Geschmack erschaffen. Fruchtnektar besteht zu 25 bis 50 Prozent aus Saft. Außerdem enthalten sind Fruchtmark, Wasser und reichlich Zucker. Fruchtsaftgetränke enthalten je nach Sorte zwischen sechs und 30 Prozent Fruchtsaft, außerdem Wasser, Zucker, Vitamin C und Fruchtsäuren.
KATRIN SEYBOLD / SVEN ROHDE

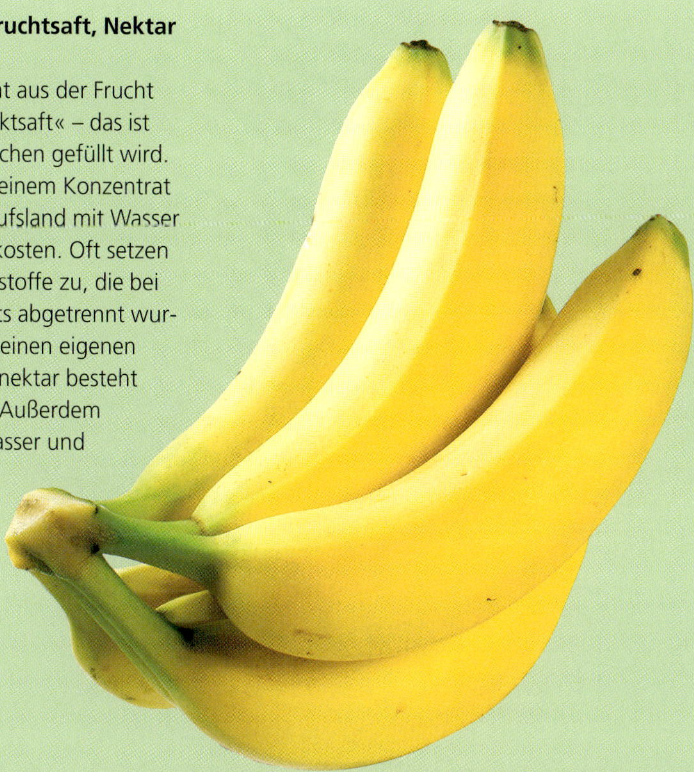

Fünf goldene Regeln

Sie wollen sich einfach nur möglichst gut ernähren – ohne dass Ihnen beim Einkaufen der Kopf schwirrt. Nun, das ist möglich. Wenn Sie die folgenden Empfehlungen beherzigen:

1. Essen Sie regelmäßig frisches Obst. Nach Einschätzung von Experten wiegen die vielen Vorzüge der Früchte das Risiko auf, hin und wieder pestizidbelastete Exemplare zu erwischen.

2. Halten Sie Ausschau nach hiesiger Saisonware. Sie fällt seltener durch starke Belastung mit Pflanzenschutzmitteln auf als Importe. Überdies dürfen die heimischen Früchte meist länger an Baum und Strauch reifen – und werden dadurch aromatischer.

3. Wer gänzlich chemiefrei erzeugtes Obst möchte, sollte zu Bio-Ware greifen. Wenn Früchte als »unbehandelt« angepriesen werden, heißt das nur, dass sie nach der Ernte nicht mehr besprüht oder gewachst wurden.

4. Auf Obstschalen können zwar Pestizide sitzen, sie enthalten aber auch viele wertvolle Stoffe. Essbare Fruchthüllen deshalb nicht entfernen, sondern gut reinigen – möglichst mit warmem Wasser.

5. Auch wenn es oft nach dem Auftauen nicht mehr ansehnlich ist: Tiefkühlobst hat es in sich. Es enthält fast so viele Vitamine wie frische Früchte – und ist deshalb deutlich gesünder als Obst aus Dose oder Glas.

sen haben. 1,5 Millionen Euro hat die Maschine gekostet, sie berechnet die Qualität eines Apfels so schnell und genau, wie es das menschliche Auge nicht vermag.

15 Tonnen Äpfel schafft sie in einer Stunde, 500 Fotos pro Sekunde, und sie hält sich streng an die Verordnung 85/2004 der Europäischen Union: 55 Millimeter Durchmesser muss ein Apfel mindestens haben und 80 Gramm Gewicht. Je nach Sorte braucht er einen Mindestanteil an roter Färbung. Schalenfehler dürfen nicht länger als zwei Zentimeter und nicht größer als ein Quadratzentimeter sein, soll der Apfel erster Klasse liegen.

Ein Förderband aus Bürsten und Schälchen, gesteuert vom Computer, verteilt die Äpfel auf 20 Wasserbahnen. So sind die Schalen vor Stößen geschützt. Wie eine Horde stummer Enten bewegen sie sich auf den Kanälen. Sie werden aus dem Wasser gehoben, in Kisten geladen, zu anderen Anlagen geschoben. 30 Frauen stehen dort, sie drehen jeden Apfel so, wie ihn der Kunde sehen soll, Stiel nach oben, rote Backe nach vorn, adrett gemacht.

Die Massenproduktion von Obst ist auf Schönheit ausgerichtet. Der Kunde sieht aufs Äußere, selten auf innere Werte. Mitunter hängt beides zusammen: Je intensiver Apfelschalen gefärbt sind, desto süßer ist der Inhalt. Bei der Apfelsine aber verrät die Oberfläche nichts: Eine leicht grüne schmeckt manchmal süßer als eine in knalligem Orange. Und ob eine Birne einen schwarzen Fleck auf der Schale hat, sagt nichts darüber aus, wie saftig sie ist.

Die Packstation der Kooperative Cosiva im spanischen Valencia sieht fast genauso aus wie die von Dagobert Widemann am Bodensee: Kisten voller Obst, Gabelstapler, Förderbänder, Computer. Am Ende werden die Navelinas in eine Wachs-Emulsion getaucht und glänzen schön. Die schönsten Früchte, fleckenfrei und in tiefdunklem Orange, bekommen einen kleinen Aufkleber, von Hand werden die Früchte in Kisten aus hellem Holz gelegt. Sie gehen nach England. Die kleinen und blassen Früchte landen in einem roten Netz. Sie gehen nach Deutschland.

Gerade mal 18 Cent kann Deogracias Pellicer, Direktor der Kooperative, in dieser Saison pro Kilo für seine Bauern erlösen, wenn die Lieferung nach Deutschland geht. Geht sie nach England, ist es das Doppelte. Es liegt an den Discountern – und an den Verbrauchern, denen billig nur recht ist. »Wenn Geschmack und Qualität nicht mehr gefragt sind, darf man sich nicht wundern, wenn nur noch Schund im Warenkorb liegt«, sagt Andreas Brügger, Geschäftsführer des Fruchthandelsverbandes.

Thomas Braun vom Bodensee erhält immerhin 30 Cent pro Kilo. Für die Verpackung kommen dann noch 20 Cent dazu. Weil der Preis so knapp kalkuliert ist, müssen seine 15 Apfelpflücker schnell und effektiv arbeiten, 100 Kilo soll einer in der Stunde schon schaffen.

Die Bäume, deren Früchte sie ernten, sind nicht viel größer als sie selbst. Für die Massenproduktion hat man kurze Stämme gezüchtet. Sie haben nichts mit dem knorrigen Apfelbaum aus Omas Garten zu tun. Sie sehen aus wie Sträucher, so prall gefüllt mit Früchten, als hätte der liebe Gott vergessen, genügend Zweige und Blätter mitzugeben.

Etwa 90 Äpfel hängen an einem Baum, 3000 Bäume stehen auf einem Hektar, 20 Hektar hat Bauer Braun. 60 000 Bäume mit 5,4 Millionen Äpfeln also, das ist guter Durchschnitt unter den 1600 Apfelbauern am Bodensee, dem zweitgrößten Anbaugebiet Deutschlands nach dem Alten Land bei Hamburg. 225 000 Tonnen Äpfel hat man in der vorigen Saison hier geerntet. Die ersten Sorten Anfang August, wenn sie noch gar nicht richtig reif sind, die letzten im November. Manche kommen direkt in den Laden, die meisten ins Lager. Dort können sie monatelang frisch gehalten werden, bei ein bis zwei Grad über null, mit zugefügtem Stickstoff und entzogenem Sauerstoff. Die Haut bleibt straff und kräftig in der Farbe.

Die Schönheit hat auch Feinde, den Hagel etwa. Er hinterlässt Pusteln und Dellen, die wie Akne aussehen. Der Hagel kann auch eine ganze Blüte kaputtmachen, die Ernte wäre dahin. Deshalb sehen die Felder von Thomas Braun aus, als hätte man sie mit einem Hochzeitsschleier überspannt. Weiße Spitzen, kilometerweit. 15 000 Euro kosten die Hagelnetze pro Hektar.

Andere Feinde heißen Schorf, Mehltau, Feuerbrand oder Blattlaus. Gegen Schädlinge helfen manchmal Vögel. Deshalb hat Bauer Braun Nistkästen für Meisen an die Bäume gehängt. Der so genannte integrierte Anbau, dem sich die meisten Obstbauern verschrieben haben, verlangt möglichst viel natürliche Schädlingsbekämpfung. Manchmal helfen auch Sexualduftstoffe in kleinen Plastikampullen, die Insekten verwirren, sie finden dann ihre Liebespartner nicht. Doch am besten helfen Chemikalien, auch im integrierten Anbau. 30 Mittel setzen die Apfelbauern gegen Pilze und Insekten ein. Wann und wie viel hängt von Temperatur und Niederschlag ab.

Die Empfehlung kommt mehrmals pro Woche aus der Zentrale der Marktgemeinschaft. Peter Triloff stellt Listen für die Bauern zusammen, wie schnell sie mit dem Sprühtraktor fahren sollen, welche Düse die beste ist, wie hoch der Druck sein muss, wie viel eines Mittels jede Obstanlage braucht. Mit der richtigen Art zu sprühen kann man bis zu drei Viertel an Chemie einsparen. »Weniger Pestizide«, sagt der Pflanzenschutzberater, »sind auch im Interesse der Bauern.« Denn der Kampf gegen die Feinde kostet Geld, bis zu 600 Euro pro Hektar und Schädling.

Von all dem bekommt der Kunde im Laden nichts mit. Rund 40 Apfelsorten gibt es im Handel, vier davon machen gut die Hälfte des Umsatzes aus: Jonagold, Elstar, Braeburn und Gala. Im Supermarkt kostet jeder Apfel meist das Gleiche: ob er aus Neuseeland kommt oder vom Bodensee; ob er wochenlang mit dem Schiff unterwegs war oder ein paar Kilometer weiter im Lager lag; ob er süß schmeckt oder fad. Der Einzelhandel macht es sich leicht: Er rechnet alle Kosten zusammen und ermittelt einen Durchschnittspreis. Das ist für den Kunden bequem und auch für die Kassierer. Für Marketingexperten ist es der Untergang: Wie soll man in diesem Einheitsbrei eine Marke aufbauen? Am Bodensee versucht man es trotzdem.

Auf einem kleinen Feld gleich neben dem Hof hat ihn Bauer Braun gepflanzt: Groß ist er, knackig und süß, seine Haut rot und orange, mit einer groben Struktur; »rustikal« heißt es in der Werbung, das mögen die Leute. Caudle ist die Sorte, Cameo die Marke. Demnächst will ihn die Marktgemeinschaft in Massen produzieren und die Region am Bodensee unverwechselbar machen. Die Lizenz haben sie in Frankreich gekauft.

Wer sich mit Eckart Brandt über Märkte und Marken unterhalten will, bekommt zunächst einen Apfel überreicht. »Probieren Sie mal den.« Der Apfel schmeckt süß und hat einen schönen Namen: Juwel von Kirchwerder. Er wurde nicht mit Pestizid behandelt und stammt aus dem norddeutschen Flachland, wie alle 19 Sorten, die Eckart Brandt auf dem Öko-Wochenmarkt im Hamburger Schanzenviertel verkauft. Brandt steht die Liebe zur Frucht ins Gesicht geschrieben: runde Form, knallrote Wangen.

In seinem »Boomgarden« sammelt er alte Sorten. Seine Bäume sehen noch aus wie die aus dem Schulbuch: hohe Stämme, weite Kronen. »Warum«, fragt Brandt, »muss man, um seine Region unverwechselbar zu machen, einen Apfel aus Frankreich holen? Wir haben selber welche.« Allein 60 Sorten aus dem Alten Land hat er in seinem Buch »Von Äpfeln und Menschen« aufgelistet. »Klar, sie sind nicht so ertragreich wie die heutigen Monokulturen«, sagt Brandt. Er glaube aber, dass es schon Käufer gäbe für einen »Celler Dickstiel« oder einen »Wohlschmecker aus Vierlanden«. Doch der Verkauf an diesem Donnerstag läuft schleppend. Vielleicht liegt es an den paar Cent, die Brandt mehr verlangt für das Kilo. Vielleicht an der Haut seiner Äpfel, die etwas rauer ist als bei den Früchten im Supermarkt, an den paar Flecken, die sie mehr haben.

Etwa 9000 Kilometer vom Hamburger Wochenmarkt entfernt flaniert ein Mann durch seine Plantage, der auch einmal dachte, es käme nicht auf Äußerlichkeiten an. Er wäre daran fast Bankrott gegangen.

Seit 15 Jahren betreibt Volker Ribniger seine Bananen-Finca »Rio Sixaola« an der karibischen Küste von Costa Rica, nur wenige hundert Meter von der Grenze zu Panama entfernt. Mit 128 Hektar gehört sie zu den kleinsten Plantagen in dem

SNACK-CHECK

Obst-Joghurt-Drink

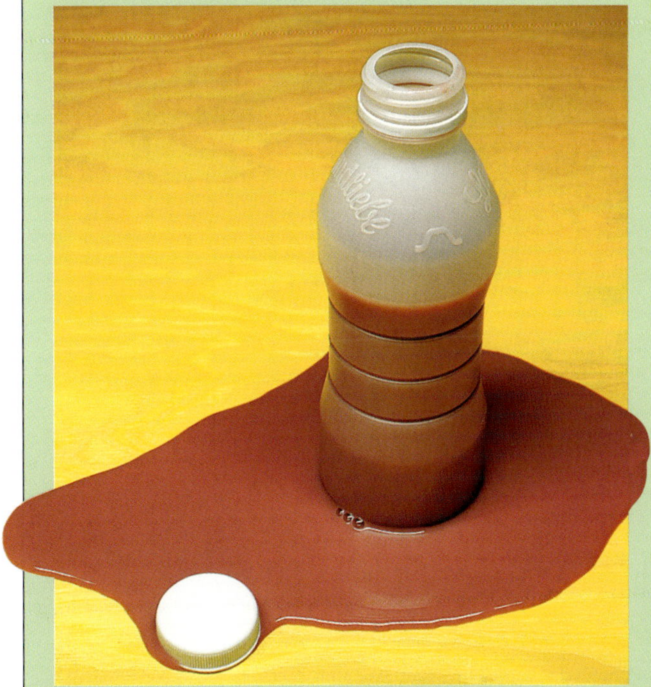

Sie sind klein, günstig und schmackhaft: die Mini-Mahlzeiten für zwischendurch.

Für den aktiven Start in den Tag soll die tiefrote Mischung aus dunklen Beeren mit einem Schuss Joghurt sorgen. Im Gegensatz zu herkömmlichem Fruchtsaft enthält das »aktiv Frühstück Traube-Kirsche-Holunder-Joghurt« von »beckers bester« Ballaststoffe aus Apfel- und Zitrus-Pektin sowie Getreiderohfasern. »Auch wenn eine Scheibe Vollkornbrot deutlich mehr Ballaststoffe bringt: Mit 1,2 Gramm auf ein 200-Milliliter-Glas ist der Anteil als durchaus positiv anzusehen«, sagt Ursel Wahrburg, Professorin für Ernährungswissenschaft an der Fachhochschule Münster. Was den Fruchtsaftgehalt angeht, schneidet das Produkt weniger gut ab. Gerade einmal 25 Prozent macht die Mischung aus Apfel-, Trauben-, Holunderbeer-, Zitronen-, Sauerkirsch- und Orangensaft sowie Sauerkirschmark aus. Der Rest der Ein-Liter-Flasche wird mit Wasser aufgefüllt. Um das Produkt geschmacklich attraktiver zu machen, setzt der Hersteller Zucker zu – rund drei Teelöffel finden sich in 200 Milliliter des Morgentrunks. Der Joghurt-Anteil fällt dagegen mit gut einem Teelöffel pro Glas kaum ins Gewicht. Hervorzuheben ist der hohe Gehalt an Vitaminen – teils aus den Fruchtsäften, teils extra hinzugefügt. »In Relation zum Energiegehalt ist der Vitaminanteil gut«, sagt Ursel Wahrburg. So deckt ein Glas des Frühstücksdrinks etwa 20 Prozent des Tagesbedarfs eines Erwachsenen an Vitamin C. Und mit 100 kcal pro 200 Milliliter enthält er trotz des hohen Zuckeranteils nur geringfügig mehr Kalorien als ein Apfelsaft.

Fazit: Bei einer ausgewogenen Ernährung ist es nicht nötig, den täglichen Vitaminbedarf mit angereicherten Produkten dieser Art zu ergänzen. Wer sich das Aufstehen jedoch gern mit einem fruchtigen Trunk versüßen möchte, macht mit dem Obst-Joghurt-Drink nichts falsch.

ORIGINAL ODER FÄLSCHUNG

Obstsalat: Läuterung birngt Besserung

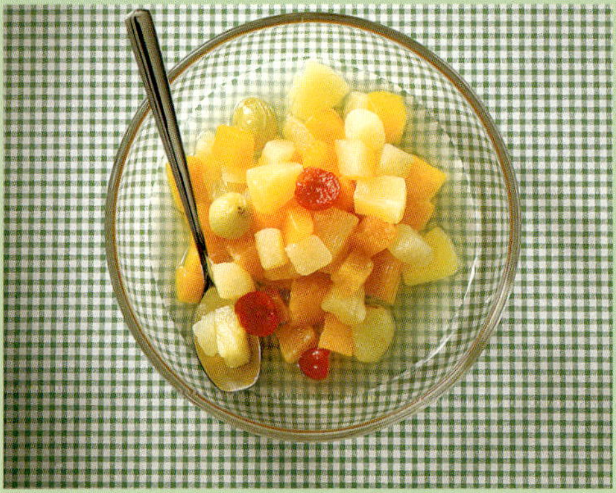

P artys sind eine schöne Sache – außer es ist eine von jenen, bei denen alle Leute unkoordiniert etwas zu essen mitbringen sollen. Denn das wird nach »Murphy's Law« (was schief gehen kann, geht auch schief) in neun von zehn Fällen ein Nudelsalat sein – ein Horror also. Handelt es sich um eine Tortenparty, kommen bestimmt lauter Obstböden – auch ein Horror. Nudelsalat ist hier nicht das Thema, darum gleich zum Obstboden. Weil leider zu viele Leute auf Herausforderungen dieser Art faul oder fantasielos reagieren, besteht dieses Mitbringsel in der Regel aus einem gekauften Fertigboden, bedeckt mit dem Inhalt einer Dose »Libby's« Fruchtsalat (der mit den drei quietschroten Alibi-Kirschen), der seinerseits wieder von einer Schicht Tütentortenguss bedeckt ist. »Hmm, lecker«, lügen wir lahm, denn wir sind so feige wie diplomatisch. Und weil wir uns nicht wehren (»Meinen musst du unbedingt probieren, der ist gaaanz anders …«), kommt auf das nächste Stück Obstkuchen zusätzlich noch ein Pups Sprühsahne aus der Büchse. Erfahrung schlägt Belehrung: Was für ein Genuss solch ein Kuchen sein kann, weiß erst, wer den Belag dafür einmal selbst zubereitet hat. Er ist so lächerlich leicht herzustellen und schmeckt so gut, dass Sie nie mehr eine Obstsalatbüchse anrühren werden, egal von welchem Hersteller.

Fangen wir einfach an. **Schritt 1** Der Schlüssel zu einem guten Obstkuchen liegt im Läuterzucker. Ohne geht's nicht. Sie fragen: Wasndas? Läuterzucker ist ein anderes Wort für Zuckersirup. Er entsteht, wenn Sie Zucker und Wasser im gleichen Verhältnis zusammen köcheln, und zwar so lange, bis sich der Zucker gelöst hat. Also ganz einfach: Sie nehmen einen Kaffeebecher, tun da bis zum Rand weißen Zucker rein und kippen den Zucker in einen Topf. Jetzt füllen Sie den Kaffeebecher mit Wasser und kippen das zu dem Zucker. Herdplatte auf »Lift off« stellen und warten, bis das Wasser kocht und sich der Zucker gelöst hat.

Dieser heiße Sirup wirkt wie Koks, Viagra oder Geschmacksverstärker; was immer Sie als Vergleich wollen. Es gibt der guten alten Banane … nein, halt – Bananen haben in Obstsalat nichts verloren. Sie können so gut wie jedes Obst nehmen, so es nicht matscht, und das tun Bananen nun mal schnell. Nehmen Sie also – **Schritt 2** – vorwiegend festes Obst, einen Apfel, eine Birne, eine Mango, eine kleine Ananas, eine Hand voll kernloser Trauben, warum nicht auch Litschis. Mango, Ananas und Litschis natürlich schälen, alle anderen nur gründlich waschen. Sie brauchen auch eine Zitrone, denn der Apfel, den Sie jetzt ungeschält in Würfel schneiden, wird sofort eingeschnappt sein und möchte braun anlaufen. Das lassen Sie erst gar nicht zu, indem Sie die Würfel gleich in ein Schälchen mit Zitronensaft geben und darin herumschwurbeln.

Die ganze Fruchtaktion hat vor der Sache mit dem Läuterzucker zu geschehen, denn Sie wollen das ganze Obst bereithaben, sobald der Sirup kocht. Ist es so weit, dann – **Schritt 3** – die gewürfelten oder (im Fall größerer Trauben) halbierten Früchte hinein in den Läuterzucker – aber vorsichtig, es soll nicht spritzen. Sind Ihre

Früchte sehr hart, was bei manchen Birnen der Fall ist, geben Sie zuerst die in den Läuterzucker und kochen ihn einmal auf, bevor die anderen Früchte dazukommen. Jetzt den Topf vom Herd nehmen und das Obst im Sirup auskühlen lassen. Das ist nun die Obstmasse, die Sie auf einen Kuchenboden geben können, denn die Hitze des Sirups hat das Obst teilgegart, also kuchenweich gemacht, ihm zugleich aber seine Konsistenz gelassen. Wenn Sie mit dem Obst auch noch ein oder zwei Blatt zuvor kalt eingeweichte Gelatine in den Sirup geben, wird daraus zugleich ein köstlicher, herrlich klarer Tortenguss.

Möchten Sie lieber einen reinen Obstsalat für den Nachtisch, drehen Sie die Reihenfolge um und gießen Sie den kochenden Sirup über die Früchte (feuerfeste Schale wählen, sonst platzt sie). Das schnellere Abkühlen lässt den Früchten mehr Biss.

Aber warum, um zum Anfang zurückzukehren, nicht doch Libby's Fruchtsalat? Probieren Sie's aus. Kaufen Sie eine Dose und öffnen Sie sie. Wenn Sie sie so hinstellen, dass die Etikettschrift lesbar ist, werden obenauf wahrscheinlich lauter orangefarbene Pfirsichstückchen liegen – dazu die Alibi-Kirschen. Sieht schön aus, zugegeben. Wenn Sie den Inhalt der Dose dann in eine Schüssel kippen, kommen lauter blassgelbe, leicht mehlige Birnenstücke zum Vorschein – nicht mehr so schön.

Das Wichtigste aber ist: Egal, was Sie in den Mund nehmen – alles ist von ähnlicher Konsistenz und schmeckt gleich. Und das nicht einmal besonders gut. Denn über allem schwebt – liegt es an der Zitronensäure? – ein fader Duft von Konserve und gegorenem Apfelsaft. Guten Appetit.

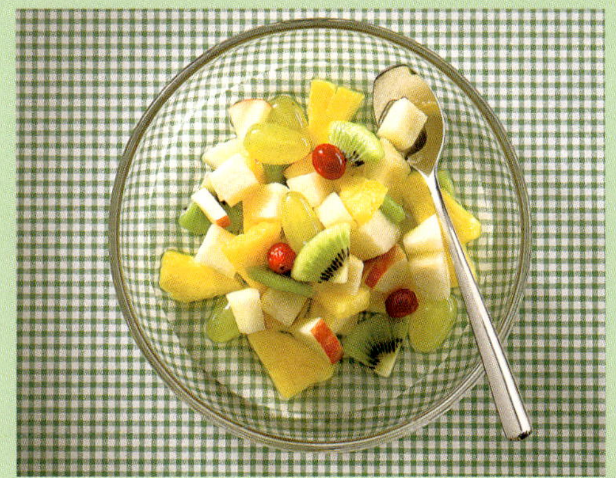

mittelamerikanischen Land, das mit jährlich 1,9 Millionen Tonnen der zweitgrößte Bananen-Exporteur weltweit ist.

Der ehemalige Angestellte eines Pharmaunternehmens zahlte seinen heute 75 Arbeitern von Beginn an anständige Löhne und die Sozialversicherung, verzichtet auf Gifte gegen Würmer an den Wurzeln und bereitet sein Wasser biologisch auf. Vor ein paar Jahren beschloss er, auch auf Insektizide zu verzichten. Statt der blauen Plastikbeutel, die innen mit Chemie beschichtet sind, nahm er weiße ohne Beschichtung und stülpte sie über die Bananenbüschel, zum Schutz gegen Sonnenbrand. Kleine Insekten stachen in die Schale, Latex lief aus und hinterließ einen Fleck. Es sah so aus, als hätte ein Zwerg mit Lippenstift die Banane geküsst, ein harmloser Makel.

»Kuss der Natur« nannte es Ribniger und reiste nach Deutschland, um für seine giftfreie Banane zu werben. »Die Kunden hörten mir brav zu, nahmen meine Banane und tauschten sie heimlich gegen eine Chiquita ohne Flecken aus.« Ribniger ging fast Pleite. Heute nehmen seine Arbeiter wieder die blauen Säcke. Innen mit Insektizid beschichtet – in angeblich so schwacher Dosierung, dass die Giftstoffe nicht durch die Schale gelangen.

Frei von Flecken soll sie ja sein, wenn die Banane im deutschen Supermarkt liegt, in kräftigem Gelb und an den Spitzen noch etwas grün. Zwölf Wochen nachdem der Bananenbüschel in Plastik gehüllt wurde, biegen zwei Arbeiter die Staude nach unten, bis es kracht. Etwa 150 Bananen in dunklem Grün hängen am Büschel, 30 Kilo schwer. Einer trägt es zu einer Seilbahn, an der die Bananen in die Packstation gezogen werden, geschützt mit Lappen, damit die Schalen nicht aneinander reiben. Die Staude wird abgeschlagen, sie trägt nur einmal im Leben Früchte. Aus ihrer Wurzel ist schon ein neuer Schößling gewachsen: In neun Monaten wird er die Blüte tragen, aus der wieder Bananen entstehen, ein ewiger Kreislauf.

Über die Frage, wer die schönsten sind, entscheidet keine Maschine, sondern Esperanza. Mit fünf Kolleginnen steht sie an einem Becken und greift grüne Bananen aus dem Wasser. 35 Jahre ist sie alt, seit drei Jahren macht sie das, deshalb reicht ein kurzer Blick: Ist die Banane länger als 14 Zentimeter, ist sie dicker als 27 Millimeter? Zwei Männer haben zuvor mit kräftigen Schnitten die Büschel in Segmente geteilt, die man Hände nennt. Hängen mindestens vier Bananenfinger an einer Hand? Haben sie wenige Flecken, kommen sie in das Becken der ersten Klasse. Haben sie mehr, sind sie zweitklassig. Haben sie zu viele, werden sie auf dem Markt der Hauptstadt San José verkauft. Die Normen der EU sind Grundlage. Dass sie auch den Krümmungsgrad der Banane festlegen, ist eine Legende.

Eine gute Viertelstunde liegen die Bananen im Wasser, damit ihr Latex ausläuft, das die Schale verschmutzen würde. Eine Frau bepinselt die Kronen mit einem Mittel gegen Fäulnis, eine andere klebt die Markennamen auf, abhängig vom Auftraggeber: Cobana, Sello Verde oder Rio Grande. Später werden sie bei Edeka liegen oder auch bei Aldi.

Zwölf Tage dauert es, bis der Bananendampfer aus Costa Rica im Hafen von Hamburg einläuft. Bei 13,5 Grad gekühlt, bleiben die Bananen grün. Ihre Reife erlangen sie erst hierzulande, in kleinen Kammern, in denen es leise zischt. Mit Ethylen-Gas wird die Reifung in Gang gesetzt, die Stärke, aus der die Banane zu 25 Prozent besteht, verwandelt sich in Zucker. Mit Hilfe der Temperatur lässt sich auf den Tag genau bestimmen, wann die Banane gelb sein wird; je nachdem, wann der Händler sie in seinem Laden braucht.

1,1 Millionen Tonnen Bananen werden im Jahr nach Deutschland eingeführt, die meisten aus Ecuador, Costa Rica und

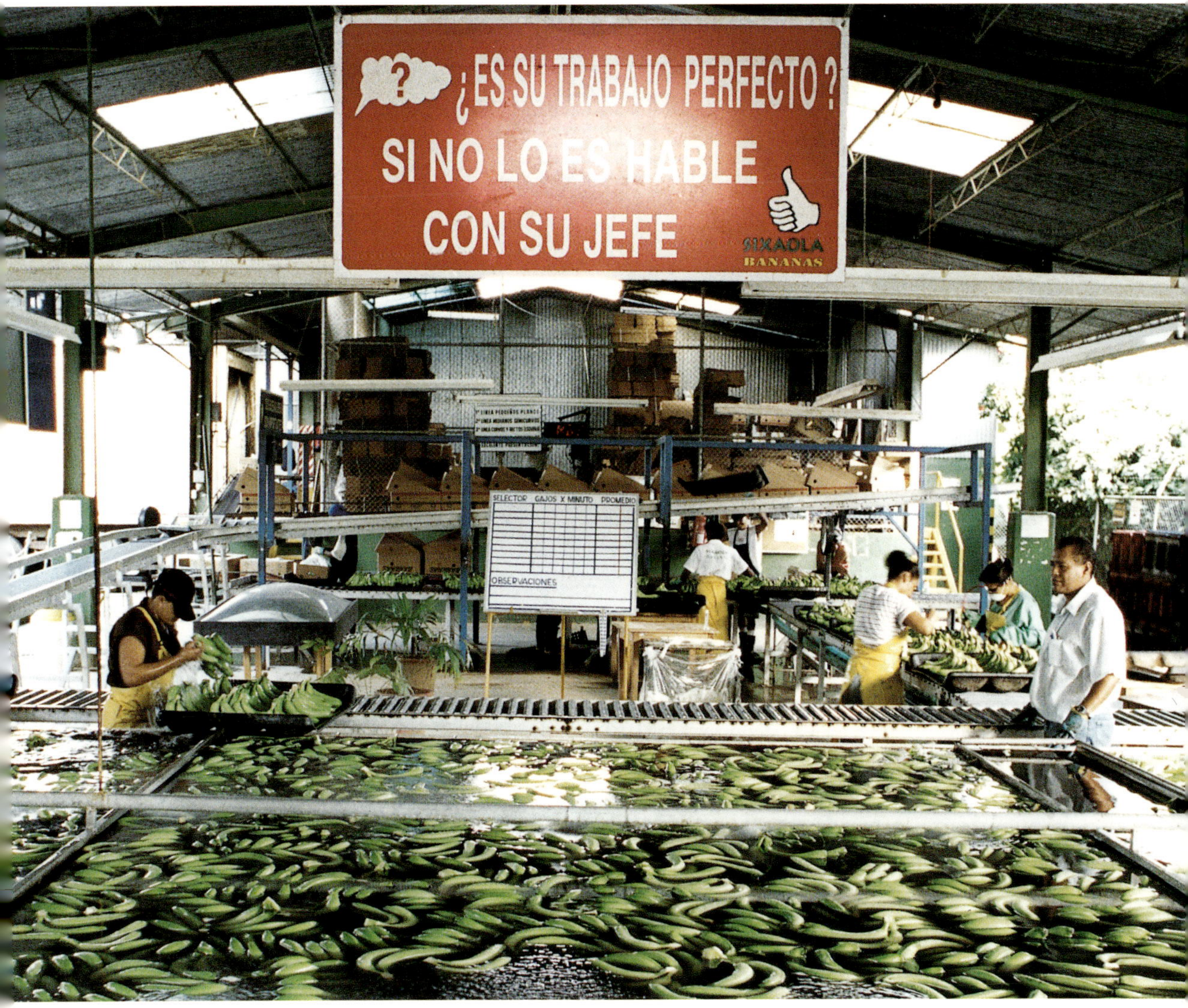
¿ES SU TRABAJO PERFECTO?
SI NO LO ES HABLE
CON SU JEFE
SIXAOLA
BANANAS
OBSERVACIONES

Sortieranlage der Bananenplantage Rio Sixaola, Costa Rica. Mit Hinweis: Sind Ihre Arbeitsbedingungen perfekt? Wenn nicht, sprechen Sie mit Ihrem Chef

Kolumbien, die meisten von den drei Großen: Chiquita, Dole oder Del Monte. Fast alle sind sie von der gleichen Sorte, die Cavendish heißt. Sie haben eine ähnliche Größe und gleichen Geschmack. Sich von den anderen abzuheben funktioniert deshalb nur über das Image und die Optik.

Deshalb achten die Arbeiter auf der Chiquita-Farm »Roble« in Costa Rica sehr genau darauf, dass nur die schönsten Bananen einen »Chiquita«-Aufkleber bekommen. Hat die Frucht ein paar Flecken, erhält sie einen anderen Namen: »Consul«, die Marke der zweiten Klasse. Drei Wochen später wird man bei Euro-

Spar in Hamburg zwei Angebote finden: Chiquita-Bananen, einzeln geschnitten und eingeschweißt, für 1,99 Euro das Kilo. Consul-Bananen, lose auf einem Haufen, für 1,59 Euro das Kilo. Alles Banane, die Schönheit bestimmt den Preis.

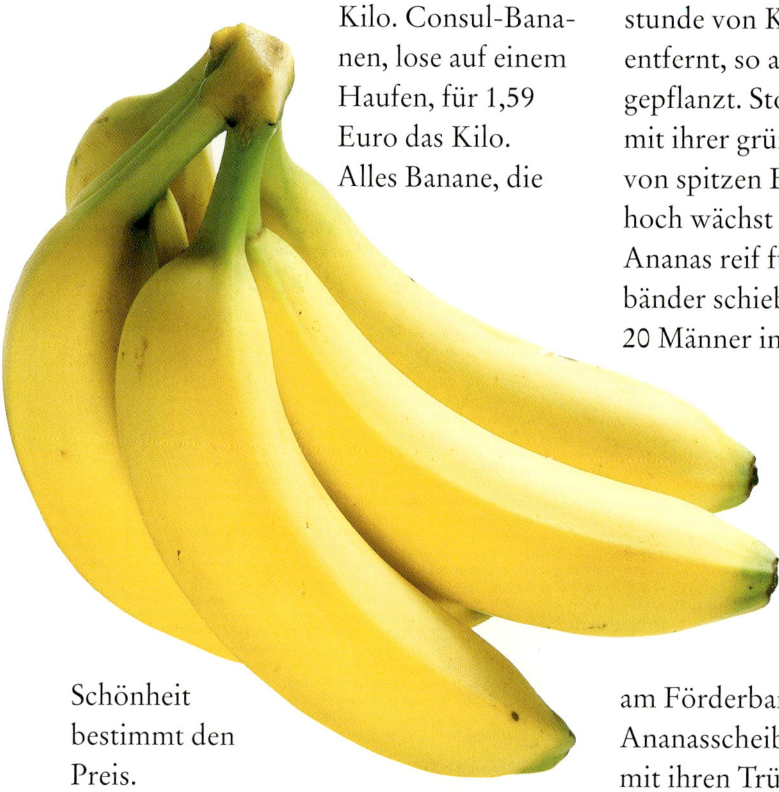

Auch 6500 Kilometer vom Hamburger Euro-Sparmarkt entfernt bestimmt Schönheit den Preis: auf der Ananas-Plantage von Del Monte. Zwölf Blechdosen stehen auf dem Tisch von Victoria Mutungwa. Darin Ananas in großen Scheiben und in kleinen, in Würfeln und als Sticks, geraspelt und als Saftkonzentrat. Ananas in drei Klassen, »fancy«, »choice« und »standard«. »Smooth« muss es sein, sagt die Qualitätsmanagerin und pikst ins Fruchtfleisch: glatt und gleichmäßig, stabil und schön in der Struktur, golden im Farbton, süß im Geschmack.

Man nennt sie die Königin der Früchte, und tatsächlich sehen die Felder auf der Hochebene von Thika, eine gute Autostunde von Kenias Hauptstadt Nairobi entfernt, so aus, als hätte man Diamanten gepflanzt. Stolz ragen die kleinen Früchte mit ihrer grünen Krone heraus, umgeben von spitzen Blättern. Bis zu 1,20 Meter hoch wächst die Pflanze, dann ist die Ananas reif für die Fabrik. Gelbe Förderbänder schieben sich durch das Feld, 20 Männer in einer Reihe, sie drehen die Frucht vom Stiel und legen sie auf das Band. Masken im Gesicht und Handschuhe zum Schutz, denn die Königin sticht. Unter dem Dach einer 20 Meter hohen Halle steht Catherine Nkuene am Förderband und hantiert mit den Ananasscheiben wie eine Kartenspielerin mit ihren Trümpfen. Gleiche Farben gehören zusammen, hat sie zehn Scheiben komplett, landen die mit geübtem Griff in der Dose. Die Dosen, bis zu zwölf Minuten lang auf 95,6 Grad erhitzt, bleiben so jahrelang haltbar. Ist die Ananas süß genug, liegt sie im eigenen Saft. Ist sie es nicht, wird Sirup beigegeben, was später auf dem Etikett vermerkt ist.

Den Takt in der Fabrik gibt Ginaca vor. Ein silberfarbenes Ungetüm, das eine große Sauerei veranstaltet. Die Maschine schält die Frucht, stampft einen gleichmäßigen Zylinder aus dem Fruchtfleisch und zerteilt ihn in zentimeterdicke Scheiben. Pausenlos spuckt sie die Scheiben auf das Förderband, 1500 Tonnen Ananas werden so am Tag verarbeitet, 24 Stunden lang, in drei Schichten. Der Mindestlohn für die 4000 Arbeiter auf dem Feld liegt bei 62 Euro im Monat, gut 50 Prozent mehr, als die Regierung vorschreibt. Catherine Nkuene bekommt 69 Schilling pro Stunde, gut 60 Cent, 46 Stunden arbeitet sie in der Woche. Klar, mehr Geld könnte es schon sein, sagt sie. Dann zeigt sie auf die goldenen Scheiben in ihren Händen. »Aber ich arbeite für die beste Frucht der Welt.« Für die Schönste, für die Königin eben.

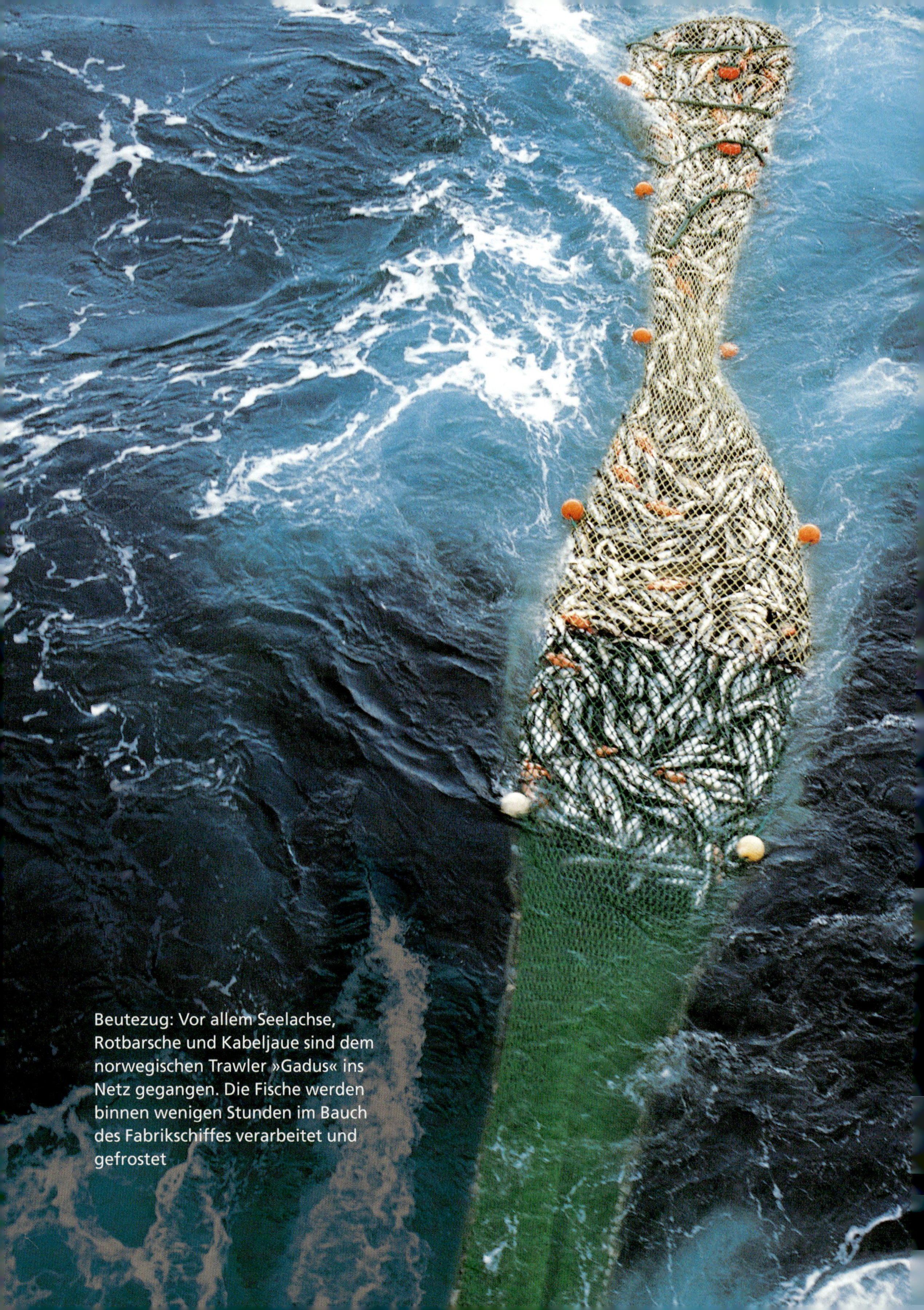

Beutezug: Vor allem Seelachse, Rotbarsche und Kabeljaue sind dem norwegischen Trawler »Gadus« ins Netz gegangen. Die Fische werden binnen wenigen Stunden im Bauch des Fabrikschiffes verarbeitet und gefrostet

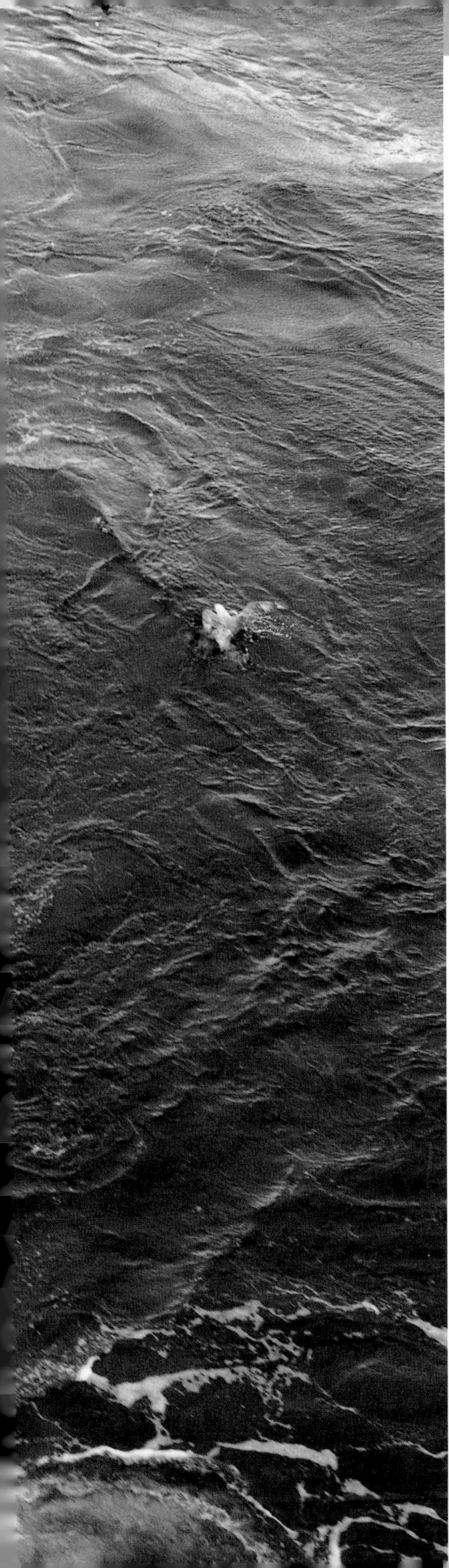

Kapitel 6

Aus dem Meer in den Mund

Text: Nicole Heißmann

Fotos: Hardy Müller

Die Ozeane fast leer gefischt, die letzten Flossentiere mit Schadstoffen verseucht? Ganz so dramatisch ist es nicht. Auch wenn viele Bestände als »überfischt« gelten, sind die meisten **NUTZFISCHE** nicht vom Aussterben bedroht. Und stark belastet sind sie in der Regel auch nicht. Wer auf die Herkunft der Seetiere achtet, kann sie mit gutem Gewissen verzehren, als schmackhafte, gesunde Mahlzeit

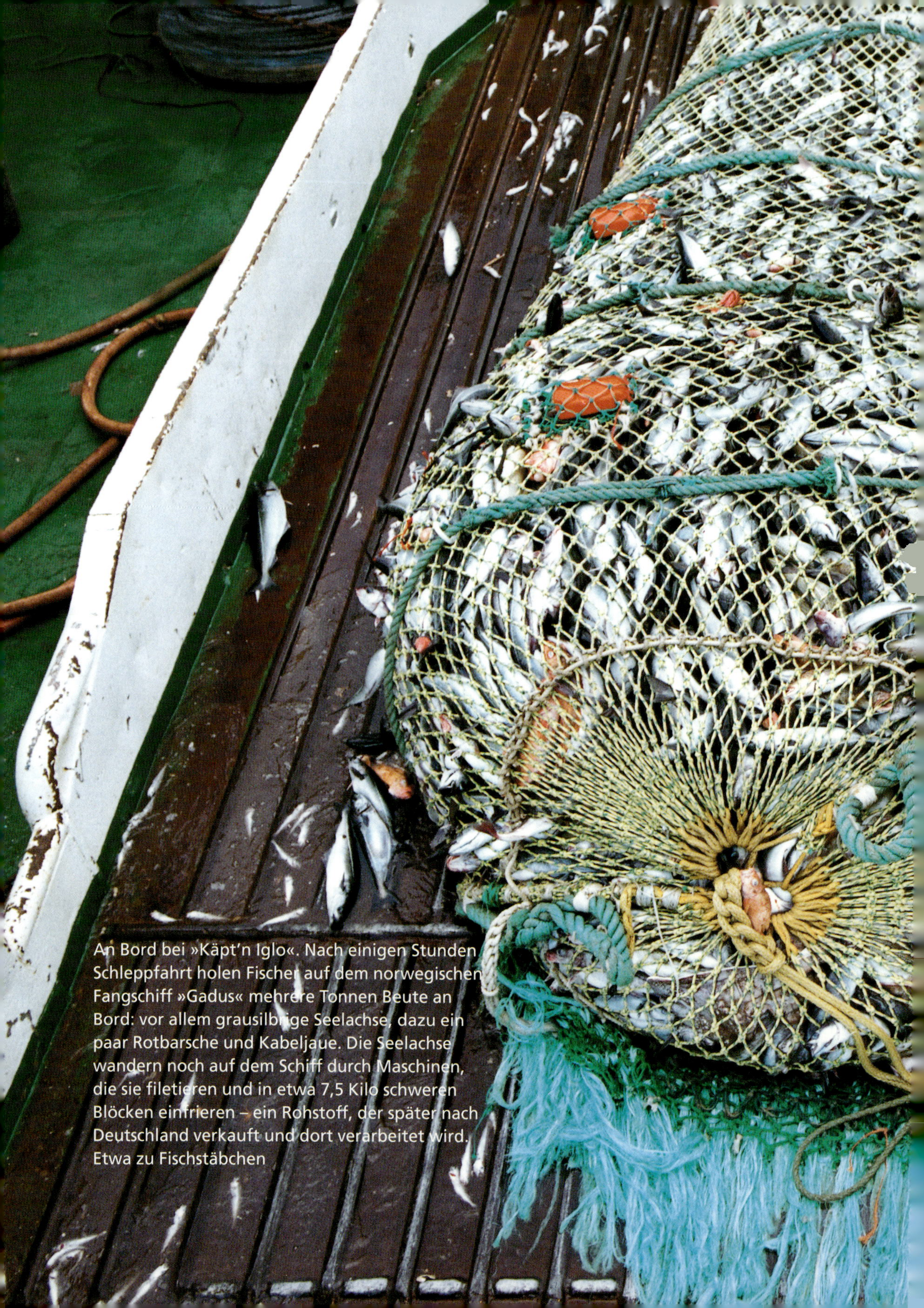

An Bord bei »Käpt'n Iglo«. Nach einigen Stunden Schleppfahrt holen Fischer auf dem norwegischen Fangschiff »Gadus« mehrere Tonnen Beute an Bord: vor allem grausilbrige Seelachse, dazu ein paar Rotbarsche und Kabeljaue. Die Seelachse wandern noch auf dem Schiff durch Maschinen, die sie filetieren und in etwa 7,5 Kilo schweren Blöcken einfrieren – ein Rohstoff, der später nach Deutschland verkauft und dort verarbeitet wird. Etwa zu Fischstäbchen

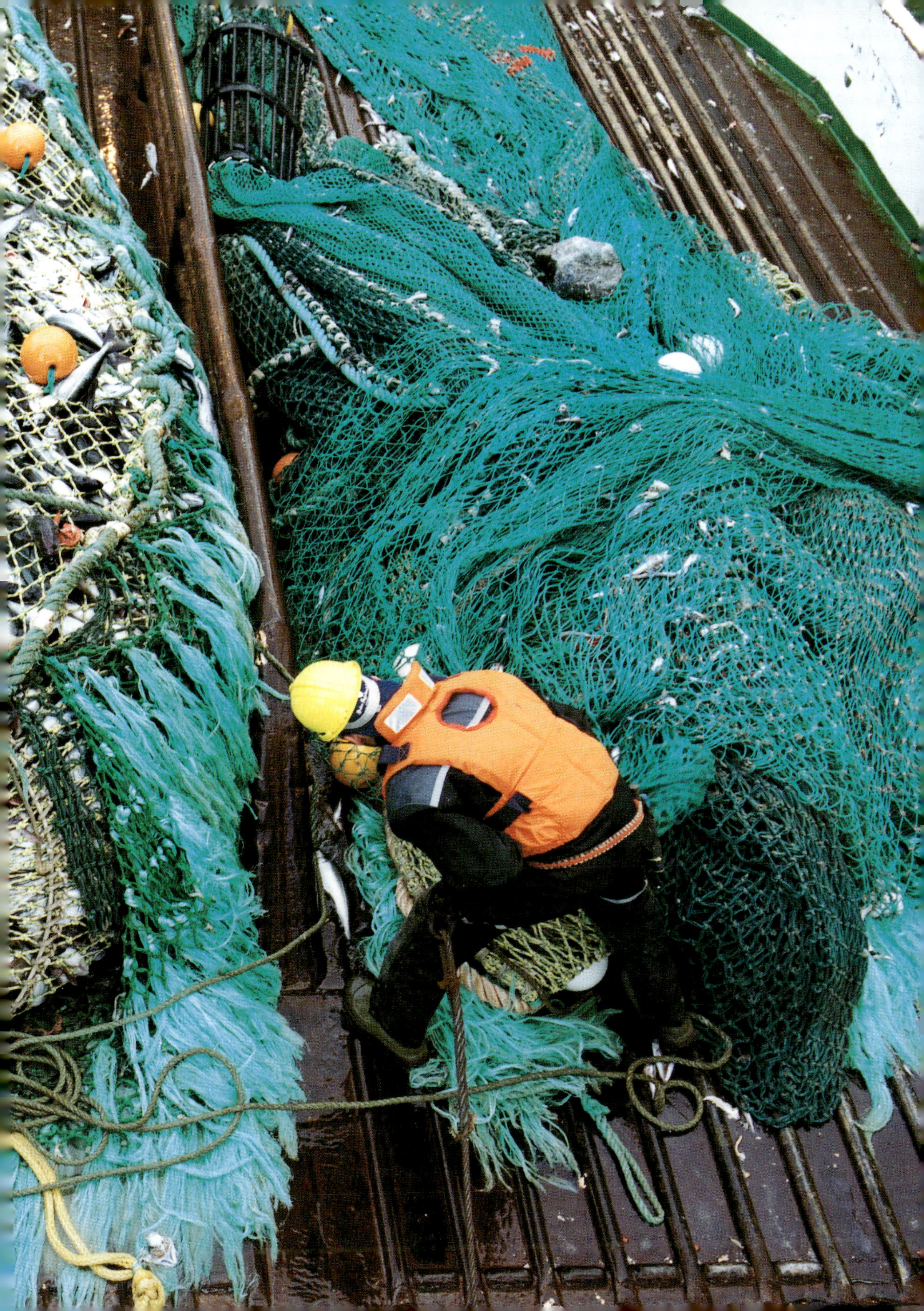

Schonende Schlachtung: Die Öko-Züchter von der Clare Island Seafarm vor der irischen Westküste lassen ihre Lachse eineinhalb Jahre alt werden. Dann fahren sie mit dem Boot hinaus zu den Netzkäfigen und pumpen die Tiere an Bord. Ein Schlauch (ganz links) saugt die Lachse in eine Blechwanne mit zwei Ausgängen. Von dort aus rutschen sie ins Betäubungsbad aus Eiswasser mit Kohlendioxid (im Bild hinter den beiden schrägen Metallblenden verborgen). Anschließend werden sie von den Arbeitern mit einem gezielten Kiemenstich getötet

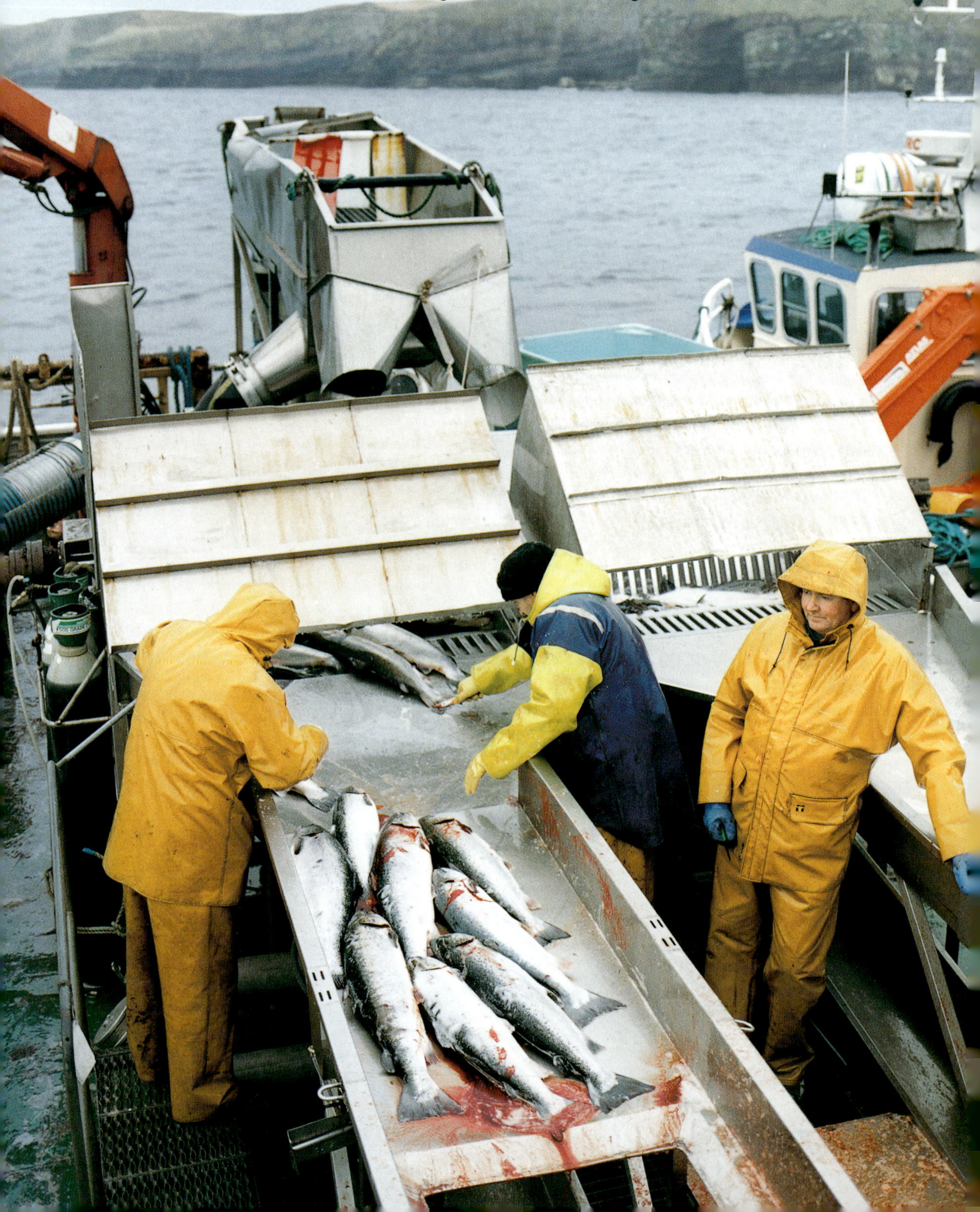

Dreimal am Tag reißt die »Gadus« ihre Mannschaft aus dem Schlaf: Wenn auf dem norwegischen Fangschiff das Netz eingezogen wird, dringt das Jaulen der Winden durch den Schiffsbauch bis in die letzte Koje. Wer frei hat, flucht und dreht sich noch einmal um. Wer Dienst an Deck hat, eilt nach draußen: vier Männer, die sich in Overalls und Schwimmwesten zwängen, um das Netz zu sichern.

Das Heck des Seelachsfängers taumelt in fünf Meter hoher See, Schneegestöber bei Windstärke sechs. »Absolutely nice weather!«, Spitzenwetter für diese Jahreszeit, brüllt einer der Männer gegen den Wind an. Hier, wo Nordmeer und Barentssee zusammenstoßen, vor dem Nordzipfel Norwegens, kann es im Herbst noch viel dicker kommen.

Kurz vor acht am Morgen hat sich die Dämmerung noch nicht verzogen. Das Deck der »Gadus« liegt im Flutlicht. Hier wird Tag und Nacht geschuftet, immer in Sechsstundenschichten. Hinter dem Schiff taucht das pralle Netz wie ein gefangener Wal aus dem Wasser auf. Die Winden zerren es aus 200 Meter Tiefe über eine Rampe am Heck an Bord. Vier Männer müssen anpacken, schwere Haken und Stahlseile ein- und aushängen, bis das volle Ende des Netzes, der »Steert«, richtig liegt.

Zwischen den grünen Maschen glitzert und zappelt es. Seelachse, schlanke, dunkelgrau glänzende Fische; dazwischen fette braune Kabeljaue und Rotbarsche mit gezackten Flossen und Glubschaugen. Oben von der Brücke blickt Jan Inge Rishaug aus dem Fenster. Per Joystick steuert der Kapitän die sechs Winden, an denen das Netz hängt. Ein Schluck Kaffee, ein Zug aus der Zigarette, ein paar Mal hin- und herrangieren – und das Netz ist perfekt über der Ladeluke positioniert. Einer von Rishaugs Männern öffnet den Knoten, der das pralle Maschenwerk zusammenhält, und der Fang rutscht und zappelt in den Schiffsbauch.

Hinter dem Kapitän flimmert ein Dutzend Monitore, die ihm die Wassertiefe, das Gewicht des Netzes und vor allem die Position der Fischschwärme anzeigen. Der »Fischfinder« tastet mit Ultraschallsignalen die Unterwasserwelt ab und berechnet aus dem Echo ein Computerbild. Es zeigt den Meeresboden – und Fischschwärme, zu erkennen als rote Punkte oder Streifen. Der Fischer von heute verlässt sich auf seine Technik. »Aber wo kein Schwarm ist, nützt der beste Computer nichts. Drei Tonnen haben wir im Netz, ein richtig guter Fang sollte zehn haben«, sagt Rishaug. Dabei ist der Seelachsbestand vor Norwegens Küste keineswegs überfischt. Die Schwärme scheinen einfach gerade anderswo zu sein.

Die »Gadus«, benannt nach dem wissenschaftlichen Begriff für Kabeljau (Gadus morhua), ist eine schwimmende Fischfabrik. Kabeljaue werden als ganze Tiere gefroren, Rotbarsche vorher geköpft. Aus Seelachsen entsteht der Roh-

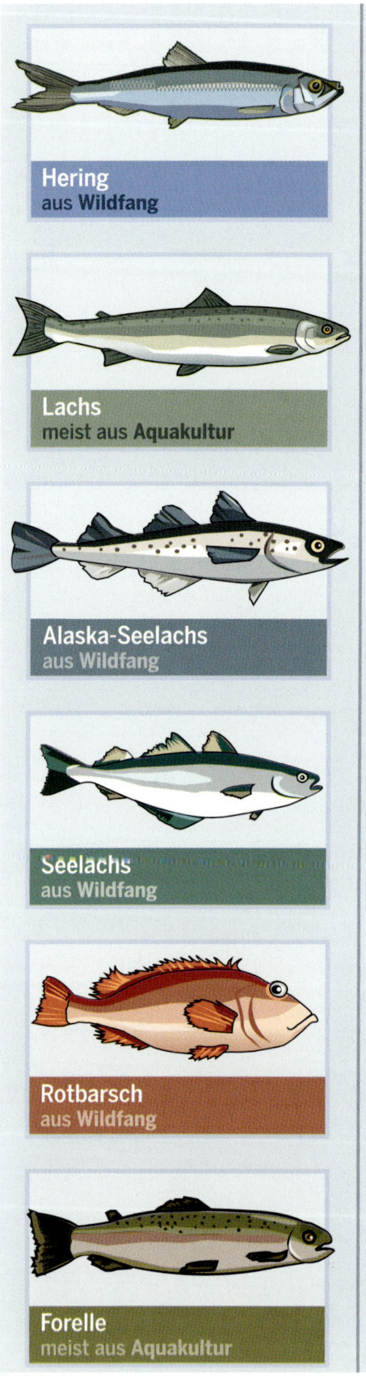

Woher kommt unser Fisch?

Unter deutscher Flagge fahren heute fast nur noch kleinere Kutter auf Nord- und Ostsee – **vier Fünftel unseres Fischs sind importiert.** Meeresfische wie Seelachse, Rotbarsche oder Alaska-Seelachse werden vor allem in den nördlichen Regionen von Atlantik oder Pazifik gefangen. Manche Zuchttiere hingegen kommen von weit her aus dem Süden: Indonesien, Thailand und Vietnam beliefern uns mit Garnelen, Chile mit Lachs und Forellen. Die Karten zeigen die **Hauptfanggebiete der wichtigsten Seefische und die Hauptlieferländer der wichtigsten Zuchtfische.**

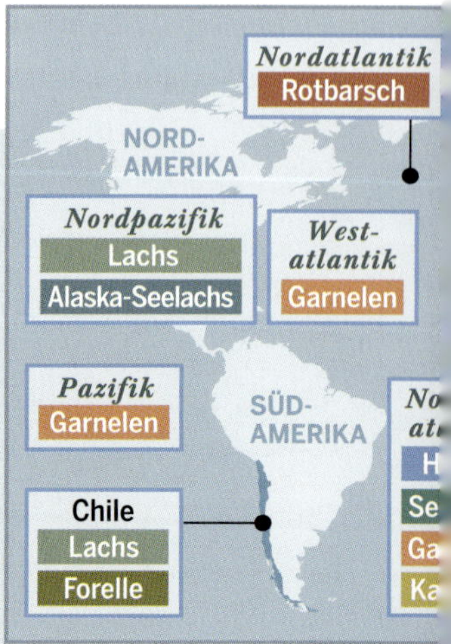

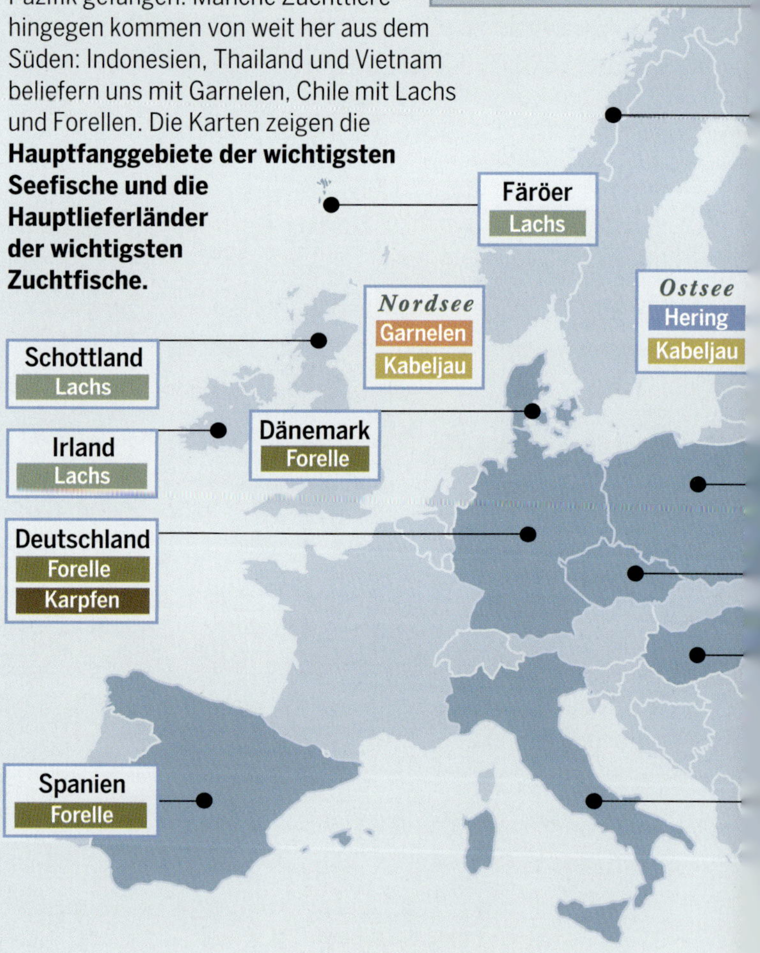

infografik: Ronja Beer Quelle: Fisch-Informationszentrum e. V.

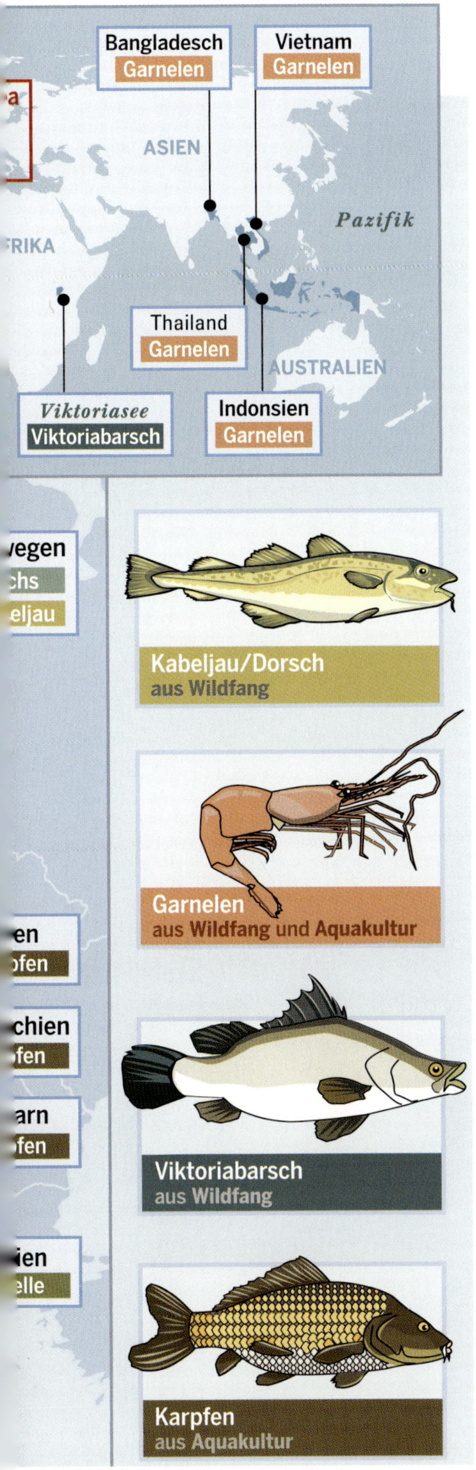

stoff für Fischstäbchen und Schlemmerfilets: gefrorene Filetblöcke im weltweiten Standardmaß, knapp 7,5 Kilo schwer, 48 mal 25 mal sechs Zentimeter groß.

Tief im Innern des Schiffes bringt ein Förderband die Fische von der Ladeluke zur Kreissäge. Dort werden die Köpfe abgetrennt. Ein weiteres Band bringt die Seelachs-Rümpfe zur Filetiermaschine. Die schneidet mit scharfen Messerscheiben den Fischbauch auf, entfernt die Eingeweide und säbelt die begehrten Filets von der Mittelgräte. Am Ende zieht sie den Seelachsstücken auch noch die Haut ab.

Menschen sind hier fast nur noch zur Kontrolle da: Sie überwachen die rotierenden Messer und ertasten mit sensiblen Fingern, ob in den Fischstücken noch harte Gräten stecken.

Dann werden die Filets von Hand in braune Wachskartons geschichtet, gepresst und bei minus 30 Grad eingefroren. 40 Tonnen Filets können täglich an Bord verarbeitet werden. Nach neun Wochen auf See werden die Blöcke in Ellingsøy, Mittelnorwegen, angelandet und in die Fischfabriken transportiert, auch nach Deutschland.

1,2 Millionen Tonnen Fisch, Krustentiere und Muscheln aßen die Deutschen 2003. Nur ein geringer Teil davon stammt aus Flüssen, Seen und Teichen, drei Viertel unserer Speisefische kommen aus dem Meer. Allerdings werden sie nur selten von deutschen Schiffen gefangen.

Fortsetzung Seite 176

WAS HABEN WIR DENN DA?

Frischer Fisch

1. ZANDER Süßwasserfisch. Der Zander, den wir essen, stammt vor allem aus Deutschland, Polen und dem Baltikum. 84 kcal/bis zu 1 Gramm Fett auf 100 Gramm*. Jahresverbrauch**: 1100 Tonnen

2. SCHOLLE Salzwasserfisch, der vor allem im Nordostatlantik gefangen wird. Fast alle Bestände sind überfischt. 90 kcal/2 Gramm Fett auf 100 Gramm. Reich an Jod. Jahresverbrauch: 2200 Tonnen

3. GARNELEN/SHRIMPS Krustentiere unterschiedlicher Herkunft. Nordsee-Garnelen (fälschlicherweise oft als Krabben bezeichnet) stammen aus der Nordsee, Tiefseegarnelen (Shrimps) und Riesengarnelen (Prawns) aus Pazifik, Nordost- und Westatlantik sowie aus Aquakulturen (rund 40 Prozent). 102 kcal/2 Gramm Fett auf 100 Gramm. Reich an Jod. Jahresverbrauch (inklusive Krabben): 4100 Tonnen

4. HERING Salzwasserfisch, der vor allem im Nordostatlantik (inklusive Nordsee) und der Ostsee gefangen wird. Die Hauptbestände sind in gutem Zustand, die Bestände in der zentralen Ostsee gefährdet. 205 kcal/15 Gramm Fett auf 100 Gramm. Reich an Omega-3-Fettsäuren, Vitamin E, B_{12} und D. Bestände der östlichen Ostsee sind teils deutlich mit Dioxin belastet. Jahresverbrauch: 4400 Tonnen

5. ROTBARSCH Salzwasserfisch, der vor allem im Nordatlantik gefangen wird. Zurzeit ist der Zustand der Bestände unklar, Wissenschaftler gehen aber davon aus, dass zu viel Rotbarsch gefischt wird. 107 kcal/4 Gramm Fett auf 100 Gramm. Reich an Jod. Jahresverbrauch: 12 400 Tonnen

6. MIESMUSCHELN Lieblingsmuscheln der Deutschen, stammen meist aus Aquakulturen. 67 kcal/1 Gramm Fett auf 100 Gramm. Reich an Jod. Im Sommer während der Algenblüte Belastung mit Toxinen möglich. Jahresverbrauch: 1500 Tonnen

7. FORELLE Süßwasserfisch. Hierzulande verkaufte Forellen stammen vor allem aus Aquakulturen in Chile, Dänemark, Deutschland, Italien und Spanien. 113 kcal/3 Gramm Fett auf 100 Gramm. Reich an Vitamin E. Jahresverbrauch: 6500 Tonnen

8. ALASKA-SEELACHS und **9. SEELACHS** Wegen des ähnlichen Namens werden die beiden Fische häufig verwechselt – dabei gehören sie zu verschiedenen Gattungen (die wiederum nichts mit dem Lachs zu tun haben). Der Alaska-Seelachs (auch Alaska-Pollack) stammt aus dem Nordpazifik, die Bestände im Nordwestpazifik sind wahrscheinlich überfischt. 75 kcal/bis zu 1 Gramm Fett auf 100 Gramm. Reich an Jod . Der Seelachs (Köhler) kommt vor allem aus dem Nordostatlantik. Die Bestände sind nicht überfischt. 82 kcal/bis zu 1 Gramm Fett auf 100 Gramm. Reich an Jod. Jahresverbrauch (beide Sorten zusammen): 22 100 Tonnen

10. LACHS Wird in Flüssen geboren, verbringt aber meist den größten Teil seines Lebens im Meer. Der in Deutschland erhältliche Lachs stammt vor allem aus Aquakulturen in Chile, Irland, Norwegen, Schottland und auf den Färöer-Inseln, Wildlachs aus dem Nordpazifik. Im Nordatlantik ist er überfischt. 130 bis 215 kcal/6 bis 14 Gramm Fett auf 100 Gramm. Reich an Omega-3-Fettsäuren, Vitamin E und D. Wildbestände der östlichen Ostsee sind teils deutlich mit Dioxin belastet. Jahresverbrauch: 16 300 Tonnen

* Wo nichts anderes genannt ist, sind die Angaben zu kcal und Fett Durchschnittswerte.
** Von Verbrauchern in Deutschland im Jahr eingekaufter frischer Fisch – ohne Außerhausverzehr
Quelle: GfK 2004

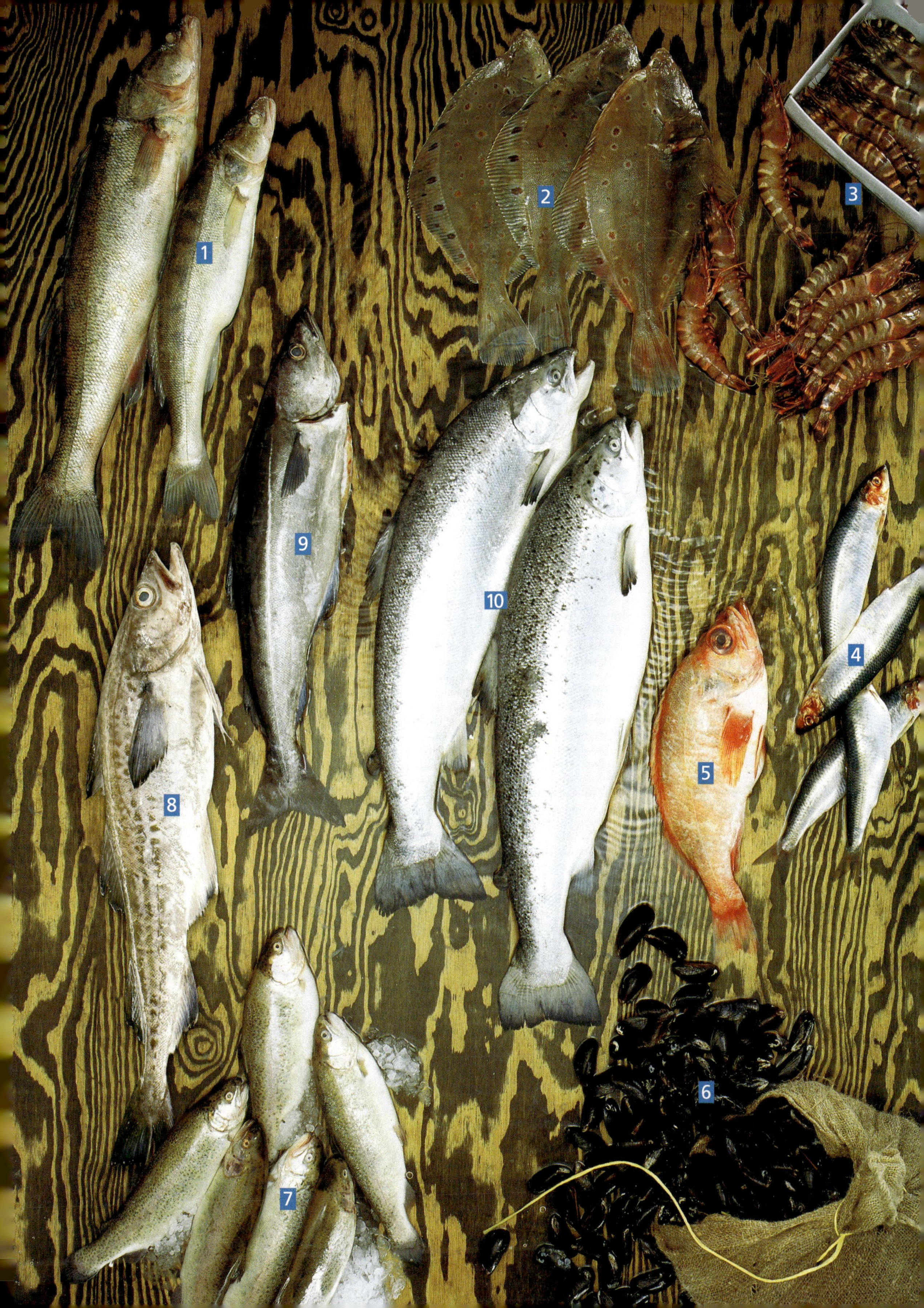

1
2
3
4
5
6
7
8
9
10

WAS HABEN WIR DENN DA?

Vorratsfisch

1. ROLLMÖPSE Ausgenommene, entgrätete Heringe ohne Kopf und Schwanzflosse, in die Gewürzgurken, Zwiebeln und Gewürze (höchstens 20 Prozent des Fischgewichts) eingerollt werden. Mitunter gebraten, meist in Marinade. 128 kcal/9 Gramm Fett auf 100 Gramm*. Reich an Omega-3-Fettsäuren, Vitamin E, B12 und D.
Jahresverbrauch**: 6700 Tonnen

2. THUNFISCH IN ÖL (DOSE) Filets, Steaks, Stücke oder kleine Schnitzel aus gekochtem Fisch in Pflanzenöl. 347 kcal/31 Gramm Fett auf 100 Gramm. Reich an Omega-3-Fettsäuren, Jod und Vitamin A.
Jahresverbrauch: 12 300 Tonnen

3. FISCHPASTE (TUBE) Streichfähige Masse aus weitgehend von Gräten befreiten Fischteilen, mit oder ohne Zusatz von Fett, Bindemitteln und würzenden Stoffen. Nährwerte abhängig vom Produkt; Sardellenpaste etwa kommt auf rund 195 kcal/11 Gramm Fett pro 100 Gramm.
Jahresverbrauch: 500 Tonnen

4. FISCHSTÄBCHEN (TIEFGEKÜHLT) Geschnittene, panierte und kurz vorgebratene Fischstückchen. Meist aus gefrorenem Alaska-Seelachs, Seelachs, Seehecht oder Blauem Seehecht. Oft reines Filetfleisch, auch wenn bis zu 25 Prozent zerkleinertes Fischfleisch erlaubt sind. Fischstäbchen sollten in Deutschland »praktisch grätenfrei« sein – also höchstens zwei Gräten pro Kilo Fischfilet enthalten. 197 kcal/8 Gramm Fett auf 100 Gramm. Jahresverbrauch: 23 100 Tonnen

5. HERING IN TOMATENSAUCE (DOSE) Gegarte Filets in Tomatensauce oder -creme (mit mindestens 20 Prozent Tomatenmark). 184 kcal/13 Gramm Fett auf 100 Gramm. Reich an Omega-3-Fettsäuren, Vitamin E, B12 und D.
Jahresverbrauch: 25 900 Tonnen

6. SCHLEMMERFILET (TIEFGEKÜHLT) Meist aus gefrorenem Alaska-Seelachs, Seelachs, Seehecht oder Blauem Seehecht geschnittene Filetstücke mit einer Auflage (etwa aus Paniermehl, Öl und Gewürzen). Die Nährwerte schwanken je nach Auflage und Hersteller. 100 Gramm »Schlemmerfilet à la Bordelaise« von Iglo kommen beispielsweise auf 166 kcal/10 Gramm Fett.
Jahresverbrauch: 24 300 Tonnen

7. LACHSERSATZ (DOSE) Scheiben oder kleine Schnitzel vom Seelachs oder Alaska-Seelachs, mit Salz gebeizt, lachsähnlich gefärbt, kaltgeräuchert und in Öl eingelegt. Reich an Jod 150 kcal/8 Gramm Fett auf 100 Gramm.
Jahresverbrauch: 2200 Tonnen

8. GERÄUCHERTE MAKRELE Ausgenommene Fische mit Kopf, heißgeräuchert bei über 60 Grad Celsius. 192 kcal/13 Gramm Fett auf 100 Gramm. Reich an Omega-3-Fettsäuren, Jod, Vitamin E und B12.
Jahresverbrauch: 4200 Tonnen

9. ÖLSARDINEN (DOSE) Ausgenommene Fische ohne Kopf, mit oder ohne Haut. Eingelegt in Pflanzenöl. 266 kcal/23 Gramm Fett auf 100 Gramm. Reich an Vitamin D.
Jahresverbrauch: 3800 Tonnen

10. RÄUCHERLACHS Bei weniger als 30 Grad Celsius geräucherte Lachsseiten. 138 bis 215 kcal/7 bis 14 Gramm Fett auf 100 Gramm. Reich an Omega-3-Fettsäuren, Vitamin E und D.
Jahresverbrauch: 12 600 Tonnen.

* Wo nichts anderes genannt ist, sind Angaben zu kcal und Fett Durchschnittswerte

** Von Verbrauchern in Deutschland im Jahr eingekaufte Waren – ohne Außerhausverzehr
Quelle: GfK 2004

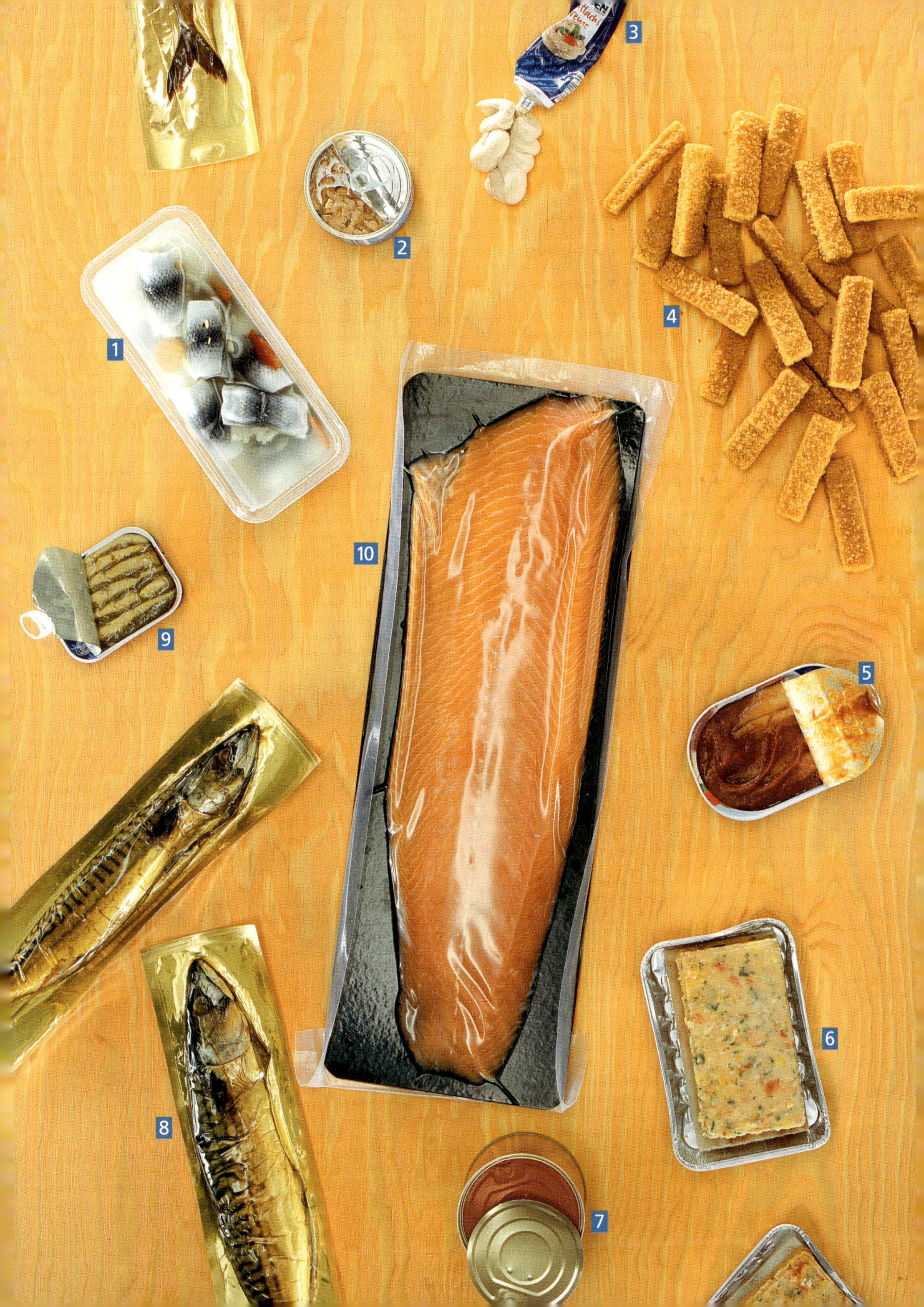
1
2
3
4
5
6
7
8
9
10

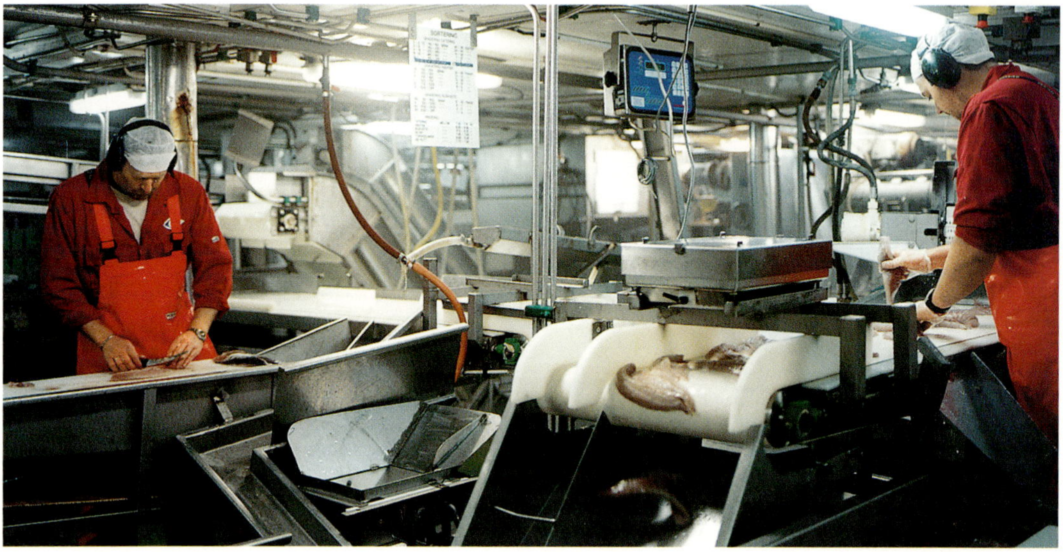

Fabrik auf dem Meer: An der Zerlegemaschine im Bauch der »Gadus« prüfen Arbeiter von Hand, ob die Fischfilets grätenfrei und sauber geschnitten sind

Nach Angaben des Fisch-Informationszentrums in Hamburg werden vier Fünftel unseres Fischs importiert, vor allem aus Dänemark, Norwegen und den Niederlanden. Der meistgekaufte Fisch stammt aus Russland, den USA und China: der Alaska-Seelachs – den kaum ein Deutscher je zu Gesicht bekommt, weil er fast ausschließlich in Form von Gefrierblöcken an Land gelangt.

Edelfische werden manchmal auch per Flugzeug nach Deutschland transportiert. »Im Prinzip können wir jeden frischen Fisch innerhalb von 48 Stunden nach Deutschland bekommen. Da kann einer aus Neuseeland schneller hier sein als einer aus Frankreich«, sagt Andreas Kremer von der Firma »Deutsche See«, hierzulande Marktführer für Fisch und Meeresfrüchte. So ist der Flughafen Frankfurt am Main heute – gemessen am Wert – Deutschlands größter Fischereihafen für Frischware. Im dortigen Zentrum für verderbliche Güter wurden 2004 frischer Fisch und Meeresfrüchte für schätzungsweise 95 Millionen Euro umgeschlagen.

Nur zehn Prozent des hierzulande verzehrten Fisches werden frisch gekauft. Ein knappes Drittel kommt als Konserve oder in Marinade auf den Tisch, 28 Prozent teilen sich Räucherfisch, Fischsalate und andere Erzeugnisse. Und der größte Batzen entfällt mit 32 Prozent auf Tiefkühlware, Tendenz steigend.

Bestseller in den Gefriertruhen sind die Fischstäbchen. Erfunden von der englischen Firma Birds Eye Wall's, gibt es sie seit 1959 auch in Deutschland. Das weltgrößte Werk für Tiefkühlfisch steht am Fischereihafen in Bremerhaven: Frozen

Fortsetzung Seite 181

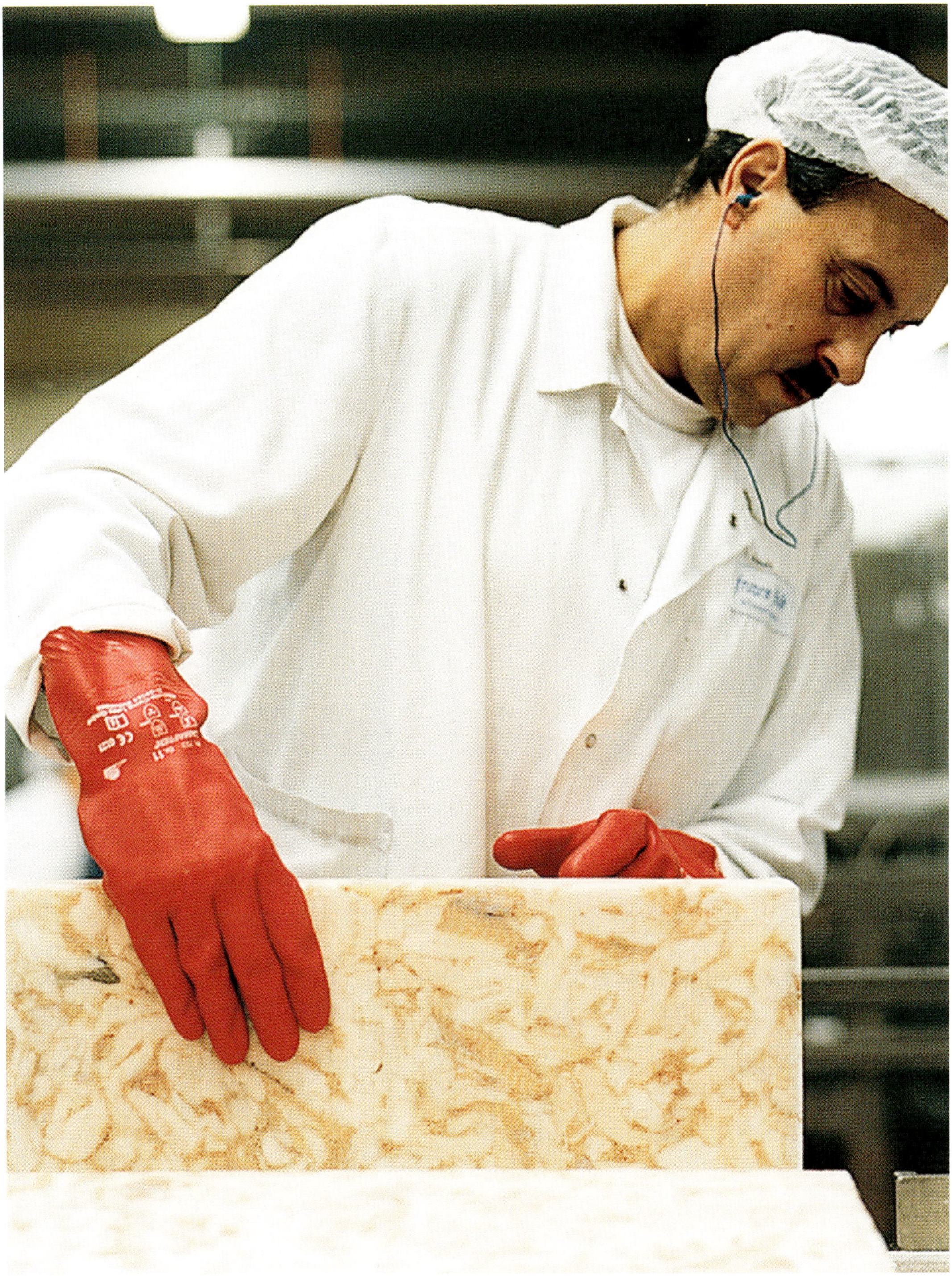

Bei Frozen Fish International in Bremerhaven begutachten Mitarbeiter die gefrorenen Fischblöcke

Wissen

Warum ist Seefisch so gesund? Vor allem, weil er deutlich mehr Jod enthält als alle anderen Nahrungsmittel und damit den Aufbau der lebenswichtigen Schilddrüsenhormone ermöglicht. Außerdem besteht Seefisch zu 15 bis 20 Prozent aus Eiweiß mit besonders vielen notwendigen Aminosäuren. Kaltwasserfische wie Hering, Lachs und Makrele enthalten reichlich Omega-3-Fettsäuren – ungesättigte Fettsäuren, aus denen der Körper Substanzen bildet, die regulierend auf die Durchblutung des Herzmuskels, auf den Blutdruck, den Herzrhythmus und andere lebenswichtige Funktionen einwirken. Ein weiterer Pluspunkt: Seefisch liefert dem Körper Selen. Es wirkt antioxidativ und soll so Krebs vorbeugen können.

Und wie sieht es mit den Chemie-Rückständen aus? Seefisch gilt zu Unrecht als stark belastet. Der essbare Anteil der allermeisten handelsüblichen Arten enthält nur äußerst geringe Mengen an Schwermetallen wie Blei und Cadmium oder an organischen Rückständen wie PCBs (polychlorierte Biphenyle). Auch der Quecksilbergehalt liegt weit unter der zulässigen Höchstmenge. Das Gleiche gilt für das Muskelfleisch von Krebstieren wie der Tiefseegarnele. Bei Raubfischen wie Haien, Weißen Heilbutten und Thunfischen, die am Ende der Nahrungskette stehen, kann es im Laufe der Zeit zu einer höheren Belastung kommen. Diese Fische werden daher ab einer bestimmten Größe regelmäßig untersucht und nur vermarktet, wenn der Schadstoffgehalt unter der zulässigen Grenze bleibt. Trotzdem empfiehlt das Bundesinstitut für Risikobewertung Schwangeren und stillenden Frauen, nur wenig Hai, Heilbutt und Thunfisch zu essen.

Wie gesund sind Süßwasserfische? Wie ihre Artgenossen aus dem Meer sind Süßwasserfische hochwertige Lebensmittel. Sie enthalten zahlreiche Vitamine, Mineralstoffe und Spurenelemente, sehr gut verwertbares Eiweiß und gesunde Fette. Nur Jod hat »Landfisch« kaum zu bieten.
Die Schadstoffbelastung ist wie bei Seefischen sehr gering. Werden in Tieren aus stark verunreinigten Gewässern doch einmal höhere Werte gemessen, erlassen die zuständigen Behörden in der Regel regionale Fang- und Handelsverbote. Allerdings werden bei der Fischzucht mancherorts Antibiotika eingesetzt (siehe Frage zu Aquakulturen). Das fördert die Entwicklung von resistenten Bakterien – und ist deshalb langfristig problematisch für die Gesundheit aller Menschen.

Wie viele Dioxine stecken im Fisch? Generell gilt: Spuren von Dioxinen sind in praktisch allen Lebensmitteln enthalten. Als Dioxine bezeichnet man eine Gruppe von sehr stabilen chlorhaltigen Schadstoffen. 17 dieser Substanzen wirken besonders giftig und können Immunsystem, Nerven, Leber und Haut (»Chlorakne«) schädigen.
Dioxine reichern sich besonders in fettreichen Lebensmitteln an – also auch in fettem Fisch. Allerdings hat sich die Umweltbelastung durch Dioxine hierzulande seit 1990 halbiert.
Unser täglicher Verzehr von im Schnitt zwei Billionstel Gramm pro Kilogramm unseres Körpergewichts liegt nur noch knapp über dem strengen Vorsorgewert der Weltgesundheitsorganisation. Zwei Drittel der Dioxine stammen aus Milchprodukten und Fleisch, etwa 15 Prozent aus Fisch. Der ist zwar im Schnitt höher belastet als Milch oder Fleisch – wir essen aber deutlich weniger davon.
Experten raten davon ab, aus Angst vor Dioxinen auf Seefisch zu verzichten. Seine Vorzüge wiegen das Risiko auf, dem wir uns durch eine geringe Dioxin-Belastung aussetzen. Eine Aus-

nahme bildet fettreicher Fisch (Hering oder Wildlachs) aus der östlichen Ostsee. Er ist immer noch relativ hoch belastet und sollte deshalb gemieden werden. Dänemark erließ 2004 sogar ein nationales Fangverbot für Ostsee-Wildlachs, weil Wissenschaftler darin zu hohe Dioxinwerte festgestellt hatten.

Ist es angesichts der Überfischung bei vielen Arten überhaupt noch vertretbar, Salzwasserfisch zu essen? Ja, denn »überfischt« bedeutet in der Regel nicht, dass die Art vor dem Aussterben steht, sondern lediglich, dass sie zu rar geworden ist, um sie ökonomisch zu verwerten. Es ist durchaus möglich, dass dieselbe Art in einem Fanggebiet bedroht ist, in einem anderen hingegen nicht. Einen guten Überblick darüber gibt die Broschüre »Fisch & Facts 2005« von Greenpeace (kostenlos zu bestellen unter www.greenpeace.de).
Das heißt freilich nicht, dass an den Fischbeständen nicht Raubbau betrieben würde. So sind viele Fangmethoden sehr bedenklich, weil sie Jungfische nicht entkommen lassen oder Tiere das Leben kosten, die gar nicht gefischt werden sollten. Das gilt besonders für den Einsatz von Treibnetzen, kilometerlangen Netzen aus feinem Nylon, in denen Delphine, Wale, Haie, Robben, Meeresschildkröten und Seevögel als nutzloser »Beifang« sterben. Das US-amerikanische Earth Island Institute (EII) hat daher ein internationales Überwachungsprogramm ins Leben gerufen, dem sich viele Hersteller, Importeure und Händler von Dosenthunfisch angeschlossen haben. Sie verpflichten sich, keinen mit Treibnetzen gefangenen Thunfisch zu verarbeiten oder zu vermarkten. In Deutschland führt die Gesellschaft zur Rettung der Delphine diese Überwachung bei Importeuren und Händlern durch.
Unter www.delfinschutz.org bietet sie eine aktuelle Liste mit Thunfischmarken, Händlern und Importeuren, die sich dem Überwachungsprogramm angeschlossen haben. Eine solche Aufstellung ist auch deshalb wichtig, weil die Dosenaufschrift »delfinfreundlich« in Deutschland nicht gesetzlich geschützt ist und deshalb keinen Rückschluss auf die Fangmethoden ermöglicht.

Die Top Ten

Die Lieblingsfische der Deutschen*

Platz 1 (23,2 %) **Seelachs** (Alaska-Seelachs und Köhler), davon 64 % tiefgefroren

Platz 2 (17,1 %) **Lachs,** davon 69 % tiefgefroren

Platz 3 (13,0 %) **Rotbarsch,** davon 75 % tiefgefroren

Platz 4 (6,8 %) **Forelle,** davon 62 % frisch

Platz 5 (4,8 %) **Kabeljau/Dorsch,** davon 74 % frisch

Platz 6 (4,6 %) **Hering** davon 98 % frisch

Platz 7 (4,3 %) **Garnelen/Krabben/Shrimps,** davon 83 % frisch

Platz 8 (2,8 %) **Victoriabarsch,** davon 99 % frisch

Platz 9 (2,6 %) **Karpfen,** nur frisch

Platz 10 (2,3 %) **Scholle,** davon 71 % frisch

* In Prozent der Gesamtmenge (Gewicht) des von Verbrauchern in Deutschland in einem Jahr gekauften Fischs (nur Fisch natur, ohne Zubereitungen). Quelle: GfK 2004

Sind Fische aus Aquakulturen eine Alternative für Umweltbewusste? Nur mit Einschränkungen. Die besonders beliebten Forellen und Lachse sind Raubfische, die sich in freier Natur vor allem von kleineren Fischen ernähren. In Aquakulturen füttert man sie mit so genannten Pellets – Tabletten aus eiweißreichem Fischmehl und -öl, das wiederum aus Meerfischen gewonnen wird. Für die Pellet-

Herstellung müssen weltweit pro Jahr 30 Millionen Tonnen Fisch gefangen werden. Ökologisch ist das höchst fragwürdig, denn es werden mehr Tonnen aus Wildfängen verfüttert, als in den Aquakulturen heranwachsen.
Und das ist nicht der einzige Punkt, der Umweltbewusste nachdenklich machen sollte: Vor allem die Lachsfarmen in Schottland und Chile stehen wegen der ökologischen Schädigung ganzer Küstenbereiche in der Kritik. Das Wasser wird nämlich durch Futterreste, Kot und Schwermetallrückstände aus den Anstrichen der technischen Anlagen oftmals derart verseucht, dass sich zentimeterdicke Abfallschichten auf dem Boden ablagern. Auch die Fische selbst können von zweifelhafter Qualität sein. Manche, wie etwa norwegische Lachse, werden inzwischen zwar gegen verschiedene Krankheiten geimpft und nur noch sehr zurückhaltend mit Antibiotika behandelt, aber andernorts schütten Betreiber von Farmen weiterhin sehr großzügig Medikamente ins Wasser.

Ist gefrorener Fisch schlechter als frische Ware? Ganz und gar nicht. Denn meist wird er direkt nach dem Fang auf dem Schiff gefrostet, während der »frische« Fisch bis zum Verbraucher in der Regel mehrere Tage unterwegs ist, im Extremfall auch schon mal zwei Wochen. So gesehen kann man womöglich froh sein, dass manches, was »frisch« in der Auslage des Fischhändlers glänzt, ebenfalls Gefrierware ist – nur eben aufgetaute. Derartiger Fisch muss laut Fischhygiene-Verordnung als »aufgetaut« gekennzeichnet sein.

Woran erkennt man, ob der »frische« Fisch nicht schon länger liegt? Frischer Fisch stinkt nicht. Er darf leicht nach Meer, Salzwasser oder Seetang riechen, aber niemals »fischig«, beißend oder tranig. Frischer Fisch hat eine glänzende Haut und ist mit einer wasserklaren Schleimschicht überzogen. Die Augen sind klar und nach außen gewölbt, nicht milchig-trüb oder trocken. Die Kiemen: hellrot, nicht bräunlich verfärbt. Das Fleisch sollte sich fest und elastisch anfühlen. Eine mit dem Finger eingedrückte Stelle muss innerhalb von Sekunden wieder die ursprüngliche Form annehmen.

Wo und wie lange sollte man Fisch zu Hause aufbewahren? Wenn er nicht auf Eis liegt, verdirbt Fisch sehr schnell und sollte deshalb möglichst noch am Tag des Kaufs gegessen werden. Wenn Sie ihn lagern müssen: Im Kühlschrank (maximal zwei Tage lang) auf eine umgestülpte Untertasse in eine Glasschüssel legen und mit Klarsichtfolie abdecken. So sammelt sich eventuell austretende Flüssigkeit am Boden der Schüssel, und der Fisch liegt trocken. Soll der Fisch eingefroren werden, muss man ihn sofort nach dem Kauf waschen, ausnehmen und verpacken. Tiefgefrorener Fisch hält bis zu fünf Monate.

Welcher Fisch kann Fadenwürmer enthalten? Fadenwürmer – Fachausdruck: Nematoden – sind Parasiten, die in Seefischen vorkommen. Diese nehmen die Larven der Nematoden mit der Nahrung auf. Die Larven sammeln sich vor allem im Magen-Darm-Trakt und in den Bauchlappen der Fische. Um sie so weit wie möglich zu beseitigen, müssen die Fische sorgfältig ausgenommen und die Bauchlappen entfernt werden. Eventuell noch verbleibende Nematodenlarven werden beim Kochen, Dämpfen oder Braten abgetötet. Das geschieht auch bei der Herstellung von Fischkonserven, Tiefkühlprodukten und Räucherware.
Aufpassen muss man dagegen beim Verzehr von rohem Fisch, der zum Beispiel im Sushi steckt. Hier sollten Sie unbedingt darauf achten, dass der Fisch vorher lange genug tiefgefroren war. Auch im Spezialitätenrestaurant gilt deshalb: Lieber nachfragen!

Was ist eine Fischvergiftung? Es gibt verschiedene Arten von Fischvergiftungen: Manche Fische enthalten von Natur aus Toxine, wie etwa der in Japan beliebte Kugelfisch. Andere Meerestiere werden für den Menschen giftig, nachdem sie Toxine mit der Nahrung aufgenommen haben – dies betrifft vor allem tropische Fische, aber auch Miesmuscheln (die Faustregel, sie nur in Monaten zu kochen, deren Name den Buchstaben »r« enthält, soll davor schützen, Gifte aus bestimmten Algenblüten mitzuessen). Schließlich spricht man von Fischvergiftung, wenn verdorbener Fisch dem Menschen nach der Mahlzeit auf den Magen schlägt.

Die letztgenannte Form der Vergiftung ist in unseren Breiten am allerhäufigsten. Sie kann zu Erbrechen, Durchfall und Fieber führen und bedarf bei ansonsten gesunden Menschen keiner ärztlichen Behandlung. Die beiden anderen Vergiftungsvarianten können deutlich schwerere Folgen haben, manchmal sogar tödlich enden. Beruhigend: Hierzulande werden keine von Natur aus toxischen Fische verzehrt. Und auch Fische, die durch das Fressen von giftiger Nahrung zum Problem werden, gibt es nicht. Muschelvergiftungen kommen zwar vor, enden aber immerhin nur sehr selten tödlich.

CLAUDIA BAHNSEN / SVEN ROHDE

Drei goldene Regeln

Sie wollen sich einfach nur möglichst gut ernähren – ohne dass Ihnen beim Einkaufen der Kopf schwirrt. Nun, das ist möglich. Wenn Sie die folgenden Empfehlungen beherzigen:

1. Ernährungsexperten raten, zweimal in der Woche Fisch zu essen, vor allem Seefisch. Da fettreiche und magere Sorten unterschiedliche Vorzüge haben, sollten Sie sich nicht auf einen Lieblingsfisch beschränken. Wechseln Sie öfter mal die Sorten.

2. Seefisch gilt als die beste natürliche Jodquelle und ist längst nicht so stark mit Schadstoffen belastet, wie manche glauben. Besonders jodreich sind: Seelachs, Schellfisch, Tunfisch und Kabeljau.

3. Fette Seefische enthalten meist eine besonders große Portion Omega-3-Fettsäuren. Sie bilden im Körper Substanzen, die unter anderem regulierend auf den Blutdruck, den Herzrhythmus und die Durchblutung des Herzmuskels wirken. Omega-3-Fettsäuren finden sich reichlich in Heringen, Lachsen und Makrelen.

Fish International. Fast die Hälfte der Produktion machen die orangefarbenen Stäbchen aus. Jahr für Jahr werden hier so viele davon paniert, dass sie aneinander gereiht zweimal um die Erde reichten.

Durch die Produktionshallen wabern tropische Wärme und der Geruch von Frittenbude. Förderbänder und Maschinen lärmen, man kann sich nur schreiend unterhalten. Wer am Band arbeitet, trägt Ohrstöpsel, weißen Kittel und Haube.

Die Maschinen der »Produktionslinie 1« spucken die Fischstäbchen für den deutschen Markt aus. Hier stapeln sich die Wachspapierkartons mit den gefrorenen Filetblöcken. 35 Minuten dauert es, bis

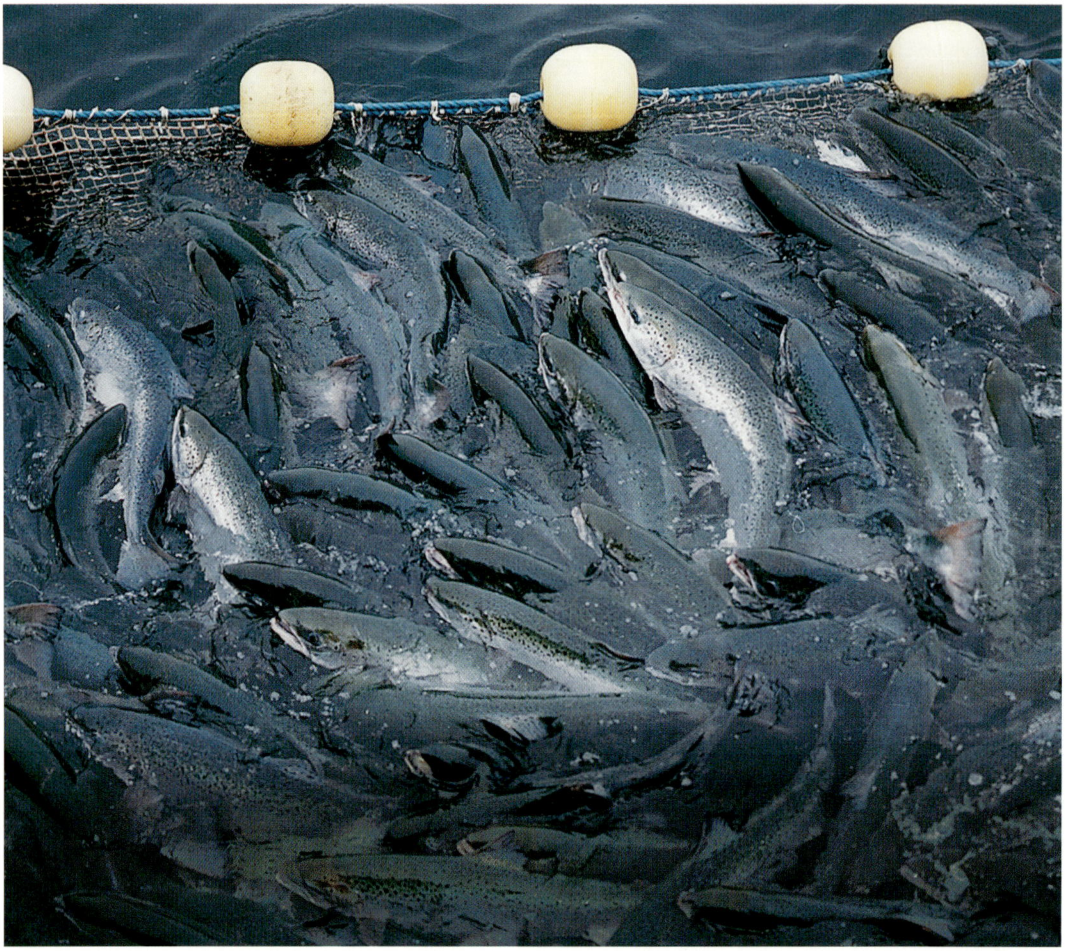

Keine fette Beute: Entstammen sie Aquakulturen in stürmischen Gewässern, sind Lachse fettärmer als Zuchttiere aus ruhigen Buchten

sich der Eisblock in fertige Fischstäbchen verwandelt hat. Zuerst wird der Block maschinell aus dem Karton gewickelt, durch mehrere Sägen geschoben, mal längs, mal quer geteilt, bis er schließlich in 378 rosige, fingerlange Blöckchen zerfällt. Die tauchen auf einem Transportgitter durch eine Nasspanade aus Salz, Mehl, Stärke und Gewürzen. Die Nässe sorgt dafür, dass die Krümel der folgenden Trockenpanade auch kleben bleiben. Danach brutzelt das Stäbchen 21 Sekunden in heißem Sonnenblumenöl, anschließend wird noch einmal »nachgefrostet«. »Der Fisch darf die ganze Zeit nicht auftauen«, sagt Robert Geldard, einer der Betriebsleiter. »Sonst leiden Geschmack und Aussehen.«

Jedes Fischstäbchen wird geröntgt und durchläuft einen Metalldetektor. »Wir prüfen mehrmals auf Fremdkörper und Fischgräten, damit sich niemand beim

Verzehr verletzen kann«, sagt Geldard. Und so sind auch Haarnadeln, Schmuck und Uhren in der Fabrik streng verboten.

Was genau in ein Fischstäbchen gehört, ist im »Deutschen Lebensmittelbuch« verzeichnet, einer Art Knigge der Nahrungsmittelhersteller. Danach soll ein Stäbchen zu 65 Prozent aus reinem Fischfleisch bestehen. Höchstens 35 Prozent darf die Panade ausmachen. Rechtsverbindlich sind diese Regeln nicht, aber wenn Kundenbeschwerden vor Gericht landen, orientieren sich die Richter fast immer am Lebensmittelbuch.

Unter der Panade steckt meist Alaska-Seelachs, echter Seelachs aus dem Atlantik, Blauer Seehecht oder Seehecht aus dem Südpazifik. Die Beschaffenheit der bröseligen Hüllen entspricht nationalen Vorlieben: Franzosen mögen sie quietschgelb mit großen Krümeln, in Italien müssen sie braun und feinkörnig sein. Und der Deutsche will sein Fischstäbchen orangefarben mit mittelgroßer Krume.

Insgesamt 14,4 Kilogramm Fisch und Fischprodukte essen wir pro Jahr und Kopf und liegen damit knapp unter dem Weltdurchschnitt von 16,1 Kilo. Keine Frage: Fisch ist gesund (siehe auch »Wissen« auf Seite 178). Zwar nehmen Fische über ihre Nahrung Schwermetalle und organische Gifte auf, doch unterm Strich überwiegen die Vorteile durch Jod, wertvolles Eiweiß und ungesättigte Omega-3-Fettsäuren. »Sie können heute bedenkenlos Fisch essen«, sagt Horst Karl von der Bundesforschungsanstalt für Ernährung und Lebensmittel in Hamburg. »Der meiste Meeresfisch wird weit weg von den Küsten gefangen und ist kaum belastet. Meist liegen die gefundenen Werte deutlich unter den Grenzwerten.« In Fisch aus der östlichen Ostsee allerdings stecken höhere Dosen an organischen Giften: So enthält etwa Hering, der östlich von Bornholm gefangen wird, häufig so viele Dioxine, dass er nicht in der EU vermarktet werden darf.

In Lübeck-Schlutup kommt daher kein Hering aus diesem Gebiet in die Dose. Hawesta, Marktführer bei Fischdauerkonserven, kauft seine Rohware vor allem von norwegischen und dänischen Schiffen. Die fischen im relativ sauberen Nordatlantik. Lieferant der Lübecker kann nur werden, wer Hering mit dem richtigen Fettgehalt und in korrekter Größe anbieten kann: Ein bisschen länger als die Dose müssen die rohen Heringsfilets sein. Der Fisch schrumpft nämlich in der Fabrik wie ein Socken in der Kochwäsche: Auf einem Gitter durchlaufen die Heringe zum Dünsten ein paar Meter in einem Tunnel mit heißem Dampf. Danach passen sie perfekt in die Dose und können mit einem dicken Klecks Tomatensauce überzogen werden.

Bis zu 80 Tonnen Fisch, das meiste davon Hering, verarbeitet Hawesta jeden Tag. Derzeit geht es den meisten Heringsbeständen relativ gut. »Der Hering tut uns Gott sei Dank den Gefallen, dass er

ORIGINAL ODER FÄLSCHUNG

Schlemmerfilet: Diese Scheibe ist ein Hit

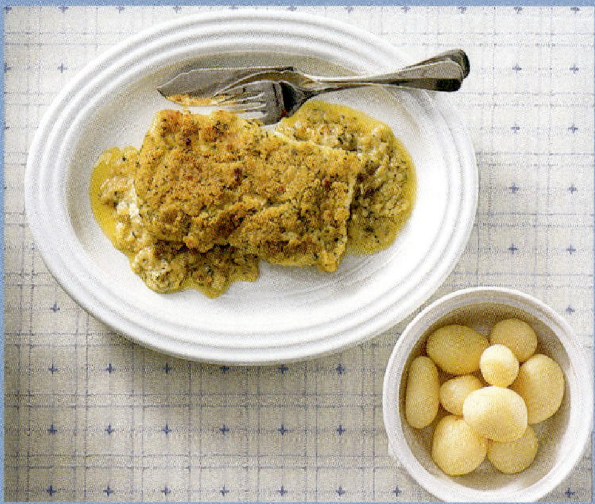

Was ist Bordeaux? Eine schöne Stadt in Frankreich. Was ist das Bordelais? Ihr gesegnetes Umland. Was ist das »Schlemmerfilet à la Bordelaise«? Ein Rufmord, sagen die einen. Ein Fertiggericht, die anderen. Es besteht aus einer zurechtgesägten Scheibe Fisch im Schokoladentafelformat, bedeckt mit einem Brei aus Bröseln, Fetten und würzenden Wirkstoffen. Es verkauft sich erfolgreich. Nein, mehr. Es ist ein Hit!
Eigentlich verspricht »à la Bordelaise« ein Gericht mit einer Sauce auf der Basis von Schalotten, manchmal auch Rindermark, vor allem aber von Wein (so steht's im »Larousse Gastronomique«). Das »Schlemmerfilet à la Bordelaise« aus der Tiefkühltruhe, von Iglo und Nachahmern fabriziert, enthält weder das eine noch das andere.
Worin liegt sein Reiz? Erstens im genialen Namen, einer Kombination aus den Wörtern Schlemmen (enthemmtes Speisen am Rande des Orgasmus), Filet (grätenfreies, zartes Frischfleisch) und Bordelais (Kultur, Raffinesse, große Weine).
Zweitens in der Zubereitung im Backofen bei 250 Grad über 35 Minuten. Das ist so schlicht, das schafft selbst ein Student der Betriebswirtschaft! Ofen vorheizen, Packung aufreißen, rein damit in die Röhre und zuklappen. Dann Bier beziehungsweise Wein – plopp – öffnen, süffelnd abwarten und schließlich grätenfrei spachteln.
Drittens liegt der Reiz im Preis von 1,99 bis 2,30 Euro und viertens endlich im Geschmack – er ist nicht schlecht. Ziemlich salzig, ziemlich süßlich, durchaus zart und saftig, vor allem aber nicht fischig. Das ist wohl das Wichtigste: Das »Schlemmerfilet« schmeckt nicht nach Fisch. Wonach dann? Die Antwort ergibt sich, wenn wir zum Vergleich den Verkaufsschlager frisch imitieren aus

300 g Seelachs, 1 EL Thymian, 3 EL Petersilie, 1 Knoblauchzehe, 30 g Semmelbröseln, 1 kleinen Zwiebel, 1 EL Olivenöl, 20 g Butter, Salz, Pfeffer und ½ Zitrone.

Und so geht's: Zwiebel und Knoblauch pellen, fein würfeln und in der Butter bei mittlerer Hitze glasig schwitzen. Kräuter, Brösel und Zwiebelmumpe vermengen, salzen, pfeffern. Aus Alufolie eine Schale falten und mit Öl auspinseln. Fisch hineinlegen, Bröselmasse darauf geben und leicht andrücken. Das Ganze im Backofen bei 180 Grad 10–12 Minuten backen, bis die Bröselkruste goldbraun ist und die Kräuter darin leuchten. Bei Bedarf am Ende Grill zuschalten. Mit Zitrone beträufeln, fertig.
Neben dem frisch zubereiteten Gericht, für das wir 45 Minuten brauchen, sieht das TK-Fertigteil wie ein frittiertes Stück Alien aus. Braun, fett, unnatürlich. Ist das ein Schlemmerfilet? Eher ein Schlimmerfilet.
Die Eigenkomposition duftet und schmeckt nach Kräutern, gerösteten Bröseln und frischem Fisch, und zwar köstlich. Beim Schlimmerfilet hingegen weiß man auch beim Vergleich noch nicht, wonach es schmeckt.

Und die Kosten? Sind für die frische Zubereitung zweifellos höher, allerdings nicht viel. Abgesehen von dem Fisch wird ein funktionierender Haushalt bis auf frischen Thymian (der aber nicht zwingend ist) alle Zutaten vorhalten. Leute, die in solch glücklichen Umständen leben, kaufen dann nur den Seelachs, wir zahlten 1,95 Euro dafür, die Kosten für die anderen Zutaten schätzen wir auf 50 Cent.
Hier schreien nun die Küchenblinden auf: Wenn wir erst extra 1 Topf Thymian, 1 Bund Petersilie, 1 Knoblauchknolle – oder gar 3 Stück im Plastiknetzstrumpf –, 1 Paket Semmelbrösel, 1 Beutel Zwiebeln, 1 Flasche Öl, 1 Paket Butter und 1 Beutel Zitronen kaufen müssen – dann wird das doch wohl mehr kosten als 50 Cent! In der Tat, schnöde Kochverweigerer, das würde es! Und übrigens habt ihr bei eurer Aufzählung noch die Kosten für Pfeffer und Salz vergessen. Das ist es ja, was den Kostenvergleich von frischer Küche und Fertigkost so schwer kalkulierbar macht. Wer immer erst eine Grundausstattung für den Kühlschrank zusammenkaufen muss, zahlt sich halt jedes Mal dumm und dusselig, weil ihm die nicht gebrauchten Reste verrotten und verfaulen. Wer hingegen einen aktiven Küchenhaushalt führt, kann immer aus einem Vorrat frischer Nahrungsmittel schöpfen und fährt fast stets billiger, zumindest gleich teuer.
Also, auch wenn die frische Zubereitung eines Schlemmerfilets mit dem Bordelais nichts am Hut hat, wir müssten uns dafür nicht schämen. Von Rufmord keine Spur. Was das Schlimmerfilet angeht, wird sich vielleicht doch bald der Präfekt von Bordeaux bei den Fischbrätern melden. Mit dem Verlangen nach Namensänderung.

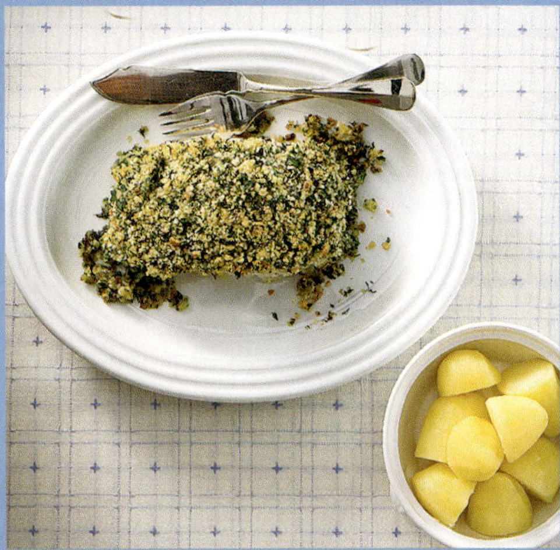

immer irgendwo auf der Welt zu haben ist«, sagt Frank Stoppel, Geschäftsführer bei Hawesta. Weniger kalkulierbar ist allerdings der Preis: Seit einiger Zeit kaufen osteuropäische Länder, vor allem Russland und die Ukraine, den Heringsmarkt leer und jagen so die Preise um bis zu 50 Prozent in die Höhe.

Was passiert, wenn weltweit noch mehr Fisch gegessen wird? Schon 2002 waren laut Welternährungsorganisation (FAO) drei von vier Seefischbeständen maximal genutzt, überfischt oder gar zusammengebrochen. Auch für die Meere Europas kommen immer wieder Alarmmeldungen. Viele europäische Schiffe fischen daher schon die Meere südlicher Kontinente leer, etwa vor Westafrika.

Wie viel in EU-Gewässern gefangen werden darf, legen jedes Jahr nach zähem Ringen die Fischereiminister in Brüssel fest. Zuvor empfiehlt der Internationale Rat für Meeresforschung (ICES) in Kopenhagen maximale Fangmengen für

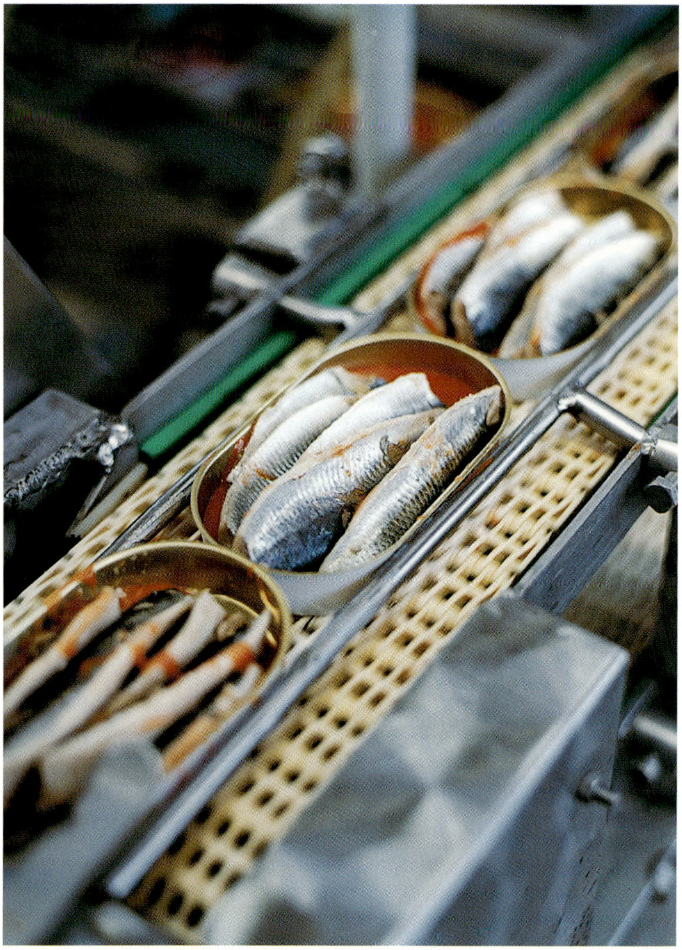

Im Lübecker Hawesta-Werk fahren Dosenheringe dem letzten Klecks Tomatensauce entgegen

alle wichtigen Nutzfischarten Europas. Für 2005 hat der ICES geraten, den längst überfischten Nordsee-Kabeljau gar nicht mehr zu fangen. Doch nach langem Verhandeln blieb von der Forderung der Wissenschaftler nicht viel übrig: Kabeljau in der Nordsee darf weiter gefischt werden, nur ein bis zwei Tage weniger pro Monat. In der Ostsee sollen Schutzgebiete dem Kabeljau (der dort meist Dorsch heißt) Zuflucht bieten. Wer als Kunde seinen Teil zum Schutz beitragen will, sollte Kabeljau nicht allzu oft auf seinen Speisezettel stellen. Relativ unbesorgt essen können wir dagegen zurzeit Nordseehering, Makrele und Seelachs aus dem Atlantik.

Zur Erholung der bedrohten Bestände soll die Aquakultur beitragen: Schon jetzt stammt etwa ein Drittel der weltweit verzehrten Fische und Meeresfrüchte aus Teichen oder Netzgehegen im Meer. Bis 2030 soll die Hälfte der Produktion von Farmen kommen. Längst züchten Norweger neben Lachs auch Heilbutt, sogar der rar gewordene Nordsee-Kabeljau soll künftig durch Nachzuchten ersetzt werden. In Deutschland tauchen im Gefolge der traditionellen Teichfische Karpfen und Forelle nun Steinbutt und Wolfsbarsch auf. Auch Japanische Flundern und amerikanische Golf-Shrimps werden hier gepäppelt, es gibt erste Versuche mit Stören für die Kaviar- und Fleischproduktion.

In Verruf geraten ist die Fischhaltung vor allem wegen der eingesetzten Antibiotika.

SNACK-CHECK

Fischmäc

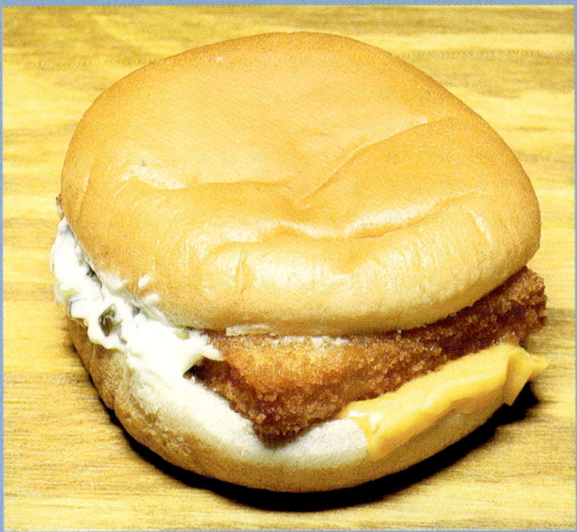

Er ist einer der wenigen Burger, die ohne Fleisch auskommen: der Fischmäc von McDonald's. 150 Gramm wiegt eine Portion Weizenbrötchen mit Seefischfilet, zum Beispiel vom Kabeljau oder vom Hoki, dem neuseeländischen Seehecht. Positiv zu vermerken ist, dass die verwendeten Fische recht mager sind, besonders der Kabeljau: 100 Gramm reines Fischfilet enthalten weniger als ein Gramm Fett. Trotzdem ist der Fischmäc alles andere als ein leichter Snack: Satte 408 Kilokalorien bringt er auf die Waage, gut die Hälfte davon liefern die 21 Gramm Fett, die der Burger enthält. Doch woher stammt das ganze Fett, wenn der Fisch so mager ist?

»Es steckt zum einen in der Chester-Schmelzkäse-Zubereitung, die zusammen mit dem Gurken-Dill-Relish aufs Brötchen kommt«, erklärt Ursel Wahrburg, Professorin für Ernährungswissenschaft an der Fachhochschule Münster. »Aber auch die Panade dürfte einen hohen Fettgehalt haben: Sie saugt das Öl auf, das beim Panieren und Frittieren der Fischfilets verwendet wird.« Immerhin benutzt McDonald's pflanzliches Öl. Das zeigt sich auch in dem erfreulich niedrigen Cholesterinwert: Auf 100 Gramm Fischmäc kommen gerade mal vier Milligramm Cholesterin. Gesund ist auch das im Seefisch enthaltene Jod, an dem besonders der Kabeljau reich ist. Schade, dass das Brötchen aus hellem Weizenmehl besteht. »Dieses weiße Mehl enthält nur wenige Ballaststoffe«, sagt Ursel Wahrburg. »Außerdem stecken kaum Vitamine und Mineralstoffe drin.«

Fazit: Durch den Seefisch trägt der Fischmäc zwar zur Deckung des Jod-Bedarfs bei, doch das allein gleicht den hohen Fettgehalt nicht aus. »Wer Lust auf Fisch hat, ist mit einem einfachen Fischbrötchen oft besser bedient«, urteilt die Ernährungsexpertin Wahrburg.

Wenn viele Tiere eng beieinander in Becken schwimmen, können sich Krankheiten schnell ausbreiten. Die Züchter setzten daher in der Vergangenheit massiv auf Medikamente im Futter. Inzwischen versucht man vielerorts mit weniger auszukommen, wie das Beispiel Norwegen zeigt. »Heute muss jede Farm ein Rezept vom Tierarzt haben, um Antibiotika zu kaufen«, sagt Terje Martinussen, Sprecher der norwegischen Fischexporteure. »Eine Kopie der Kaufquittung geht an die

Fischereibehörde, damit niemand heimlich was reinkippen kann.« Seit 1987 ist der Einsatz von Antibiotika in norwegischen Lachsfarmen von 50 Tonnen pro Jahr auf etwa eine gesunken. Junglachse werden heute gegen Krankheiten geimpft, bevor sie in die Netzkäfige im Meer kommen.

Vor der irischen Westküste schwimmt Bio-Lachs in den Wellen des Atlantiks: In runden Netzkäfigen, etwa so groß wie Zirkusmanegen und 20 Meter tief. Hier in der Clew Bay hat das Wasser die beste EU-Qualitätsklasse A1, die starke Strömung trainiert die Lachse und trägt Futterreste und Fischkot davon. »Keine Fischfarm der Welt ist Wind und Wellen so ausgesetzt wie unsere hier vor Clare Island«, sagt Kevin Murphy, technischer Leiter der Clare Island Seafarm. »Unsere Lachse sind daher weniger fett als jene, die in stillen Buchten gezogen werden.«

Die Farm ist seit 1996 als Bio-Betrieb vom deutschen Naturland Verband zertifiziert. Murphy und seine Kollegen haben dafür einige Auflagen zu erfüllen: Das Wasser muss besonders sauber sein, und höchstens zehn Kilogramm ausgewachsener Fisch, etwa drei Tiere, dürfen pro Kubikmeter in den Netzkäfigen schwimmen. In der konventionellen Zucht tummeln sich bis zu 25 Kilo Lachs in der gleichen Wassermenge, etwa sieben Tiere. Auch das ist schon deutlich weniger als früher.

Antibiotika gegen Lachskrankheiten sind in der Bio-Zucht nur im Ausnahmefall erlaubt. Weitere Chemikalien, etwa gegen die Lachslaus, einen parasitischen Krebs, braucht man auf der Clare Island Farm gar nicht, weil der Standort praktisch läusefrei ist. Der einzige Nachteil: Im Winter toben Stürme bis Orkanstärke über die Clew Bay. Ein paar Mal hat Murphy schon Teile von kleineren Käfigen verloren: »Inzwischen haben wir alles Mögliche ausprobiert: Stahlkonstruktionen, rund, eckig, aber oft hat uns der Sturm die Käfige einfach zerdonnert.« Seit kurzem schwimmen Latexbecken vor Clare Island: achteckige Ringe aus schwarzen Wülsten, die sich in jede Wellenbewegung schmiegen und nicht brechen können. »Als wir erzählt haben, dass wir Gummi-Farmen bauen wollen, haben sich die anderen Lachsfarmer fast totgelacht«, sagt Murphy. »Seitdem gab's ein paar Stürme, heute lacht keiner mehr.«

Ob Biolachs oder konventioneller Farmfisch: Aquakultur, so erklären ihre Betreiber, schone die Wildfische. Der Haken an der Behauptung ist das Futter: Viele Fische wie Lachs oder Forelle sind Fleischfresser und müssen mit Futter aus Fischmehl und Fischöl ernährt werden. In der Regel werden dafür zwar keine Speisefische gefangen, sondern kleine Stintdorsche, Sprotten und Sandaale. Die aber dienen im Meer anderen Fischen als Nahrung.

Deshalb stößt die Aquakultur jetzt an ihre Grenzen, sagt Dave Garforth. Im irischen Westport produziert er Fischfutter für den Futtermittelkonzern Nutreco. »Wir sitzen in der Fischmehl-Falle: Die Aquakultur will immer weiter wachsen, aber die Fischmehlproduktion kann es nicht.«

Daher suchen Wissenschaftler nach Alternativen zu Fischmehl und -öl im Futter. So sollen Lachs und Forelle auch an Pflanzenkost gewöhnt werden. Raps und Soja könnten künftig einen Teil der Industriefische in der Fischnahrung ersetzen. Auch mit Algen im Futter wird experimentiert. Einzig die Karpfenzüchter dürften solchen Forschungen gelassen zusehen: Ihr Fisch lässt sich nämlich weitgehend vegetarisch ernähren.

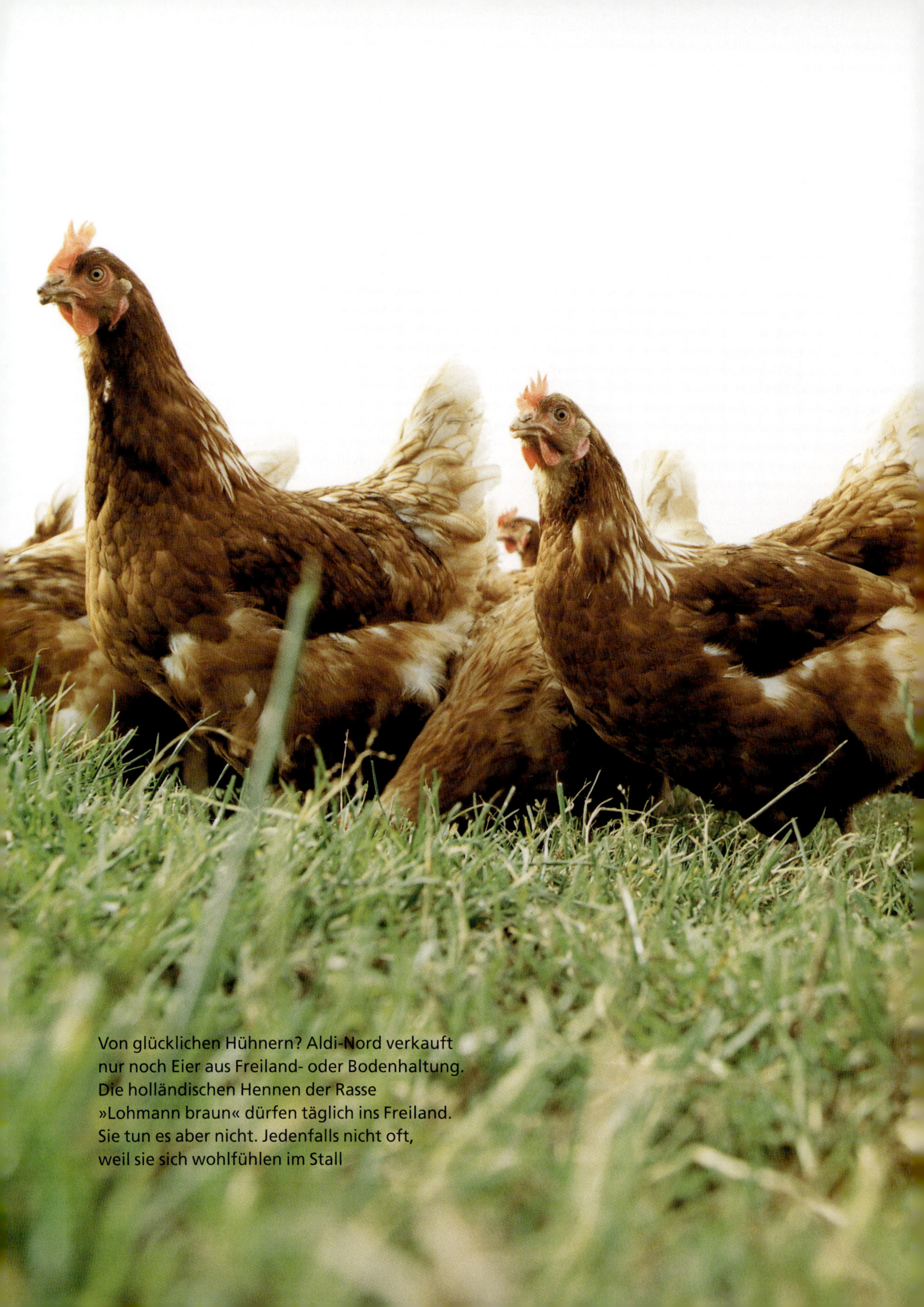

Von glücklichen Hühnern? Aldi-Nord verkauft nur noch Eier aus Freiland- oder Bodenhaltung. Die holländischen Hennen der Rasse »Lohmann braun« dürfen täglich ins Freiland. Sie tun es aber nicht. Jedenfalls nicht oft, weil sie sich wohlfühlen im Stall

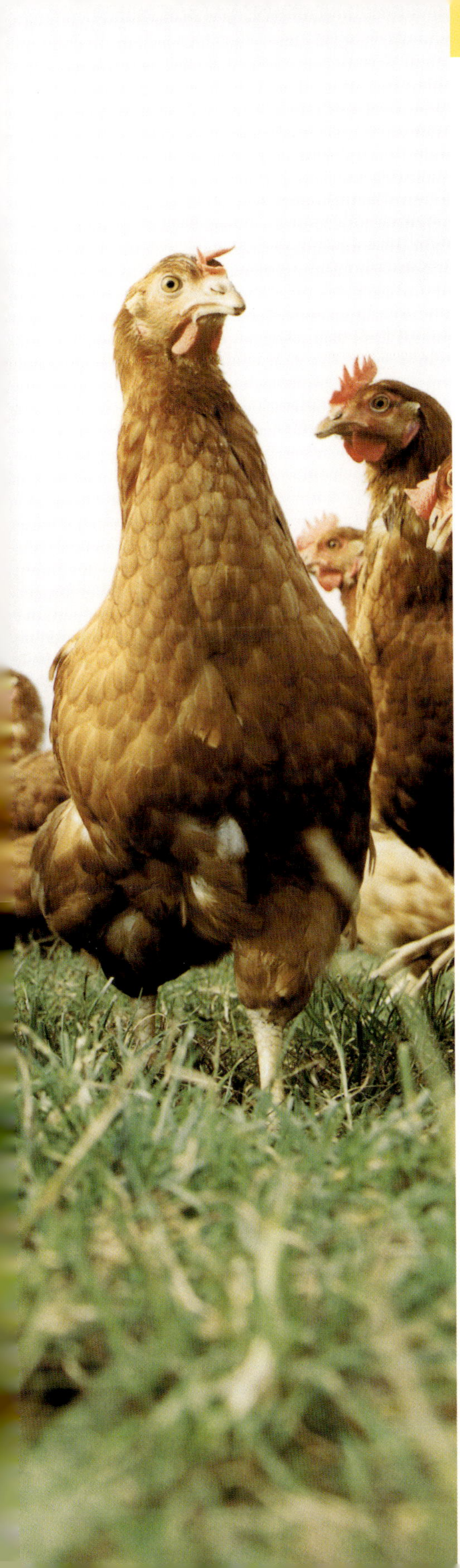

Kapitel 7

Gackern gehört zum Handwerk

Text: Werner Schmitz

Fotos: Stephan Elleringmann

Hühnerbrust und Putensteak, Chickenwings und sogar Mortadella – es gibt kaum noch etwas, was sich nicht aus **GEFLÜGEL** zubereiten ließe. Die Hühnerbarone zählen zu den umstrittensten Produzenten der ganzen Lebensmittelbranche. Zu Recht? *stern*-Reporter inspizierten die Produktionsstätten. Und sie ließen des Hühnchens Primärprodukt auf Dioxin, Antibiotika und Farbstoffe untersuchen. Ergebnis: Unsere **EIER** sind unbedenklich

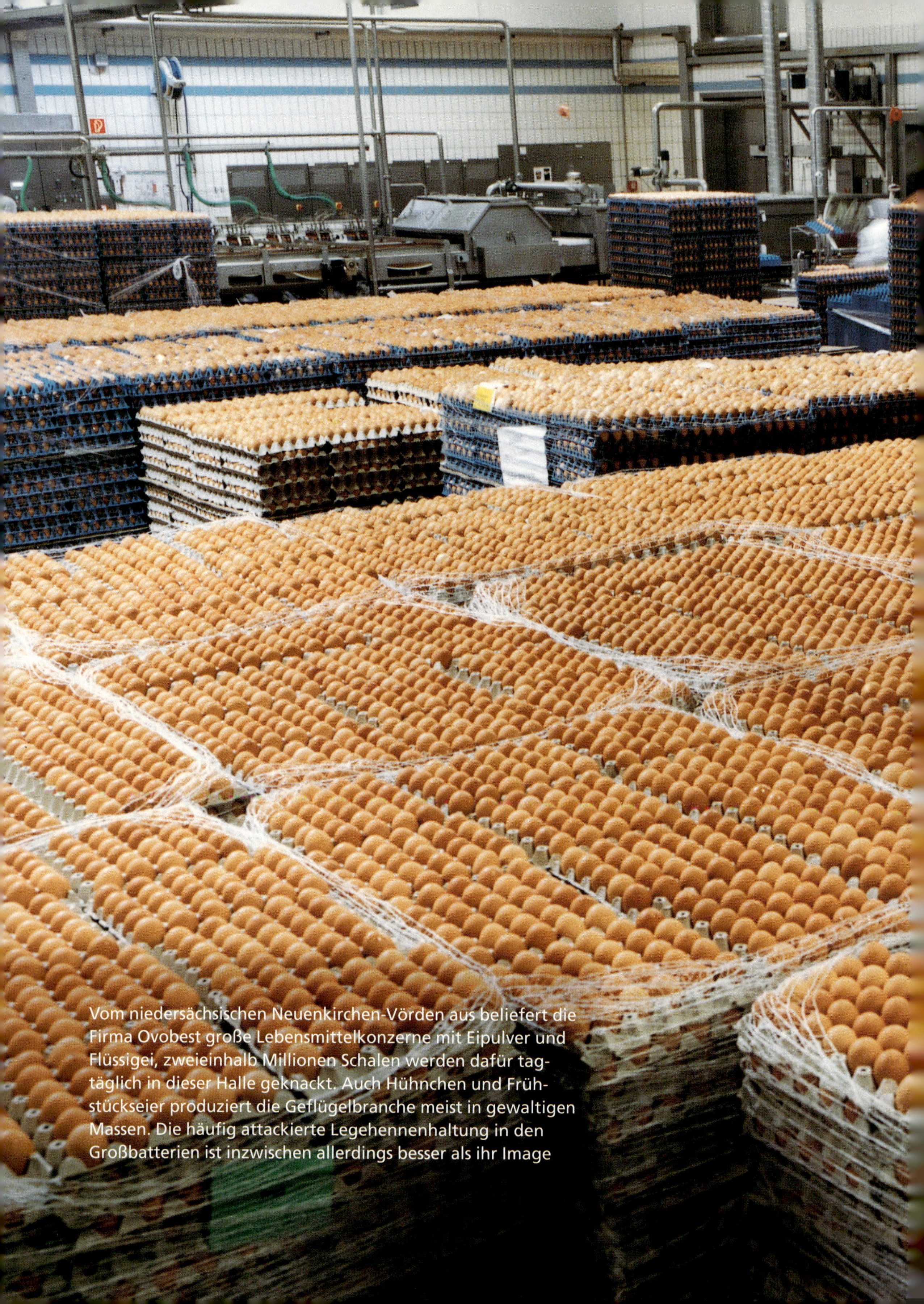

Vom niedersächsischen Neuenkirchen-Vörden aus beliefert die Firma Ovobest große Lebensmittelkonzerne mit Eipulver und Flüssigei, zweieinhalb Millionen Schalen werden dafür tagtäglich in dieser Halle geknackt. Auch Hühnchen und Frühstückseier produziert die Geflügelbranche meist in gewaltigen Massen. Die häufig attackierte Legehennenhaltung in den Großbatterien ist inzwischen allerdings besser als ihr Image

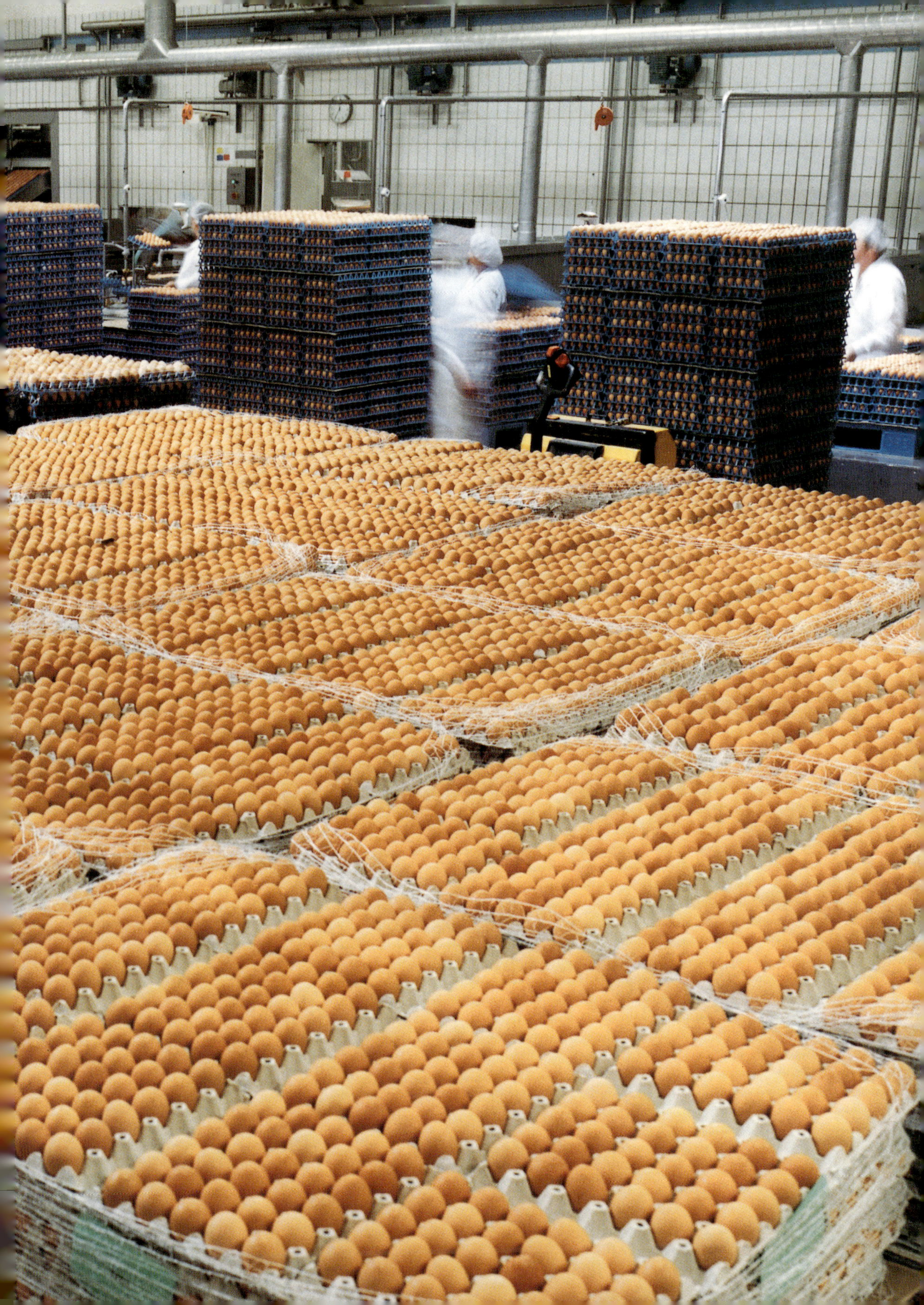

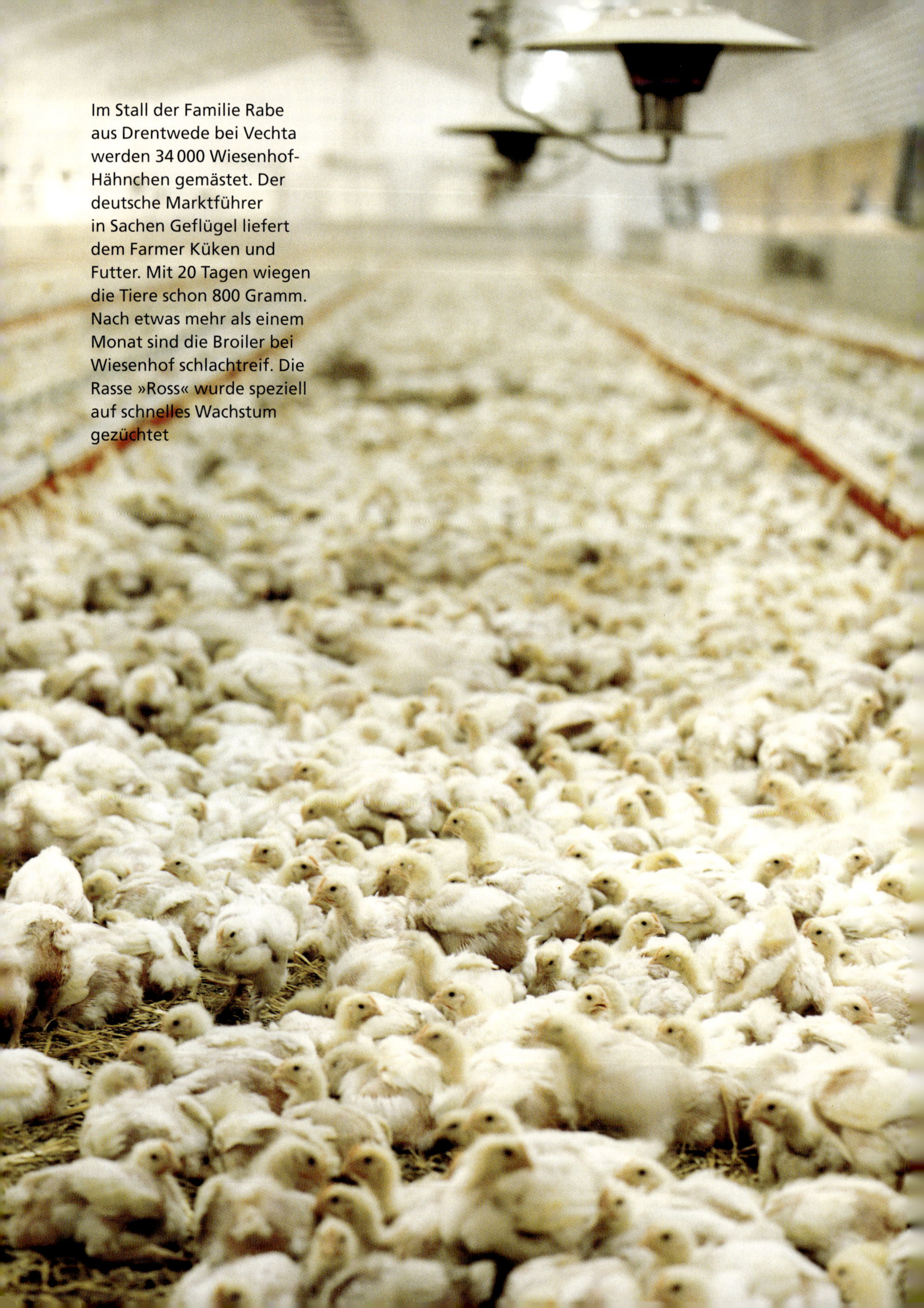

Im Stall der Familie Rabe aus Drentwede bei Vechta werden 34 000 Wiesenhof-Hähnchen gemästet. Der deutsche Marktführer in Sachen Geflügel liefert dem Farmer Küken und Futter. Mit 20 Tagen wiegen die Tiere schon 800 Gramm. Nach etwas mehr als einem Monat sind die Broiler bei Wiesenhof schlachtreif. Die Rasse »Ross« wurde speziell auf schnelles Wachstum gezüchtet

Vergessen Sie Ihre Illusionen von Mist kratzenden Hühnern auf idyllischen Bauernhöfen! Witwe Bolte und ihr geliebtes Federvieh sind lange tot. Von Omas Putput aus dem Hühnerstall wird das Land nicht satt. Dies ist ein Bericht über das Agrobusiness mit Geflügel und Eiern. Eine Industrie-Geschichte.

Das kurze, glückliche Leben des Broilers Bruno beginnt im Brutschrank. Keine Glucke sorgt für die 37,5 Grad Wärme, die das befruchtete Hühnerei zum Keimen braucht. Kein Nest aus Stroh sorgt für kuscheliges Kleinklima. Alles erledigt der »Chick Master«, ein Vorbrutschrank, in dem Bruno als eines von 84 000 befruchteten Eiern steckt.

Wir sind bei Wiesenhof-Geflügel in Möckern. Eine Viertelmillion Küken werden hier pro Tag produziert – fünfmal pro Woche. Möckern bei Magdeburg ist nur eine von fünf Brütereien der Gruppe. 230 Millionen Küken schlüpfen jährlich bei Wiesenhof.

18 Tage stecken Bruno und seine Artgenossen im »Chick Master«. Zwischendurch werden sie durchleuchtet. Nicht befruchtete Eier verwirft die computergesteuerte Ausschiermaschine. Der Rest wird flach gelegt, denn kein Küken schafft es, aus dem stehenden Ei zu schlüpfen. Es ist ohnehin schwer genug für ein Huhn, ans Licht der Welt zu kommen. Drei Tage nach dem Umbetten durchstößt Bruno mit seinem Eizahn die Haut, die ihn von der Luftblase am runden Ende des Eis trennt. Er braucht den Sauerstoff für den anstrengendsten Teil der Huhnwerdung: Von innen pocht er die Schale kranzförmig auf und kämpft sich aus dem Ei.

Leise piept Bruno nach den Brutgenossen in der Schlupfkiste. Warme Luft trocknet seinen dottergelben Flaum, bevor es auf dem Fließband zum Kükenseparator geht. Vollautomatisch trennt die Maschine die Mini-Masthähnchen von den Schalen. Per Förderband gleitet Bruno an zwei Frauen vorbei, die Kranke und Kümmerer aussortieren.

Bruno hat Glück, dass er ein Masthähnchen ist. Wäre er als Männchen einer Legehennenrasse geschlüpft, hätte er seinen ersten Tag nicht überlebt. Weil Hähne keine Eier legen, werden sie als Eintagsküken gemerzt und im »Muser« zu Tierfutter verarbeitet.

Bruno ist gut dabei und passiert die Kontrolle. Durch einen Sprühnebel, in dem er Impfstoff gegen infektiöse Bronchitis inhaliert, plumpst er in den Kükenzähler. Mit 79 anderen wird Bruno in eine Transportkiste katapultiert. Auf Paletten geht es per Lkw zum Maststall.

Bruno braucht nicht lange zu fahren. Sein neues Zuhause ist eine Hühnerfarm in Möckern, unweit der Brüterei und vis à vis vom Schlachthaus. Bruno hat noch 32 Tage zu leben. »Ihr Wachstum geht ungemein rasch vor sich«, staunte schon Alfred Brehm in seinem »Tierleben«. Wenn Brehm Bruno gekannt hätte, wäre der Altmeister aus dem

Woher kommt unser Geflügel?

Über **eine Million Tonnen** Hähnchen, Puten, Enten und Gänse werden jährlich **in Deutschland gemästet und geschlachtet.** Damit könnten wir uns gut selbst versorgen, doch über ein Drittel davon wird nicht hier gegessen, sondern exportiert. Im Gegenzug importieren wir 883 000 Tonnen Geflügelfleisch, vor allem aus den Niederlanden, zunehmend auch aus Brasilien. **Die Grafik zeigt die Hauptlieferländer für die wichtigsten Geflügelarten**

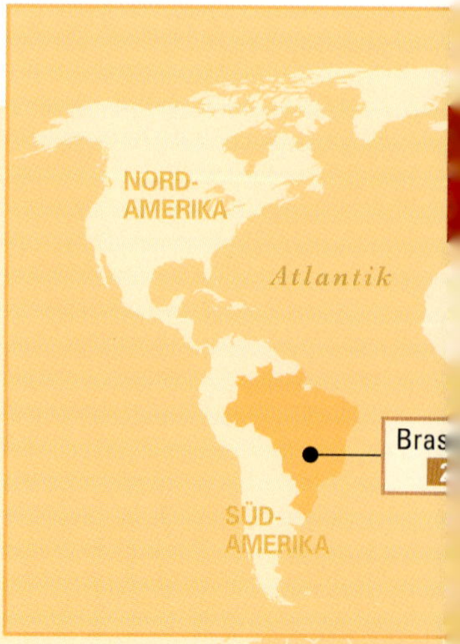

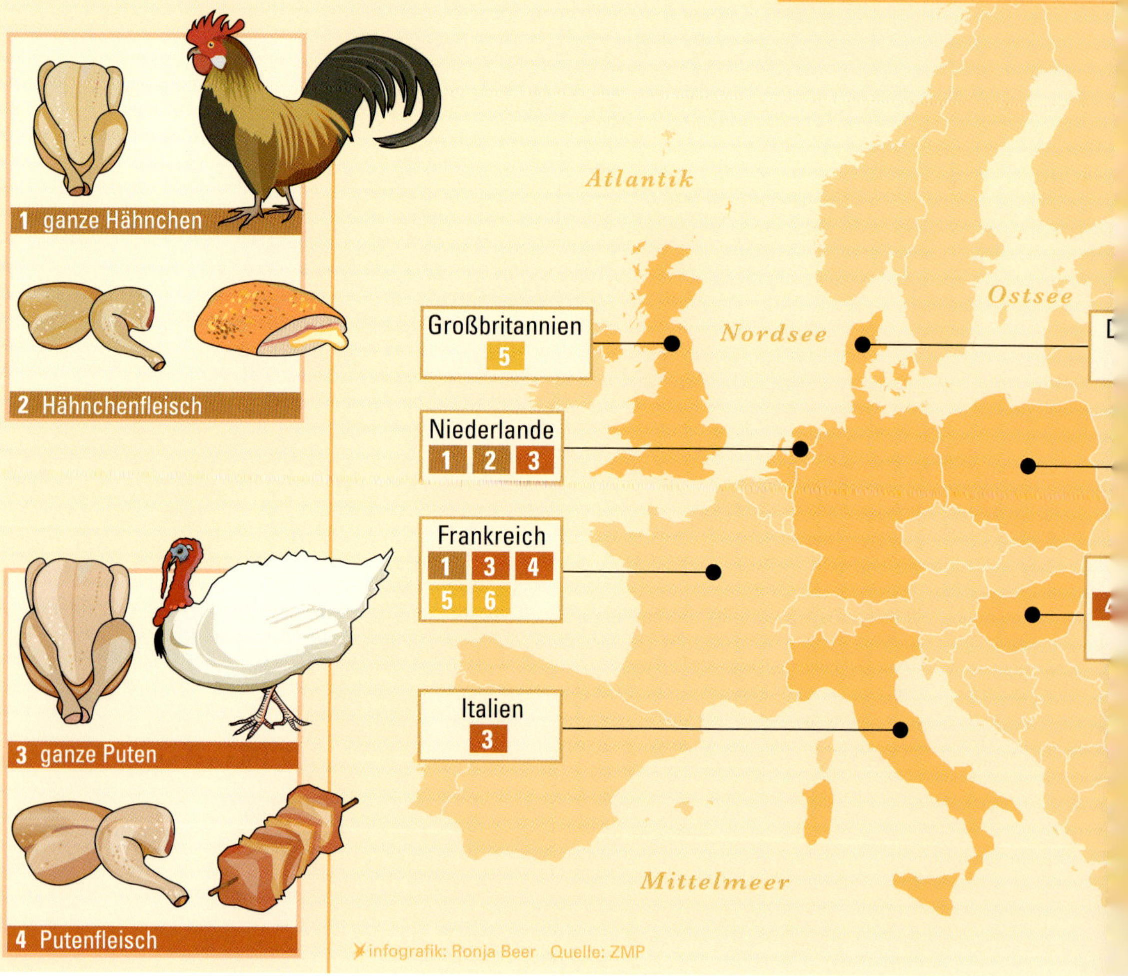

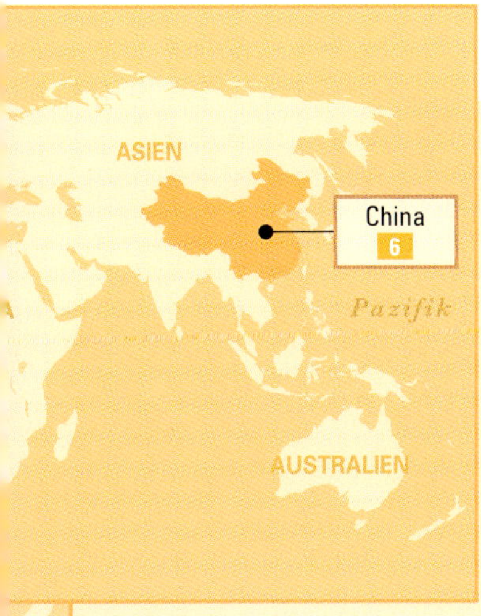

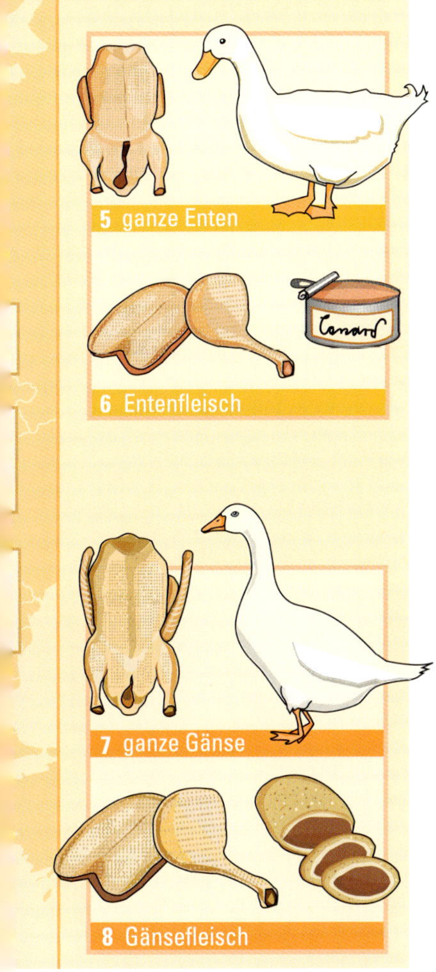

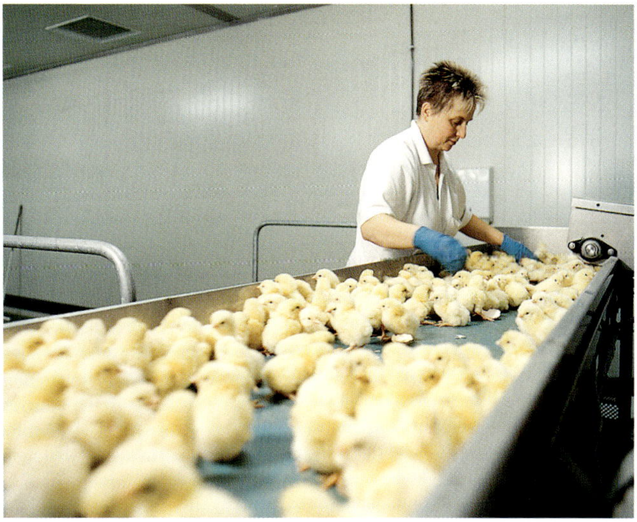

Per Fließband gleiten geschlüpfte Küken in ihr kurzes Leben. Kranke werden von Hand aussortiert. Sonst geht in der Brüterei alles automatisch

Staunen nicht mehr herausgekommen. Fressen, trinken, ruhen, wachsen, darauf sind die Hybriden der Rassen »Cobb« und »Ross« gezüchtet. Kurzmast nennen es die Hühnerfarmer, Turbo-Mast die Tierschützer.

Auf 1000 Quadratmeter Stallfläche tummelt sich Küken Bruno mit 24 000 Mitbewohnern im eingestreuten Stroh. Das hört sich enger an, als es ist. Tatsächlich haben die Hühner während der meisten Zeit der Mast viel Platz. Erst gegen Ende, wenn das Schlachtgewicht fast erreicht ist, wird es eng. 35 Kilogramm Lebendgewicht pro Quadratmeter sind in Deutschland Obergrenze, etwa 23 Hähnchen. Darauf haben sich 1999 Mäster und Ministerien, Tierärzte und Tierschützer geeinigt. Auch die Standards für Futtertröge, Wassernäpfe, Lüftung, Beleuchtung, Einstreu, Notstromaggregat und Alarmanlage sind festgeschrieben. Wer dagegen verstößt, hat die Behörden am Hals.

Bruno pickt seine Soja-Pellets und die Weizen-

WAS HABEN WIR DENN DA?

Vogelkunde

1. ENTENBRUST und **2. ENTENKEULE**
Die Ente ist ein schon im alten China domestizierter Wasservogel, der heute meist in offenen Ställen gemästet wird – in der Regel sieben Wochen, die Flugente bis zu zwölf Wochen lang. Das Fleisch enthält viel Vitamin B_1, das der Barbarieente (im Bild Nummer 1a) auch viel Eisen. Allerdings sind die Tiere ziemlich fett: Mit Haut kommen sie auf 227 kcal/17,2 Fett je 100 Gramm*. Jahresverbrauch** Enten: 13 000 Tonnen, dazu 1500 Tonnen einzelne Brüste und 770 Tonnen einzelne Schenkel. Ganze Enten stammen etwa zur Hälfte aus Deutschland, der Rest vor allem aus Ungarn. Keulen und Brüste kommen überwiegend aus Frankreich.

3. PERLHUHNBRUST und **4. PERLHUHNKEULE**
Das Perlhuhn stammt aus Afrika, wo es auch heute noch wild lebt. Der Name bezieht sich auf das Gefieder, dessen weiße Tupfen an Perlen erinnern. Die meisten Tiere für den hiesigen Verzehr werden heute in Stall-Bodenhaltung zehn bis zwölf Wochen lang gemästet. Und mit 146 kcal/7,3 Gramm Fett auf 100 Gramm (mit Haut) sind sie echte Leichtgewichte. Der größte Teil der hier gegessenen Perlhühner kommt aus Frankreich.***

5. PUTENBRUST und **6. PUTENKEULE**
Ursprünglich kommt die Pute aus Nordamerika, wo der »Turkey« noch heute sehr geschätzt wird, etwa als traditioneller Thanksgiving-Braten. Die hierzulande gezüchteten Truthähne und -hühner werden überwiegend in intensiver Stall-Bodenhaltung gemästet – 16 bis 21 Wochen lang. Junge Tiere kommen auf 151 kcal/6,8 Gramm Fett je 100 Gramm. Jahresverbrauch: 9300 Tonnen ganze Puten, 63 600 Tonnen einzelne Putenbrüste, 13 000 Tonnen einzelne Putenkeulen. Etwas mehr als die Hälfte des hier gegessenen Putenfleischs stammt aus deutscher Mast, die wichtigsten Importländer sind Polen, Frankreich und Ungarn.

7. GÄNSEBRUST und **8. GÄNSEKEULE**
Die Gans ist der erste Vogel, der hierzulande domestiziert wurde, schon die Germanen schätzten Fleisch und Federn. In Deutschland werden die Tiere meist in Stall-Bodenhaltung mit Auslauf gehalten. Junggänse werden nach neun Wochen geschlachtet, Tiere aus der so genannten Spätmast leben 16 Wochen. Gänse sind das fetteste Geflügel überhaupt: Sie kommen auf 342 kcal/31 Gramm Fett je 100 Gramm. Jahresverbrauch: 8200 Tonnen ganze Gänse, 1400 Tonnen einzelne Gänsebrüste, 2300 Tonnen einzelne Gänsekeulen. Das Meiste davon kommt aus Ungarn und Polen.

9. HÄHNCHENBRUST und **10. HÄHNCHENKEULE**
Das Lieblingsgeflügel der Deutschen stammt vermutlich von einem Dschungelhuhn ab, das in Malaysia, Indien und China zu Hause ist. Heute wird der allergrößte Teil unserer Fleischhähnchen in intensiver Bodenhaltung gemästet, rund 32 Tage lang. Hähnchenfleisch hat 166 kcal/9,6 Gramm Fett auf 100 Gramm. Jahresverbrauch: 55 800 Tonnen ganze Fleischhähnchen, 54 800 Tonnen einzelne Hähnchenbrust, 66 000 Tonnen einzelne Hähnchenkeulen. Knapp ein Drittel des bei uns gegessenen Hähnchenfleischs stammt aus deutscher Mast. Importware, die pur weiterverkauft wird, kommt größtenteils aus den Niederlanden, das zur Weiterverarbeitung vorgesehene Fleisch vor allem aus Brasilien.

* Die Angaben zu kcal und Fett sind Durchschnittswerte.
** von Verbrauchern in Deutschland eingekaufte Waren – ohne Außerhausverkehr (Quelle: GfK).
*** Der Jahresverbrauch an Perlhühnern wird nicht bei der GfK erhoben.
Quelle: GfK 2004

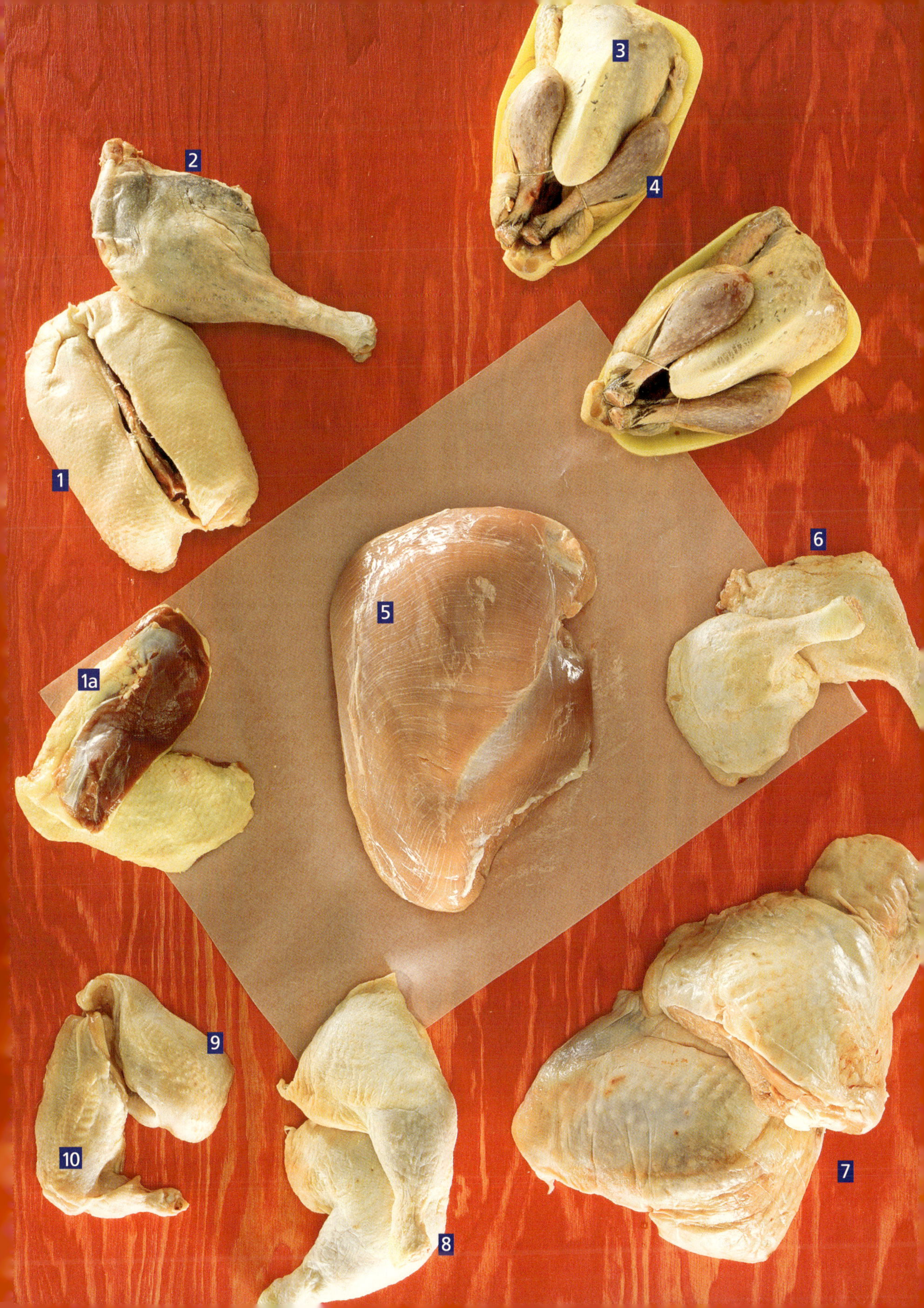
3
2
4
1
6
5
1a
9
10
8
7

körner, die die vollautomatische Fütterungsanlage aus dem Silo in die Tröge rieseln lässt. Trinkt das Wasser, dem einmal auch Impfstoff gegen die Hühnerkrankheit Newcastle Disease beigemischt ist. Und wächst und wächst und wächst, bis eines Nachts die Fänger kommen.

Die Fänger kommen immer nachts. Dann sind die tagaktiven Tiere ruhiger. Bruno wird im Schlaf erwischt und in eine Transportkiste gestopft. Alles an Bruno Broilers Leben ist kurz, auch der Weg zum Schlachthaus. Dort warten schon die Hänger, schutzbebrillte junge Männer mit dem härtesten aller Wiesenhof-Jobs. An den Beinen hängen sie die flatternden Viecher ins Schlachtband. Kopfüber baumelnd gleiten die Tiere davon.

Durch einen in blaues, beruhigendes Licht getauchten Raum geht Brunos letzte Reise Richtung Elektrobad. Die Köpfe der Hähnchen werden durch unter Strom stehendes Wasser gezogen. Blitzschnell ist Bruno betäubt. Das automatische Messer, das seine Halsschlagader aufschlitzt, spürt er nicht mehr. Der Broiler stirbt durch Ausbluten, während das rastlose Schlachtband ihn abtransportiert.

In heißes Wasser wird der tote Vogel getaucht, um das maschinelle Rupfen zu erleichtern. Nackt wackelt er weiter. Kopf und Unterschenkel werden im Vorbeifahren abgetrennt, der After erweitert. Zwei Metallfinger greifen hinein und holen die Innereien heraus. Amtliche Fleischkontrolleure begutachten die vorbeifahrenden Tiere. Verdächtiges landet im Hundefutter, das Darmpaket in jedem Fall. Herz, Magen und Leber werden maschinell getrennt, in Plastikbeutel geschweißt und am Ende des Schlachtbandes dem Hähnchen, das gerade vorbeikommt, von zarter Hand hinten reingeschoben. Fertig ist das Brathähnchen.

Der Herr der Hähnchen wohnt weit weg von Möckern. Paul-Heinz Wesjohann sitzt im Oldenburger Münsterland, jenem Landstrich, den mehr Schweine als Menschen bevölkern. Von Hühnern ganz zu schweigen. 1,14 Milliarden Euro setzt die Wiesenhof-Holding jährlich um. 3800 Mitarbeiter dirigiert Wesjohann von Rechterfeld aus.

Im Kern ist Paul-Heinz Wesjohann ein bodenständiger Mensch geblieben. »Man muss immer wissen, woher man kommt, und mit beiden Beinen auf dem Boden bleiben«, sagt der Mann mit dem silbergrauen, streng gescheitelten Haar. Wesjohann hat als zehnjähriger Bauernsohn mit der Hühnermast angefangen. Dem Hochdeutsch, das er redet, hört man seine plattdeutsche Sprachheimat heute noch an, auch wenn er wie ein moderner Koofmich vom Point of sale spricht. Am Verkaufspunkt entscheidet sich für Wesjohann, was er produziert. Und was nicht.

Vier Millionen Brunos aus konventioneller Haltung setzt Wiesenhof in der Woche ab, aber nur 8000 »Weidehähnchen« aus Auslaufhaltung und ganze 800 Bio-Broiler. »Ich bin kein Ideologe«,

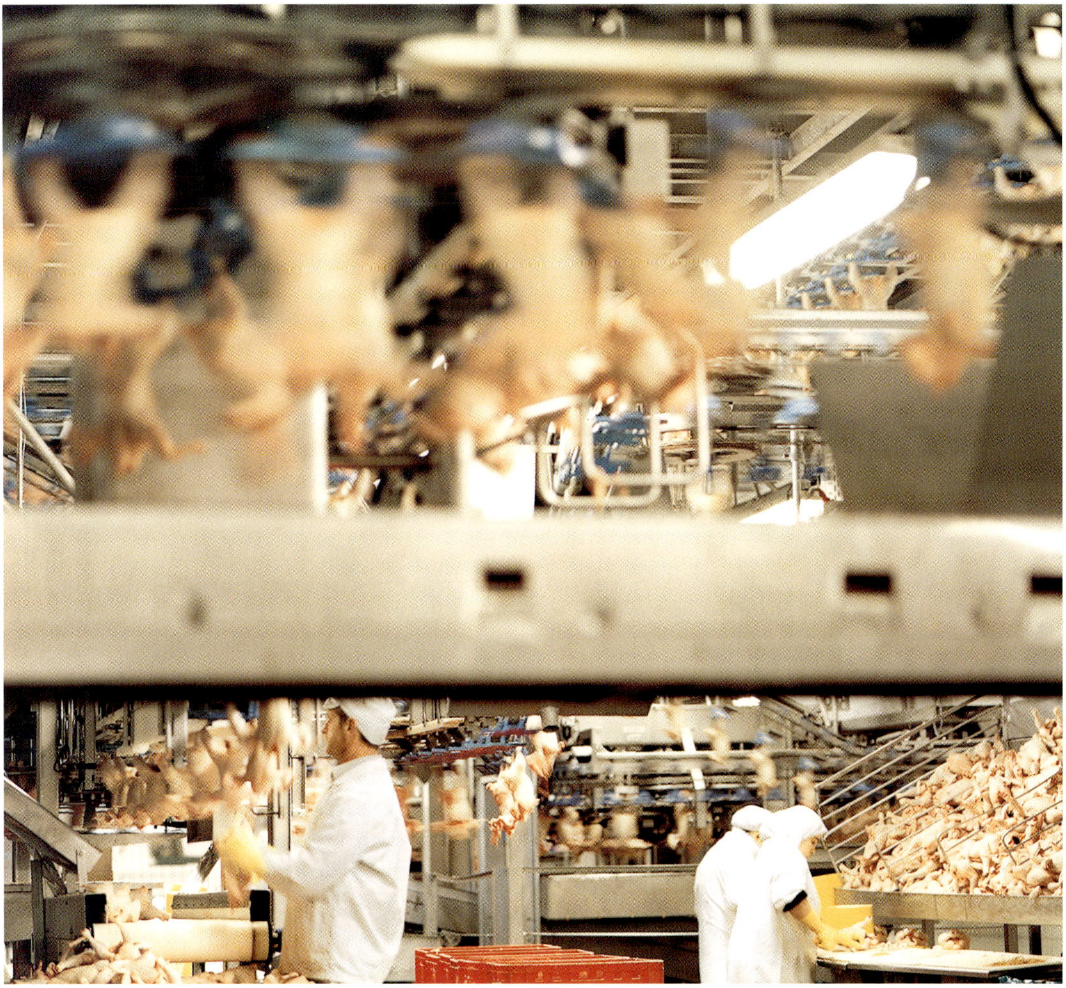

16 Stunden am Tag läuft das Band der Geflügelschlachterei in Lohne. 320 000 Hähnchen werden in dieser Zeit betäubt, ausgeblutet, gerupft, ausgenommen und verpackt

sagt der 60-jährige Firmenchef. »Uns ist egal, was wir produzieren. Die Konsumentennachfrage entscheidet über die Haltungsbedingungen.«

Nicht egal ist Wesjohann die Qualität seiner Produkte. »Die ausländische Konkurrenz guckt immer nur auf die Kosten«, meint er, »ich gehe vom Verbraucher aus.« Bereits seit 1995 gibt es einen Herkunftsnachweis für Wiesenhof-Hähnchen, seit 1996 kein Tiermehl mehr im Futter. Zwei Jahre später verzichtete Wesjohann auf antibiotische Leistungsförderer, zum Millennium auf genverändertes Soja. Seit 2002 finden sich Salmonellen nicht einmal mehr im Futter. Wiesenhof ist in puncto Qualitätssicherung der Vorreiter der Geflügelindustrie.

Fortsetzung Seite 205

Wissen

Was ist gesund an Huhn, Pute & Co.? Geflügelfleisch enthält reichlich hochwertiges Eiweiß, das vom menschlichen Körper besonders gut verwertet werden kann. Außerdem liefert es Eisen, die Vitamine B1, B2 und Niacin, das wichtig für den Stoffwechsel ist.

Ist Geflügel wirklich so fettarm? Das kommt darauf an, welcher Teil von welchem Tier gegessen wird. Es gibt fettarmes Geflügel wie Pute, Hähnchen, Fasan und Perlhuhn, aber eben auch Fettbomben wie Enten und Gänse. Egal bei welchem Vogel: Das Fett lauert vor allem direkt unter der Haut und an den Bauchlappen. Das reine Muskelfleisch ist verhältnismäßig mager. Das gilt vor allem für die Brustpartie. Beispiel Pute: Bei der Keule ist der Fettanteil mehr als dreimal so hoch wie bei der Brust.

Wie werden die Tiere gehalten, deren Fleisch wir essen? In Deutschland kommen die allermeisten Fleischhähnchen aus so genannter intensiver Bodenhaltung. Nach einer freiwilligen Vereinbarung der Geflügelzüchter leben dabei oft 20 000 oder 30 000 Tiere in einem Stall. Pro Quadratmeter sind 35 Kilo Lebendgewicht zugelassen, rund 23 ausgewachsene Hähnchen. Auslauf oder Sitzstangen sind nicht vorgeschrieben, die Mastdauer beträgt meist rund 32 Tage. Bei Puten sollen nicht mehr als 25 Hähne oder 45 Hennen auf zehn Quadratmeter Stallfläche kommen, die Fensterfläche soll mindestens drei Prozent der Stallfläche entsprechen. Auslaufmöglichkeiten und Sitzstangen sind nicht vorgeschrieben. Mastdauer: 16 bis 21 Wochen. Weitere Kategorien konventioneller Haltung sind:

> Extensive Bodenhaltung: 25 Kilo Lebendgewicht pro Quadratmeter erlaubt, Schlachtung erst ab 56 Tagen;
> Auslaufhaltung: 27,5 Kilo Lebendgewicht pro Quadratmeter erlaubt, mindestens für die Hälfte der Lebenszeit Möglichkeit zu Freiluftauslauf, mindestens 70 Prozent des Futters müssen Getreide sein;
> Bäuerliche Auslaufhaltung: 25 Kilo Lebendgewicht pro Quadratmeter erlaubt, außerdem Begrenzung von Stall- und Herdengröße, ab einem bestimmten Alter Möglichkeit zu Freiluftauslauf, mindestens 70 Prozent des Futters müssen Getreide sein, Schlachtung erst ab 81 Tagen, die Tiere müssen einer langsam wachsenden Rasse angehören;
> Bäuerliche Freilandhaltung: wie bäuerliche Auslaufhaltung, die Auslauffläche muss jedoch deutlich größer sein.

Werden Hähnchen und Puten mit Medikamenten behandelt? Ja, denn Mastgeflügel ist sehr anfällig für Infektionen. Wenn unter konventionell gehaltenen Hähnchen Krankheiten ausbrechen, wird in der Regel der ganze Bestand mit Medikamenten behandelt. Zur Verhütung von gefährlichen Darmerkrankungen, wie etwa den häufig auftretenden Kokzidiosen, dürfen dem Futter spezielle Mittel beigemischt werden. Zwischen dem Einsatz von Medikamenten und der Schlachtung müssen einige Tage vergehen, damit die Tiere die Wirkstoffe abbauen können.

Aber Geflügelfleisch ist doch trotzdem häufig mit Antibiotika belastet, oder? Es werden zwar immer wieder Rückstände festgestellt, insgesamt sind diese aber rückläufig. Die Stiftung Warentest etwa fand vor zwei Jahren in keinem der untersuchten Puten- oder Hähnchenteile Reste von Antibiotika. Ökotest konnte im selben Jahr zwar Rückstände bei Puten nachweisen, allerdings nur in den Knochen, nicht im Fleisch. Das europäische Schnellwarnsystem registrierte im vorigen Jahr nur noch zehn Fälle (2003 waren es noch 67). Schon jetzt verzichten die meisten deutschen Geflügelzüchter freiwillig auf Antibiotika in der Mast. Ab Januar 2006 ist diese Verwendung in der gesamten EU verboten, ebenso wie der vorbeugende Einsatz von Antibiotika.

Und was ist mit Hormonen? Hormone sind in der Geflügelmast generell nicht erlaubt. Außerdem sind sie dort auch nicht wirksam, sodass es keinen Anreiz gibt, sie illegal einzusetzen.

Wie stark ist importiertes Geflügel belastet? Fleisch aus der Europäischen Union fällt bei Kontrollen kaum auf – anders als Ware aus Übersee. Dort werden manchmal Medikamente eingesetzt, die bei uns verboten sind, etwa die im Tierversuch krebserregenden Nitrofurane. Vor allem Geflügel aus Brasilien fällt immer wieder bei Rückstandskontrollen auf. So wurden im Jahr 2003 im Schnellwarnsystem der EU 40 Fälle aus dem südamerikanischen Land registriert, danach untersuchten Kontrolleure jede einzelne Ladung. Da Brasilien 2004 nur noch zweimal auffiel, werden inzwischen wieder Stichproben gemacht.

Was unterscheidet Bio-Fleischhähnchen von konventionell gehaltenen? Vor allem haben sie mehr Platz und leben länger: Auf einen Quadratmeter Stallfläche dürfen nicht mehr als 21 Kilo Lebendgewicht kommen, Auslaufmöglichkeiten sind vorgeschrieben, ebenso Sitzstangen und ein Scharrraum im Stall. Der vorsorgliche Einsatz von Medikamenten ist verboten, sollten die Tiere krank werden, muss nach der Gabe von Medikamenten eine doppelt so lange Wartezeit bis zur Schlachtung eingehalten werden wie bei konventionellem Geflügel. Die Mastzeit beträgt zwei bis drei Monate. Das Futter muss zu mindestens 80 Prozent ökologisch angebaut sein. Wegen der weniger intensiven Mast enthält das Brust- und Schenkelfleisch von Bio-Tieren mehr Eiweiß und weniger Fett als konventionelle Ware, es ist deshalb fester.

Die Top Ten

Die Lieblingsgeflügel der Deutschen*

Platz 1 (17,5 %) **Hähnchenkeulen,** davon 61 % frisch

Platz 2 (16,8) **Putenbrüste/Putenfilets/ Putenschnitzel,** davon 88,4 % frisch

Platz 3 (14,8 %) **ganze Hähnchen,** davon 62,4 % tiefgefroren

Platz 4 (14,5 %) **Hähnchenbrüste/ Hähnchenfilets/Hähnchenschnitzel,** davon 59,5 % frisch

Platz 5 (3,5 %) **ganze Enten,** davon 58,8 % frisch

Platz 6 (3,4 %) **Putenkeulen,** davon 99 % frisch

Platz 7 (3,1 %) **Suppenhühner,** davon 63,4 % tiefgekühlt

Platz 8 (2,5 %) **ganze Puten,** davon 63,9 % frisch

Platz 9 (2,2 %) **ganze Gänse,** davon 66,3 % frisch

Platz 10 (0,6 %) **Gänsekeulen,** davon 62,5 % tiefgekühlt

* In Prozent der Gesamtmenge (Gewicht) des von Verbrauchern in Deutschland in einem Jahr gekauften Geflügels (nur Geflügel natur, ohne Zubereitungen). Quelle: GfK 2004

Kann man sich über Hühnerfleisch mit der Vogelgrippe infizieren? Seit Januar 2004 gilt ein europaweiter Importstopp für Geflügelfleisch aus Thailand und Vietnam, die Länder, in denen die Vogelgrippe besonders gehäuft aufgetreten ist. Ohnehin wird aber die Gefahr, sich durch den Verzehr von Geflügelfleisch oder Eiern zu infizieren, von Experten als äußerst gering eingeschätzt – auch, weil der Erreger beim Garen abgetötet wird. In Asien haben sich bislang fast ausschließlich Menschen angesteckt, die sehr engen Kontakt zu lebenden, infizierten Tieren hatten.

Woran lässt sich erkennen, aus welchem Land das Geflügel stammt? Wenn auf die Verpackung von frischem Hähnchenfleisch ein dreifaches »D« gestempelt ist, kann der Verbraucher sicher sein, dass das Tier in Deutschland geschlüpft und aufgewachsen ist und außerdem hier geschlachtet wurde. Diese Angabe der Erzeuger ist freiwillig, wird aber, so der Verband der Geflügelwirtschaft, unabhängig überprüft. Auf die so genannte Genusstauglichkeitskennzeichnung im ovalen Feld auf der Packung ist kein Verlass – selbst wenn dort ein »D« steht, heißt das nicht, dass die Pute aus Deutschland stammt. Sie kann lediglich hier verpackt worden sein.
Bei verarbeiteten Geflügelprodukten, etwa Chicken-Nuggets oder Pfannengerichten, hat der Verbraucher praktisch keine Chance, die Herkunft des Fleisches nachzuvollziehen. Allerdings kann er bei Hähnchengerichten fast sicher davon ausgehen, dass es sich um brasilianisches Fleisch handelt. Nicht erst seit Thailand wegen der Vogelgrippe als Lieferland ausgefallen ist, kommt das Gros des Fleischrohstoffs für hier produzierte Hühnergerichte aus Brasilien. Zwar könnte Deutschland knapp 80 Prozent seines Hähnchenbedarfs selbst decken. Doch kein anderes europäisches Land importiert so viel Geflügelfleisch wie wir. Die Importware ist einfach billiger als die hiesige.

Wie kann man sich vor Salmonellen schützen? Bei Wärme verdirbt Geflügel sehr schnell, Salmonellen vermehren sich in Windeseile. Frisches Geflügelfleisch deshalb nach dem Kauf sofort in den Kühlschrank legen, gefrorene Hähnchen sollten dort langsam auftauen (das Tauwasser anschließend wegschütten). Geflügel immer getrennt von anderen Speisen zubereiten sowie Hände und Arbeitsgeräte, die damit in Berührung gekommen sind, mit heißem Wasser gründlich reinigen. Beim Kochen und Braten darauf achten, dass das Fleisch mindestens zehn Minuten lang über 80 Grad erhitzt wird. Gar ist Geflügel, wenn sich das Fleisch leicht vom Knochen ablösen lässt.

MARION SCHMIDT

Drei goldene Regeln

Sie wollen sich einfach nur möglichst gut ernähren – ohne dass Ihnen beim Einkaufen der Kopf schwirrt. Nun, das ist möglich. Wenn Sie die folgenden Empfehlungen beherzigen

1. Geflügelfleisch ist gesund und sehr gut bekömmlich. Wenn Sie auf der Suche nach magerem Fleisch sind, halten Sie sich an Puten und Hähnchen oder probieren Sie Perlhühner – vor allem das Brustfleisch.

2. Bio-Hähnchen sind nicht unbedingt gesünder als konventionell gehaltene. Auch verbringen sie ihr Leben nicht in kleinen Grüppchen. Aber sie wachsen mindestens doppelt so lange wie ihre Artgenossen und ihr Fleisch ist etwas fester. In ihren Ställen gibt es mehr Platz, außerdem Sitzstangen – und reichlich Gelegenheit zum Auslauf (wie wenig er auch genutzt werden mag). Letztlich muss jeder danach gehen, was ihm sympathischer ist – und was er dafür ausgeben möchte.

3. Bei Legehennen ist die Entscheidung noch schwerer: Die »Käfighühner« stehen auf keineswegs artgerechten Gitterböden. Aber gerade die gewährleisten den schnellen hygienischen Abtransport des Kots – und mindern so das Risiko von Erkrankungen der Tiere.

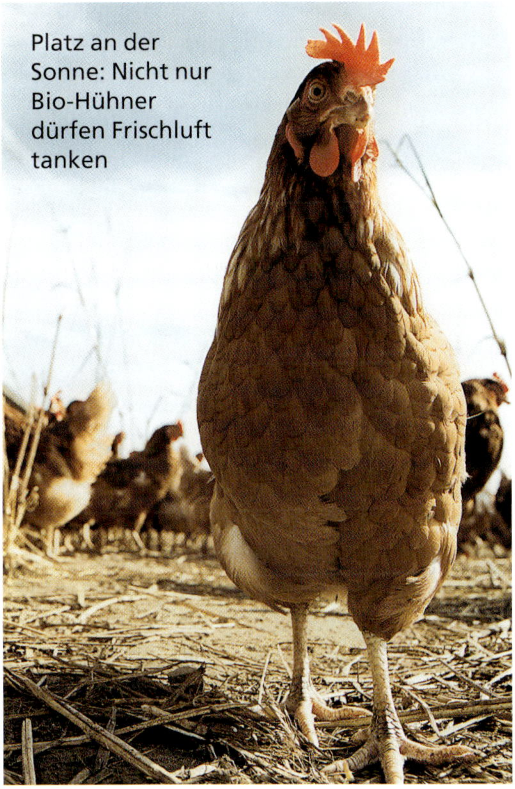

Platz an der Sonne: Nicht nur Bio-Hühner dürfen Frischluft tanken

Dem Drei-D-Label der Branche – Geburt, Aufzucht und Schlachtung in Deutschland – hat Wesjohann zwei weitere Ds hinzugefügt: Eigene Elterntierherden und Futtermühlen schließen den Ring der Produktion.

Gewöhnungsbedürftig ist die Wanderung durch das Wiesenhof-Reich an manchen Stationen – allein wegen der unvorstellbaren Menge an lebenden und toten Tieren. Aber seit wir im Vaterunser statt ums tägliche Brot ehrlicherweise um »täglich Fleisch und Wurst« beten sollten, ist Massenproduktion ein Muss. Und in modernen deutschen Betrieben wird sie wenigstens mit Sorgfalt betrieben. »Selbst in der intensiven Geflügelhaltung werden in Deutschland durch freiwillige Vereinbarungen der Geflügelwirtschaft im Vergleich mit anderen Ländern die höchsten Anforderungen gestellt«, anerkennen auch die Verbraucherzentralen. »Dadurch wird wenigstens ein Mindestmaß an Tierschutz und Fleischqualität gewährleistet.«

Ob das im Ausland auch geschieht, darf bezweifelt werden. Der *stern* hat versucht, in Brasilien, woher der Großteil des Geflügelfleisches für deutsche Fertiggerichte stammt, die Produktion zu überprüfen. Die großen Hühnerfarmen weigerten sich strikt, Journalisten in den Stall zu lassen. Besatzdichten, Medikamentengabe und Schlachthygiene sollen dort weit jenseits der deutschen Standards liegen.

Gleichwohl kann der hiesige Verbraucher nicht erkennen, woher das Hähnchen in seiner fertig gekauften »Indonesischen Geflügelpfanne« stammt. Sobald Importfleisch in Deutschland in irgendeiner Weise verarbeitet wird, und sei es nur paniert, darf der Hersteller es als deutsches Erzeugnis deklarieren. Daran hat auch Renate Künast von den Grünen nichts geändert.

Statt gegen die entsprechende EU-Verordnung Sturm zu laufen, legt sich die umtriebige Verbraucherschutzministerin lieber mit den deutschen Legehennenhaltern an. Das macht sich gut in der Öffentlichkeit, denn seit den Zeiten des berüchtigten »Hühnerbarons« Anton Pohlmann rangieren die eingeborenen Eierliefe-

ORIGINAL ODER FÄLSCHUNG

Hühnersuppe ohne Huhn! Was tun?

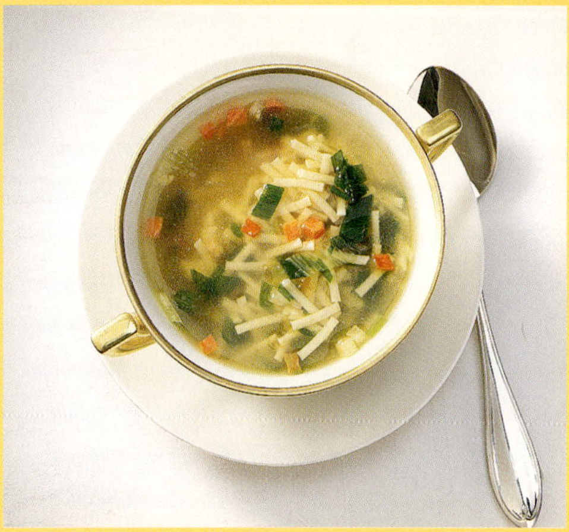

Mal eben selber kochen? Bei Hühnersuppe hört der Spaß auf. Oder er fängt an – je nachdem, wie man es sieht. Zugegeben, man kann nicht abends nach Hause kommen und sich mal kurz 'ne Hühnersuppe kochen. Wie viel tägliche Küchenzeit ist einem berufstätigen Menschen während der Woche zuzumuten – eine Stunde? Gut, eine Stunde, maximal. Doch selbst wenn man diese Stunde investierte – eine Hühnersuppe von Wert käme nicht dabei heraus.

Für einen heißen Suppenquickie beim Nachhausekommen hat man entweder schon am Vorabend einen Vogel ausgekocht. Oder man reißt sich zähnefletschend eine Tüte auf, gießt Wasser dazu und kocht das Ganze fünf Minuten. Oder man öffnet eine Dose. Oder man greift zu einem Glas Hühnersuppenpaste. Oder man lässt das mit der Suppe sein und macht sich ein Butterbrot.

Was immer dann die Alternative ist, wenn man auf ein Produkt verzichten will, das bis auf das Fett vom Huhn null Huhn enthält. Wie die »Knorr Suppenliebe Hühnersuppe« (1 Liter für 69 Cent), deren zweitgewichtigster Inhaltsstoff nach Nudeln Salz ist, gefolgt von – ein starkes Stück – Geschmacksverstärker.

Auch die »Knorr activ Hühnersuppe mit Frühlingsgemüse« (600 ml für 1,09 Euro) hat vom Huhn nur das Fett gesehen; Geschmacksverstärker kommt dort erst an neunter Position (nach Nudeln, Gemüse, Salz, Ballaststoff, Hefeextrakt, Hühnerfett, Stärke und Aroma).

»Sonnen Bassermann Hühner Bouillon – mit Hühnerfleisch und Geflügelklößchen« (in der 0,4 Liter-Dose für 1,59 Euro) enthält »7 % gekochtes Hühnerfleisch« und »2,5 % Geflügelfleischklößchen« (klingt nach zusammengefegten Geflügelschlachthofresten). Glutamat kommt nicht darin vor, dafür allerlei Aromen, Extrakte und Säuren. Kinder sollten das nicht essen müssen.

Die Suppenpaste des Herstellers Wela (ein Glas zu 7,95 Euro ergibt 18 Liter) enthält vergleichsweise stolze 12 % Hühnerfleisch und 10 % Hühnerfett; aber auch sie kommt nicht ohne Glutamat und Huhnaroma aus, dazu enthält sie gehärtetes Palmfett (zu Risiken und Nebenwirkungen …).

So richtig gut schmeckt das alles nicht. Regelrecht schlecht allerdings auch nicht. Am wenigsten seltsam schmeckt die Sonnen-Bassermann-Bouillon, so man die seltsam süßen Geflügelfleischklößchen auf den Tellerrand legt

Auch wer frische Suppe kocht, weiß heute in der Regel nicht, wie es dem Huhn erging, ehe es in den Topf kam. »Die Bäurin hat ein Huhn erstochen, um Supp mit Huhn davon zu kochen« – der Eröffnungssatz aus Wilhelm Buschs »Der Fuchs« ist eine romantische Erinnerung an vergangene Tage und klingt für uns seltsam brutal. Brutal ist aber nur das Leben der Hühner in der Massentierhaltung. Ob ein Suppenhuhn ein gutes Leben hatte, weiß nur, wer es sich bei einem vertrauenswürdigen Bauern besorgt. Das Nächstbeste, ein frisches Suppenhuhn, gibt es manchmal im Supermarkt und in der Regel natürlich in Geflügelgeschäften. Gefrorene

Ware? Dabei handelt es sich meist um erschöpfte Legebatteriehennen.
Ein frisches Huhn zu kochen macht Freude. Bei Hühnersuppe fängt der Spaß an. Das Wunder der Suppenwerdung auf dem Herd muss man erlebt haben. Wer Hühnersuppe auf dem Herd hat, kocht auch das meiste Andere deutlich leckerer, besonders Gemüse. Man braucht dazu

1 Suppenhuhn (ca. 1,7 kg oder 1,7 kg Karkassen), 1 Bund Suppengrün, 1 Zwiebel, 2–3 Gewürznelken, 1 Lorbeerblatt, Muskatblüte, 5–6 weiße Pfefferkörner, 3–5 Petersilienzweige, 1 EL Salz.

Das Huhn in einem hohen Topf mit kaltem Wasser (eine Handbreit über dem Huhn) aufsetzen, Wasser aufkochen, den aufsteigenden grauen Schaum mit einer Schaumkelle abschöpfen. Siedet die Brühe klar, dann runter mit der Hitze und das Huhn mit Zwiebel und Gewürzen 2 Stunden sanft blubbernd auskochen. Nach 1½ Stunden Suppengrün (geputzt und grob gewürfelt) dazugeben. Die Suppe ist gut, wenn das Fleisch sich leicht vom Knochen löst. Dann nachwürzen und essen. 7–8 Portionen kosten 8,90, mit Karkassen gekocht nur 5,50 Euro. Übrige Brühe durchs Sieb gießen und in Portionen zu ½ oder ¾ Liter einfrieren. Aus dem Hühnerfleisch einen Geflügelsalat oder ein Frikassee machen. Gefrorene Brühe aufkochen, feingeschnittenes Suppengrün darin garen, mit gehackter Petersilie servieren.

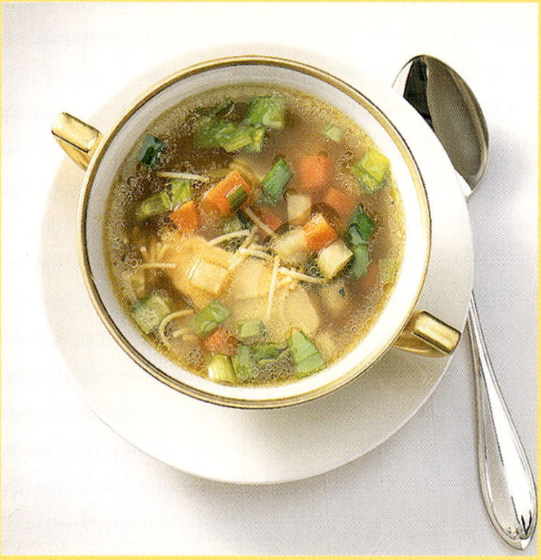

ranten in der nach unten offenen Unbeliebtheitsskala knapp vor al Qaeda.

Erste Zweifel an der Fundiertheit solcher Einschätzungen beschleichen den Betrachter beim Grübeln über die Zahl 80. 80 Prozent der Deutschen lehnen in Meinungsumfragen die Käfighaltung ab, 80 Prozent der deutschen Eier stammen aus Käfighaltung.

»Anton Pohlmann ist ein Verrückter«, stellt Paul-Heinz Wesjohann trocken fest. Er muss es wissen, denn das schwarze Schaf der Szene stammt wie er aus dem Oldenburger Münsterland. Oft habe er »dem Anton ins Gewissen geredet«, erzählt der Wiesenhof-Besitzer, habe Pohlmann den Schaden, den er dem ganzen Gewerbe zufügte, vor Augen geführt. Er blieb unbelehrbar. Erst nach zahlreichen Geldstrafen wegen Verstößen gegen Tier-, Umwelt- und Verbraucherschutzgesetze hat Pohlmann 1996 den Laden verkauft.

Seitdem gehört sein Imperium einem Konsortium von 15 mittelständischen Unternehmern und nennt sich Deutsches

Frühstücksei (DFE). Der Namenswechsel ist kein Etikettenschwindel. Generalbevollmächtigter Gert Stuke führte die DFE aus den Schlagzeilen, indem er den Betrieb Presse und Besuchergruppen öffnete. Statt Wagenburgmentalität herrscht bei der DFE und ihrer Eier verarbeitenden Tochter Ovobest freundliche Offenheit für Fragen der Verbraucher. Stukes neuester Hype in Sachen Transparenz: die Live-Webcam im Hühnerkäfig.

Im Käfig leben acht der zehn Millionen Hühner der DFE immer noch. Stuke macht aus seinem Herzen keine Mördergrube. »Das beste Ei ist das Ei aus dem alten Käfig«, sagt er im Brustton der Überzeugung. Das liege an der strikten Trennung von Tier, Kot und Ei. In einer Legebatterie der DFE kann man sich von den Vor- und Nachteilen der Käfighaltung ein Bild machen. 27 000 Hühner legen in einem Stall der Farm Hastrup um die Wette, durchschnittlich 298 Eier pro Kopf und Jahr. Je neun Hühner sind in einem Käfig von 5000 Quadratzentimeter Grundfläche eingestallt. Es ist ziemlich eng. Hühnerhaftes Verhalten wie Scharren, Futtersuchen und Sandbaden ist den Tieren nicht möglich. Sie bewegen sich auf einem Gitterboden, der ihren Füßen nicht besonders gut tut, dafür aber einen großen Vorteil hat: Die Hühnerkacke plumpst durch das Gitter auf ein Band unter dem Käfig. Auch die Eier bleiben nicht länger als nötig bei den Hennen. Ohne Nest auf den geneigten Boden gelegt, rollen sie sofort auf ein Transportband zur Packstelle.

»Seit mehr als 40 Jahren leben weltweit etwa 90 Prozent aller Legehennen in verschiedenen Arten von Käfig- beziehungsweise Batteriehaltung«, konstatiert die Leipziger Professorin für Vogelkrankheiten, Maria Krautwald-Junghanns. »Der Grund hierfür war neben der hohen Wirtschaftlichkeit unter anderem der hohe Anspruch an die Qualität des Lebensmittels Ei unter besonderer Berücksichtigung der Freiheit von Krankheitserregern, der Geruchs- und Geschmackseigenschaften sowie der Rückstandsfreiheit von Arznei- und Desinfektionsmitteln.«

Entgegen dem von interessierter Seite verbreiteten Vorurteil sind Käfighennen tatsächlich gesünder als ihre frei laufenden Schwestern. Wegen des geringen Infektionsrisikos brauchen sie weniger Medikamente und haben eine deutlich geringere Sterblichkeitsrate. In der Freilandhaltung »ist die Tiergesundheit jedoch durch deutliche Zunahme von Erkrankungen [illegible] gefährdet«, stellt Maria Krautwald-Junghanns nüchtern fest. Würmer, Salmonellen, Tuberkulose-Erreger, Pockenviren, selbst beim Geflügel längst ausgemerzt geglaubte Krankheiten wie der Rotlauf tauchen bei Auslaufhühnern wieder auf. Medikamentös behandelt werden können sie nicht ohne weiteres, weil für Lebensmittel liefernde Tiere nur sehr wenige Arzneimittel gesetzlich zugelassen sind.

Die Käfighennen im Hastruper DFE-Stall sehen auch gegen Ende ihrer

SNACK-CHECK

Chicken McNuggets

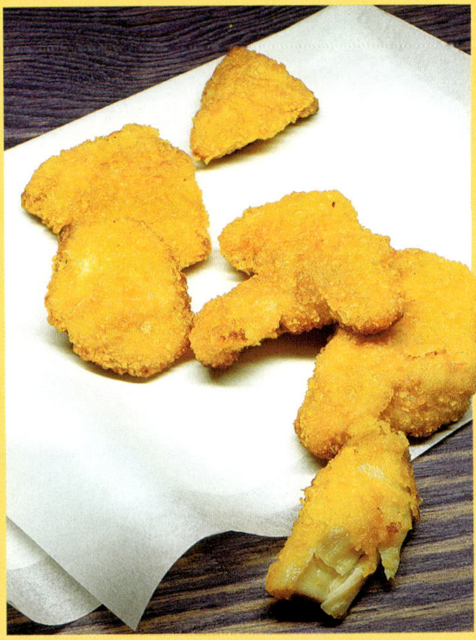

Figurbewusste Fast-Food-Esser schwören auf Chicken McNuggets, weil sie glauben, die seien schön fettarm und gesund. Richtig ist: Hähnchenfleisch hat viel Eiweiß, auch B-Vitamine und Eisen kommen vor. In den kleinen goldgelben Happen allerdings ist davon nicht viel enthalten. Dafür haben sie jedoch reichlich Fett: Neun Hähnchenstücke, eine mittlere Portion, bringen es auf ganze 19 Gramm, das entspricht fast der Hälfte der 368 Kalorien.

Für die Chicken McNuggets von McDonald's wird zerkleinertes und geformtes Hähnchenfleisch verwendet. Unter der Knusperkruste verbirgt sich also eine brätartige Masse aus klein gehäckseltem Fleisch, Haut und Fettgewebe. Die ist im Vergleich zu reinem Brustfilet meist fetthaltiger.

Zudem sind die Hähnchenstücke dick verpackt: Die Nuggets bestehen zu 45 Prozent aus Panade. Die wird aus Weizenmehl, Maismehl, pflanzlichen, gehärteten Ölen und Gewürzen gefertigt – und saugt sich beim Frittieren kräftig mit Öl voll.

Fazit: Die ernährungsphysiologische Bilanz ist enttäuschend: »Geflügel-Nuggets triefen vor Fett, und außer Eiweiß sind praktisch kaum nennenswerte Nährstoffe drin«, urteilt Ursel Wahrburg, Professorin für Ernährungswissenschaft an der Fachhochschule Münster. »Da ist sogar ein einfacher Hamburger besser.« Wer Lust auf Geflügel-Nuggets habe, könne zu tiefgefrorenen Stücken aus reinem, gewachsenem Hähnchenbrustfilet greifen. Die haben weniger Panade, teilweise einen höheren Fleischanteil und sind deutlich magerer. In einem Test der Stiftung Warentest im vergangenen Jahr schnitten vier dieser Produkte mit »gut« ab.

70-wöchigen Legeperiode wenig mitgenommen aus. Das Federkleid ist bei fast allen noch ziemlich komplett. Selbst das gefürchtete Federpicken und der Kannibalismus halten sich wegen der kleinen Gruppen in Grenzen. Bei ihnen verzichtet die DFE deshalb auf das weit verbreitete Stutzen der Schnäbel. Nur vereinzelt findet man Käfige mit einer einzelnen Henne. Sie hat ihre Mitbewohner totgepickt.

»Euch haben sie einen Paradestall gezeigt«, werden kritische – Leser spätestens hier einwenden, »wer weiß, wie es anderswo aussehen mag?« Gemach! Wer wissen will, wie es den Hühnern geht, muss Eier kaufen – und die Kennung auf der Schale knacken. Das ist kein Pro-

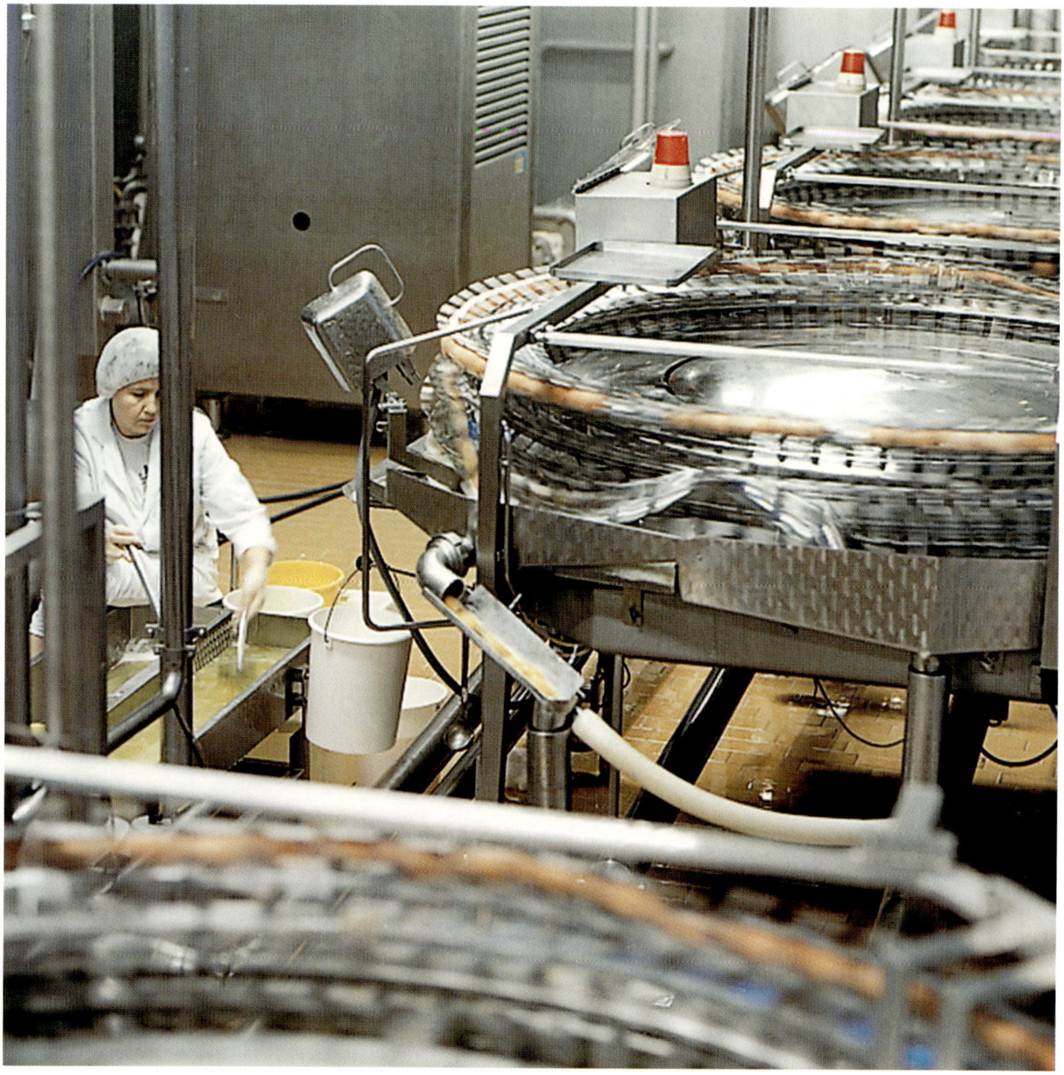

Eieraufschlagmaschinen der Firma Ovobest knacken pro Stunde 30 000 Eier und trennen das Gelbe vom Eiklar

blem, seit der Zentralverband der deutschen Geflügelwirtschaft die Homepage www.was-steht-auf-dem-ei.de eingerichtet hat. Man gibt die Kennung eines in Düsseldorf gekauften Käfigeis ein und macht sich anschließend auf zur Rothemühl Landei GmbH nach Vorpommern, wo das dazugehörige Huhn in Stall Nummer drei haust.

Um es kurz zu machen: Den Hennen in dem ehemaligen DDR-Kombinat, dessen sieben Ställe ein Investor aus dem Westen in den 90er Jahren für 1,5 Millionen Euro erneuert hat, geht es genauso wie ihren Artgenossinnen in Oldenburg: wenig Platz, viele Eier, kaum Krankheiten. Schreckensbilder von geschundenen Kreaturen, wie sie der Tierschutz verbreitet, waren auch in Rothemühl nicht zu finden.

Wenn sich Ministerin Künast durchsetzt und die Käfighaltung in Deutschland im Alleingang schon 2007 verboten wird, dann ist in Rothemühl Schluss mit Hühnern, sagt der Besitzer. Seine Investitionen hätten sich bis dahin nicht amortisiert, und zehn Jobs in der ärmsten Ecke Deutschlands wären auch verschwunden.

Der Trend geht eindeutig weg vom Käfigei. Selbst Aldi-Nord verkauft nur noch Eier aus Boden- und Freilandhaltung. Auch Aldi-Eier haben wir gekauft und ihre Produzenten besucht. Theo Albrechts Bodenhaltungseier kommen aus Flevoland, einem Polder im holländischen Ijsselmeer. Dort betreibt die Familie Somer eine Farm mit 22 000 Legehennen. Erst kürzlich hat sie von Milch auf Eier umgesattelt. Dementsprechend neu sind die drei Ställe und ihre computergestützte Technik. Somers Hennen der Rasse »Lohmann weiß« bewegen sich frei auf dem Stallboden. Ihre Schnäbel sind kupiert, um Federpicken und Kannibalismus in Grenzen zu halten. Da es keine drei oder vier Käfige übereinander gibt, können auf gleicher Fläche am Boden viel weniger Hennen gehalten werden. Deshalb sind ihre Eier teurer – oder sollten es zumindest sein.

Harry Somer ist überrascht, dass Aldi seine Eier für 9,9 Cent das Stück verkauft. »Dat kann nit«, einer zahle drauf, meint Somer, entweder sein holländischer Großhändler oder der deutsche Discounter. »Ich jedenfalls nicht.« Somer hat einen Vertrag mit festen Abnahmepreisen über drei Legeperioden. Partner ist sein Großhändler. Von Aldi wusste der Farmer bisher nichts.

»Die Hühner leben in Herden und können sich in freier Natur bewegen«, bewirbt Aldi-Nord seine Freilandeier. Dass die »Herde« 19 500 Köpfe zählt, erfährt, wen die Kennung in die niederländische Provinz Gelderland führt. Bei Wegdam & Zn. merkt der Wissbegierige auch, dass »können« eine Möglichkeit meint. Toni Wegdams Hühner können um zwölf Uhr mittags, wenn die Jalousie hochfährt, ihren Stall verlassen. Sie tun es aber nicht. Jedenfalls nicht viele. Vielleicht 500 Vertreterinnen der Gattung Gallus gallus, das sind 2,5 Prozent des Besatzes, wagen sich während unseres zweistündigen Besuchs ins Freie. Der Rest der Damen bleibt im warmen Stall, wo es bei leckerem Futter und frischem Wasser allerhand zu begackern gibt. Das Huhn ist wohl doch nicht so blöd, wie der Mensch glaubt.

Eiertest: Die Ergebnisse

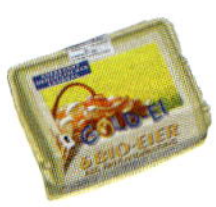
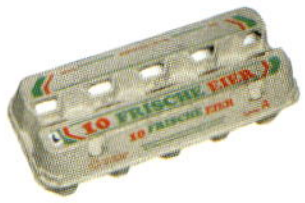

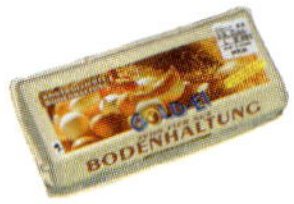

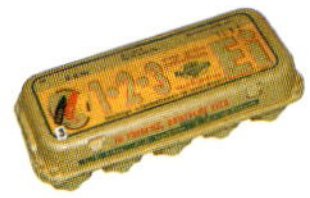
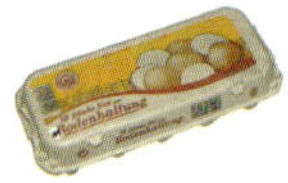

MÜNCHEN

Kennzeichnung	0-DE-0311281	2-DE-0921692	2-DE-0937111	3-DE-0351661	3-DE-0937101
gekauft bei	**Euro-Industrie Supercenter, Wal-Mart** Maria-Probst-Str. 6	**Spegassner's Geflügelladen** Viktualienmarkt	**Euro-Industrie Supercenter, Wal-Mart** Maria-Probst-Str. 6	**Aldi** Rundfunkplatz 4	**Euro-Industrie Supercenter, Wal-Mart** Maria-Probst-Str. 6
Produktionsart	Bio	Bodenhaltung	Bodenhaltung	Käfighaltung	Käfighaltung
Preis (€)/Gewichtsklasse	0,30/L	0,18/L	0,188/L	0,059/L	0,178/L
Dioxin[1] Pikogramm pro Gramm Fett	0,18	0,11	0,13	0,26	0,15
Chloramphenicol[2]	⊖	⊖	⊖	⊖	⊖
Zeaxanthin[3] mg/kg Dotter	16,1	4,9	4,3	0,9	2,9
Canthaxanthin[4] mg/kg Dotter	⊖	4,3	5	7,5	5,4
Abrollspuren	nein	nein	nein	nein	bei 1 von 10 Eiern
Wertung der Köche[5]	2,45	2,74	3,06	3,1	3,11

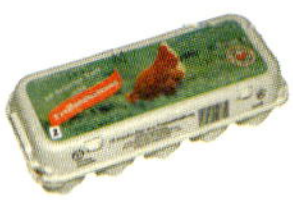
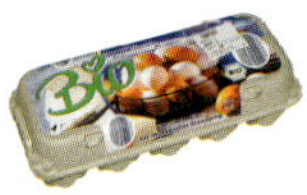
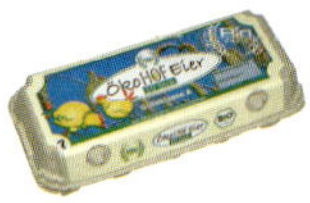
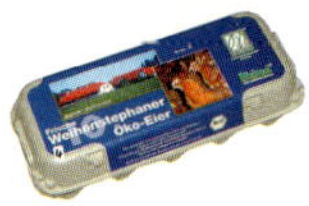
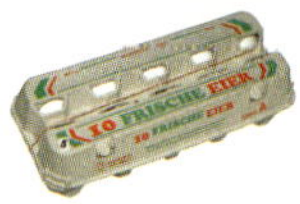

MÜNCHEN

Kennzeichnung	1-DE-0935211	0-FR-Mes-01	0-DE-0910651	0-DE-0918112	1-DE-0957712
gekauft bei	**Aldi** Rundfunkplatz 4	**Aldi** Rundfunkplatz 4	**Basic Bio Supermarkt** Westenriederstr. 35	**Biokäse am Markt** Viktualienmarkt	**Spegassner's Geflügelladen** Viktualienmarkt
Produktionsart	Freilandhaltung	Bio	Bio	Bio	Freilandhaltung
Preis (€)/Gewichtsklasse	0,139/M	0,229/M	0,229/L	0,30/M	0,26/L
Dioxin[1] Pikogramm pro Gramm Fett	0,17	0,15	0,14	0,5	0,18
Chloramphenicol[2]	⊖	⊖	⊖	⊖	⊖
Zeaxanthin[3] mg/kg Dotter	5,4	5,5	8,5	16	2,2
Canthaxanthin[4] mg/kg Dotter	6,6	⊖	⊖	⊖	8
Abrollspuren	nein	nein	nein	nein	bei 4 von 10 Eiern
Wertung der Köche[5]	3,37	3,37	3,37	3,41	3,5

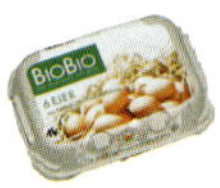

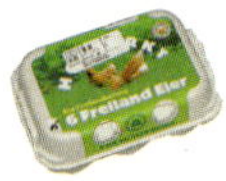
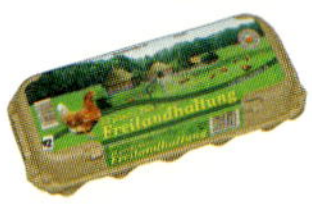
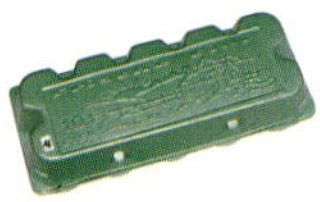
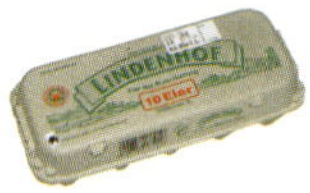

BERLIN

Kennzeichnung	0-NL-4339501	1-NL-4192301	1-NL-4036601	3-DE-1265021	2-DE-1267031
gekauft bei	**Plus** Drakestr. 33a	**Plus** Drakestr. 33a	**Aldi** Sundgauer Str. 83–85	**Handel & Wandel GmbH** Wochenmarkt Spandau Rathaus	**Plus** Drakestr. 33a
Produktionsart	Bio	Freilandhaltung	Freilandhaltung	Käfighaltung	Bodenhaltung
Preis (€)/Gewichtsklasse	0,232/L	0,158/M	0,139/L	0,18/L	0,129/L
Dioxin[1] Pikogramm pro Gramm Fett	0,19	0,12	0,13	0,17	0,13
Chloramphenicol[2]	⊖	⊖	⊖	⊖	⊖
Zeaxanthin[3] mg/kg Dotter	6,3	4,9	3,6	⊖	2,3
Canthaxanthin[4] mg/kg Dotter	0,8	8,3	2,2	5,6	5,1
Abrollspuren	nein	nein	bei 2 von 10 Eiern	bei 1 von 10 Eiern	nein
Wertung der Köche[5]	2,59	2,75	2,77	2,79	2,82

[1] Grenzwert: 3 Pikogramm pro Gramm Fett [2] Antibiotikum [3] natürlicher Farbstoff [4] künstlicher Farbstoff [5] Schulnoten von 1 bis 6 ⊖ unterhalb der Nachweisgrenze

Sie schmecken gut bis befriedigend, die Belastung mit Schadstoffen hält sich in Grenzen: **DEUTSCHLANDS EIER** sind nicht übel

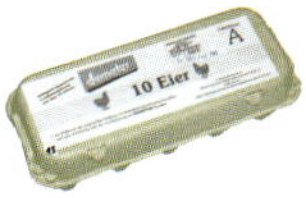
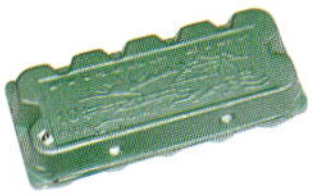
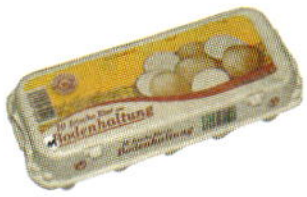
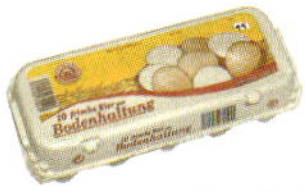
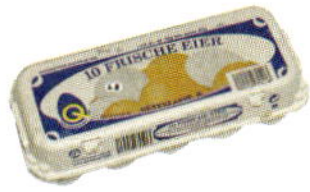
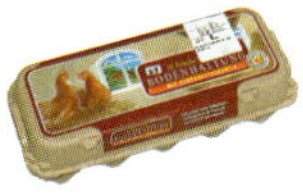

BERLIN			HAMBURG		
0-DE-0316121	1-DE-0312081	2-NL-4304401	2-NL-4309601	1-DE-1500801	2-DE-0351382
Supermarkt Biolüske Drakestr. 50	**Handel & Wandel GmbH** Wochenmarkt Spandau Rathaus	**Aldi** Sundgauer Str. 83–85	**Aldi** Groten Hoff 21	**Dirk Krüschner Markt-Handel,** Wochenmarkt Grundstraße	**Edeka aktiv Markt, H.Dalinger** Eulenkrugstr. 55–57
Bio	Freilandhaltung	Bodenhaltung	Bodenhaltung	Freilandhaltung	Bodenhaltung
0,315/L	**0,25/L**	**0,099/L**	**0,099/L**	**0,19/L**	**0,149/L**
0,47	**0,18**	**0,16**	**0,17**	**0,11**	**0,28**
⊖	⊖	⊖	⊖	⊖	⊖
⊖	**2**	**5,2**	**3,8**	**4,1**	**3,5**
⊖	**3,4**	**4,7**	**4**	**4,6**	**6,5**
nein	**nein**	**nein**	**bei 3 von 10 Eiern**	**nein**	**nein**
2,93	**3,06**	**3,7**	**2,12**	**2,23**	**2,71**

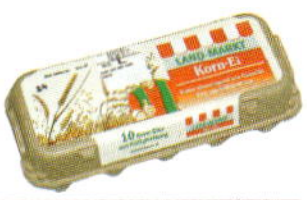
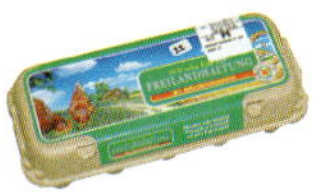
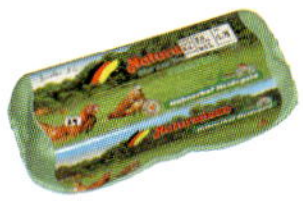
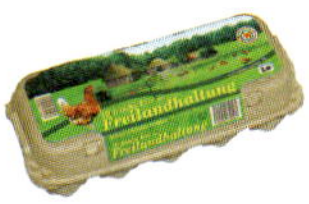
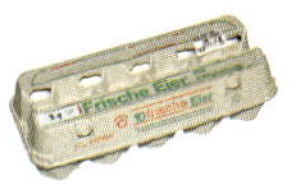
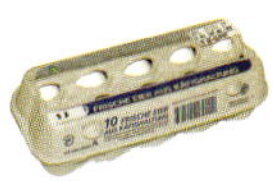

HAMBURG					
3-DE-0351381	1-DE-0353601	2-DE-0352851	1-NL-4001901	3-DE-0351021	3-DE-0104872
Edeka aktiv Markt, H. Dalinger Eulenkrugstr. 55-57	**Edeka aktiv Markt, H. Dalinger** Eulenkrugstr. 55–57	**Dirk Krüschner Markt-Handel,** Wochenmarkt Grundstraße	**Aldi** Groten Hoff 21	**Toom Markt EEZ** Osdorfer Landstr. 135	**Penny-Markt** Osdorfer Landstr. 2
Käfighaltung	Freilandhaltung	Bodenhaltung	Freilandhaltung	Käfighaltung	Käfighaltung
0,129/L	**0,209/M**	**0,24/XL**	**0,139/M**	**0,095/M**	**0,159/M**
0,18	**0,3**	**0,3**	**1,9**	**0,14**	**0,12**
⊖	⊖	⊖	⊖	⊖	⊖
⊖	**7,3**	**3,9**	**5,1**	**2,5**	**2,4**
6,7	**8,3**	**9,8**	**6,8**	**3**	**5,9**
6 von 10	**nein**	**nein**	**nein**	**bei 2 von 10 Eiern**	**bei 3 von 10 Eiern**
2,77	**2,92**	**3,01**	**3,2**	**3,46**	**3,5**

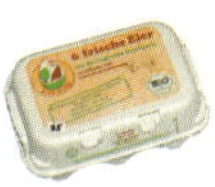
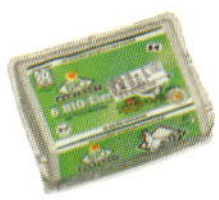
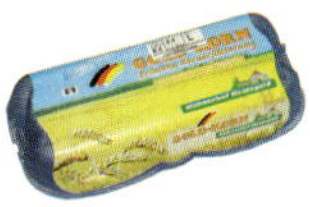
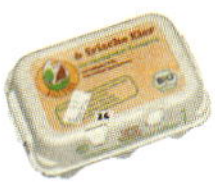
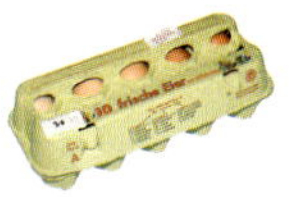
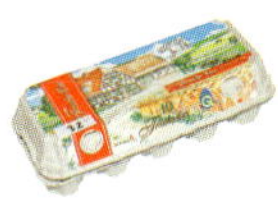

HAMBURG					
0-DE-0330251	0-DE-0326041	0-DE-0311121	0-DE-0352741	3-DE-0110031	3-NL-4019101
Basic Bio Supermarkt Osterstr. 112	**Edeka aktiv Markt, H.Dalinger** Eulenkrugstr. 55–57	**Dirk Krüschner Markt-Handel,** Wochenmarkt Grundstraße	**Basic Bio Supermarkt** Osterstr. 112	**Spar Markt Pippow** Sülldorfer Landstraße	**Toom Markt EEZ** Osdorfer Landstr. 135
Bio	Bio	Bio	Bio	Käfighaltung	Käfighaltung
0,32/M	**0,365/L**	**0,27/L**	**0,248/M**	**0,139/M**	**0,095/L**
0,97	**0,13**	**0,58**	**0,19**	**0,28**	**0,14**
⊖	⊖	⊖	⊖	⊖	⊖
4,1	**13,8**	**11,7**	**5,2**	**2,3**	**7,9**
⊖	⊖	⊖	⊖	**3**	**6,6**
nein	**nein**	**nein**	**nein**	**bei 1 von 10 Eiern**	**bei 2 von 10 Eiern**
3,51	**3,57**	**3,61**	**3,62**	**3,71**	**3,82**

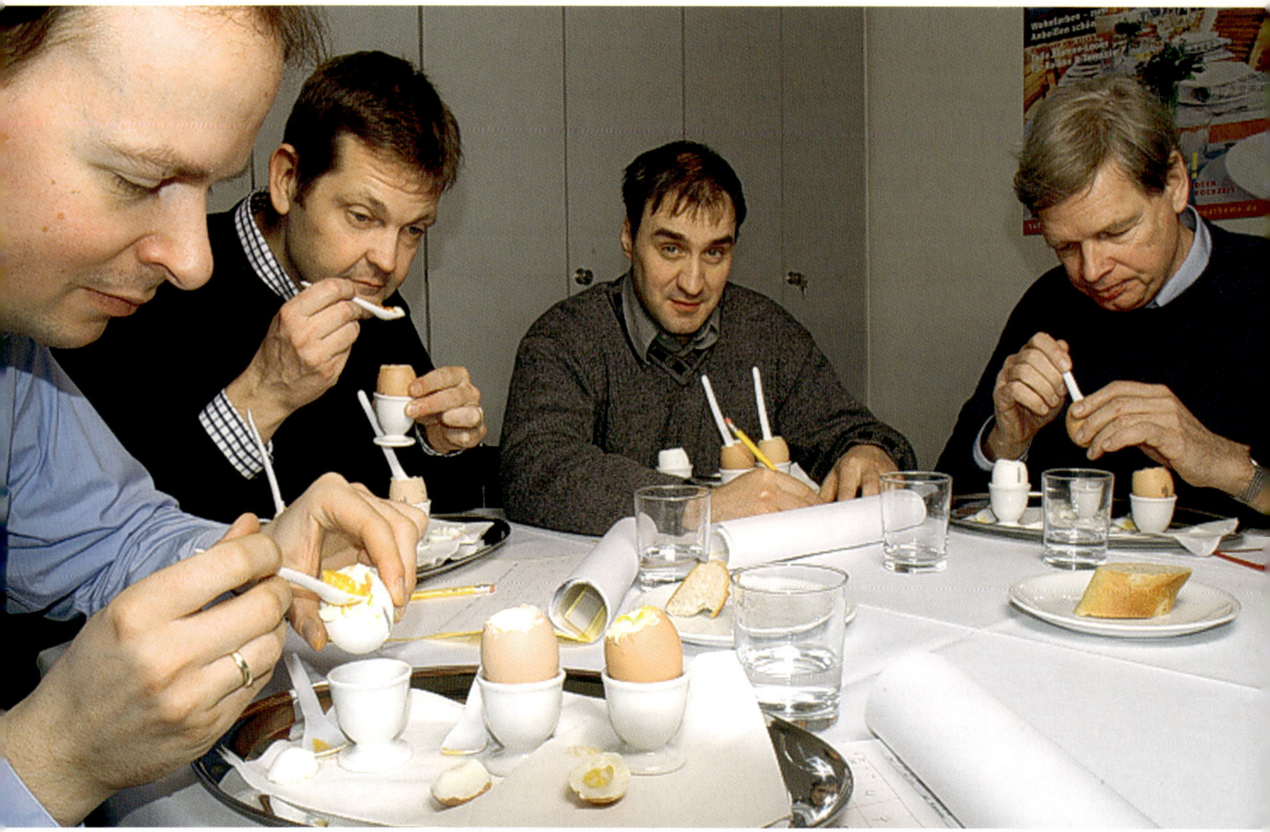

Die Verkostung durch die Hamburger Chefköche Christoph Rüffer, Restaurant Haerlin/Hotel Vier Jahreszeiten, Thomas Martin, Jacobs Restaurant/Hotel Louis C. Jacob, Jochen Kempf, Restaurant Prinz Frederik/Hotel Abtei und Udo Pini, *stern*-Mitarbeiter

Ob gekocht, als Rührei oder Spiegelei – es ist eines unserer hochwertigsten Nahrungsmittel. Ganz weit oben steht das Hühnerei auf der Speiseliste: 17,5 Milliarden verzehren die Bundesbürger jährlich, 212 pro Kopf.

Vornehmlich der Dotter enthält alle für die Ernährung wichtigen Mineralstoffe und Vitamine (außer Vitamin C), vor allem Vitamin A und dessen Vorstufe Karotin (wichtig für die Augen), außerdem viel Vitamin K, das für eine gute Blutgerinnung sorgt. Rund neun Gramm Protein hat ein großes Ei – 16 Prozent des Tagesbedarfs eines Erwachsenen. Aber auch 280 Milligramm Cholesterin – fünfmal so viel wie ein Schweinekotelett. Wer keine Sorgen mit dem Blutfettspiegel hat, für den ist Eierkonsum kein Problem. Theoretisch darf er mehrere Eier pro Tag essen.

Ob Eier weiß oder braun sind, hängt von den Genen der Hennen ab, hat aber keine Konsequenzen für die Zusammensetzung

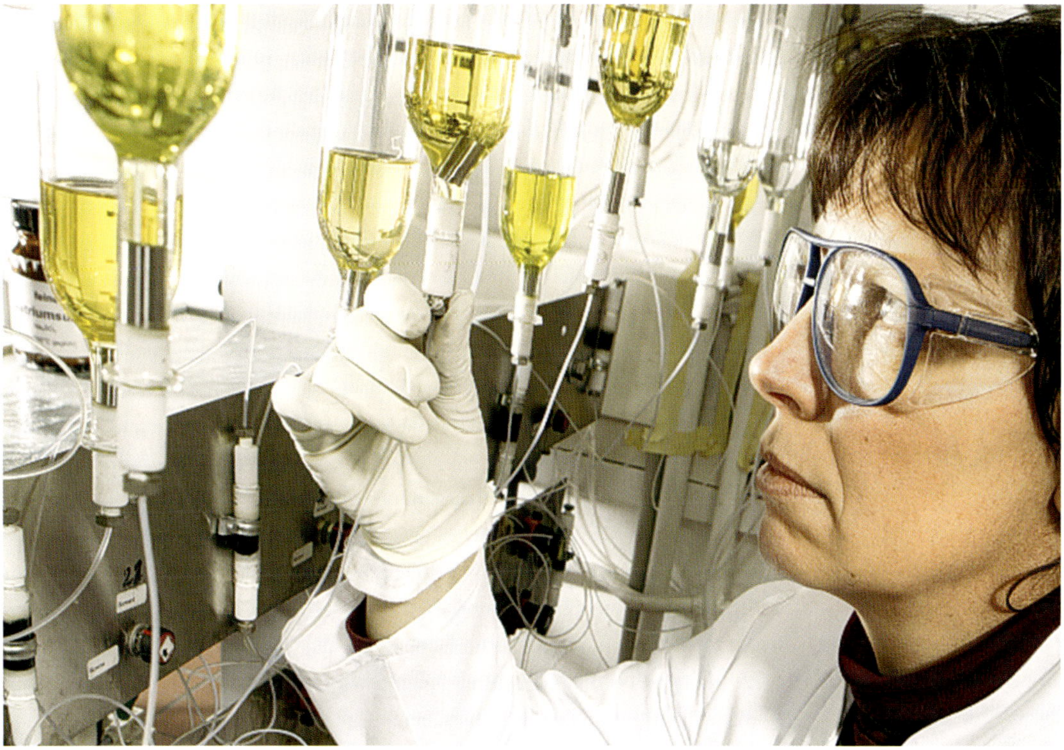

Eine Chemikerin bereitet die Dioxin-Analyse für die Eier des Tests vor

des Inneren. Die Farbe des Dotters wird allein durch das Futter bestimmt. Bekommen die Hühner kein Grünzeug, werden oft Farbstoffe ins Fressen gemischt: Maismehl und Paprikaextrakte, aber auch Künstliches. Folglich rührt die hellere Farbe beim Bio-Ei-Dotter vom Verzicht auf Farbstoffe her.

Zusammensetzung und Nährwert eines Eis sind unabhängig davon, unter welchen Haltungsbedingungen die Hühnerprodukte entstehen. Gut 80 Prozent der Eier auf dem deutschen Markt kommen aus Käfig-, knapp zehn Prozent aus Boden- und ebenfalls knapp zehn Prozent aus Freilandhaltung. Von Letzteren sind nur ein Teil Bio-Eier von Legehennen, die überwiegend ökologisch erzeugtes Futter bekommen. Aus welcher Haltungsform Eier stammen, verrät die erste Ziffer des Erzeugercodes, der auf jedes Ei gestempelt ist: O steht für ökologische Erzeugung, 1 für Freiland, 2 für Bodenhaltung, 3 für Käfig. Wer die genaue Herkunft seines Eis recherchieren möchte, kann die Stempeldaten unter www.was-steht-auf-dem-ei.de eingeben.

Immer wieder finden Lebensmittelkontrolleure Rückstände in Eiern, meist Futterbestandteile oder Arzneistoffe. Werden in Betrieben solche Substanzen angewendet, dürfen Eier erst nach gewissen Wartezeiten verkauft werden. Hennen, die Bio-Eier legen, dürfen überhaupt nicht mit Antibiotika behandelt werden.

Sogar Dioxin lässt sich nachweisen. Denn das Gift gibt es überall in der Umwelt; es stammt aus Verbrennungsprozessen der Industrie und im Verkehr. Es lagert im Boden und in Pflanzen und gelangt so auch in Milch, Fisch und Fleisch – kein Lebensmittel ist frei davon.

Der *stern* hat vom Ahrensburger Lefo-Institut die Qualität unserer Eier testen lassen: Mitarbeiter kauften in Berlin, Hamburg und München, in Super- und auf Wochenmärkten 33 verschiedene Sorten (siehe Tabelle). Sie wurden auf das Antibiotikum Chloramphenicol untersucht, das trotz Verbots gelegentlich gefunden wird. Bei keiner Eierprobe konnten Rückstände oberhalb der Nachweisgrenze von 20 Milligramm pro Kilogramm entdeckt werden.

Dazu analysierten die Chemiker die Ware auf die Farbstoffe Zeaxanthin, das pflanzlichen Ursprungs ist, sowie auf Canthaxanthin, das meist synthetisch hergestellt wird. Auch dieser Stoff ist zulässig, im Futtermittel jedoch nur bis zu acht Milligramm pro Kilo.

Er lagert sich beim Menschen im Augenhintergrund ab und kann Sehstörungen auslösen. Für die Eier selbst gibt es keinen Grenzwert. Der »natürliche« Farbstoff wurde in fast allen Proben gefunden, der synthetische in 24 von 33 Proben. Sogar in einer Packung mit Bio-Eiern, gekauft bei Plus in Berlin, wurde Canthaxanthin nachgewiesen – darin hat es nichts zu suchen.

Dioxinspuren ließen sich in allen Proben nachweisen. Dabei wurde der höchste Gehalt von 1,9 Pikogramm (pg) pro Gramm Fett bei Freilandeiern aus einem Hamburger Aldi-Markt ermittelt, der niedrigste von 0,11 pg bei einer Probe aus Bodenhaltung vom Münchner Viktualienmarkt und einer aus Freilandhaltung von einem Hamburger Wochenmarkt. Alle Messergebnisse liegen unter dem gesetzlichen Grenzwert von 3 pg.

Zudem wurde mit Hilfe von UV-Licht geprüft, ob auf den Schalen Spuren zu erkennen waren, wie sie entstehen, wenn die Eier mit noch weicher Schale auf ein Metallgitter gelegt werden – ein Hinweis auf die Herkunft aus Käfighaltung. Ähnliche Abdrücke könnten allerdings etwa beim maschinellen Sortieren entstanden sein. Umgekehrt weist nicht mal jedes Käfigei sie auf. Immerhin wurden die Spuren bei einer Packung mit Eiern gefunden, deren Inhalt aus Bodenhaltung stammen sollte, und bei zwei Packungen mit Freilandeiern.

Außerdem testeten drei Chefköche aus renommierten Hamburger Gastronomiebetrieben und ein Gourmet-Autor die gekaufte Ware sensorisch. Dazu wurden die Eier fünfeinhalb Minuten gekocht und den Experten, nur mit einer Nummer versehen, vorgesetzt. Die Jury bewertete »Spontangefallen«, »Geruch«, »Dotterfarbe«, »Geschmack« und »Gesamteindruck« und vergab Noten von Eins bis Sechs. Ergebnis: Das leckerste Ei bekam eine mittlere Note von 2,12 und stammte aus Bodenhaltung, gekauft in einem Hamburger Aldi-Markt. Am wenigsten mundete ein Ei aus Käfighaltung, ebenfalls gekauft in Hamburg, in einem Toom-Markt: Note 3,82.

Insgesamt zeigt der Test: Die Qualität der gekauften Eier war gut. Bezüglich der untersuchten Parameter ließen sich keinerlei signifikante Unterschiede zwischen den Haltungsformen erkennen. Die Menge der gefundenen Stoffe gilt durchweg als unbedenklich. Lassen Sie es sich schmecken!

HORST GÜNTHEROTH

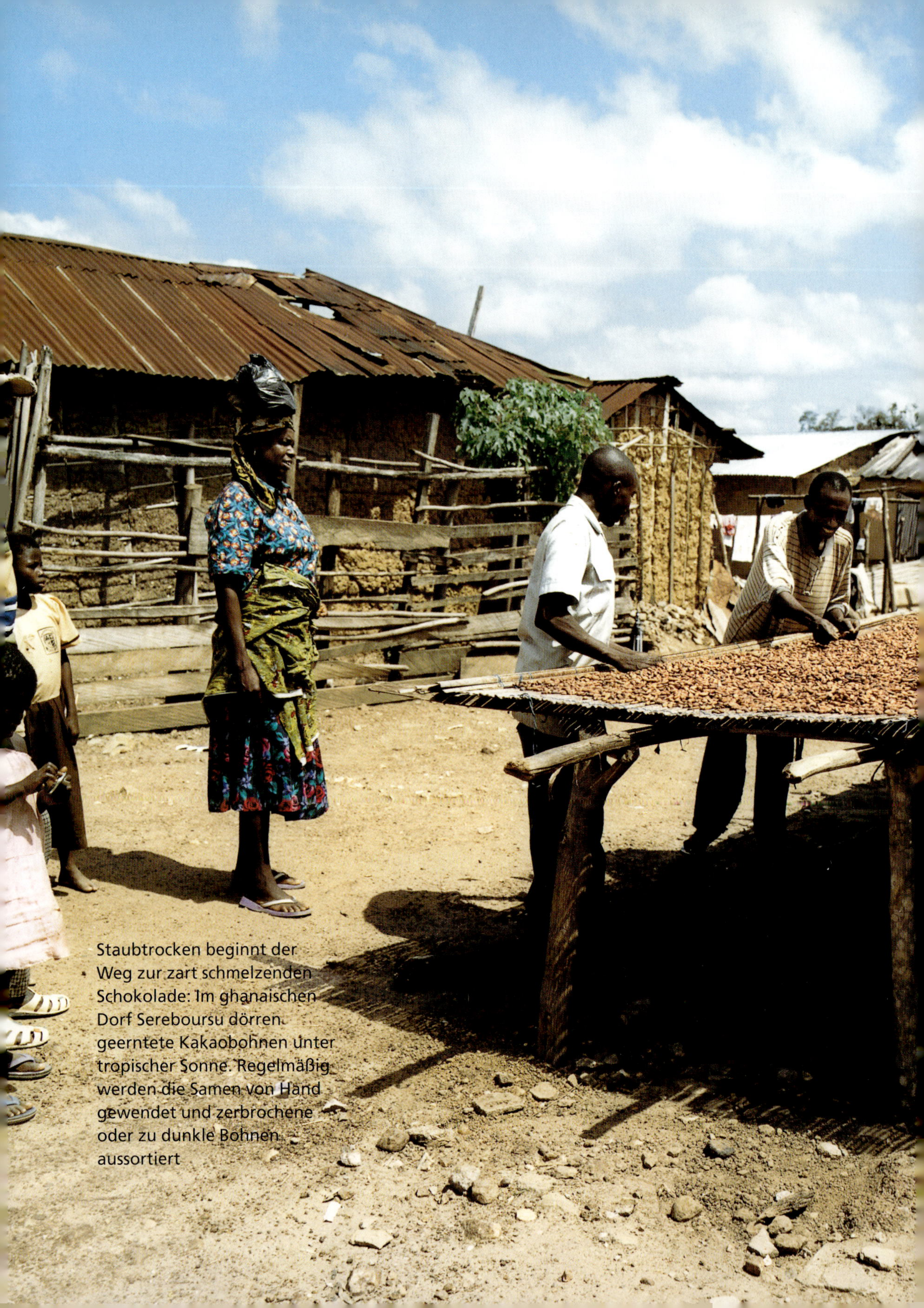

Staubtrocken beginnt der Weg zur zart schmelzenden Schokolade: Im ghanaischen Dorf Sereboursu dörren geerntete Kakaobohnen unter tropischer Sonne. Regelmäßig werden die Samen von Hand gewendet und zerbrochene oder zu dunkle Bohnen aussortiert

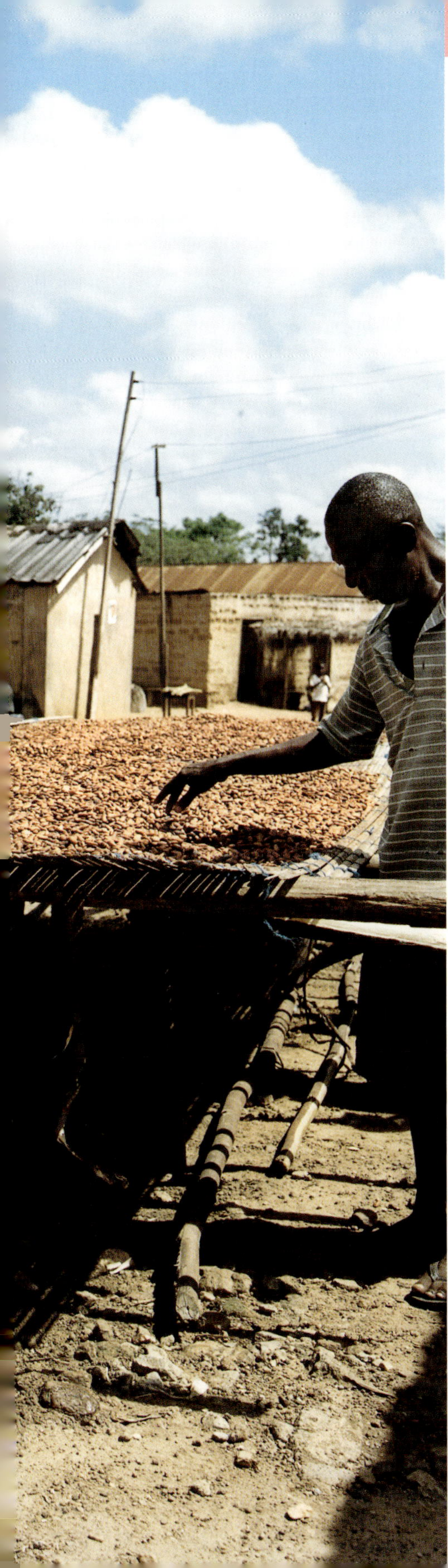

Kapitel 8

Verführer aus sonnigen Breiten

Text: Nicole Heißmann

Fotos: Thorsten Futh

Zum täglichen Grundbedarf zählen sie nicht – und doch wäre das Leben trist, wenn es sie nicht gäbe: **SCHOKOLADE UND SÜSSWAREN** sind die i-Tüpfelchen auf unserem Speiseplan. Wie bei jeder Lust ist die Kunst des Maßhaltens gefordert: Wer seinen Geschmack verfeinert, findet Freude an raffinierten Spezialitäten – ohne zu verfetten und seine Zähne zu zerlöchern

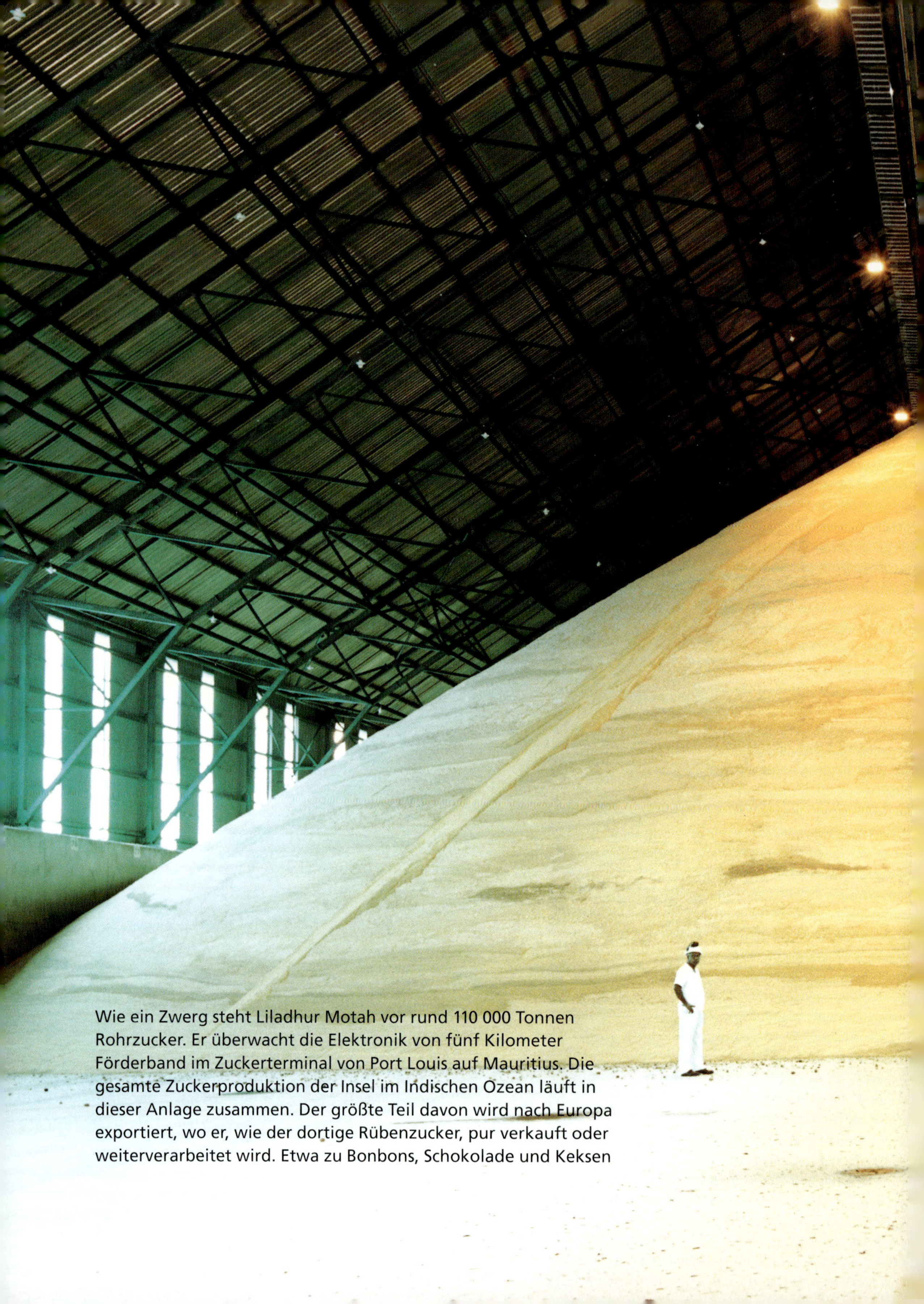

Wie ein Zwerg steht Liladhur Motah vor rund 110 000 Tonnen Rohrzucker. Er überwacht die Elektronik von fünf Kilometer Förderband im Zuckerterminal von Port Louis auf Mauritius. Die gesamte Zuckerproduktion der Insel im Indischen Ozean läuft in dieser Anlage zusammen. Der größte Teil davon wird nach Europa exportiert, wo er, wie der dortige Rübenzucker, pur verkauft oder weiterverarbeitet wird. Etwa zu Bonbons, Schokolade und Keksen

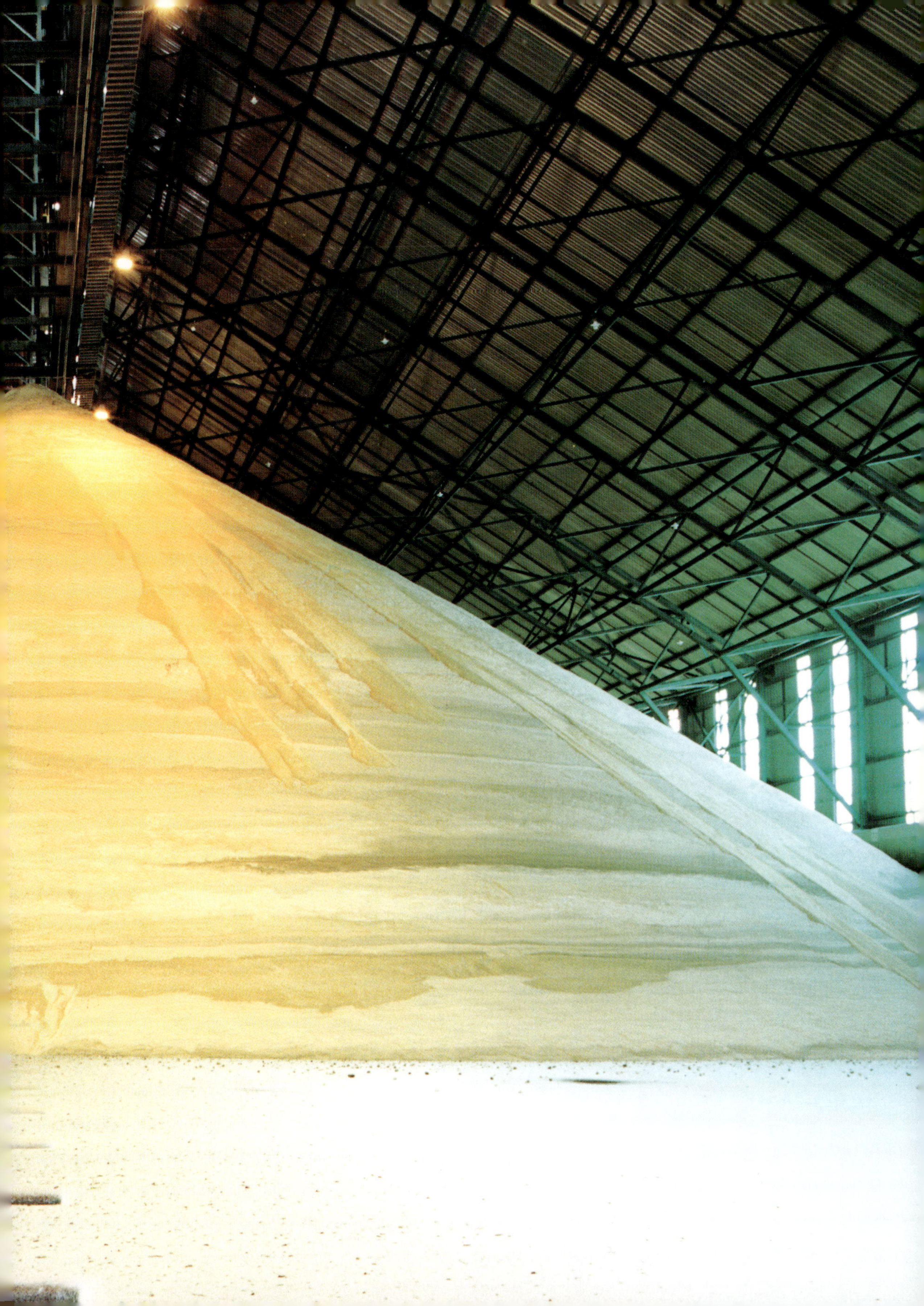

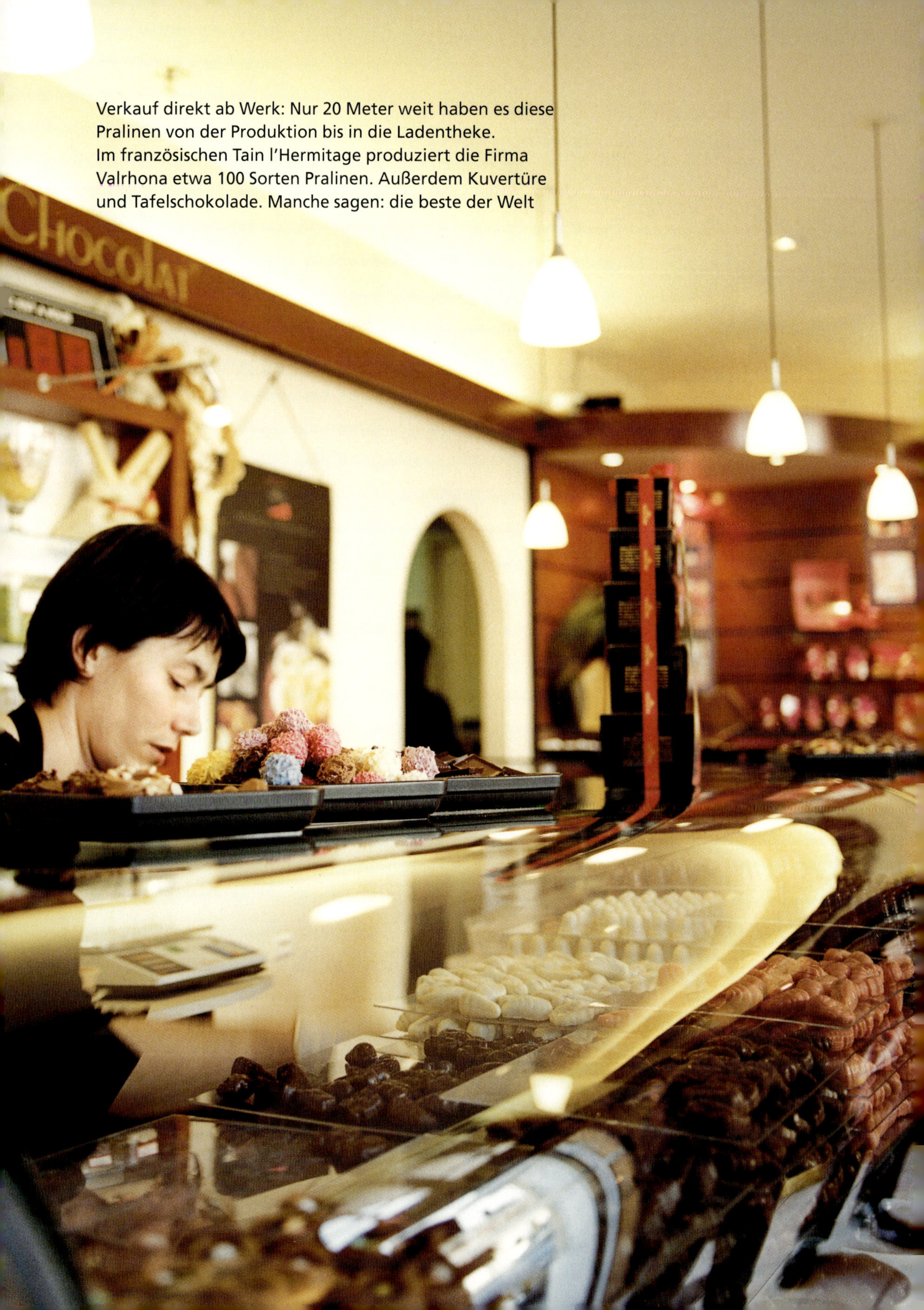

Verkauf direkt ab Werk: Nur 20 Meter weit haben es diese Pralinen von der Produktion bis in die Ladentheke. Im französischen Tain l'Hermitage produziert die Firma Valrhona etwa 100 Sorten Pralinen. Außerdem Kuvertüre und Tafelschokolade. Manche sagen: die beste der Welt

Wenn Kakaobohnen splittern, hört Pierre Costet genau hin. Schon das Knistern der zerbröselnden Bohnen verrät ihm viel darüber, ob die kleinen, braunen Samen gut genug sind für seine Schokolade. Beim Edelhersteller Valrhona im französischen Tain l'Hermitage ist Costet verantwortlich für den Einkauf von Rohware. In einem Lager im ersten Stock der alten Schokoladenmanufaktur warten die Bohnen in weißen Leinensäcken à 60 Kilo darauf, gemahlen zu werden. Um schließlich als das zu enden, wofür Valrhona berühmt ist – teure Schokoladentafeln, Kuvertüre für Spitzenpatissiers und 100 Sorten Pralinen: Valrhona gehört zu den wenigen Produzenten, die von der Zucht der Kakaobäume bis zur fertigen Praline alles selbst machen.

Der Qualität zuliebe muss Costet stets wachsam sein: Zwischen seinen Händen zerdrückt er ein Häufchen Kakaobohnen – so, wie Kinder einen Schneeball kneten. Nur, dass Costet es dabei ans Ohr hält. Fast andächtig lauscht er dem Knuspern: »Wenn sie so knacken wie die hier, haben sie sechs bis sieben Prozent Feuchtigkeit.«

So soll es sein: Viel mehr als sieben Prozent Wasser dürfen die braunen Bohnen nicht enthalten. Sonst werden sie zur leichten Beute von Pilzen und Bakterien. Sind sie aber zu trocken, zerbrechen sie beim Transport und verlieren Aroma.

Das Schokoladenhandwerk hat Costet nie erlernt: Der 34-Jährige ist weder Patissier noch Chocolatier, er ist Agrarwissenschaftler. Und Schokoliebhaber. Einer, für den der Kleine-Jungs-Traum vom süßen Paradies wahr geworden ist: »In einem Schokoladenwerk zu arbeiten, das fand ich als Kind toll. Dann habe ich es wieder vergessen. Aber vor zehn Jahren fuhr ich zum ersten Mal auf eine Kakaoplantage auf Madagaskar. Ich war begeistert vom Dschungel und von diesem merkwürdigen Kakaobaum mit den runzligen Früchten: Er sah aus wie ein Alien, seine Bohnen rochen merkwürdig – aber man konnte wunderbare Produkte daraus machen!« Nach ein paar Jahren in anderen Zweigen der Lebensmittelindustrie kam Costet zu Valrhona.

Von der Bohne bis zur essfertigen Tafel ist es ein weiter Weg: Am Anfang steht ein tropischer Baum, der am besten im Schatten anderer Urwaldgewächse gedeiht. Direkt aus seinem Stamm sprießen gelbe bis rotbraune Früchte in der prallen Form von Rugby-Bällen. Jede Frucht umschließt 25 bis 50 Kakaosamen, die frisch geerntet praktisch geruchlos sind. Um ihr Aroma zu wecken, pult man die blassen Kerne aus der Schote und lässt sie zugedeckt etwa eine Woche in ihrem Fruchtfleisch gären. Fermentation heißt dieser wichtige Prozess, bei dem das spätere Kakaoaroma in der Bohne angelegt wird. Anschließend trocknen die Samen unter tropischer Sonne und werden sackweise in alle Welt verschifft.

Rund 206 000 Tonnen Rohkakao hat Deutschland laut Bundesverband der

Deutschen Süßwarenindustrie im Jahr 2003 importiert. Mehr als vier Fünftel davon stammen aus den Hauptlieferländern Elfenbeinküste, Nigeria und Ghana. Massen-Kakao für einen Massenmarkt: Denn Schoko-Produkte sind echte Verkaufsschlager. Bei keiner anderen Süßigkeit langen wir derartig zu wie bei Schokolade, Riegeln und Pralinen: 8,2 Kilo »Schokolade und Schokoladewaren« haben wir uns 2003 pro Kopf gegönnt, errechnete der Bundesverband der Süßwarenindustrie – der größte Batzen an den gut 31 Kilogramm Süßwaren, die jeder Deutsche im Jahr vertilgt. Insgesamt mehr als 400 000 Tonnen Schokoprodukte vernaschten wir nach Angaben der Gesellschaft für Konsumforschung (GfK) von August 2003 bis einschließlich Juli 2004. Dagegen nehmen sich 74 000 Tonnen gelutschte Bonbons und 45 000 Tonnen Lakritze geradezu bescheiden aus. Selbst der Verbrauch von Keksen – 225 000 Tonnen – reicht nicht an Schokolade und Co. heran. Eines haben die Süßigkeiten alle gemein: Ohne Zucker wären sie nichts.

Der wird in Europa aus Rüben gewonnen: Rund 16 Millionen Tonnen im Jahr. Das meiste davon verbraucht die EU

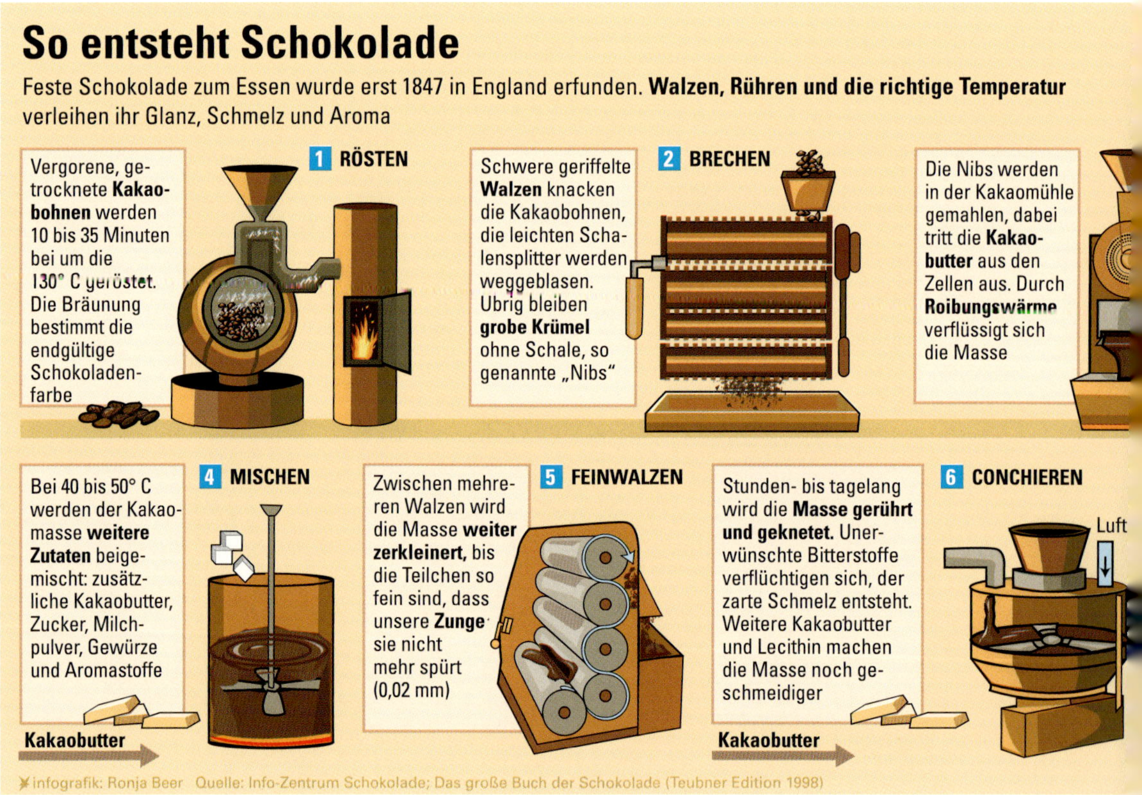

selbst, ein Teil wird exportiert. Trotzdem können einheimische Rübenbauern und Zuckerfabriken nur durch Quoten und künstlich hohe Preise überleben: Jeder, der in Europa Zucker kauft, muss einen Mindestpreis zahlen, den die EU-Zuckermarktordnung den Bauern garantiert: Ein Abschottungssystem gegen den Weltmarkt, auf dem Zucker dreimal billiger ist. Über sechs Milliarden Euro kostet das die Europäer jedes Jahr. Brasilien und andere Zuckerrohrländer haben es satt, dass die Europäer ihren subventionierten Überschuss auch noch billig auf den Weltmarkt werfen, und klagen gegen diese Praxis. Nun will die EU das System selbst schrittweise lockern.

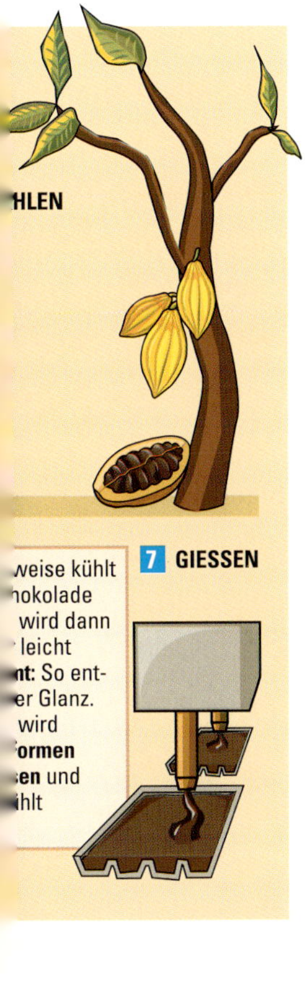

Es gebiert bislang allerlei Paradoxien. Mauritius etwa zählt zu den wenigen privilegierten Ländern, denen der Export nach Europa erlaubt ist. Wie in alten Kolonialzeiten nimmt die Monokultur auf der kleinen Insel im Indischen Ozean daher immer noch etwa 80 Prozent der Nutzfläche ein, süßes Gras, so weit das Auge reicht. Fast die gesamte Produktion von mehr als 500 000 Tonnen jährlich wird in die EU verschifft. Am Hafen von Port Louis türmen sich die Zuckerberge bis zu 30 Meter hoch in modernen Hallen. Bulldozer wühlen sich durch die süße Masse. Es riecht wie auf dem Weihnachtsmarkt. Der Elektriker Liladhur Motah, 51, überwacht insgesamt fünf Kilometer Förderband und macht sich Sorgen um seinen Job: »Wenn Europa seinen Markt öffnet, bekommen wir hier ein Problem«, sagt er und verrät ein kleines Geheimnis: »Manchmal kommt auch ein Schiff mit Zucker bei uns an.« Weil die EU aus Rücksicht auf die eigenen Rübenbauern Hochpreise zahlt, exportiert Mauritius mehr, als es entbehren kann. Für den Eigenbedarf kauft die Zuckerrohrinsel zu regulären Weltmarktpreisen in Südafrika.

Im Gegensatz zum Zuckerkurs schwankt der Preis für Pierre Costets Kakaobohnen frei mit Angebot und Nachfrage an den Warenterminbörsen der Welt. Zu gut 90 Prozent beherrscht allerdings billiger Konsumkakao den Markt, vor allem aus Afrika. Dort wird in erster Linie die robuste Kakaosorte Forastero angebaut: kräftig, ertragreich und widerstandsfähig, der ideale Kakao für das Massensortiment der Tafeln, Riegel, Nikoläuse und Osterhasen.

Feiner kommt die Criollo-Bohne daher: eine empfindliche Edelsorte mit geringem Ertrag, aber üppigem Aroma, die vor allem in Südamerika gepflanzt wird. Die Kreuzung aus Forastero und Criollo

WAS HABEN WIR DENN DA?

Allerlei Süßes

1. SCHOKOLINSEN
Hergestellt aus Kakaomasse, Zucker und Fett, mit Zuckerguss und Bienenwachs (für den Glanz) überzogen. Eine Linse hat 5 kcal*, 100 Gramm haben 460 kcal/18 Gramm Fett.
Jahresverbrauch: 31 600 Tonnen**.

2. MÜRBETEIGKEKSE
Mürbeteigkekse haben wesentlich mehr Fett (gut 20 Prozent) als Butterkekse (Nr. 7) und liefern knapp 500 kcal je 100 Gramm. Weitere Zutaten sind Mehl, Zucker und, je nach Sorte, Ei- oder Milchprodukte, Nüsse, Gewürze.
Jahresverbrauch: 198 000 Tonnen.

3. SCHOKORIEGEL
Riegelförmige, mit Schokolade überzogene Snacks aus unterschiedlichen Zutaten wie Milch, Nüssen, Karamel, Keks. Enthalten viel Zucker und Fett: Ein 26 Gramm schwerer Riegel Milky Way liefert 115 kcal, 4 Gramm Fett und 19 Gramm Zucker.
Jahresverbrauch: 127 600 Tonnen.

4. BONBONS
Bestehen fast vollständig aus Zucker (manchmal auch aus Zuckeralkoholen und Süßstoffen) sowie Farb- und Geschmacksstoffen. 100 Gramm Bonbons haben 400 kcal, zuckerfreie 230 kcal.
Jahresverbrauch: 74 300 Tonnen.

5. SCHAUMKÜSSE
Die Schaummasse aus Hühnereiweiß, Zucker und Zuckersirup wird unter Druck aufgerührt, auf eine Waffel gesetzt und mit Schokolade überzogen.
Ein Kuss hat 99 kcal/2,5 Gramm Fett.
Verbrauch: 19 000 Tonnen.

6. SCHOKOLADE
Enthält mindestens 35 Prozent Kakaomasse, davon mindestens 18 Prozent Kakaobutter und 14 Prozent entölte Kakaotrockenmasse, Milchschokolade mindestens 14 Prozent Milch. Bis zu 40 Prozent darf der Anteil an Zusatzstoffen wie Milch, Nüssen, Kaffee oder Früchten betragen. Nicht erlaubt sind tierische Fette, Mehl und Stärke. 100 Gramm haben im Schnitt 550 kcal.
Jahresverbrauch: 196 400 Tonnen.

7. BUTTERKEKSE
Pro 100 Gramm Mehl enthalten sie etwa zehn Gramm Fette – bei Butterkeksen ausschließlich Butter. Ihr Nährwert bei 100 Gramm (20 Kekse) laut Hersteller: 11 Gramm Butter, rund 20 Gramm Zucker (441 kcal).
Jahresverbrauch: 27 000 Tonnen.

8. FRUCHTGUMMI
Gummibärchen oder -früchte enthalten kein Fett, dafür aber viel Zucker sowie Zuckersirup, der mit Stärke und Gelatine angedickt wird. Farbe und Geschmack entstehen meist durch Saftkonzentrate. In 100 Gramm Fruchtgummi sind etwa 80 Gramm Zucker enthalten (330 kcal).
Verbrauch: 136 400 Tonnen jährlich.

9. LAKRITZSCHNECKEN
Die nahezu fettfreie, aber stark zuckerhaltige Leckerei wird aus dem Saft der Süßholzwurzel gewonnen und durch den Zusatz von Zuckercouleur künstlich geschwärzt. 100 Gramm Lakritz verstecken mehr als 80 Gramm Zucker und 375 kcal. Jahresverbrauch: 45 300 Tonnen.

10. PRALINEN
Dürfen nur als solche bezeichnet werden, wenn sie eine »mundgerechte« Größe und mindestens 25 Prozent Schokoladenanteil besitzen. Kalorien- und Fettgehalt sind abhängig von der Füllung. Mit Alkohol haben 100 Gramm Pralinen etwa 400 kcal (6 Gramm Fett, 68 Gramm Zucker).
Jahresverbrauch: 102 000 Tonnen.

* Die Angaben zu kcal und Fett sind Durchschnittswerte.
** von Verbrauchern in Deutschland eingekaufte Waren – ohne Außerhausverzehr
Quelle: GfK 2004

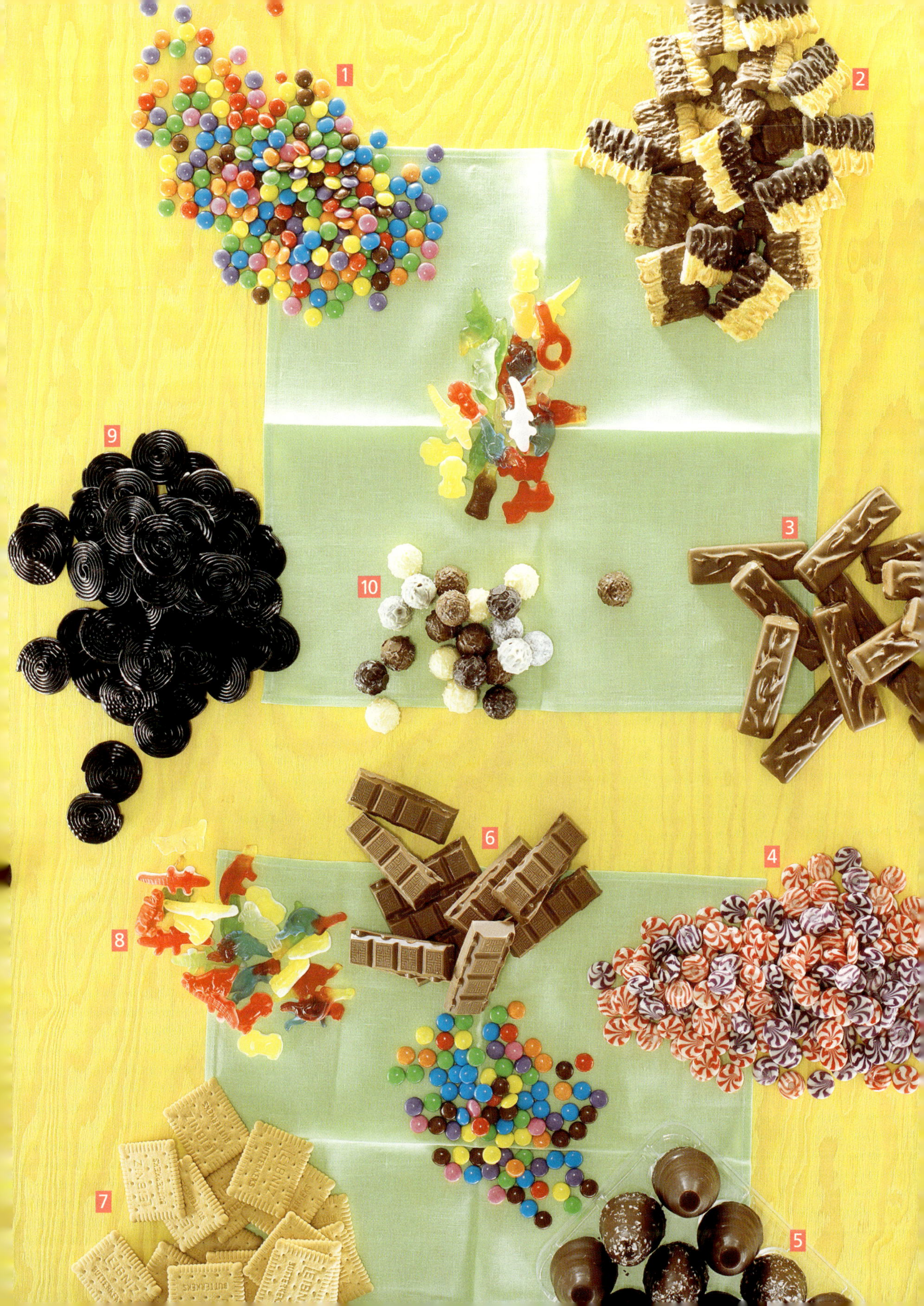
1
2
9
3
10
6
4
8
7
5

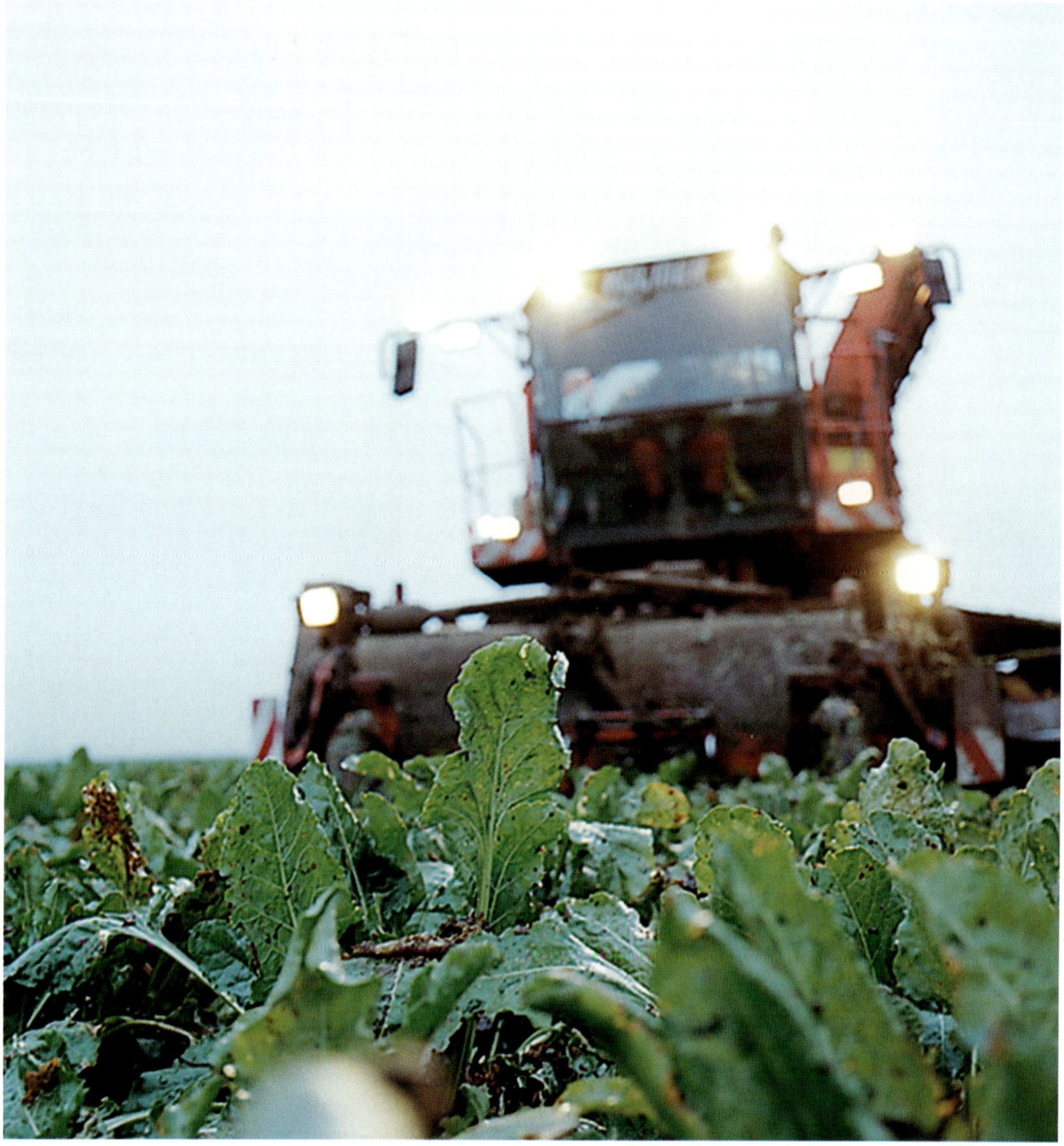

Bodenschätze: Riesige Maschinen schneiden bei der Zuckerrübenernte das Grün ab und graben die süßen Wurzeln aus der Erde

heißt Trinitario und bildet zusammen mit dem Criollo (und ganz wenigen ausgewählten Forastero-Varianten) das Segment »Edelkakao« – mit einem Weltmarktanteil von gerade mal vier Prozent.

Bei Valrhona bestimmen vor allem diese Edelkakaobohnen den Charakter der Schokolade. Dazu müssen sie zuerst durch eine ganze Batterie von Spezialmaschinen gejagt werden: Bei rund 130 Grad wird jede Bohnensorte getrennt

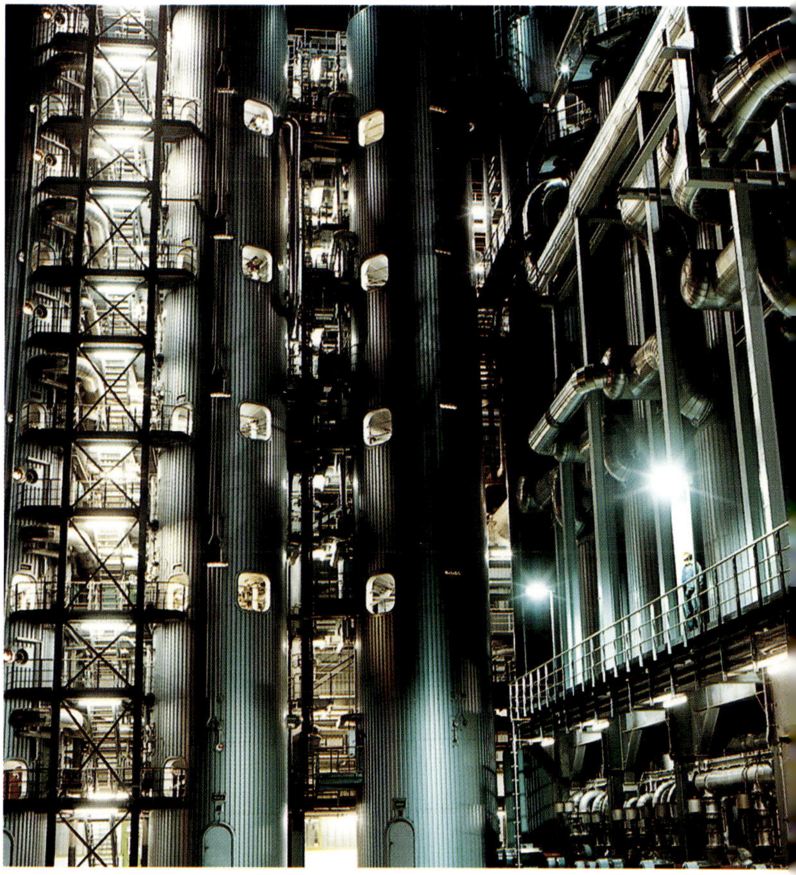

Industrialisiert und subventioniert: In modernen Stahltürmen kocht Nordzucker in Klein Wanzleben überschüssiges Wasser aus den Zuckerrüben. Den Anbau unterstützt die EU

geröstet, zwischen geriffelten Walzen in grobe Krümel zerbrochen und ins Herzstück der Produktion geschüttet: ein Loch im gekachelten Fußboden der oberen Fabriketage. Da hinein wird für jede Schoko-Sorte nach genau vorgegebenem Rezept die »Assemblage« geschüttet, eine Mixtur aus Kakaobohnenkrümeln verschiedener Herkunft. Diese Komposition rieselt dann über einen Trichter der Verarbeitung im Erdgeschoss entgegen.

Die Mischung wird zu einer fettigen Masse vermahlen, fein gewalzt, mit Zucker, Kakaobutter und echter Vanille versetzt und in großen Metallkesseln »conchiert«. Einfach ausgedrückt, heißt das stunden-, manchmal tagelanges Rühren und Kneten. Doch für Schokoladenhersteller sind die »Conchen« (abgeleitet vom spanischen »concha« für Muschel) der geheimste Teil ihrer Produktion, denn die Form von Kessel und Rührgerät sowie die Conchierzeit bestimmen maßgeblich Aroma und Schmelz: In der Conche schmiegt sich Kakaobutter um Kakaoteilchen, zugleich verflüchtigen sich unerwünschte Aromastoffe und überschüssiges Wasser.

ORIGINAL ODER FÄLSCHUNG

Ein Versuch, zwei dufte Damen und drei Kuchen

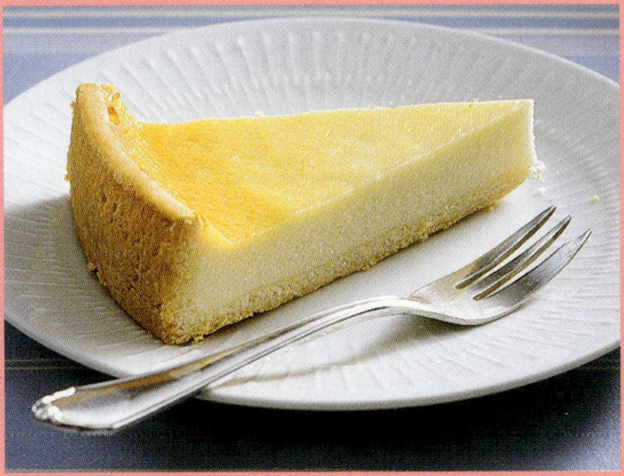

Es ist Sommer, Sonntagnachmittag, gleich kriege ich Besuch. Ich bin ledig, weiblich, jung, Anfang 20, hübsch und sexy – jedenfalls attraktiv genug, dass sich gleich zwei Typen um mich reißen. Coole, sympathische Jungs, der eine dunkel, der andere blond. Was setze ich denen vor? Ich back schnell einen Kuchen. Keinen Schimmer, wie das geht, aber es gibt ja Coppenrath & Wiese, die »Conditorei« aus der Tiefkühltruhe.
Geile Kuchen haben die. Bei den Typen weiß ich nicht, will ich den Blonden? Oder den Dunklen? Was den Kuchen angeht, habe ich mich entschieden – für den »Alt-Böhmischen Käsekuchen«.
Halt. Stopp. Bitte Licht – und Film anhalten. Sie missbilligen diese Einstiegsszene? Völlig erfunden ist sie zumindest nicht. So skizziert sie die Rückseite von Coppenrath & Wieses Käsekuchenpackung in Wort und Bild – man muss es sich nur ein wenig ausmalen. Was immer das Image backender Frauen im Allgemeinen ist – die Idealkundin von Coppenrath & Wiese (CW) ist keine Oma. Eher ein Mädel im vollen Saft und mit Hummeln im Hintern, die das ganze Drama noch vor sich hat. Wie der Film endet? Die Jungs tauchen auf. Erst Kuchenverzehr, dann Knutschen in der Sandwichstellung (siehe Originalfoto).
Vom Sexappeal des Käsekuchens weiß auch die Backliteratur. Im (leider vergriffenen) Klassiker »Backen« des Verlags Zabert Sandmann (ZS) wird von Käsekuchen behauptet: »Dafür wird man geheiratet.« Um den Gehalt all dieser Versprechen zu testen, hat die *stern*-Küche drei Testkuchen gebacken; den von CW, den nach ZS und als Referenzgröße den aus dem Dr. Oetker Backbuch, das wahrscheinlich jeder zu Hause hat.
Für den ZS-Kuchen braucht man:

300 g Zucker; 250 g Butter; 300 g Mehl; 8 Eier; 500 g Quark; 3 TL Vanillezucker; die abgeriebene Schale 1 Zitrone; 1 EL Mehl und 1 EL Speisestärke, 100 g Zucker, 200 g kalte Butter in Würfeln.

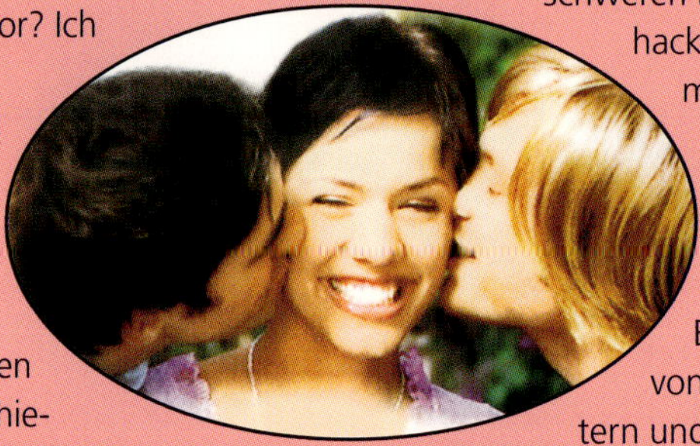

Mehl und 1 Ei auf der Arbeitsplatte mit einem schweren Messer durchhacken, bis eine krümelige Masse entsteht, diese zu einem Teig kneten, zur Kugel rollen und kalt stellen. Eine Springform von 26 cm Ø ausbuttern und mit Mehl auspudern, mit dem ausgerollten Teig auskleiden und 15 Minuten bei 200 Grad blind backen (Teig mit Alufolie bedecken, mit Backerbsen füllen, vorbacken).
Für die Käsemasse 7 Eier trennen. 50 g Butter zerlassen. Aus Quark, Eigelb, 150 g Zucker, Vanillezucker, Zitronenschale und der Mehl-Stärke-Mischung eine glatte Creme rühren. Butter unterrühren. Eiweiß mit 50 g Zucker steif schlagen und unter die Creme heben. Masse auf den vorgebackenen, abgekühlten Teig

geben und bei 180 Grad im Ofen 40 Minuten backen.
Den CW-Käsekuchen kauften wir im Supermarkt, ebenso die Zutaten für den Oetker-Kuchen; die für den ZS-Kuchen erstanden wir im Bio-Laden, wobei wir gleich die Inhaberin zum Testessen baten. Sie war auch ohne viel Zureden bereit. Ihr zur Seite setzten wir die backerfahrene Gattin eines veritablen stv. Landgerichtspräsidenten – beide nicht mehr ganz die Idealkundinnen von CW, dafür aber kuchenrund und gabelfroh.
Die beiden Damen saßen nun vor den Backwaren, unwissend, dass einer davon ein aufgebackener Fabrikkuchen war. Die Gattin zum CW-Kuchen: »Der ist mir zu perfekt. Wie haben Sie den so hingekriegt?« Die Bio-Frau zum Oetker-Kuchen: »Der ist am saftigsten, der sieht mir ganz nach meinem Bio-Quark aus.« Zum ZS-Kuchen mit ihren Bio-Zutaten dieselbe Dame: »Der sieht nach Weißmehl aus, fast trocken irgendwie.« Beiden schien der Oetker-Kuchen idealtypisch. Im Anschnitt gewann der ZS-Kuchen, weil luftig, saftig und eiergelb – wobei die Bio-Dame Farbstoff im Spiel wähnte. Dann die Kuchen im Anbiss. Die Gattin zum CW-Kuchen: »Oberfläche wie karamellisiert. Schmeckt nach Pudding.« Bio-Frau: »Schmeckt zu salzig.« Beide einigten sich: wie der Oetker-Kuchen »muss Käsekuchen schmecken«. Dass sie den gänzlich unbiologischen Oetkerkuchen falsch eingeordnet hatte, war der Bio-Ladenfrau leicht peinlich, sie stand aber zu ihrem Urteil, dieser Kuchen schmecke am meisten nach Quark. Beladen mit großen Stücken zogen die Damen davon. Heiratsanträge haben wir nicht bekommen. Auch zur Sandwichstellung kam es nicht.
»Alt-Böhmischer Käsekuchen«, Preis: 3,99 Euro, Zubereitung 30 Minuten; Oetker, Preis: ca. 4 Euro, Zubereitung: 1,5 Stunden; ZS (mit Bio-Produkten), Preis: ca. 7,50 Euro, Zubereitung: 2 Std.

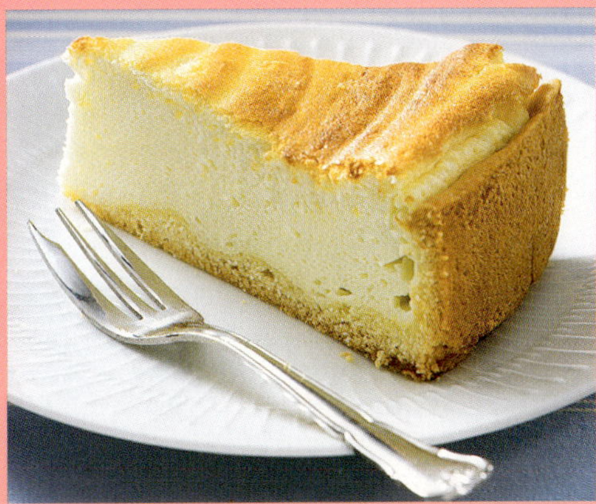

Am Ende wird die fertige Masse in Tafelformen gegossen. Oder zu Pralinen verarbeitet: Platten von »Rinettes« aus einer Mandelkaramellfüllung werden bei Valrhona von Hand mit flüssiger weißer Schokolade überzogen. Danach durch die Papiertülle blitzschnell mit Bitterschokostreifen verziert, die dann mit einer Art Kamm in ein Zickzackmuster verzogen werden. Zuletzt zerteilt ein überdimensionaler Eierschneider die Platte in briefmarkengroße Happen. Nebenan wälzt eine junge Frau mit der Konditorgabel Williamsbirnen-Trüffel in warmer Bitterkuvertüre. So lange, bis auf den Kugeln die typischen »Igelstacheln« zu sehen sind. Den extravaganten Geschmack bedienen flache runde Pralinen mit glitzernden Blattgoldspitzen obendrauf.

Neben dem Massenmarkt der Schokoladen hat sich das Luxussegment etabliert: Feinschmecker, die offen sind für Neues und in Chocolaterien nach dem besonderen Kick für ihre geübten Geschmacksnerven fahnden. Eine Erinnerung an vergangene Jahrhunderte, als Schokolade ein exklusives Vergnügen für den Adel war: Wer am französischen Hof Ludwigs XIII. etwas auf sich hielt, trank täglich ein Tässchen davon. Nachdem der König längst tot war, hielt seine Frau Anna die elitäre Tradition hoch: Eine der begehrtesten Einladungen in Paris war Mitte des 17. Jahrhunderts die zur »Schokolade bei Ihrer Königlichen Hoheit«.

Heute ist Edelschokolade ab etwa fünf Euro pro 100 Gramm ein etwas volksnäherer Genuss. Seit einiger Zeit geht der Trend zu immer Hochprozentigerem: Galten früher Tafeln mit über 75 Prozent Kakaoanteil als ungenießbar, schrauben die Hersteller heute den Bohnengehalt immer höher: So mutet der italienische Hersteller Mack Domori unerschrockenen Feinschmeckern sogar eine Tafel namens »Puro« zu – hergestellt aus 100 Prozent Kakao, ganz ohne Zucker.

Die Top Ten

Die Lieblingsnaschereien der Deutschen*

Platz 1 (17,1 %) **Süßgebäck**

Platz 2 (15 %) **Tafelschokolade**

Platz 3 (10,4 %) **Fruchtgummi**

Platz 4 (9,7 %) **Riegel,** ohne gekühlte Riegel

Platz 5 (8,4 %) **Fertigkuchen**

Platz 6 (7,8 %) **Pralinen**

Platz 7 (5,7 %) **Bonbons**

Platz 8 (3,4 %) **Lakritz,** inklusive Mischungen

Platz 9 (2,4 %) **Small Bites** (Schokodragees, z. B. »Smarties«)

Platz 10 (1,5 %) **Gekühlte Riegel**

* In Prozent der Gesamtmenge (Gewicht) der von Verbrauchern in Deutschland in einem Jahr gekauften Süßwaren. Quelle: GfK 2004

Bei aller bitteren oder süßen Liebhaberei steckt in Schokolade auch ein Gutteil nüchternes technisches Know-how. Wie die Schokolade die richtigen Eigenschaften bekommt, das gehört zum Fachgebiet von Gottfried Ziegleder, Leiter der Abteilung Lebensmitteltechnologie am Fraunhofer Institut in Freising. Was Naschkatzen lieben, das betrachtet Ziegleder als Ergebnis perfekter Produktion: »Der seidige Glanz einer Schokolade zeigt, dass die Fettkristalle darin gleichmäßig dicht gepackt sind. Am harten Knacken hört man außerdem, dass nur Kakaobutter als Fett verwendet wurde, die ist fester und gibt den trockeneren Ton.«

Schade, dass nur Kenner von der »Knackigkeit« auf die Fettsorte schließen können: Denn seit 2003 dürfen in der EU neben Kakaobutter bis zu fünf Prozent billigere Fette in die Schokolade gerührt werden, zum Beispiel Palmöl, Shea-Butter (Fett des afrikanischen Butterbaumes) oder das Fett der asiatischen Illipe-Nuss. Dem Schoko-Laien bleibt da nur der Blick in die Zutatenliste seiner Lieblings-

SNACK-CHECK

Magnum

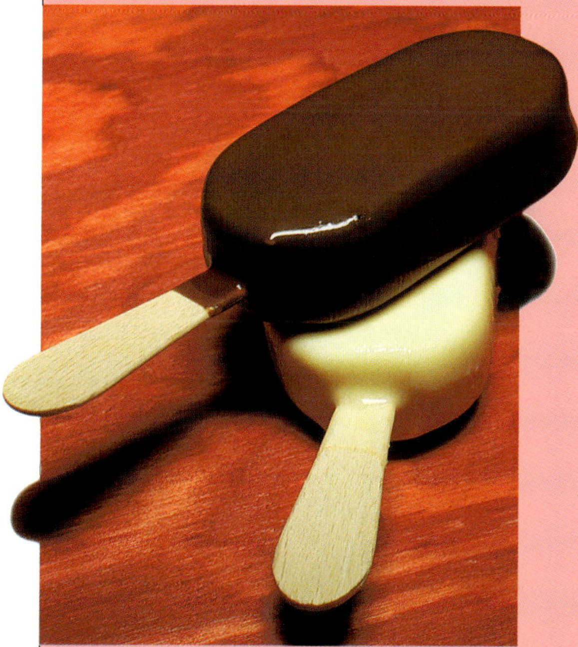

Dieses satte Knacken, wenn die Schokolade splittert. Die cremige Kälte, die sich im Mund verteilt. Und wenn dann die Schokolade mit dem Vanilleeis verschmilzt ... So schön kann nur die Sünde sein.
Ordentliche 86 Gramm bringt ein Eis vom Typ »Magnum« auf die Waage, mehr als ein Viertel davon besteht aus Schokolade. »Und damit Eis und Überzug so schön schmelzen, braucht man eine ganze Menge Fett«, sagt Ursel Wahrburg, Professorin für Ernährungswissenschaft an der Fachhochschule Münster. Mehr als 15 Gramm Milch-, Kakao- und Pflanzenfett stecken in einem der Eisgiganten mit Schoko-Bezug. Das ergibt rund die Hälfte der 260 Kilokalorien. Die andere Hälfte des Energiegehalts geht größtenteils aufs Zuckerkonto – rund 25 Gramm Zucker hat der Klassiker mit Stiel. Die übrigen Zutaten: entrahmte Milch, Milchpulver, Kakaomasse, Aromen, Farbstoffe und gemahlene Vanilleschoten.
Ganz schön was drin also. So ist der Eisklotz ja auch gemeint. Ein Schlemmereis für Erwachsene sollte Magnum sein, als es vor 16 Jahren auf den Markt kam – ein Eis mit Lustfaktor. »Täglich sollte so ein Eis nicht auf dem Speiseplan stehen«, sagt Ursel Wahrburg. »Aber auch Genuss ist für ein ausgeglichenes Essverhalten wichtig.« Und immerhin: Das Vanilleeis besteht zu etwa 60 Prozent aus Milch. 70 Milligramm Calcium sind daher drin – das ist mehr als in einem Milchcremeriegel.

Fazit: Bei Magnum und anderen Süßigkeiten gilt: langsam genießen. »Am besten ist es, solche Schleckereien mit etwas Gesundem wieder auszugleichen«, sagt die Expertin. »Bei der Ernährung gilt: Das Gerüst muss stimmen. Dann ist auch mal ein Magnum erlaubt.«

tafel. Auch warum viele auf Schweizer Schokolade schwören, könnte laut Ziegleder einen simplen physikalischen Grund haben: »Die Schweizer mahlen ihre Schokolade feiner als die Deutschen. In der Schweiz haben die Kakao-Partikel nur zehn Mikrometer Durchmesser – statt 20 wie bei uns. Das fühlt sich auf der Zunge noch zarter an.«

Bleibt die Frage, warum wir so wild auf Schokolade sind. Seit Jahren fahnden Wissenschaftler im Kakao nach Inhaltsstoffen, die fürs Wohlgefühl beim Naschen verantwortlich sein sollen. So

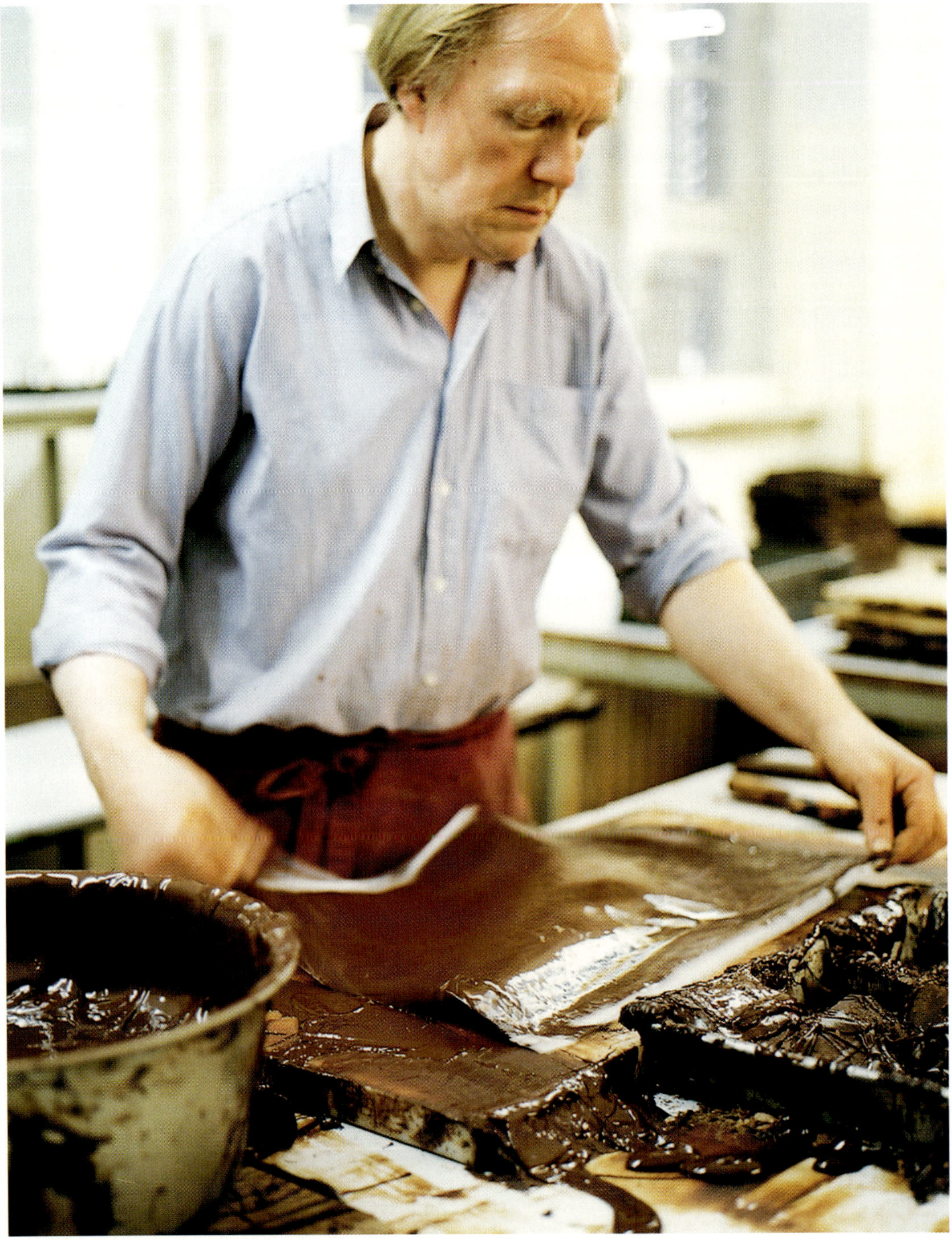

Süßes Handwerk: Beim Schokoladenmacher Hamann in Berlin streicht ein Mitarbeiter eine dünne Schicht warme Schokolade aus. Nach dem Abkühlen werden daraus zarte Tafeln

enthält Schokolade das Alkaloid Theobromin, einen Verwandten des Koffeins. Theobromin wirkt anregend, allerdings nicht so heftig wie Koffein. Eine Tafel kann – je nach Sorte – etwa so viel Theobromin und Koffein enthalten, dass sie so stark aufmuntert wie eine Tasse Kaffee.

Daneben regt Zucker in Schokolade und anderem Süßen die Ausschüttung von Insulin durch die Bauchspeicheldrüse an. Dieses Insulin führt auf Umwegen dazu, dass mehr von dem Eiweißbaustein Tryptophan aus dem Blut ins Gehirn gelangt. Dort wird es zu Serotonin umgebaut, einem Botenstoff, der unser Glücksempfinden steuert. Studien an Menschen, die eine solche Glückswirkung durch Süßigkeiten eindeutig beweisen, stehen allerdings noch aus.

Sogar regelrechte Suchtstoffe vermuten Wissenschaftler in der Schokolade: So veröffentlichten Emmanuelle di Tomaso und Kollegen schon 1996 einen aufsehenerregenden Artikel in der Fachzeitschrift »Nature«: Das Forscherteam hatte in Schokolade Stoffe gefunden, die ähnlich wie die Rauschsubstanzen aus Cannabis auf unsere Nervenzellen wirken, darunter das so genannte Anandamid. Mäuse reagierten darauf mit Trägheit und fühlten weniger Schmerz.

Allerdings wird Anandamid im Körper sehr viel schneller wieder abgebaut als das berauschende Tetrahydrocannabinol (THC) aus der Cannabispflanze. Und bei der Verdauung nehmen wir nur einen Bruchteil vom Anandamid aus der Nahrung ins Blut auf. Wissenschaftler schätzen grob, dass man Hunderte Tafeln Schokolade essen müsste, um eine berauschende Wirkung zu spüren. »Für eine medizinische, pharmakologisch erzeugte Sucht sind die Konzentrationen in Schokolade viel zu gering«, sagt Angelika Vollmar, Professorin für pharmazeutische Biologie an der Ludwig-Maximilians-Universität in München.

Möglicherweise hilft der Verweis auf unseren Stammbaum, um die Lust auf Naschereien zu begründen: Schon unsere Steinzeit-Vorfahren lernten, dass man unter anderem mit süßen Beeren Fettpolster für schlechte Zeiten ansetzen konnte. Von ihnen haben wir eine Vorliebe für Süßes (und Fettes) geerbt. Heute wird uns das oft zum Verhängnis: Der Ernährungsbericht 2004 bestätigt, dass wir zu süß, zu fett und vor allem zu viel essen. Gleichzeitig verbrennen wir zu wenig von all dieser Energie, weil wir fast nur noch am Schreibtisch oder im Auto sitzen. Ergebnis: Fast jeder zweite Deutsche über 18 Jahre ist zu dick.

Wenn wir auch unsere Gier nach Schokolade nicht völlig erklären können, wäre es doch schön, wenn der zarte Schmelz wenigstens ein bisschen gesund wäre. Auch in dieser Richtung wird seit Jahren heftig geforscht, teils mit Unterstützung großer Schokoladenhersteller. Interessant erscheinen zurzeit vor allem die so genannten Flavanole, denen eine Schutzwirkung für Herz und Gefäße nachgesagt wird. Die Firma Mars hat in den USA schon eine besonders flavanolreiche Schokolade auf den Markt gebracht. Sie soll bei regelmäßigem Verzehr (zweimal täglich) das Risiko für Herz-Kreislauf-Krankheiten senken.

Kristof Graf vom Deutschen Herzzentrum in Berlin betrachtet solche Versprechen bisher eher skeptisch: »Viele kleinere Studien zeigen, dass Flavanole auf das Blutgefäßsystem wirken. Mal senken sie den Blutdruck, mal verringern sie die Verklumpung der Blutplättchen. Aber bisher hat noch niemand wirklich nachgewiesen, dass Schokolade-Essen vor Herz-Kreislauf-Krankheiten schützt.«

Vor einem bewahrt sie uns aber sicher nicht: vor Löchern in den Zähnen. Hans Jörg Staehle, Ärztlicher Direktor der Poliklinik für Zahnerhaltungskunde an der Universität Heidelberg, beobachtet mit Sorge, dass Karies in Deutschland immer noch eine der häufigsten chronischen Erkrankungen ist: »Ein sechs- bis siebenjähriger Schulanfänger hat im Schnitt zwei kariöse Milchzähne, ein zwölfjähriges Kind Karies in einem bleibenden Zahn.«

Verursacht wird die Zahnfäule durch säurebildende Bakterien, meist Streptokokken. Die können sich besonders gut von so genannten Einfach- und Zweifachzuckern wie zum Beispiel Traubenzucker, Fruchtzucker oder Haushaltszucker ernähren. Daher steigt durch solche Zucker das Kariesrisiko besonders stark.

Problematisch ist unser Umgang mit Zwischenmahlzeiten: stundenlanges Knabbern von Süßem, aber auch von salzigen Snacks (die oft Zucker enthalten) oder das Nippen an süßen Getränken – bei der Arbeit oder beim Fernsehen. Der dadurch verursachte Dauer-Säureangriff der Bakterien überfordert unsere natürliche Verteidigung: den Speichel, der bis zu einem gewissen Grad Säure neutralisieren kann.

Obst schade bei üblichem Verzehr den Zähnen weniger als Süßes, sagt Staehle: »Es kommt selten vor, dass jemand den ganzen Tag über Äpfel kaut. Der Appetit nach Obst wird relativ schnell gestillt. Hinzu kommt, dass Obst die Produktion von schützendem Speichel anregt und wenig an den Zahnoberflächen klebt.« Der Ratschlag, größere Mengen Süßes auf einmal aufzuessen und schnell die Zähne zu putzen, greift im Alltag zu kurz, denn gerade Leute, die viel naschen, verteilen ihren Zuckerkonsum oft auf viele kleine Portionen über den Tag. Reduziert man die Menge, wird auch seltener Zucker gegessen – was letztlich die Zähne schützt.

Vielleicht sollten wir Schokolade und Süßes doch wieder als das behandeln, was es in Europa jahrhundertelang war: ein verführerisches Luxusprodukt.

Wissen

Zucker

1. Ist brauner Zucker besser als weißer?
Nein. Brauner Zucker ist ein Vorprodukt in der Herstellung von weißem. Zuckerrübensaft wird zu einem dicken Brei aus Zuckerkristallen und Sirup reduziert und dann geschleudert. Zurück bleibt Zucker, an dem noch Reste von Sirup kleben. Darum ist er braun – und schlechter haltbar: In den Sirupresten siedeln schnell Bakterien. Seine weiße Farbe erhält Zucker erst nach weiterem Waschen und Schleudern.

2. Wie schädlich ist Zucker für die Zähne?
Sehr. Denn Karies wird durch Bakterien verursacht, die sich mit Vorliebe von Zucker ernähren. Sie verwandeln alles Süße zu Säure – und die löst den Zahnschmelz auf. Karies entsteht. Wie leicht das passiert, hängt aber davon ab, wieviel Zucker man isst und in welcher Form. Grundsätzlich sind alle Lebensmittel mit mehr als 15 Prozent Zucker zahnschädlich. Kleben sie so lange an den Zähnen wie Karamellbonbons und Fruchtgummi, ist das besonders ungesund. Nach dem Essen Zähneputzen nicht vergessen – das gilt eben auch für süße Snacks.

3. Ist Fruchtzucker »guter Zucker«?
Nein. Jedenfalls ist er nicht besser als Rübenzucker. Fruchtzucker, Fructose, enthält ähnlich viel Kalorien und verursacht genauso leicht Karies. Auch für Diabetiker ist er kein optimaler Ersatz. Denn gut ein Drittel des Fruchtzuckers spaltet der Körper zu Glucose auf; über diesen Umweg gelangt er ins Blut. Der Zuckerspiegel steigt, wenn auch langsamer als bei Rübenzucker. Besonders gut ist Fruchtzucker also weder für die Figur noch für die Gesundheit.

4. Wodurch kann man Zucker ersetzen?
Durch Zuckeraustauschstoffe. Dazu zählt auch Fruchtzucker (siehe Frage 3). Wichtiger ist aber die Gruppe der Zuckeralkohole, wie Sorbit und Isomalt. Im Haushalt verwendet man sie wie Rübenzucker, nur sind viele Sorten nicht ganz so süß. Für Diabetiker sind Sorbit und Co eine sinnvolle Alternative. Sie erhöhen den Blutzuckerspiegel kaum und enthalten rund 40 Prozent weniger Kalorien als echter Zucker. Außerdem sind sie nur in Maßen verträglich – zuviel davon wirkt abführend, verursacht Blähungen und Durchfall.

5. Und was ist mit Süßstoff?
Darüber gibt es viel Streit und Vorurteile. Der Süßstoff Cyclamat beispielsweise war in den USA lange verboten. Er sollte krebserregend sein. In den üblichen Mengen gilt er inzwischen als ungefährlich, wie fast alle herkömmlichen Sorten – darunter Saccharin, Aspartam und Acesulfam. Genauso hartnäckig halten sich Gerüchte, Süßstoffe würde in der Tiermast als Appetitanreger eingesetzt. Falsch: Sie sollen nur Säure oder bittere Mineralstoffe im Futter überdecken. Der starke Eigengeschmack der Süßstoffe war allerdings lange ihr Schwachpunkt. Doch in letzter Zeit wurden einige Sorten zugelassen, die dem echten Zucker im Geschmack sehr ähneln. Thautamin zählt dazu, gewonnen aus der afrikanischen Katemfefrucht. Oder Sucralose, ein Laborprodukt. Sehr beliebt ist auch der pflanzliche Süßstoff Steviosid. In Südamerika wird er bereits seit Jahrhunderten aus den Blättern der Stevia-Pflanze gewonnen, in Japan machen Stevioside die Hälfte aller Süßungsmittel aus. In der EU sind sie aber noch nicht erlaubt. Sie gelten als nicht hin reichend erforscht.

Honig

6. »Auslese«, »wabenecht« und »kalt geschleudert« – was heißt das eigentlich?

Auch wenn es so klingt: »Auslese« oder »Auswahl« ist kein Hinweis auf besondere Qualität. »Auswahl« ist eher im Wortsinn zu verstehen. Vor der Abfüllung wird der Honig nach rein äußeren Eigenschaften wie Geschmack, Farbe oder Konsistenz zusammengestellt. Objektive, überprüfbare Kriterien gibt es dafür nicht. Auch »kalt geschleudert« ist kein Qualitätsmerkmal – sondern Selbstverständlichkeit: Um Honig aus den Bienenwaben herauszulösen, wird er bei Zimmertemperatur geschleudert. Höhere Temperaturen würden die Waben zerstören und den Honig verunreinigen. Anders ist das bei An gaben wie »feinste«, »beste« oder »wabenecht«. Sie sollen besonders schonende Ver arbeitung garantieren. Genauer: Bei langen Transporten bildet Honig oft Kristalle. Damit er wieder cremig wird, muss er erhitzt werden. Geschieht das zu schnell oder zu stark, gehen die gesunden Bestandteile, die Enzyme, verloren. Und »feinste« oder »wabenecht« darf nur auf dem Etikett stehen, wenn der Honig einen bestimmten Enzym-Anteil nicht unterschreitet.

7. Ist Akazienhonig wirklich Akazienhonig und kommt der Waldhonig aus dem Wald?

Das sollte zumindest so sein. Heißt der Honig nach einer bestimmte Pflanze, müssen die Bienen überwiegend bei ihr gesammelt haben. Überwiegend heißt in diesem Fall: mindestens 60 Prozent. Der Rest kann von allen anderen Pflanzen stammen, bei denen die Insekten Halt gemacht haben. De facto wird oft geschummelt: Bei Stiftung Warentest fiel zuletzt fast jeder zweite Sortenhonig durch. Zwar waren Spuren der namensgebenden Pflanzen enthalten, aber eben keine 60 Prozent. Strenger sind die Regeln bei geographischen Angaben. Von der »Toscana« bis zur »Lüneburger Heide«: Der Honig muss hundertprozentig aus der angegebenen Region kommen. Und Waldhonig? Der stammt nur über einen Umweg dem Wald. Was die Bienen sammeln, sind nämlich nicht Pollen und Nektar, sondern Honigtau – die zuckrigen Ausscheidungen von Blattläusen oder Zikaden.

8. Gibt es Schadstoffe oder Rückstände im Honig?

Schadstoffe nein, Rückstände ja. Deren Mengen sind meist unbedenklich, aber die Regeln sind streng: In Honig darf nur Honig sein. Bei Tests werden trotzdem immer wieder Rückstände von Antibiotika entdeckt, die Imker beispielsweise zur Parasitenbekämpfung einsetzen. Besonders auffällig sind Honige aus Südamerika und Osteuropa. Für chinesischen Honig gibt es seit 2002 sogar eine Einfuhrsperre. Auch ein so genanntes Bee Repellent kommt in den Proben vor – ein Stoff, den Imker bei der Honigernte nutzen, um die Bienen aus ihrem Stock zu vertreiben. Er ist in den nachgewiesenen Mengen unbedenklich, kann den Geschmack des Honigs aber verändern. Insgesamt wurde Stiftung Warentest 2004 in jeder vierten Honigprobe fündig. Schadstoffe, also eine Belastung mit Schwermetallen oder Pflanzenschutzmitteln, gibt es in Honig aber nicht.

Marmelade

9. Fruchtaufstrich, Marmelade, Konfitüre, Gelee – wo ist der Unterschied?

Echte »Marmelade« besteht aus mindestens 20 Prozent Zitrusfrüchten – »Erdbeermarmelade« gibt es offiziell also gar nicht. Sie heißt nämlich »Erdbeerkonfitüre« und muss mindestens 45 Prozent Erdbeeren enthalten. Für Konfitüren aus anderen Früchten gibt es ähnliche Richtwerte. »Gelee« ist, grob gesagt, Marmelade ohne Stückchen: Es besteht aus Zucker, Wasser und Saft. Dabei muss der Fruchtanteil genau so hoch sein, wie der in Konfitüre. Für alle Varianten gibt es außerdem den Zusatz »extra«. Er steht für einen besonders hohen Anteil der Frucht, nach der die Zubereitung benannt ist. Marmeladen, Konfitüren und Gelees enthalten je 100 Gramm rund 60 Gramm Zucker. Für Zubereitungen, die weniger Früchte und Zucker enthalten, bleibt der Titel »Fruchtaufstrich« – denn der ist nicht näher definiert.

10. Ist in importierter Marmelade das gleiche wie in der aus Deutschland?
Wie viel Zucker und Früchte in Marmelade, Konfitüre und Gelee enthalten sein müssen, regelt eine EU-Richtlinie. In der Erdbeerkonfitüre aus Spanien stecken also genauso viele Erdbeeren und genauso viel Zucker wie in der aus Deutschland. Die Belastung mit Rückständen von Pflanzenschutzmitteln kann aber sehr unterschiedlich sein. Konfitüre aus Frankreich oder Italien kann viel stärker belastet sein als heimische. Für den deutschen Markt ist sie trotzdem zugelassen, denn grundsätzlich gilt: Was in einem EU-Staat verkauft wird, darf in keinem der anderen verboten sein. Eine einheitliche Regelung für Rückstandsmengen soll aber noch in diesem Jahr (2005) verabschiedet werden.

11. Schimmel in der Marmelade – und weg damit?
Nein. Meist reicht es, den Schimmel mit einem Löffel großzügig abzutragen. Faustregel: Mindestens zwei Zentimeter. Der hohe Zuckergehalt von Marmelade, Konfitüre und Gelee wirkt konservierend, er hemmt das Wachstum der Sporen. Schimmel kann zwar entstehen, er bildet aber keine krebserregenden Gifte. Fruchtaufstriche mit einem geringeren Zuckeranteil gehören in den Müll.

Schokolade, Eis und Bonbons

12. Was steckt hinter den Bezeichnungen »Vollmilch«, »Zartbitter« und »Bitter«?
(Und hier wäre eine schöne Tabelle hilfreicher als Fließtext, ansonsten ist der Zahlenwust zu schwer zu lesen.)
Vollmilchschokolade enthält rund ein Drittel Kakao, 18 Prozent Milchpulver und 4,5 Prozent Milchfett. Insgesamt muss die Schokolade zu mindestens einem Viertel aus Kakaobutter und Milchfett bestehen. Halbbitter- oder Zartbitterschokolade wird dagegen zur Hälfte aus Kakao und zu mindestens 18 Prozent aus Kakaobutter hergestellt. Bitterschokolade hat sogar 60 Prozent Kakao.

13. Und was ist mit weißer Schokolade?
Bei weißer Schokolade kommt nur noch die Butter vom Kakao – davon enthält sie aber mindestens 20 Prozent. Der Rest besteht aus Milchpulver, Zucker und Milchfett. Weil die färbenden Bestandteile des Kakaos fehlen, bleibt sie weiß.

14. Milch und Kakao – und was steckt sonst in der Schokolade?
Mandeln, Rosinen, Haselnüsse: Bis zu 40 Prozent sonstige Lebensmittel darf Schokolade haben. Genauso hoch kann der Anteil zugesetzter Fette sein. Das ist vor allem Milchfett. Andere tierische Fette sind tabu. Seit kurzem sind auch sechs tropische Pflanzenfette erlaubt, darunter Palmöl und Mangokernbutter – bis zu fünf Prozent dürfen drin sein. Möglich ist auch der Zusatz von Aromen, den Geschmack der Schokolade selbst dürfen sie aber nicht nachahmen – darum schmeckt weiße Schokolade auch nie wie die braune.

15. Ist Schokolade gut für die Nerven?
Ja. Schokolade ist ein Stimmungsmacher. Milchzucker, Fett und verschiedene Stoffe

regen gleich mehrfach die Ausschüttung des Hormons Serotonin an – und das macht glücklich. Aber Schokolade wirkt auch auf anderen Ebenen. So steckt in ihr Theobromin, der dem Coffein ähnelt und Anandamid, das im Gehirn wirkt wie Cannabis. Allerdings sind all diese Glücklichmacher in sehr geringen Mengen enthalten. Wer sich berauschen will, muss schon zwei- bis dreihundert Tafeln verdrücken. Dass Schokolade und andere Süßigkeiten glücklich machen, hat auch psychische Gründe: Bonbons für die Eins in Mathe, Schokolade nach dem Arztbesuch – dass man sich mit Süßem belohnt, haben viele schon sehr früh gelernt.

16. Was ist der Unterschied zwischen Kremeis, Milcheis und Fruchteis?

Kremeis besteht mindestens zur Hälfte aus Milch, der typische Geschmack kommt von Eiern. Nicht zu verwechseln ist Kremeis mit Eiskrem. Denn für die gibt es ganz andere Bestimmungen: Eiskrem muss mindestens ein Zehntel Milchfett enthalten. Bei der Herstellung werden die Zutaten zu einer glatten Masse verrührt, kurz erhitzt, ruhen gelassen und erst dann gefroren. Milcheis wiederum hat 70 Prozent Vollmilch und Rahmeis 60 Prozent Schlagsahne. Fruchteis steht auf der Verpackung, wenn ein Fünftel der Eismasse aus Früchten kommt. Fruchtsorbet besteht zu einem Viertel aus Früchten. Und Wassereis, schlussendlich, darf auch nicht nur Wasser enthalten: Wenigstens 12 Prozent geschmacksgebende Zutaten müssen noch drin sein.

17. Warum kann Lakritz ungesund sein?

Lakritz wird aus dem Saft von Süßholzwurzeln hergestellt. Ihr Wirkstoff Glycyrrhizin hilft bei Magenbeschwerden, Entzündungen und Erkältungen. Zuviel davon verursacht aber auch Blutdruck, Wassereinlagerungen und Muskelschwäche. Schon ab 100 Milligramm pro Tag können die ersten Anzeichen auftreten – dafür genügen 50 Gramm Lakritz. Enthält es mehr als 200 Milligramm Glycyrrhizin pro 100 Gramm, muss »Starklakritz« auf der Packung stehen. Für den genauen Gehalt gibt es aber keine Kennzeichnungspflicht – wer empfindlich reagiert, sollte auf Lakritz besser ganz verzichten. Gefährdet sind vor allem Diabetiker, Herz-Kreislauf-Patienten und Schwangere. Außerdem enthält Lakritz Ammoniumchlorid (Salmiak), das in zu großen Mengen saure Stoffwechselprodukte verursacht. Höchstens zwei Prozent Salmiak sind darum in einfachem Lakritz erlaubt. Stärkere Sorten müssen den Zusatz »Erwachsenenlakritz – kein Kinderlakritz« (bis viereinhalb Prozent) oder »extra stark« (bis acht Prozent) tragen. Lakritz mit mehr als acht Prozent Salmiak darf in Deutschland nicht verkauft werden.

18. Wie sieht es mit Acrylamid in Keksen und Gebäck aus?

Wenn Lebensmittel, die wenig Wasser und viele Kohlenhydrate enthalten, auf über 120 Grad erhitzt werden, kann Arcylamid entstehen – am heimischen Herd genauso wie in der Fabrik. Davon sind auch Kekse und Plätzchen nicht ausgenommen. Ursprünglich wird Acrylamid genutzt, um Erz zu gewinnen oder Kunststoff herzustellen. Wie es im menschlichen Organismus wirkt, ist nicht ausreichend erforscht. Sicher ist aber: Acrylamid schädigt das Erbgut. Im Tierversuch hat es Krebs ausgelöst. Die Bundesregierung hat darum ein »Minimierungsprogramm« gestartet, das die Hersteller zu schonenderer Herstellung anregen soll. Mit mäßigem Erfolg: Bei einem Test vor Weihnachten 2004 stellte die Verbraucherorganisation »foodwatch« in zwei Drittel des Spekulatius eine höhere Belastung fest als im Jahr zuvor.

Fazit

Wieviel Süßes und Zucker darf man regelmäßig essen?
Möglichst wenig. Zucker und Süßigkeiten haben für ihren Energiegehalt zu wenig Vitamine, Mineral- und Ballaststoffe. Es klingt paradox: Zuviel Süßes macht nicht nur dick, es kann auch zu Mangelernährung führen. Totaler Verzicht ist aber wenig sinnvoll – die nächste Heißhungerattacke kommt bestimmt. Am besten ist es, Süßigkeiten nur in kleinen Mengen, dafür aber umso bewusster zu genießen. Dabei helfen kleine Tricks: nicht die ganze Tafel Schokolade aus dem Schrank holen, ein Riegel tut's auch. Die Lust auf Süßes kann außerdem nicht nur Schokolade befriedigen – mit Erdbeeren oder Weintrauben geht es genauso gut. Grundsätzlich sollten nicht mehr als zehn Prozent des täglichen Energiebedarfs aus Zucker stammen. Und die sind schon mit einem Schokoriegel schnell erreicht.

KATHARINA KLEIN

Drei goldene Regeln

1. Süßigkeiten sind keine Grundnahrungsmittel, sondern Lebensmittel, die vor allem dem Genuss dienen. Sie liefern viele Kalorien, aber nur verhältnismäßig wenig Vitamine und Mineralstoffe. Alternativen sind zum Beispiel süße Früchte, Milchreis oder Grießbrei mit Obst.

2. Zucker kann Karies verursachen. Und er steckt nicht nur in Süßigkeiten, sondern versteckt sich auch in Herzhafterem wie Chips oder Tomatenketchup. Der Aufdruck »ohne Zucker« bezieht sich dabei nur auf Saccharose (Haushaltszucker). Frucht- oder Traubenzucker können trotzdem enthalten sein. Zahnfreundlicher sind Produkte mit dem »Zahnschutzmännchen«-Symbol (Zahn mit Regenschirm): Sie werden mit Substanzen gesüßt, die die Zähne kaum oder gar nicht angreifen.

3. Verbieten Sie Süßes nicht grundsätzlich – weder sich selbst noch Ihren Kindern. Meist lassen sich solche rigiden Verbote nicht auf Dauer einhalten, und die Lust auf die geschmähte Nascherei nimmt eher zu als ab.

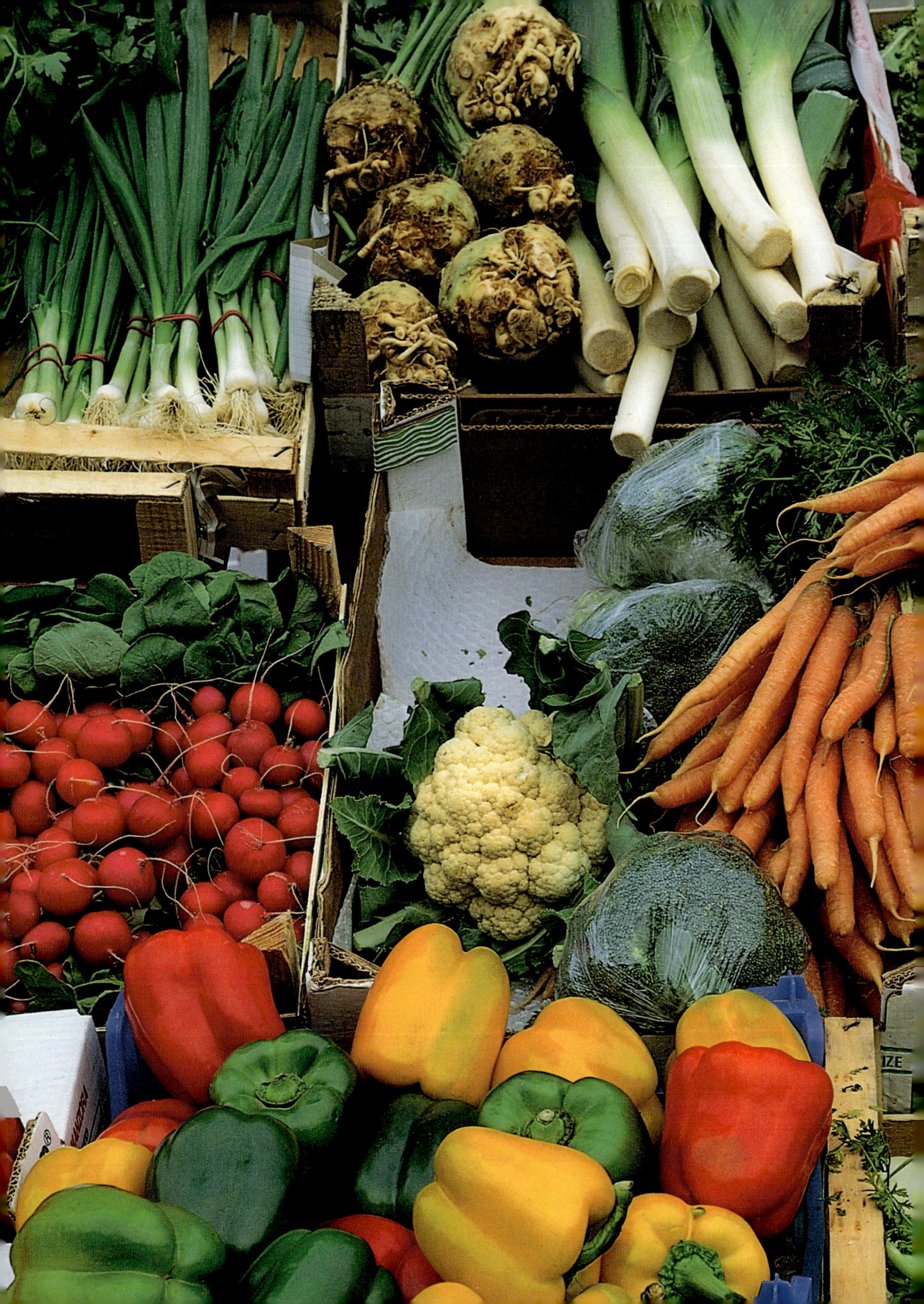

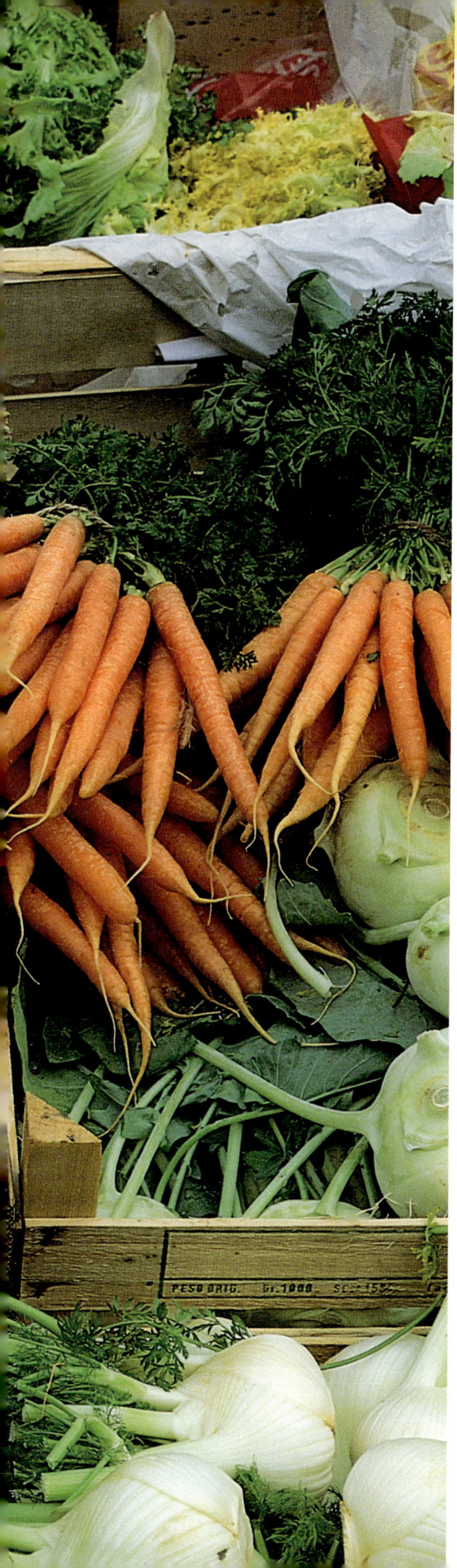

Teil 3

Die große Nährwert- und Vitamintabelle

Text: Nicole Heißmann

Tabelle: Jürgen Erhardt

Gehaltvoll: Das steckt in unserer Nahrung

Wir spüren, wann wir Hunger haben oder satt sind. Wir wissen aus dem Stegreif, was uns am besten schmeckt. Aber einen Instinkt dafür, welche Nährstoffe unserem Körper gerade fehlen, haben wir kaum entwickelt. Wer sich ausgewogen mit allem richtig versorgen will, sollte daher wissen, was worin steckt.
Ernährungswissenschaftler empfehlen eine Kost, die zu etwa drei Vierteln aus pflanzlichen Produkten wie Obst, Gemüse, Brot oder Nudeln besteht. Tierische Lebensmittel wie Wurst, Käse, Fleisch oder Fisch sowie Fette und Öle sollten vergleichsweise wenig verzehrt werden. In der Lebensmitteltabelle finden Sie zu den in Deutschland am häufigsten gegessenen Lebensmitteln die wichtigsten Inhaltstoffe. Die letzte Spalte gibt an, an welchen wertvollen Substanzen ein Produkt besonders reich ist.
Den Wert eines Lebensmittels kann man grob danach bestimmen, wie kalorienhaltig es ist und welche nützlichen Inhaltsstoffe es sonst noch liefert: Vitamine, Mineral- und Ballaststoffe oder Omega-3-Fettsäuren zum Beispiel. So enthalten Rapsöl und fetter Fisch zwar viele Kalorien, aber auch reichlich gesunde ungesättigte Fettsäuren. Gemüse und Obst glänzen mit Vitaminen und Ballaststoffen.
Die Tabellen auf den folgenden Seiten geben einen Überblick über die wichtigsten Nährstoffe in fast 1000 Lebensmitteln.
Die Angaben in der Tabelle sind Durchschnittswerte und beziehen sich jeweils auf 100 Gramm essbaren Anteil eines Lebensmittels, das heißt, Küchenabfälle sind bereits abgezogen. Die tatsächlichen Nährstoffgehalte in Lebensmitteln schwanken, je nachdem, wie ein Produkt hergestellt, gelagert oder zubereitet wurde. Unser Körper kann auch nicht immer alles Wertvolle aus der Nahrung verwerten: So können zum Beispiel Ballaststoffe die Aufnahme von Mineralstoffen aus Getreide herabsetzen.

Abkürzungen

kcal	Kilokalorien
g	Gramm
mg	Milligramm (Tausendstel Gramm)
µg	Mikrogramm (Millionstel Gramm)

Fette

ges. FS	gesättigte Fettsäuren
einf. ung. FS	einfach ungesättigte Fettsäuren
mf. ung. FS	mehrfach ungesättigte Fettsäuren

Vitamine

A, B_1, B_2, B_6, B_{12}, C, D, E, K

b	Betacarotin
Bi	Biotin
Fol	Folsäure
Nia	Niacin

Mineralstoffe: Mengen- und Spurenelemente

Ca	Calcium
K	Kalium
Mg	Magnesium
Na	Natrium
P	Phosphor
Cu	Kupfer
Fe	Eisen
Fl	Fluor
J	Jod
Se	Selen
Zn	Zink

Lebensmittel	**Energie** Kcal	**Eiweiß** g	**Fett** g	**gesättigte Fettsäuren** g	**einf. ung. Fettsäuren** g	**mf. ung. Fettsäuren** g	**Kohlenhydrate** g	**Ballaststoffe** g	**Reich an folgenden Inhaltsstoffen**
Brot									
Vollkornbrot	188,0	6,5	1,0	0,1	0,1	0,5	37,6	8,7	Mg, Fe, Zn, Fl
Vollkornbrot mit Ölsamen	204,1	7,1	2,9	0,4	0,6	1,7	36,5	8,6	E, Mg, Fe, Zn, Cu, Fl
Weizentoastbrot mit Schrotanteilen	254,3	9,1	4,0	1,2	1,1	1,2	44,7	5,0	B_1, Fol, Bi, Fe, Cu
Weizenmischbrot	219,4	7,1	0,8	0,1	0,1	0,4	44,9	4,2	
Mehrkornbrot	218,9	5,9	1,0	0,2	0,2	0,4	45,7	4,8	
Toastbrot	253,6	7,4	3,3	1,1	1,0	0,9	47,7	2,9	
Weißbrot	235,6	7,1	1,3	0,3	0,3	0,5	48,1	3,0	
Vollkornbrötchen	222,0	8,0	1,5	0,2	0,2	0,7	43,3	6,6	B_1, Nia, Mg
Vollkornbrötchen mit Ölsamenzutaten	237,8	8,6	3,7	0,5	0,7	2,0	41,9	6,6	E, B_1, Nia, Mg, Fe, Cu
Brötchen	248,3	7,4	1,4	0,3	0,3	0,5	50,7	3,2	
Brötchen mit Ölsamen	264,1	8,2	3,6	0,6	0,8	1,9	48,8	3,3	
Roggenbrötchen	223,2	6,4	1,0	0,1	0,1	0,5	46,3	6,0	Fl
Knäckebrot	359,8	10,8	2,0	0,5	0,4	0,7	73,4	4,6	
Grahambrot	212,7	7,7	1,5	0,2	0,2	0,7	41,4	6,4	Nia, Mg, Fe
Pumpernickel	188,0	6,5	1,0	0,1	0,1	0,5	37,6	8,7	Mg, Fe, Zn, Fl
Baguette	248,3	7,4	1,4	0,3	0,3	0,5	50,7	3,2	
Fladenbrote	235,6	7,1	1,3	0,3	0,3	0,5	48,1	3,0	
Paniermehl	358,6	10,1	2,1	0,5	0,3	0,7	73,5	5,3	
Cerealien, Getreide									
Weizen Vollkorn	313,4	11,7	2,0	0,3	0,2	0,9	61,0	10,3	B_1, Mg
Weizen Keim	314,1	26,6	9,2	1,4	1,2	3,8	30,6	17,7	E, K, B_1, B_2, Fol, Bi, K, Mg, P, Fe, Zn, Cu

Lebensmittel	Energie Kcal	Eiweiß g	Fett g	gesättigte Fettsäuren g	einf. ung. Fettsäuren g	mf. ung. Fettsäuren g	Kohlenhydrate g	Ballaststoffe g	Reich an folgenden Inhaltsstoffen
Weizen Grieß	326,1	9,6	0,8	0,1	0,1	0,4	68,9	7,1	
Roggen Vollkorn	294,5	9,0	1,7	0,2	0,2	0,8	59,7	14,0	Mg, Fe, Zn
Hafer ganzes Korn	353,6	11,7	7,1	1,3	2,6	2,8	59,8	5,6	B1, B6, Bi, Mg, Fe, Zn
Hafer Flocken	370,3	12,5	7,0	1,3	2,5	2,8	63,3	5,4	B1, Bi, Mg, Zn
Gerste Vollkorn	320,1	9,8	2,1	0,4	0,2	0,9	64,3	9,8	B6, Mg
Gerste Perlgraupen	340,0	9,7	1,4	0,3	0,1	0,6	71,0	4,6	Fe
Mehl	337,1	9,8	1,0	0,1	0,1	0,5	70,9	4,0	
Weizen Vollkornmehl	309,3	11,4	2,4	0,3	0,3	1,1	59,5	10,0	B1, Mg, Cu
Weizen Mehl Type 1050	334,4	11,2	1,8	0,3	0,2	0,8	67,2	5,2	
Weizen Mehl Type 550	337,8	9,8	1,1	0,2	0,1	0,5	70,8	4,1	
Weizen Kleie	172,5	14,9	4,7	0,7	0,5	2,1	17,5	45,4	B1, B2, Nia, B6, Fol, Bi, K, Mg, P, Fe, Zn, Cu
Roggen Vollkornmehl	294,5	9,0	1,7	0,2	0,2	0,8	59,7	14,0	Mg, Fe, Zn
Roggen Mehl Type 1150	318,7	8,3	1,3	0,2	0,1	0,6	67,2	8,6	
Grünkern Vollkorn	324,9	10,8	2,7	0,4	0,3	1,2	63,3	8,8	Mg
Buchweizen	340,9	9,1	1,7	0,3	0,5	0,6	71,0	3,7	B6, Cu
Hirse ganzes Korn	331,1	9,6	3,6	0,8	0,8	1,5	64,0	13,0	B6, Mg, Fe
Hirse Korn geschält	354,3	9,8	3,9	0,9	0,8	1,7	68,8	3,8	B6, Mg, Fe, Cu
Hirse Flocken	354,3	9,8	3,9	0,9	0,8	1,7	68,8	3,8	B6, Mg, Fe, Cu
Mais Vollkorn	331,3	8,5	3,8	0,5	1,4	1,4	64,7	9,2	Mg
Mais Grieß	345,5	8,8	1,1	0,1	0,4	0,4	73,8	5,0	
Reis ungeschält	350,0	7,2	2,2	0,6	0,5	0,8	74,1	2,2	B6, Mg
Reis ungeschält gegart	112,2	2,6	0,8	0,2	0,2	0,3	23,3	0,8	Mg

Lebensmittel	Energie Kcal	Eiweiß g	Fett g	gesättigte Fettsäuren g	einf. ung. Fettsäuren g	mf. ung. Fettsäuren g	Kohlen-hydrate g	Ballast-stoffe g	Reich an folgenden Inhaltsstoffen
Reis geschält	349,3	6,8	0,6	0,1	0,2	0,2	77,7	1,4	
Reis geschält gegart	93,1	2,0	0,2	0,0	0,0	0,1	20,5	0,4	
Reis parboiled	351,7	6,5	0,5	0,1	0,1	0,2	78,9	1,4	
Reis parboiled gegart	107,9	2,2	0,2	0,0	0,0	0,1	24,0	0,5	
Mais Stärke	351,4	0,4	0,1	0,0	0,0	0,0	85,8	1,0	
Früchte-Müsli	340,4	9,9	6,0	0,8	2,6	2,1	60,3	8,5	Mg
Schoko-Müsli	390,4	9,8	11,8	4,6	4,8	1,7	60,4	6,8	
Cornflakes	356,0	7,2	0,6	0,1	0,2	0,2	79,1	4,0	
Reiscrispies	378,0	6,1	0,9	0,2	0,2	0,3	84,9	2,0	B_1, B_2, Nia
Getreideflocken	370,3	12,5	7,0	1,3	2,5	2,8	63,3	5,4	B_1, Bi, Mg, Zn
Mehrkornflocken mit Zucker/Honig geröstet	315,8	9,5	1,7	0,3	0,2	0,8	64,4	9,9	Mg
Puffreis	390,4	7,5	2,3	0,5	0,6	0,8	83,5	2,0	
Puffmais	369,4	12,7	5,0	0,7	1,8	1,8	67,2	10,0	
Dauer- u. Feinbackwaren									
Laugengebäck	340,4	9,4	2,6	0,8	0,7	0,8	68,5	4,1	P
Salzgebäck	347,4	9,0	0,5	0,1	0,1	0,2	75,3	0,7	
Zwieback	365,8	9,2	4,3	0,6	0,5	2,0	71,4	5,2	
Erdnußflips	530,1	9,7	34,7	6,3	16,8	10,0	45,2	4,9	
Kräcker	376,6	10,3	3,3	1,0	0,9	1,0	75,0	4,5	P
Knabbergebäck	347,4	9,0	0,5	0,1	0,1	0,2	75,3	0,7	
Salzstangen	347,4	9,0	0,5	0,1	0,1	0,2	75,3	0,7	
Blätterteig	418,2	4,0	32,4	19,5	9,7	1,4	28,3	1,5	

Lebensmittel	**Energie** Kcal	**Eiweiß** g	**Fett** g	**gesättigte Fettsäuren** g	**einf. ung. Fettsäuren** g	**mf. ung. Fettsäuren** g	**Kohlenhydrate** g	**Ballaststoffe** g	**Reich an folgenden Inhaltsstoffen**
Brandteig	201,7	6,4	12,6	6,6	4,1	0,9	15,7	0,8	D
Hefeteig	302,4	7,3	10,7	6,0	3,2	0,7	43,7	2,3	
Mürbeteig	480,1	5,1	27,5	16,5	8,2	1,2	53,1	2,0	
Zwiebelkuchen	171,3	6,6	7,8	3,8	2,6	0,6	18,4	1,4	D, K
Obstkuchen mit Steinobst	279,2	3,5	16,8	6,4	6,6	2,8	28,5	1,8	
Obstkuchen aus Rührteig	214,1	3,4	9,5	5,2	2,9	0,7	28,4	1,6	
Obstkuchen aus Hefeteig fettarm	144,5	2,8	3,4	1,8	1,0	0,4	25,0	2,1	
Obstkuchen aus Mürbeteig fettreich	229,4	2,8	8,9	2,1	4,0	2,2	34,2	2,1	
Torten	247,4	3,9	16,1	9,3	5,0	0,8	21,4	0,9	
Cremetorte	316,5	4,1	19,4	11,3	6,0	0,9	31,4	1,2	
Sachertorte	338,0	5,8	14,5	7,6	4,8	0,9	45,7	1,8	
Käsesahnetorte	209,1	5,9	6,2	3,0	2,1	0,5	31,4	0,2	D
Linzertorte	417,9	7,5	23,6	9,2	10,4	2,5	43,7	3,7	
Schwarzwälder Kirschtorte	247,4	3,9	16,1	9,3	5,0	0,8	21,4	0,9	
Biskuitrolle	273,2	4,0	2,6	0,7	1,0	0,4	57,6	0,8	
Buttercremetorte aus Bikuitteig	316,5	4,1	19,4	11,3	6,0	0,9	31,4	1,2	
Biskuit-Obsttorte	157,7	4,0	1,9	0,5	0,7	0,3	30,6	2,1	
Nußkuchen	456,5	8,8	31,6	12,4	14,1	3,2	34,7	4,1	E
Honigkuchen	305,0	4,3	1,3	0,6	0,3	0,2	67,3	1,8	
Kuchen aus Rührteig	361,2	6,3	15,8	8,0	5,5	1,2	47,3	2,5	
Marmorkuchen aus Rührteig	391,9	6,2	21,7	12,3	6,7	1,2	42,9	1,6	
Donau-Wellen aus Rührteig	312,9	4,2	19,1	11,1	5,9	0,9	30,7	1,8	

Lebensmittel	**Energie** Kcal	**Eiweiß** g	**Fett** g	**gesättigte Fettsäuren** g	**einf. ung. Fettsäuren** g	**mf. ung. Fettsäuren** g	**Kohlen-hydrate** g	**Ballast-stoffe** g	**Reich an folgenden Inhaltsstoffen**
Sandkuchen	440,7	5,3	26,8	15,6	8,2	1,3	44,6	0,7	
Frankfurter Kranz	363,9	4,9	24,1	12,5	8,4	1,6	32,1	1,5	
Hefezopf aus Hefeteig fettarm	302,2	7,5	9,1	4,7	2,8	0,7	46,6	2,6	
Gefüllter Kranz aus Hefeteig fettarm	359,8	5,7	13,6	6,9	4,8	1,0	52,5	2,8	
Bienenstich aus Hefeteig fettreich	300,7	5,7	16,2	7,2	6,5	1,4	33,0	2,1	
Napfkuchen (Gugelhupf) aus Hefeteig fettreich	350,0	6,4	16,8	4,1	8,0	3,8	42,5	2,8	
Dresdner Stollen aus Hefeteig fettreich	408,9	5,7	21,8	11,6	7,5	1,4	46,7	3,4	
Marzipanstollen aus Hefeteig fettreich	389,5	5,9	18,7	7,4	8,3	1,9	47,3	4,1	
Nußkranz aus Hefeteig fettreich	364,4	5,9	15,7	2,6	9,8	2,5	49,5	2,4	
Mohnkranz aus Hefeteig fettreich	334,9	7,4	13,9	2,7	4,7	5,7	43,3	4,3	
Käsekuchen aus Mürbeteig	276,6	8,8	14,1	7,7	4,4	0,8	27,9	0,9	
Apfelstrudel	165,3	2,2	5,6	1,2	2,7	1,4	26,0	2,5	
Quarkstrudel	224,2	9,5	8,0	2,1	3,5	1,8	27,9	1,2	
Baiser	364,6	5,6	0,1	0,0	0,0	0,0	83,9	0,0	
Waffeln	554,5	6,2	40,7	23,6	12,6	1,9	41,6	0,8	
Butterkeks	480,4	10,0	21,2	12,5	6,3	1,1	61,8	2,7	
Lebkuchen	413,2	8,8	19,8	2,1	12,8	3,6	49,4	5,2	E
Printen	466,0	8,1	21,3	5,5	12,9	1,8	60,2	5,5	
Pfeffernüsse	396,2	7,2	5,2	0,8	2,9	1,1	78,7	3,0	
Kokosmakronen	439,2	5,4	26,5	22,9	1,6	0,4	44,6	8,3	
Baumkuchen	427,3	4,1	22,4	11,6	7,8	1,4	51,9	0,8	
Plätzchen Kekse	499,0	6,2	25,6	14,9	7,7	1,3	59,6	1,9	

Lebensmittel	**Energie** Kcal	**Eiweiß** g	**Fett** g	**gesättigte Fettsäuren** g	**einf. ung. Fettsäuren** g	**mf. ung. Fettsäuren** g	**Kohlenhydrate** g	**Ballaststoffe** g	**Reich an folgenden Inhaltsstoffen**
Löffelbiskuit	414,8	12,2	8,3	2,4	3,2	1,2	71,8	1,4	Bi
Eclairs mit Sahne gefüllt	294,5	6,6	21,7	9,2	9,0	2,0	18,5	1,4	
Windbeutel mit Sahne und Kirschen	315,6	8,0	19,6	7,9	7,4	2,7	26,7	1,0	D
Plätzchen aus Mürbeteig	490,0	7,8	25,6	12,3	9,6	2,0	56,8	3,3	
Spekulatius	490,0	7,8	25,6	12,3	9,6	2,0	56,8	3,3	
Berliner (Pfannkuchen) aus Hefeteig fettarm	323,0	8,4	12,8	6,8	4,0	0,9	43,1	2,2	
Nußhörnchen aus Hefeteig fettreich	390,4	6,8	22,7	4,8	12,2	4,5	39,8	2,4	
Fettgebackenes aus Hefeteig	323,0	8,4	12,8	6,8	4,0	0,9	43,1	2,2	
Croissant aus Blätterteig	508,6	7,1	33,6	15,0	11,2	5,6	44,9	2,5	
Plundergebäck	309,6	4,7	14,4	8,5	4,3	0,7	40,0	1,2	
Vollkornkeks	471,5	11,5	24,2	2,9	5,3	14,7	51,8	8,5	E, B1, B2, Nia
Obstkuchen Fertigmischung	519,1	7,2	32,7	4,8	3,8	15,0	49,3	0,2	
Eier und Teigwaren									
Hühnerei frisch	154,5	12,9	11,2	3,3	4,5	1,5	0,7	0,0	A, D, Fol, B12, Bi
Hühnerei frisch gegart	148,8	12,4	10,8	3,2	4,3	1,5	0,7	0,0	A, D, B12, Bi
Hühnerei Eigelb	349,0	16,1	31,9	9,5	12,7	4,3	0,3	0,0	A, D, E, K, Fol, Bi, P, Fe
Hühnerei Eiweiß	49,8	11,1	0,2	0,1	0,1	0,0	0,7	0,0	B2, Bi, Fl
Teigwaren (allgemein) Schnitt-/Bandnudeln	352,6	12,3	2,8	0,4	0,3	1,3	68,3	5,0	
Teigwaren ohne Ei	348,1	12,5	1,2	0,2	0,1	0,5	70,5	5,1	
Teigwaren ohne Ei gegart	149,8	5,4	0,5	0,1	0,1	0,2	30,3	2,3	
Eierteigwaren	352,6	12,3	2,8	0,4	0,3	1,3	68,3	5,0	
Eierteigwaren gegart	126,1	4,4	1,0	0,1	0,1	0,5	24,4	1,9	

Lebensmittel	**Energie** Kcal	**Eiweiß** g	**Fett** g	**gesättigte Fettsäuren** g	**einf. ung. Fettsäuren** g	**mf. ung. Fettsäuren** g	**Kohlenhydrate** g	**Ballaststoffe** g	**Reich an folgenden Inhaltsstoffen**
Vollkornteigwaren ohne Ei gegart	139,0	5,8	1,1	0,2	0,1	0,5	26,1	5,2	
Vollkornteigwaren ohne Ei	323,2	13,4	2,5	0,4	0,3	1,1	60,6	11,5	B1, Mg
Vollkorneierteigwaren	333,5	12,5	4,2	0,9	1,0	1,3	60,3	10,1	Mg, Cu
Nudelteig Nudelerzeugnis	363,9	14,4	5,9	1,6	2,1	1,1	62,1	3,5	
Früchte, Obst									
Rhabarber frisch	13,2	0,6	0,1	0,0	0,0	0,1	1,4	2,3	C, K, Ca, Fl,
Apfel frisch	51,9	0,3	0,4	0,1	0,0	0,2	11,4	2,0	C
Apfel frisch gegart	54,5	0,4	0,4	0,1	0,0	0,2	12,0	2,1	
Apfel getrocknet	278,7	1,8	2,1	0,5	0,1	1,1	61,3	10,7	C, Cu
Apfel Fruchtsaft	49,5	0,3	0,3	0,1	0,0	0,2	10,6	0,0	
Apfel Fruchtnektar	64,6	0,2	0,2	0,0	0,0	0,1	15,3	0,0	
Apfel geschält frisch	55,7	0,3	0,4	0,1	0,0	0,2	12,4	1,8	
Birne frisch	52,4	0,5	0,3	0,0	0,1	0,1	12,4	2,8	
Birne frisch gegart	54,8	0,5	0,3	0,0	0,1	0,1	13,0	3,0	
Birne Fruchtnektar	67,7	0,2	0,1	0,0	0,0	0,0	16,4	0,0	
Quitte Konfitüre	270,6	0,1	0,2	0,0	0,1	0,1	65,7	2,1	
Aprikose frisch	42,3	0,9	0,1	0,0	0,0	0,0	8,5	1,9	A, Car, C, K
Aprikose frisch gegart	44,5	0,9	0,1	0,0	0,1	0,0	8,9	2,0	A, Car, K
Aprikose getrocknet	249,8	5,3	0,6	0,0	0,3	0,1	50,5	11,2	A, Car, E, K, C, Mg, Fe, Cu
Aprikose Fruchtnektar	58,4	0,3	0,0	0,0	0,0	0,0	13,7	0,0	Car
Aprikose Konfitüre	272,0	0,3	0,0	0,0	0,0	0,0	66,2	0,7	
Nektarine frisch	56,9	0,9	0,1	0,0	0,0	0,0	12,4	2,2	Car

Lebensmittel	**Energie** Kcal	**Eiweiß** g	**Fett** g	**gesättigte Fettsäuren** g	**einf. ung. Fettsäuren** g	**mf. ung. Fettsäuren** g	**Kohlen-hydrate** g	**Ballast-stoffe** g	**Reich an folgenden Inhaltsstoffen**
Pfirsich frisch	40,7	0,8	0,1	0,0	0,0	0,0	8,9	2,3	Car, E, C
Pfirsich Fruchtnektar	59,8	0,3	0,0	0,0	0,0	0,0	14,3	0,0	Car
Pfirsich Konserve abgetropft	76,6	0,7	0,1	0,0	0,0	0,0	17,8	2,0	Car
Süßkirsche frisch	63,4	0,9	0,3	0,1	0,1	0,1	13,3	1,5	
Süßkirsche Konserve	90,9	0,8	0,3	0,1	0,1	0,1	20,4	1,3	
Sauerkirsche frisch	57,7	0,9	0,4	0,1	0,1	0,1	11,0	1,0	Car, C
Sauerkirsche Fruchtsaft	58,1	0,8	0,3	0,1	0,1	0,1	11,4	0,0	Car
Sauerkirsche Fruchtnektar	61,0	0,3	0,1	0,0	0,0	0,0	14,0	0,0	
Sauerkirsche Konfitüre	277,5	0,3	0,1	0,0	0,0	0,0	67,1	0,4	
Sauerkirsche Konserve	88,5	0,7	0,3	0,1	0,1	0,1	19,0	0,9	Car
Pflaume frisch	47,1	0,6	0,2	0,0	0,0	0,1	10,2	1,7	Car
Pflaume getrocknet	261,2	3,3	1,1	0,2	0,1	0,5	56,5	9,4	Car, E, B1 K, Cu
Pflaume Fruchtsaft	48,8	0,5	0,2	0,0	0,0	0,1	10,7	0,0	Car
Zwetschge frisch	43,3	0,6	0,1	0,0	0,0	0,1	8,8	2,3	Car, K
Mirabelle frisch	64,4	0,7	0,2	0,0	0,0	0,1	14,0	1,3	Car
Mirabelle Konfitüre	280,1	0,3	0,1	0,0	0,0	0,0	68,2	0,5	
Reineclaude frisch	63,2	0,8	0,1	0,0	0,0	0,1	13,5	2,3	
Erdbeere frisch	32,1	0,8	0,4	0,0	0,1	0,2	5,5	2,0	Bi, C,
Erdbeerkonfitüre	268,2	0,3	0,1	0,0	0,0	0,1	65,1	0,7	
Himbeere frisch	34,0	1,3	0,3	0,0	0,0	0,2	4,8	6,7	C, Mg
Himbeere Fruchtnektar	56,2	0,5	0,1	0,0	0,0	0,1	12,4	0,0	
Himbeere Konfitüre	268,9	0,5	0,1	0,0	0,0	0,1	64,8	2,5	

Lebensmittel	**Energie** Kcal	**Eiweiß** g	**Fett** g	**gesättigte Fettsäuren** g	**einf. ung. Fettsäuren** g	**mf. ung. Fettsäuren** g	**Kohlen-hydrate** g	**Ballast-stoffe** g	**Reich an folgenden Inhaltsstoffen**
Brombeere frisch	29,9	1,2	1,0	0,1	0,1	0,6	2,7	6,6	Car, Fol, C, K, Mg
Brombeere Konfitüre	267,5	0,4	0,4	0,0	0,0	0,2	64,0	2,4	
Heidelbeere frisch	42,1	0,6	0,6	0,0	0,1	0,4	7,4	4,9	E, C
Heidelbeere Konfitüre	271,8	0,2	0,2	0,0	0,0	0,1	65,8	1,8	
Stachelbeere frisch	44,0	0,8	0,2	0,0	0,0	0,1	8,5	2,9	Car, C
Stachelbeere Konfitüre	272,5	0,3	0,1	0,0	0,0	0,0	66,2	1,1	
Weintrauben frisch	71,1	0,7	0,3	0,1	0,0	0,1	15,6	0,8	
Weintrauben getrocknet	304,1	3,0	1,3	0,5	0,1	0,5	66,8	3,4	K
Weintrauben Fruchtsaft	71,5	0,6	0,2	0,1	0,0	0,1	15,5	0,0	
Johannisbeere rot frisch	43,3	1,1	0,2	0,0	0,0	0,1	7,3	7,4	C, K
Johannisbeere rot Fruchtnektar	67,5	0,2	0,0	0,0	0,0	0,0	15,5	0,0	
Johannisbeere rot Konfitüre	272,2	0,4	0,1	0,0	0,0	0,0	65,7	2,7	
Johannisbeere schwarz frisch	57,2	1,3	0,2	0,0	0,0	0,1	10,3	6,8	E, C, K
Johannisbeere schwarz Fruchtnektar	70,3	0,3	0,0	0,0	0,0	0,0	16,1	0,0	C
Johannisbeere schwarz Konfitüre	277,5	0,5	0,1	0,0	0,0	0,0	66,8	2,5	
Preiselbeere Konfitüre	270,6	0,1	0,2	0,0	0,0	0,1	65,6	1,1	
Hagebutte Konzentrat	246,9	8,9	1,3	0,1	0,2	0,8	42,4	0,0	A, Car, C, K, Ca, Mg, P, Cu, Fl
Sanddornbeere Konzentrat	401,7	6,6	29,8	1,8	3,7	18,3	21,8	0,0	A, Car, B2, B6, Bi, C, Ca, Mg, Cu
Holunderbeere frisch	47,6	2,5	0,5	0,0	0,0	0,3	7,4	4,0	Car, E, Nia, B6, C, K, Mg, Fe
Holunderbeere Fruchtsaft	50,0	2,3	0,4	0,0	0,0	0,3	8,3	0,0	Car, E, B6, C, K, Mg, Fe
Ananas frisch	58,9	0,5	0,2	0,0	0,0	0,1	13,1	1,4	C
Ananas Konserve abgetropft	87,3	0,4	0,1	0,0	0,0	0,1	20,3	1,3	

Lebensmittel	**Energie** Kcal	**Eiweiß** g	**Fett** g	**gesättigte Fettsäuren** g	**einf. ung. Fettsäuren** g	**mf. ung. Fettsäuren** g	**Kohlen-hydrate** g	**Ballast-stoffe** g	**Reich an folgenden Inhaltsstoffen**
Avocado frisch	217,5	1,9	23,5	3,5	16,6	2,3	0,4	3,3	B6, Bi, K
Banane frisch	95,2	1,2	0,2	0,1	0,0	0,1	21,4	2,0	B6, Bi, K
Banane getrocknet	290,9	3,5	0,6	0,2	0,1	0,2	65,3	6,1	Car, B6, Fol, Bi, C, K, Mg
Dattel getrocknet	285,6	2,0	0,5	0,1	0,1	0,2	66,1	8,8	K
Feige frisch	63,2	1,3	0,5	0,1	0,1	0,2	12,9	2,0	Bi
Feige getrocknet	284,7	5,9	2,3	0,4	0,4	1,0	58,2	9,2	B6, Bi, K, Ca, Mg
Granatapfel frisch	78,0	0,7	0,6	0,1	0,1	0,2	16,7	2,2	
Kaki frisch	71,1	0,6	0,3	0,1	0,1	0,1	16,0	3,0	A, Car, C
Passionsfrucht/Maracuja	80,1	2,4	0,4	0,1	0,1	0,2	13,4	1,5	Car, Nia, B6, Bi, C, K
Wassermelone frisch	38,3	0,6	0,2	0,0	0,0	0,1	8,3	0,2	Car, Bi
Kiwi frisch	61,0	1,0	0,6	0,1	0,1	0,2	10,8	3,9	Car, C, K
Litchi Konserve abgetropft	98,3	0,8	0,3	0,1	0,0	0,1	22,7	1,5	
Mango frisch	60,3	0,6	0,5	0,1	0,2	0,1	12,8	1,7	A, Car, Fol, C
Papaya frisch	12,9	0,5	0,1	0,0	0,0	0,0	2,4	1,9	A, Car, E, C, K, Mg,
Melone frisch	38,3	0,6	0,2	0,1	0,0	0,1	8,3	0,2	Car, Bi
Zitrone frisch	56,2	0,7	0,6	0,1	0,0	0,3	8,1	1,3	C, Mg, Cu
Zitrone Fruchtsaft	100,2	0,6	0,4	0,1	0,0	0,2	19,8	0,1	C, Cu
Orange frisch	47,1	1,0	0,2	0,0	0,1	0,1	9,2	2,2	Fol, C
Orange Fruchtsaft	45,0	0,9	0,2	0,0	0,0	0,1	8,8	0,2	C
Orange Fruchtnektar	63,2	0,5	0,1	0,0	0,0	0,0	14,4	0,1	C
Orange Konfitüre	273,7	0,4	0,1	0,0	0,0	0,0	66,4	0,8	
Grapefruit frisch	50,0	0,6	0,2	0,0	0,0	0,1	9,0	0,6	C

Lebensmittel	Energie Kcal	Eiweiß g	Fett g	gesättigte Fettsäuren g	einf. ung. Fettsäuren g	mf. ung. Fettsäuren g	Kohlenhydrate g	Ballaststoffe g	Reich an folgenden Inhaltsstoffen
Grapefruit Fruchtsaft	47,6	0,5	0,1	0,0	0,0	0,0	8,5	0,1	C
Grapefruit Fruchtnektar	64,4	0,3	0,1	0,0	0,0	0,0	14,2	0,0	C
Mandarine frisch	50,2	0,7	0,3	0,1	0,1	0,1	10,1	1,7	Car, C
Mandarine Konserve abgetropft	83,3	0,6	0,2	0,1	0,0	0,1	18,5	1,5	Car
Clementine frisch	45,9	0,7	0,3	0,1	0,1	0,1	9,0	2,0	Car, C
Satsuma frisch	46,2	0,8	0,0	0,0	0,0	0,0	9,4	0,7	C
Rosinen	298,3	2,5	0,6	0,2	0,0	0,2	66,2	5,4	K
Sultaninen	298,3	2,5	0,6	0,2	0,0	0,2	66,2	5,4	K
Gemüse									
Schnittlauch frisch	27,3	3,6	0,6	0,1	0,0	0,4	1,6	6,0	E, K, B1, B2, B6, Fol, C, K, Ca, Mg, Fe, Fl
Kräutermischung	45,2	3,9	0,6	0,1	0,0	0,4	5,7	5,2	A, Car, E, K, B2, B6, Fol, C, K, Ca, Mg, Fe, Cu, Fl
Gemüsemischung frisch gegart	33,7	2,7	0,3	0,1	0,0	0,1	4,8	3,7	A, Car, K, C
Gemüsemischung Trunk	12,4	1,0	0,1	0,0	0,0	0,0	1,8	0,2	A, Car, K, C,
Suppengrün frisch	23,9	1,5	0,3	0,1	0,0	0,1	3,6	3,0	A, Car, K, B6, K
Chicoree frisch	17,2	1,3	0,2	0,0	0,0	0,1	2,3	1,3	A, Car, K, Fol, Bi, K, Fl
Endivien frisch	11,0	1,8	0,2	0,1	0,0	0,1	0,3	1,2	A, Car, E, K, B2, Fol, C, K, Fe, Fl
Eisbergsalat frisch	13,2	1,0	0,2	0,0	0,0	0,1	1,6	1,8	A, Car, K, Fol, Fl
Feldsalat frisch	14,4	1,8	0,4	0,1	0,0	0,2	0,7	1,8	A, Car, K, B6, Fol, C, K, Fe, Fl, J
Kopfsalat frisch	11,7	1,3	0,2	0,0	0,0	0,1	1,1	1,6	A, Car, K, Fol, C, K, Fe, Fl
Radicchio frisch	13,6	1,2	0,2	0,0	0,0	0,1	1,5	1,6	A, Car, K, Fol, C, K, Fe
Romanasalat frisch	16,0	1,6	0,2	0,0	0,0	0,1	1,7	1,3	A, Car, K, B1, Fol, C, K, Fe
Blattspinat gegart	19,1	2,8	0,3	0,0	0,0	0,2	0,5	3,0	A, Car, E, K, B2, B6, Fol, Bi, C, K, Ca, Mg, Fe, Fl, J,

Lebensmittel	Energie Kcal	Eiweiß g	Fett g	gesättigte Fettsäuren g	einf. ung. Fettsäuren g	mf. ung. Fettsäuren g	Kohlenhydrate g	Ballaststoffe g	Reich an folgenden Inhaltsstoffen
Spinat tiefgefroren gegart	20,1	2,9	0,4	0,0	0,0	0,2	0,5	3,1	A, Car, E, K, B_2, B_6, Fol, Bi, C, K, Ca, Mg, Fe, Fl, J,
Blattspinat frisch	17,5	2,5	0,3	0,0	0,0	0,2	0,6	2,6	A, Car, E, K, B_1, B_2, B_6, Fol, Bi, C, K, Ca, Mg, Fe, F
Sellerie frisch	16,7	1,2	0,2	0,0	0,0	0,1	2,2	2,5	A, Car, K, Ca, Fl,
Mangold frisch gegart	25,4	2,1	0,3	0,1	0,0	0,2	2,9	2,6	A, Car, E, K, B_2, Fol, C, K, Ca, Mg, Fe, Fl
Petersilienblatt frisch	52,6	4,4	0,4	0,1	0,0	0,2	7,4	4,3	A, Car, E, K, B_2, Fol, C, K, Ca, Mg, Fe, Cu, Fl, J
Löwenzahn frisch	54,5	2,6	0,6	0,1	0,0	0,3	9,1	2,6	A, Car, E, K, B_1, Fol, C, K, Ca, Fe, Fl
Sauerampfer frisch	22,2	2,3	0,4	0,1	0,0	0,2	2,0	2,6	A, Car, E, K, B_2, B_6, Fol, C, K, Mg, Fe, Cu, Fl
Brunnenkresse frisch	18,7	1,6	0,3	0,1	0,0	0,1	2,0	3,0	A, Car, K, B_2, B_6, Fol, C, K, Ca, Mg, Fe,
Kresse frisch	38,0	4,2	1,4	0,2	0,1	0,8	1,8	3,0	A, Car, K, B_2, B_6, Fol, C, K, Ca, Mg, Fe
Blumenkohl frisch	22,7	2,5	0,3	0,1	0,0	0,2	2,3	2,9	K, B_6, Fol, C, K
Blumenkohl frisch gegart	18,4	2,2	0,3	0,0	0,0	0,1	1,6	2,7	K, B_6, Fol, C, K,
Broccoli frisch gegart	23,2	3,2	0,2	0,0	0,0	0,1	1,9	3,0	Car, K, B_2, Fol, C, K, Ca, J
Chinakohl frisch	13,6	1,2	0,3	0,1	0,0	0,1	1,2	1,9	Car, K, Fol, C,
Chinakohl frisch gegart	12,0	1,1	0,3	0,1	0,0	0,1	0,9	1,9	Car, K, Fol, C,
Grünkohl frisch gegart	27,8	3,4	0,7	0,1	0,1	0,4	1,6	3,4	A, Car, K, Fol, C, Ca
Grünkohl Konserve gegart	24,9	3,1	0,7	0,1	0,1	0,4	1,2	3,3	A, Car, E, K, C, Ca
Kohlrabi frisch	24,6	2,0	0,1	0,0	0,0	0,1	3,7	1,5	Nia, Fol, C, K, Mg
Kohlrabi frisch gegart	20,3	1,9	0,1	0,0	0,0	0,1	2,8	1,5	C, Mg
Rosenkohl frisch gegart	28,2	3,8	0,3	0,1	0,0	0,2	2,2	3,8	Car, K, B_6, Fol, C
Rotkohl frisch gegart	17,9	1,4	0,2	0,0	0,0	0,1	2,5	2,4	E, K, C,
Rotkohl Konserve gegart	15,1	1,3	0,2	0,0	0,0	0,1	2,0	2,2	E, K,
Weißkohl frisch	24,9	1,4	0,2	0,0	0,0	0,1	4,2	3,0	E, K, Fol, C

Lebensmittel	Energie Kcal	Eiweiß g	Fett g	gesättigte Fettsäuren g	einf. ung. Fettsäuren g	mf. ung. Fettsäuren g	Kohlenhydrate g	Ballaststoffe g	Reich an folgenden Inhaltsstoffen
Weißkohl frisch gegart	19,9	1,3	0,2	0,0	0,0	0,1	3,0	2,8	E, K, Fol, C,
Wirsingkohl frisch gegart	21,8	2,7	0,4	0,1	0,0	0,2	1,7	2,4	E, K, Fol, C
Sauerkraut frisch gegart	16,7	1,5	0,3	0,1	0,0	0,2	0,6	3,6	K, B6, Fl,
Sauerkraut Konserve	15,6	1,4	0,3	0,0	0,0	0,2	0,6	3,3	K, Fl,
Weinsauerkraut frisch	16,7	1,5	0,3	0,1	0,0	0,2	0,8	3,5	K, B6, C, K, Fl,
Fenchel frisch	24,6	2,4	0,3	0,1	0,0	0,2	2,8	4,2	A, Car, E, K, B1, Fol, C, K, Ca, Mg, Fe
Fenchel frisch gegart	22,2	2,4	0,3	0,1	0,0	0,2	2,2	4,4	A, Car, E, K, B1, Fol, C, K, Ca, Mg, Fe
Palmherz Konserve gegart	26,1	2,4	0,1	0,0	0,0	0,1	3,7	4,2	K, Cu
Spargel frisch gegart	16,0	1,9	0,1	0,0	0,0	0,1	1,6	1,5	Car, E, K, Fol, Cu, Fl,
Spargel Konserve gegart	13,9	1,8	0,1	0,0	0,0	0,1	1,2	1,4	Car, E, K, Cu, Fl, J,
Portulak frisch	27,0	1,5	0,3	0,1	0,0	0,2	4,3	2,5	Car, K, C, K, Ca, Mg, Fe, Cu, Fl
Porree frisch gegart	23,0	2,3	0,3	0,1	0,0	0,2	2,5	2,3	Car, K, B6, Fol, Ca
Zwiebeln frisch	28,0	1,3	0,3	0,1	0,0	0,1	4,9	1,8	K
Zwiebeln frisch gegart	23,9	1,3	0,3	0,1	0,0	0,1	3,9	1,9	K
Perlzwiebel Konserve	62,0	1,4	0,2	0,0	0,0	0,1	13,2	1,8	K
Schalotte frisch	22,0	1,5	0,2	0,0	0,0	0,1	3,3	1,5	K, B6, C, K
Knoblauch frisch	141,9	6,1	0,1	0,0	0,0	0,1	28,4	1,8	K, B6
Aubergine frisch gegart	17,5	1,2	0,2	0,0	0,0	0,1	2,5	2,9	
Gurke frisch	12,2	0,6	0,2	0,1	0,0	0,1	1,8	0,5	Car, Fol,
Gurke frisch gegart	12,4	0,6	0,2	0,1	0,0	0,1	1,8	0,6	Car,
Paprikaschoten frisch gegart	20,3	1,2	0,3	0,1	0,0	0,2	2,9	3,7	Car, E, B6, C
Gemüsepaprika grün frisch	20,3	1,2	0,3	0,1	0,0	0,2	2,9	3,6	Car, E, B6, C,

Lebensmittel	**Energie** Kcal	**Eiweiß** g	**Fett** g	**gesättigte Fettsäuren** g	**einf. ung. Fettsäuren** g	**mf. ung. Fettsäuren** g	**Kohlen-hydrate** g	**Ballast-stoffe** g	**Reich an folgenden Inhaltsstoffen**
Gemüsepaprika rot frisch	36,8	1,3	0,5	0,1	0,0	0,3	6,4	3,6	A, Car, E, B_6, Fol, C
Gemüsepaprika rot Konserve	23,4	0,9	0,3	0,1	0,0	0,2	4,0	2,4	A, Car, E, B_6, C
Tomaten frisch gegart	19,6	1,1	0,2	0,0	0,0	0,1	2,9	1,1	Car, Fol, C, K
Tomaten Konzentrat	175,4	9,8	2,0	0,4	0,3	1,0	25,3	1,2	A, Car, E, K, B_1, Nia, B_6, Fol, Bi, C, K, Mg, Fe, Cu, F
Tomaten Gemüsesaft	14,6	0,8	0,2	0,0	0,0	0,1	2,1	0,1	Car, Bi, C, K,
Tomaten Konserve gegart	16,5	1,0	0,2	0,0	0,0	0,1	2,3	1,0	Car,
Tomate rot frisch	17,5	1,0	0,2	0,0	0,0	0,1	2,6	1,0	Car, Fol, Bi, C, K,
Zuckermais frisch gegart	89,5	3,3	1,2	0,2	0,3	0,5	15,7	2,9	
Zuckermais Konserve	75,8	3,1	1,2	0,2	0,3	0,5	12,6	2,8	
Kürbis frisch gegart	27,0	1,4	0,2	0,0	0,0	0,1	4,6	0,8	A, Car, K
Zucchini frisch	19,1	1,6	0,4	0,1	0,0	0,2	2,1	1,1	Car, Fol, C, K, Fe,
Zucchini frisch gegart	19,1	1,6	0,4	0,1	0,0	0,2	2,1	1,1	Car, Fol, Fe,
Gartenkürbis frisch	13,4	0,5	0,2	0,0	0,0	0,1	2,2	1,1	Fol, C,
Kohlrübe (Steckrübe) gegart	22,0	1,1	0,2	0,0	0,0	0,1	3,7	2,4	B_6, C
Weiße Rübe frisch	25,6	1,0	0,2	0,0	0,0	0,1	4,7	3,5	C, K
Weiße Rübe frisch gegart	20,6	1,0	0,2	0,0	0,0	0,1	3,5	3,5	C
Mohrrübe frisch	25,8	1,0	0,2	0,0	0,0	0,1	4,8	3,6	A, Car, K, Bi, K, Fe, J
Mohrrübe frisch gegart	21,1	1,0	0,2	0,0	0,0	0,1	3,6	3,6	A, Car, K, Bi, Fe, J
Mohrrübe Gemüsesaft	21,8	0,9	0,2	0,0	0,0	0,1	4,0	0,4	A, Car, K, Bi, K, Fe, J,
Mohrrübe Konserve gegart	17,2	0,9	0,2	0,0	0,0	0,1	2,8	3,4	A, Car, K, Fe, J,
Meerrettich Konserve	40,4	1,8	0,2	0,0	0,0	0,1	7,3	4,9	C, K
Pastinake frisch	22,2	1,3	0,4	0,1	0,0	0,2	2,9	4,3	K, B_2, Fol, C, K

Lebensmittel	Energie Kcal	Eiweiß g	Fett g	gesättigte Fettsäuren g	einf. ung. Fettsäuren g	mf. ung. Fettsäuren g	Kohlenhydrate g	Ballaststoffe g	Reich an folgenden Inhaltsstoffen
Pastinake frisch gegart	17,2	1,1	0,4	0,1	0,0	0,2	2,0	3,9	K, Fol, C, K,
Schwarzwurzel frisch	16,7	1,4	0,4	0,1	0,0	0,2	1,6	4,3	E, K, B1, Fol, K, Mg, Fe, Cu,
Schwarzwurzel frisch gegart	14,8	1,3	0,4	0,1	0,0	0,2	1,2	4,2	E, K, Fol, Fe, Cu,
Knollensellerie frisch	19,4	1,7	0,3	0,1	0,0	0,1	2,3	4,2	K, B6, K,
Knollensellerie frisch gegart	15,3	1,5	0,3	0,1	0,0	0,1	1,6	3,9	K, B6,
Rettich frisch	13,6	1,1	0,2	0,0	0,0	0,1	1,9	2,5	K, Fol, C, K, J,
Radieschen frisch	14,6	1,1	0,1	0,0	0,0	0,1	2,1	1,6	K, Fol, C, K, Fe, Fl, J
Bohnen grün gegart	25,4	2,4	0,2	0,1	0,0	0,1	3,2	3,1	B6, Fol, Bi
Bohnen grün Konserve gegart	21,5	2,2	0,2	0,0	0,0	0,1	2,5	2,9	
Wachsbohnen gegart	31,6	1,7	0,2	0,0	0,0	0,1	5,5	3,1	
Wachsbohnen Konserve gegart	26,3	1,6	0,2	0,0	0,0	0,1	4,3	3,0	
Bohnen dick getrocknet	326,3	28,1	2,0	0,4	0,1	1,1	47,6	12,0	B1, Nia, B6, Fol, Bi, C, K, Mg, Fe
Sojabohnen getrocknet	416,7	35,1	17,4	2,1	3,5	8,4	29,2	8,9	K, B1, P, Fe
Erbsen grün frisch	81,8	6,6	0,5	0,2	0,2	0,1	12,3	5,0	B1, C, Cu
Erbsen grün frisch gegart	83,7	6,7	0,5	0,2	0,2	0,1	12,6	5,3	Cu
Erbsen grün Konserve gegart	70,3	6,2	0,5	0,2	0,1	0,1	9,8	5,1	Cu
Kichererbsen getrocknet	325,6	17,8	6,4	1,2	0,4	3,6	47,8	11,9	E, B1, Mg, Fe, Cu
Limabohne getrocknet gegart	79,9	4,3	0,3	0,1	0,0	0,1	14,6	4,0	
Blumenkohlsuppe Trockenprodukt	367,5	11,0	9,0	1,7	0,5	5,0	60,0	1,4	B2
Wurzel-und Knollengemüsesuppe Trockenprodukt	344,0	15,0	9,0	1,7	0,5	5,0	50,0	1,1	B2
Mixed Pickles	35,9	1,3	0,3	0,0	0,0	0,1	6,1	1,3	K,
Gewürzgurke Sauerkonserve	12,0	0,5	0,1	0,0	0,0	0,1	1,5	0,3	

Lebensmittel	Energie Kcal	Eiweiß g	Fett g	gesättigte Fettsäuren g	einf. ung. Fettsäuren g	mf. ung. Fettsäuren g	Kohlenhydrate g	Ballaststoffe g	Reich an folgenden Inhaltsstoffen
Cornichons Sauerkonserve	12,0	0,5	0,1	0,0	0,0	0,1	1,5	0,3	
Rote-Beete Sauerkonserve	30,4	1,1	0,1	0,0	0,0	0,0	5,5	1,6	Fol
Bohnensalat Sauerkonserve	19,6	1,6	0,2	0,0	0,0	0,1	2,2	1,9	
Selleriesalat Sauerkonserve	15,8	1,2	0,2	0,0	0,0	0,1	1,6	2,7	K, K
Karottensalat Sauerkonserve	20,1	0,7	0,1	0,0	0,0	0,1	3,2	2,4	A, Car, K, K, Fe, J
Hülsenfrüchte, Schalenobst, Öl- u.a. Samen									
Nüsse frisch	562,2	25,3	48,1	8,8	23,5	13,7	8,3	10,9	E, B1, Nia, Fol, Bi, Mg
Erdnuß geröstet	579,9	25,6	49,4	9,0	24,1	14,1	9,5	11,4	E, Nia, Fol, Bi, Mg
Walnuß europäisch	655,0	14,4	62,5	6,7	10,1	42,7	10,6	6,1	B6, Bi, Fl
Haselnuß frisch	636,8	12,0	61,6	4,5	47,8	6,5	10,5	8,2	E, Bi, Mg, Cu
Kokosnuß Raspeln	611,2	6,2	63,3	54,8	3,8	1,0	6,4	20,0	
Kokosmilch	24,4	0,3	0,4	0,3	0,0	0,0	4,9	0,0	K, Mg, Cu
Cashewnuß geröstet	595,2	16,2	48,2	10,7	31,5	3,9	25,3	3,2	Mg, Cu
Paranuß frisch	661,0	13,6	66,8	17,0	22,0	24,9	3,6	8,1	B1, Mg, P, Cu
Mandel süß frisch	570,1	18,7	54,1	4,5	36,8	10,3	3,7	15,2	E, B2, Mg, Cu
Edelkastanie (Marone) frisch gegart	168,7	2,4	1,8	0,3	0,7	0,7	35,0	8,4	
Edelkastanie (Marone) geröstet	239,2	2,3	10,8	1,0	5,7	3,6	33,0	7,7	
Pistazie geröstet und gesalzen	615,6	17,5	54,3	7,1	36,6	8,0	15,6	6,0	Cu
Kürbiskern frisch	560,8	24,4	45,6	9,4	10,6	23,6	14,2	8,8	Mg, P, Fe, Zn, Cu
Pinienkern frisch	576,1	24,0	50,7	6,1	19,6	22,7	7,3	7,2	E, B1, Mg, Fe, Cu
Leinsamen frisch	372,7	24,4	30,9	3,1	5,6	20,8	0,0	35,0	B2, B6, Mg, P, Fe
Sesam frisch	559,6	17,7	50,4	6,8	19,1	22,3	10,2	11,2	B1, Ca, Mg, P, Fe, Zn, Cu

Lebensmittel	**Energie** Kcal	**Eiweiß** g	**Fett** g	**gesättigte Fettsäuren** g	**einf. ung. Fettsäuren** g	**mf. ung. Fettsäuren** g	**Kohlenhydrate** g	**Ballaststoffe** g	**Reich an folgenden Inhaltsstoffen**
Sonnenblumenkern frisch	575,4	22,5	49,0	5,7	11,0	30,2	12,3	6,3	E, B1, Mg, P, Zn, Cu
Mohn frisch	472,7	20,2	42,2	4,8	4,8	30,7	4,2	20,5	B1, Ca, Mg, P, Fe, Zn
Olive grün gesäuert	143,5	1,4	13,9	2,0	9,9	1,3	1,8	2,4	
Olive schwarz gesäuert	353,6	2,2	35,8	5,3	25,6	3,4	4,9	3,8	
Bambussprossen Konserve	10,5	1,6	0,2	0,0	0,0	0,1	0,5	1,7	Fol, K, Cu, Fl,
Luzernensprossen (Alfalfa)	32,1	4,0	0,7	0,1	0,1	0,4	2,2	1,6	Fol, Bi
Mungobohnensprossen	23,7	3,2	0,3	0,1	0,0	0,1	1,8	5,6	Fol
Getreidesprossen (Getreide gekeimt)	69,6	3,2	0,4	0,1	0,1	0,2	13,0	2,5	Mg
Hülsenfrüchte reif	278,0	22,9	1,4	0,3	0,2	0,7	41,9	16,6	B1, Fol, Bi, K, Mg, Fe, Zn, Cu
Erbsen reif frisch gegart	145,5	12,0	0,8	0,1	0,1	0,4	22,0	9,0	Fol
Bohnen weiß frisch gegart	112,0	9,1	0,7	0,1	0,1	0,4	16,9	7,5	K, Fol
Kidney-Bohnen Konserve	62,7	5,5	0,3	0,0	0,0	0,2	9,1	5,3	
Studentenfutter mit Erdnüssen	484,0	15,2	33,1	5,2	19,0	7,5	30,4	8,8	E, Nia, Bi, Mg, Cu
vegetar. Lebensmittel									
Sojabohne geröstet	359,3	37,1	23,3	3,2	5,1	13,3	0,4	17,0	B1, B6, Fol, Bi, K, Mg, P, Fe, Zn, Cu, Fl
Sojamehl (entfettet) entbittert	196,9	45,2	1,2	0,2	0,2	0,7	0,6	27,5	B1, Fol, Bi, K, Mg, P, Fe, Cu
Sojamilch flüssig	152,4	15,7	9,9	1,4	2,2	5,7	0,2	7,5	B1, Fol, Bi, K, Mg, Fe, Fl
Tofu frisch	77,3	8,1	4,8	0,7	0,9	2,9	0,5	0,5	Fol, Mg
Vegetarische Bratlinge Trockenprodukt	298,3	18,7	1,9	0,4	0,4	0,8	50,3	11,5	Fol, Mg, Fe, Cu, J
Sojafleisch mit Gewürzen Trockenprodukt	305,5	43,0	1,1	0,2	0,2	0,5	29,5	10,0	B1, Fol, Bi, K, Mg, P, Fe, Cu, J
Vegetarische Pastete	212,4	11,7	11,3	4,0	1,7	5,0	15,9	3,7	E, B1, B2, Nia, B6, P, Fe, Cu
Sojaaufschnitt	265,8	15,6	21,4	3,2	5,4	11,8	3,1	1,5	E, K

Lebensmittel	Energie Kcal	Eiweiß g	Fett g	gesättigte Fettsäuren g	einf. ung. Fettsäuren g	mf. ung. Fettsäuren g	Kohlenhydrate g	Ballaststoffe g	Reich an folgenden Inhaltsstoffen
Hefeextrakt (Hefeaufstrichpaste)	313,4	3,3	32,7	23,4	5,9	1,6	2,5	1,4	Car, E, Fol
Bratling vegetarisch tiefgefroren	146,9	11,0	8,1	1,2	2,1	4,3	7,6	2,5	
Sojawurst Konserve	292,8	11,4	25,4	9,5	9,8	4,9	5,3	1,0	A, Car
Kartoffel, Pilze									
Kartoffeln geschält frisch gegart	68,7	2,0	0,1	0,0	0,0	0,1	14,2	2,3	
Kartoffelpüreeflocken	328,9	8,6	0,6	0,1	0,0	0,3	71,0	14,9	Nia, B6, K
Kartoffelstärke Mehl	341,4	0,6	0,1	0,0	0,0	0,1	83,1	0,1	
Kartoffelkloß gekocht Trockenprodukt	327,0	7,1	1,4	0,3	0,0	0,7	70,2	6,3	B6
Kartoffelchips (verzehrsfertig)	536,4	5,5	39,4	9,9	0,9	20,7	40,6	3,0	B6
Maniok (Cassava)	137,6	1,0	0,2	0,1	0,1	0,0	32,1	2,9	C, Mg
Batate (Süßkartoffel)	111,5	1,6	0,6	0,2	0,0	0,2	24,1	3,1	A, Car, E, C
Topinambur frisch	31,1	2,4	0,4	0,1	0,0	0,2	4,0	12,5	B1, Fol, K, Fe,
Tapioka	349,8	0,6	0,2	0,1	0,1	0,0	84,9	1,8	
Pilze frisch gegart	15,1	2,7	0,2	0,1	0,0	0,1	0,5	2,1	D, B2, Nia, Bi, K, P, Fe, Cu, J
Pilze Konserve gegart	14,1	2,6	0,2	0,1	0,0	0,1	0,4	2,0	D, B2, Nia, Bi, K, P, Cu, Fl, J
Champignon gegart	15,1	2,7	0,2	0,1	0,0	0,1	0,5	2,1	D, B2, Nia, Bi, K, P, Fe, Cu, J
Champignon frisch	15,3	2,7	0,2	0,1	0,0	0,1	0,6	2,0	D, B1, B2, Nia, Fol, Bi, K, P, Fe, Cu, J
Champignon Konserve gegart	14,1	2,6	0,2	0,1	0,0	0,1	0,4	2,0	D, B2, Nia, Bi, K, P, Cu, Fl, J
Pfifferling frisch	11,5	1,6	0,5	0,1	0,0	0,3	0,2	5,6	A, Car, D, B2, Nia, Fol, Bi, K, Fe, Cu, Fl
Pfifferling getrocknet	120,3	16,4	5,2	1,2	0,1	2,9	2,1	58,3	A, Car, D, B2, Nia, B6, Fol, Bi, K, Mg, P, Fe, Cu, Fl
Pfifferling Konserve	6,7	0,9	0,3	0,1	0,0	0,2	0,1	3,2	A, Car, D, B2, Nia, Bi, K, Fe, Cu, Fl,
Steinpilz frisch	19,9	3,6	0,4	0,1	0,0	0,2	0,5	6,9	D, B2, Nia, Fol, Bi, K, Cu, Fl, J

Lebensmittel	Energie Kcal	Eiweiß g	Fett g	gesättigte Fettsäuren g	einf. ung. Fettsäuren g	mf. ung. Fettsäuren g	Kohlenhydrate g	Ballaststoffe g	Reich an folgenden Inhaltsstoffen
Steinpilz getrocknet	149,0	27,1	3,0	0,7	0,0	1,7	4,0	51,8	D, K, B2, Nia, Fol, Bi, K, Mg, P, Fe, Zn, Cu, Fl, J
Steinpilz Konserve	11,2	2,1	0,2	0,1	0,0	0,1	0,3	3,9	D, B2, Nia, Bi, K, Cu, Fl, J,
Shiitakepilz frisch	42,1	1,6	0,2	0,1	0,0	0,1	12,3	2,0	D, B2, Nia, Bi, Cu
Waldpilze	15,1	2,1	0,7	0,2	0,0	0,4	0,1	7,6	D, B1, B2, Nia, Fol, Bi, K, P, Cu, Fl, J,
Champignoncremesuppe Trockenprodukt	391,4	10,2	25,0	5,9	0,3	13,7	47,0	0,3	B1, B2, K
diätet. Lebensmittel									
Brot dunkel, eiweißarm glutenfrei	222,0	1,1	1,2	0,2	0,3	0,7	50,9	1,6	P
Waffeln eiweißarm glutenfrei	370,6	0,4	3,4	0,4	0,7	2,0	83,3	1,3	
Plätzchen eiweißarm glutenfrei natriumarm	235,6	0,3	0,3	0,0	0,1	0,2	56,9	1,2	
Mehlmischung für Brot glutenfrei	349,5	2,0	0,6	0,1	0,1	0,3	82,7	2,0	
Zwieback glutenfrei	435,9	7,7	16,1	2,2	3,9	9,0	64,4	2,1	E
Waffel-Maisbrot glutenfrei	335,6	4,4	3,5	0,5	0,6	1,8	70,5	2,5	
Hirsebrot glutenfrei	253,3	4,4	2,2	0,3	0,5	1,2	53,1	5,2	
Kastanienbrot glutenfrei	177,8	1,4	0,8	0,1	0,2	0,4	40,6	1,7	
Maiskeks glutenfrei	439,0	5,4	16,3	2,0	3,6	9,9	67,0	1,9	E
Energieriegel mit Haselnußcreme	461,7	10,5	27,5	3,3	8,6	14,3	42,5	9,4	E, Mg
Diabetikerzucker	236,8	0,0	0,0	0,0	0,0	0,0	99,0	0,0	
Diabetikerbrotaufstrich	272,2	0,2	0,0	0,0	0,0	0,0	78,0	0,0	
Konfitüre mit Zuckeraustauschstoff/Süßstoff	69,1	0,3	0,2	0,0	0,0	0,1	18,0	1,9	
Diabetikerschokolade	409,6	11,1	10,1	6,0	3,3	0,3	67,4	6,5	B2, Cu
Vollkornzwieback für Diabetiker	352,2	20,8	9,0	1,1	1,8	5,2	46,1	12,5	B1, B2, Nia, Bi, Mg, P, Fe, Zn, Cu
Diabetikergebäck	414,8	10,4	21,7	2,8	5,6	12,0	44,4	9,3	E, B1, B2, Nia, Bi, Mg, Fe, Zn

Lebensmittel	**Energie** Kcal	**Eiweiß** g	**Fett** g	**gesättigte Fettsäuren** g	**einf. ung. Fettsäuren** g	**mf. ung. Fettsäuren** g	**Kohlen-hydrate** g	**Ballast-stoffe** g	**Reich an folgenden Inhaltsstoffen**
Wurst- und Fleischwaren fettarm	218,2	16,8	16,8	6,0	7,9	1,9	0,2	0,1	B1
Fruchtjoghurt mit Süßstoff	64,4	3,1	3,5	2,1	1,0	0,1	4,6	1,0	
Fruchtquark mit Süßstoff	73,2	12,3	0,2	0,1	0,1	0,0	4,6	1,0	B2, Bi
Fruchtdickmilch mit Süßstoff	62,4	3,2	3,2	1,9	1,0	0,1	4,6	1,0	
Orangensaft mit Süßstoff	22,5	0,5	0,1	0,0	0,0	0,0	4,4	0,1	C,
Milch u. Milchprodukte									
Schafskäse	236,8	17,0	18,8	12,1	4,8	0,9	0,0	0,0	Ca, P
Roquefort	361,7	21,0	31,0	20,0	7,9	1,4	0,0	0,0	B2, Ca, J
Feta	236,8	17,0	18,8	12,1	4,8	0,9	0,0	0,0	Ca, P
Mozarella	255,0	19,0	19,8	13,0	5,3	0,5	0,0	0,0	A, Ca
Kuhmilch gekocht	65,6	3,4	3,6	2,2	1,1	0,1	4,8	0,0	
Kuhmilch entrahmt gekocht	36,8	3,6	0,1	0,1	0,0	0,0	5,1	0,0	B2, Ca
Kuhmilch Trinkmilch entrahmt	36,1	3,5	0,1	0,1	0,0	0,0	5,0	0,0	B2, Ca
Kuhmilch Trinkmilch fettarm	48,6	3,4	1,6	1,0	0,5	0,1	4,9	0,0	B2, Ca
Kuhmilch Trinkmilch vollfett	64,4	3,3	3,5	2,1	1,1	0,1	4,8	0,0	
Dickmilch (Sauermilch)	63,6	3,4	3,5	2,1	1,1	0,1	4,0	0,0	
Dickmilch (Sauermilch) entrahmt	34,2	3,4	0,1	0,1	0,0	0,0	4,2	0,0	B2, Ca
Dickmilch (Sauermilch) 10% Fett	118,7	3,1	10,0	6,1	3,0	0,4	3,7	0,0	
Schwedenmilch vollfett	66,5	3,4	3,5	2,1	1,1	0,1	4,7	0,0	
Kefir	49,8	3,4	1,5	0,9	0,5	0,1	4,1	0,0	
Kefir entrahmt	37,8	3,4	0,1	0,1	0,0	0,0	4,2	0,0	B2, B12, Ca
Joghurt entrahmt	38,0	4,3	0,1	0,1	0,0	0,0	4,2	0,0	B2, Ca

Lebensmittel	**Energie** Kcal	**Eiweiß** g	**Fett** g	**gesättigte Fettsäuren** g	**einf. ung. Fettsäuren** g	**mf. ung. Fettsäuren** g	**Kohlenhydrate** g	**Ballaststoffe** g	**Reich an folgenden Inhaltsstoffen**
Joghurt teilentrahmt	46,2	3,4	1,5	0,9	0,5	0,1	4,1	0,0	Ca
Joghurt vollfett	65,8	3,3	3,8	2,3	1,1	0,1	4,0	0,0	
Buttermilch	35,9	3,2	0,5	0,3	0,2	0,0	4,0	0,0	B2, Ca
Molke	24,9	0,8	0,2	0,1	0,1	0,0	4,7	0,0	B2
Kaffeesahne	203,1	2,8	20,0	12,1	6,0	0,7	3,6	0,0	
Saure Sahne 10 % Fett	116,7	3,1	10,0	6,1	3,0	0,4	3,3	0,0	
Saure Sahne 30 % Fett	288,0	2,5	30,0	18,2	9,0	1,1	2,4	0,0	A
Schlagsahne 30 % Fett	288,8	2,5	30,0	18,2	9,0	1,1	3,2	0,0	A
Kondensmilch gezuckert 10 % Fett	343,1	8,0	10,0	6,1	3,0	0,4	54,3	0,0	
Kondensmilch 4 % Fett	110,8	7,5	4,0	2,4	1,2	0,1	10,8	0,0	B2, Ca
Kondensmilch 10 % Fett	176,6	8,8	10,0	6,1	3,0	0,4	12,5	0,0	B2, Ca
Trinkmilch mit Kakao/Schokolade	130,9	3,4	3,6	2,2	1,1	0,1	20,9	0,8	
Dickmilch fettarm mit Früchten	82,8	2,9	1,3	0,8	0,4	0,1	14,1	0,9	
Dickmilch 10 % mit Früchten	144,0	2,8	8,7	5,2	2,6	0,4	13,2	0,9	
Dickmilch mit Müsli	123,9	4,3	3,9	1,8	1,4	0,4	17,2	1,2	
Joghurt mit Früchten	99,0	2,9	3,2	1,9	1,0	0,1	14,0	0,9	
Joghurt fettarm mit Früchten	82,8	2,9	1,3	0,8	0,4	0,1	14,1	0,9	
Joghurt vollfett mit Früchten	99,0	2,9	3,2	1,9	1,0	0,1	14,0	0,9	
Joghurt 10 % mit Früchten	143,8	2,7	8,7	5,2	2,6	0,4	13,2	0,9	
Joghurt mit Müsli	125,8	4,2	4,1	2,0	1,4	0,4	17,2	1,2	
Buttermilch mit Fruchtzubereitung	74,6	2,8	0,4	0,3	0,1	0,0	14,2	0,1	
Hartkäse	295,0	31,9	18,2	11,0	5,5	0,7	0,0	0,0	B2, Ca, P, Zn, J

Lebensmittel	**Energie** Kcal	**Eiweiß** g	**Fett** g	**gesättigte Fettsäuren** g	**einf. ung. Fettsäuren** g	**mf. ung. Fettsäuren** g	**Kohlenhydrate** g	**Ballaststoffe** g	**Reich an folgenden Inhaltsstoffen**
Hartkäse Magerstufe	167,5	37,9	1,0	0,6	0,3	0,0	0,0	0,0	B2, Ca, P, Zn, Fl, J
Hartkäse Vollfettstufe	383,7	28,7	30,0	18,2	9,0	1,1	0,0	0,0	Ca, P, Zn, J
Hartkäse Rahmstufe	406,5	29,0	32,3	19,6	9,7	1,2	0,0	0,0	A, Ca, P, J
Bergkäse Vollfettstufe	384,4	28,9	30,0	18,2	9,0	1,1	0,0	0,0	A, Ca, P, Zn, J
Chester	367,9	27,0	28,8	17,5	8,7	1,1	0,0	0,0	Ca, P, J
Emmentaler Vollfettstufe	383,7	28,7	30,0	18,2	9,0	1,1	0,0	0,0	Ca, P, Zn, J
Greyerzer	406,5	29,0	32,3	19,6	9,7	1,2	0,0	0,0	A, Ca, P, J
Parmesan	440,7	32,3	34,8	21,1	10,5	1,3	0,0	0,0	A, Ca, P, J
Raclette Rahmstufe	343,3	22,7	28,0	17,0	8,4	1,0	0,0	0,0	Ca, P
Jarlsberg Vollfettstufe	349,8	26,7	26,9	16,3	8,1	1,0	0,0	0,0	Ca, P, Zn
Cheddar Rahmstufe	405,5	24,7	34,0	20,6	10,2	1,3	0,0	0,0	A, Ca, P, J
Schnittkäse	354,5	24,8	28,3	17,2	8,5	1,0	0,0	0,0	Ca, P
Schnittkäse Fettstufe	313,4	26,2	23,0	14,0	6,9	0,8	0,0	0,0	Ca, P, Zn
Schnittkäse Vollfettstufe	344,7	25,3	27,0	16,4	8,1	1,0	0,0	0,0	Ca, P, Zn, J
Schnittkäse Rahmstufe	356,9	21,9	30,0	18,2	9,0	1,1	0,0	0,0	A, Ca, P
Edamer	354,5	24,8	28,3	17,2	8,5	1,0	0,0	0,0	Ca, P
Gouda	365,3	25,5	29,2	17,7	8,8	1,1	0,0	0,0	Ca, P
Tilsiter	354,5	26,3	27,7	16,8	8,4	1,0	0,0	0,0	Ca, P
Fontina	382,8	25,6	31,1	18,9	9,4	1,1	0,0	0,0	Ca, P
Schnittkäse halbfest	291,4	20,8	23,0	14,0	6,9	0,8	0,0	0,0	Ca
Schnittkäse halbfest Fettstufe	268,4	21,7	20,0	12,1	6,0	0,7	0,0	0,0	Ca
Schnittkäse halbfest Vollfettstufe	291,4	20,8	23,0	14,0	6,9	0,8	0,0	0,0	Ca

Lebensmittel	**Energie** Kcal	**Eiweiß** g	**Fett** g	**gesättigte Fettsäuren** g	**einf. ung. Fettsäuren** g	**mf. ung. Fettsäuren** g	**Kohlen-hydrate** g	**Ballast-stoffe** g	**Reich an folgenden Inhaltsstoffen**
Schnittkäse halbfest Rahmstufe	323,4	20,0	27,0	16,4	8,1	1,0	0,0	0,0	Ca
Schnittkäse halbfest Doppelrahmstufe	425,6	19,1	39,1	23,7	11,8	1,4	0,0	0,0	A, Ca
Butterkäse	299,0	21,7	23,5	14,3	7,1	0,9	0,0	0,0	Ca, P, Zn, J
Edelpilzkäse	303,8	22,0	24,0	14,6	7,2	0,9	0,0	0,0	B2, Ca, J
Trappisten Vollfettstufe	338,8	24,2	26,8	16,3	8,1	1,0	0,0	0,0	Ca, P, Zn
Esrom Vollfettstufe	313,9	22,5	24,9	15,1	7,5	0,9	0,0	0,0	Ca, Zn, J
Blauschimmel Rahmstufe	358,9	21,6	29,8	18,1	9,0	1,1	1,0	0,0	B2, Ca, Zn
Danablu Rahmstufe	345,7	20,2	29,5	17,9	8,9	1,1	0,0	0,0	B2, Ca
Stilton Doppelrahmstufe	462,2	26,0	40,0	24,3	12,1	1,5	0,0	0,0	A, J
Gorgonzola	356,9	19,4	31,2	18,9	9,4	1,2	0,0	0,0	Ca, J
Scheiblette	271,5	17,2	19,7	12,0	5,9	0,7	6,3	0,0	Ca, P, Zn, J
Weichkäse	275,6	20,1	21,8	13,2	6,6	0,8	0,0	0,0	B2, Ca, P
Weichkäse Halbfettstufe	178,7	24,2	9,0	5,5	2,7	0,3	0,0	0,0	B2, B12, Ca, P, Zn
Weichkäse Fettstufe	267,2	22,0	20,0	12,1	6,0	0,7	0,0	0,0	A, B2, Fol, Ca
Weichkäse Vollfettstufe	275,6	20,1	21,8	13,2	6,6	0,8	0,0	0,0	B2, Ca, P
Weichkäse Rahmstufe	312,2	21,1	25,5	15,5	7,7	0,9	0,0	0,0	B2, Ca
Weichkäse Doppelrahmstufe	362,9	16,8	33,2	20,1	10,0	1,2	0,0	0,0	A
Weichkäse 70 % F,i,Tr,	408,4	13,2	40,0	24,3	12,1	1,5	0,0	0,0	A
Brie Rahmstufe	335,6	21,1	27,9	16,9	8,4	1,0	0,0	0,0	Ca
Camembert	288,0	21,0	22,8	13,8	6,9	0,8	0,0	0,0	A, B2, Ca
Limburger	270,3	23,2	19,7	12,0	5,9	0,7	0,0	0,0	Ca
Romadur Halbfettstufe	178,9	24,0	9,0	5,5	2,7	0,3	0,0	0,0	B2, B12, Ca, P

Lebensmittel	**Energie** Kcal	**Eiweiß** g	**Fett** g	**gesättigte Fettsäuren** g	**einf. ung. Fettsäuren** g	**mf. ung. Fettsäuren** g	**Kohlen-hydrate** g	**Ballast-stoffe** g	**Reich an folgenden Inhaltsstoffen**
Klosterkäse Rahmstufe	342,6	21,1	28,8	17,5	8,7	1,1	0,0	0,0	Ca, Zn, J
Frischkäse mit Kräutern Doppelrahmstufe	335,6	11,0	31,5	19,1	9,5	1,2	2,5	0,0	
Frischkäse Rahmstufe	281,6	13,8	23,6	14,3	7,1	0,9	3,4	0,0	
Frischkäse Doppelrahmstufe	335,6	11,0	31,5	19,1	9,5	1,2	2,5	0,0	
Hüttenkäse	102,4	12,6	4,3	2,6	1,3	0,2	2,6	0,0	J
Hüttenkäse Magerstufe	81,6	13,3	1,4	0,8	0,4	0,1	3,3	0,0	
Quark Magerstufe	75,4	13,5	0,2	0,1	0,1	0,0	4,0	0,0	B_2, Bi
Quark Halbfettstufe	100,0	10,8	4,4	2,7	1,3	0,2	3,6	0,0	B_2
Quark Fettstufe	143,1	9,0	10,3	6,3	3,1	0,4	3,2	0,0	
Sauermilchkäse Magerstufe	131,3	30,0	0,7	0,4	0,2	0,0	0,0	0,0	B_2, B_{12}, P
Ricotta Doppelrahmstufe	174,4	9,5	15,0	9,1	4,5	0,6	0,3	0,0	A, Ca, Cu
Schmelzkäse	328,0	13,2	30,4	18,4	9,2	1,1	0,9	0,0	Ca, P, J
Schmelzkäse Halbfettstufe	221,8	27,0	12,0	7,3	3,6	0,4	1,0	0,0	Ca, P, Fl, J
Frischkäsezubereitung	335,6	11,0	31,5	19,1	9,5	1,2	2,5	0,0	
Quark mit Früchten	103,3	6,0	0,7	0,4	0,2	0,1	17,5	0,8	
Quark mit Kräutern Fettstufe	113,4	5,5	4,7	2,8	1,4	0,3	11,8	2,0	Car, K, C
Kaffeeweißer	549,8	4,0	35,0	32,5	0,9	0,0	55,0	0,0	
Vollmilchpulver	495,2	25,3	26,3	16,0	7,9	1,0	38,0	0,0	B_2, B_{12}, Bi, K, Ca, P, J
Magermilchpulver	368,7	35,5	0,9	0,5	0,3	0,0	51,5	0,0	B_2, B_{12}, Bi, K, Ca, Mg, P, Zn, J
Buttermilchpulver	379,9	34,9	6,0	3,6	1,8	0,2	44,6	0,0	B_2, Bi, K, Ca, Mg, P, Zn, J
nichtalkoholische Getränke									
Fruchtsaftgetränke	47,4	0,2	0,0	0,0	0,0	0,0	11,2	0,3	

Lebensmittel	Energie Kcal	Eiweiß g	Fett g	gesättigte Fettsäuren g	einf. ung. Fettsäuren g	mf. ung. Fettsäuren g	Kohlenhydrate g	Ballaststoffe g	Reich an folgenden Inhaltsstoffen
Limonaden	41,6	0,0	0,0	0,0	0,0	0,0	10,0	0,0	
Limonaden kalorienarm	2,6	0,0	0,0	0,0	0,0	0,0	0,5	0,0	Fe, Fl,
Brausen	41,6	0,0	0,0	0,0	0,0	0,0	10,0	0,0	
Brausen kalorienarm	2,6	0,0	0,0	0,0	0,0	0,0	0,5	0,0	Fe, Fl,
Cola (coffeinhaltig)	60,8	3,3	0,0	0,0	0,0	0,0	10,9	0,0	
Cola kalorienarm	3,6	0,0	0,0	0,0	0,0	0,0	0,1	0,0	Fl,
Getränkepulver	383,5	0,0	0,0	0,0	0,0	0,0	90,0	0,3	B1, C
Cola Mix	45,0	1,7	0,0	0,0	0,0	0,0	8,9	0,0	
Kaffee	2,2	0,2	0,0	0,0	0,0	0,0	0,3	0,0	Nia, K, Cu,
Kaffee mit Milch	4,1	0,3	0,1	0,1	0,0	0,0	0,4	0,0	Nia, Cu,
Kaffee mit Milch und Zucker	11,7	0,3	0,1	0,1	0,0	0,0	2,3	0,0	
Kaffee mit Kondensmilch	6,2	0,4	0,2	0,1	0,1	0,0	0,6	0,0	Cu,
Kaffee mit Zucker	10,0	0,2	0,0	0,0	0,0	0,0	2,3	0,0	
Kaffee Instantpulver trocken	339,5	15,9	0,5	0,2	0,0	0,2	63,7	0,2	Nia, K, Mg, Fl
Kaffee-Ersatz	2,2	0,0	0,0	0,0	0,0	0,0	0,5	0,0	
Kaffee-Ersatz mit Kondensmilch	6,2	0,2	0,2	0,1	0,1	0,0	0,8	0,0	
Kaffee-Ersatz mit Zucker	10,0	0,0	0,0	0,0	0,0	0,0	2,4	0,0	
Tee	0,5	0,1	0,0	0,0	0,0	0,0	0,0	0,0	Fol, Cu, Fl,
Tee schwarz mit Milch	2,4	0,2	0,1	0,1	0,0	0,0	0,2	0,0	Fl,
Tee schwarz mit Milch und Zucker	10,0	0,2	0,1	0,1	0,0	0,0	2,0	0,0	Fl,
Tee schwarz mit Zucker	8,4	0,1	0,0	0,0	0,0	0,0	2,0	0,0	Fl,
Kräutertee	0,7	0,0	0,0	0,0	0,0	0,0	0,2	0,0	Fl, J,

Lebensmittel	Energie Kcal	Eiweiß g	Fett g	gesättigte Fettsäuren g	einf. ung. Fettsäuren g	mf. ung. Fettsäuren g	Kohlenhydrate g	Ballaststoffe g	Reich an folgenden Inhaltsstoffen
Kräutertee mit Zucker	8,9	0,0	0,0	0,0	0,0	0,0	2,2	0,0	Fl,
alkoholische Getränke									
Bier	42,3	0,5	0,0	0,0	0,0	0,0	3,1	0,0	
Bier alkoholfrei (<0,5 % Alk.)	25,6	0,4	0,0	0,0	0,0	0,0	5,4	0,0	
Bier alkoholarm (max. 1,5 % Alk.)	55,3	0,5	0,0	0,0	0,0	0,0	10,9	0,0	
Malzbier	55,3	0,5	0,0	0,0	0,0	0,0	10,9	0,0	
Weizenbier (Weißbier) obergärig	42,8	0,3	0,0	0,0	0,0	0,0	3,0	0,0	
Weizenbier Export	42,8	0,3	0,0	0,0	0,0	0,0	3,0	0,0	
Bier Pils Hell	42,3	0,5	0,0	0,0	0,0	0,0	3,1	0,0	
Bier Starkbier	59,8	0,7	0,0	0,0	0,0	0,0	4,6	0,0	
Bier mit Limonade	34,0	0,3	0,0	0,0	0,0	0,0	5,0	0,0	
Weißwein / Rotwein	74,4	0,1	0,0	0,0	0,0	0,0	2,6	0,0	
Weißwein trocken	72,2	0,2	0,0	0,0	0,0	0,0	0,1	0,0	
Weißwein Auslese (lieblich)	98,1	0,2	0,0	0,0	0,0	0,0	5,9	0,0	
Weißwein halbtrocken	74,4	0,1	0,0	0,0	0,0	0,0	2,6	0,0	
Rotwein leicht Qualitätswein	66,3	0,2	0,0	0,0	0,0	0,0	2,4	0,0	
Rotwein schwer	78,5	0,2	0,0	0,0	0,0	0,0	2,5	0,0	
Glühwein	104,8	0,2	0,0	0,0	0,0	0,0	14,8	0,1	
Schorle	37,3	0,1	0,0	0,0	0,0	0,0	1,3	0,0	
Sekt	78,9	0,2	0,0	0,0	0,0	0,0	3,5	0,0	
Apfelwein	66,0	0,0	0,0	0,0	0,0	0,0	7,3	0,0	
Likörwein süß und trocken	153,6	0,2	0,0	0,0	0,0	0,0	12,0	0,0	Cu

Lebensmittel	**Energie** Kcal	**Eiweiß** g	**Fett** g	**gesättigte Fettsäuren** g	**einf. ung. Fettsäuren** g	**mf. ung. Fettsäuren** g	**Kohlen-hydrate** g	**Ballast-stoffe** g	**Reich an folgenden Inhaltsstoffen**
Liköre	242,8	0,0	0,0	0,0	0,0	0,0	29,0	0,0	
Eierlikör	285,2	4,0	7,0	2,0	2,9	1,0	28,0	0,0	Bi
Weinbrand	237,8	0,0	0,0	0,0	0,0	0,0	2,0	0,0	
Klarer	185,2	0,0	0,0	0,0	0,0	0,0	0,0	0,0	
Branntwein (Getreidebrände)	250,2	0,0	0,0	0,0	0,0	0,0	0,1	0,0	
Rum	231,8	0,0	0,0	0,0	0,0	0,0	0,0	0,0	
Cocktails	141,4	0,2	0,9	0,8	0,1	0,0	9,2	0,0	
Öle, Fette, Butter									
Olivenöl	882,5	0,0	99,6	14,7	71,2	9,3	0,2	0,0	E
Erdnußöl	880,6	0,0	99,4	18,2	48,5	28,4	0,2	0,0	E
Weizenkeimöl	880,9	0,0	99,5	16,2	17,6	61,4	0,0	0,0	E
Sesamöl	881,6	0,2	99,5	12,7	40,0	42,4	0,0	0,0	
Maiskeimöl	884,2	0,0	99,9	14,7	25,5	55,3	0,0	0,0	E
Sojaöl	872,7	0,0	98,6	14,0	23,8	56,5	0,0	0,0	Car, E
Walnußöl	880,9	0,0	99,5	10,7	16,2	68,2	0,0	0,0	
Sonnenblumenöl	883,5	0,0	99,8	11,6	22,3	61,4	0,0	0,0	E
Traubenkernöl	880,9	0,0	99,5	9,2	16,2	69,7	0,0	0,0	E, K
Distelöl (Safloröl)	880,9	0,0	99,5	8,9	11,8	74,4	0,0	0,0	E
Margarine pflanzlich Linolsäure 30-50%	710,5	0,2	80,0	23,3	18,8	34,4	0,4	0,0	A, D
Margarine halbfett Linolsäure 30-50%	362,2	1,6	40,0	10,1	10,7	17,5	0,4	0,0	A, D
Margarine zum Kochen	710,5	0,2	80,0	32,3	28,1	16,1	0,4	0,0	A, D
Erdnußbutter/-mus	598,3	26,1	50,0	9,8	25,2	12,5	12,2	7,6	Nia, Bi, Mg

Lebensmittel	**Energie** Kcal	**Eiweiß** g	**Fett** g	**gesättigte Fettsäuren** g	**einf. ung. Fettsäuren** g	**mf. ung. Fettsäuren** g	**Kohlen-hydrate** g	**Ballast-stoffe** g	**Reich an folgenden Inhaltsstoffen**
Kokosfett gehärtet	879,7	0,8	99,0	85,9	6,0	1,4	0,0	0,0	
Butter	741,9	0,7	83,2	50,5	25,1	3,1	0,6	0,0	A
Butter halbfett Milchhalbfett	383,0	4,0	39,8	24,1	12,0	1,5	3,5	0,0	
Butterschmalz	881,8	0,3	99,5	60,4	30,0	3,7	0,0	0,0	A
Lebertran	883,5	0,0	99,8	17,9	47,9	29,6	0,0	0,0	A, D, E, J
Schweineschmalz/-fett	883,0	0,1	99,7	39,4	45,2	10,8	0,0	0,0	
Rindertalg	862,0	0,8	97,0	41,0	48,3	3,1	0,0	0,0	
Frittierfett (überw. pflanzl. Fett)	884,9	0,0	100,0	44,4	37,8	13,4	0,0	0,0	
Mayonnaise 80% Fett	744,5	1,5	82,5	36,7	31,2	11,0	2,0	0,0	
Salatmayonnaise 50% Fett	482,8	0,5	52,0	23,1	19,6	7,0	5,0	0,0	
Rezeptzutaten, Zusatzstoffe									
Speisesalz	0,0	0,0	0,0	0,0	0,0	0,0	0,0	0,0	
Essig	18,9	0,4	0,0	0,0	0,0	0,0	0,6	0,0	
Senf	86,4	6,0	4,0	0,2	2,7	0,9	6,0	1,0	Nia, Mg, Cu
Tomatenketchup	110,0	2,1	0,3	0,1	0,0	0,1	24,0	0,9	B1, K, Cu
Sojasoße	70,3	8,7	0,0	0,0	0,0	0,0	8,3	0,0	Nia, Bi, P, Fe
Barbecue-Grillsoße	146,4	1,8	0,1	0,0	0,0	0,0	31,4	1,9	
Schaschlik-Grillsoße	74,6	2,9	2,2	0,9	0,6	0,3	10,1	2,8	K, K, Cu
Maggi	224,6	25,0	7,0	3,0	3,5	0,2	15,0	0,0	P, Fe
Tomatenmark	73,9	4,5	0,2	0,0	0,0	0,1	12,9	2,8	Car, E, B1, Nia, B6, Fol, Bi, C, K, Mg, Cu
Orangeat	309,6	0,4	0,3	0,1	0,1	0,1	74,3	2,3	
Zitronat (Sukkade)	292,8	0,4	0,4	0,1	0,0	0,2	70,0	2,0	

Lebensmittel	**Energie** Kcal	**Eiweiß** g	**Fett** g	**gesättigte Fettsäuren** g	**einf. ung. Fettsäuren** g	**mf. ung. Fettsäuren** g	**Kohlen-hydrate** g	**Ballast-stoffe** g	**Reich an folgenden Inhaltsstoffen**
Backpulver	155,7	0,5	0,0	0,0	0,0	0,0	37,8	0,0	Ca, P, Zn
Hefe	288,3	35,6	1,5	0,2	0,5	0,8	32,0	21,0	B1, B2, Nia, B6, Fol, Bi, K, Mg, P, Fe, Zn, Cu, H
Gelatine	343,3	84,4	0,0	0,0	0,0	0,0	0,0	0,0	
Stärke	351,4	0,4	0,1	0,0	0,0	0,0	85,8	1,0	
Pudding-/Soßenpulver/ Cremespeisenpulver	382,8	0,6	0,7	0,1	0,2	0,4	92,0	0,5	
Brühwürfel	149,3	17,0	4,0	1,7	2,0	0,1	11,0	0,0	Ca, P, Cu
Bratensoße (Trockenpulver)	149,3	17,0	4,0	1,7	2,0	0,1	11,0	0,0	Ca, P, Cu
Süßwaren									
Zucker	406,0	0,0	0,0	0,0	0,0	0,0	99,8	0,0	
Zucker braun Rohzucker	396,2	0,0	0,0	0,0	0,0	0,0	97,4	0,0	
Traubenzucker	406,0	0,0	0,0	0,0	0,0	0,0	99,8	0,0	
Milchzucker	406,0	0,0	0,0	0,0	0,0	0,0	99,8	0,0	
Fruchtzucker	406,0	0,0	0,0	0,0	0,0	0,0	99,8	0,0	
Blütenhonig-Mischung	306,9	0,4	0,0	0,0	0,0	0,0	75,1	0,0	
Konfitüre Gelee Marmelade	279,9	0,1	0,1	0,0	0,0	0,1	68,3	0,7	
Nuß-Nougat-Creme süß	522,2	4,3	29,6	17,6	9,1	1,3	59,6	3,9	
Sirup	322,5	0,3	0,0	0,0	0,0	0,0	79,0	0,0	
Pflaumenmus	195,7	0,9	0,2	0,0	0,0	0,1	48,0	2,5	
Sorbet	139,0	0,2	0,0	0,0	0,0	0,0	32,1	0,4	
Cremeeis	188,0	6,6	9,0	4,1	3,1	0,7	19,8	0,0	D, Bi
Fruchteis	131,8	1,3	1,4	0,8	0,4	0,1	28,1	0,6	
Rahmeis	249,5	1,8	21,0	12,7	6,3	0,8	13,9	0,0	

Lebensmittel	Energie Kcal	Eiweiß g	Fett g	gesättigte Fettsäuren g	einf. ung. Fettsäuren g	mf. ung. Fettsäuren g	Kohlenhydrate g	Ballaststoffe g	Reich an folgenden Inhaltsstoffen
Milchspeiseeis	84,9	2,3	2,4	1,5	0,7	0,1	13,2	0,0	
Kunstspeiseeis	60,8	0,0	0,0	0,0	0,0	0,0	14,9	0,0	
Softeis	129,7	2,1	2,2	1,3	0,7	0,1	24,9	0,0	
Gummibonbons	188,8	1,0	0,0	0,0	0,0	0,0	45,0	0,0	
Kaugummi	387,6	0,1	0,0	0,0	0,0	0,0	95,2	0,0	
Lakritze	375,8	4,3	0,9	0,2	0,1	0,3	86,2	1,9	
Marzipan	459,3	6,1	17,6	1,5	12,0	3,3	68,6	4,9	E
Geleefrüchte	329,7	1,6	0,2	0,0	0,0	0,1	79,1	12,0	
Nougat	474,9	5,2	21,4	2,5	15,8	2,1	65,0	5,0	E
Nuß dragiert	590,7	9,6	49,3	3,6	38,2	5,2	28,4	6,6	E, Bi, Cu
Erdnuß dragiert	530,9	20,2	38,5	7,0	18,8	11,0	26,6	8,7	E, B_1, Nia, Fol, Bi, Mg
Cocktail-Kirsche	265,1	0,4	0,1	0,0	0,0	0,0	64,3	0,5	
Krokant	452,2	2,4	12,3	0,9	9,6	1,3	81,9	1,6	
Milchschokolade	537,1	9,2	31,5	18,9	10,2	1,0	54,1	1,4	Cu
Milchschokolade Vollmilch-Nuß	522,2	8,5	32,4	18,0	11,7	1,2	49,1	5,6	
Zartbitterschokolade	497,1	7,1	32,7	19,4	10,8	1,1	43,8	11,8	Mg, Cu
Schokolade weiß	542,6	5,1	30,1	18,0	9,8	1,0	62,5	0,0	
Pralinen gefüllt mit Alkohol	387,6	1,3	6,1	3,6	2,0	0,2	68,7	2,2	
Pralinen gefüllt mit Nüssen	455,7	6,6	16,2	5,5	7,0	3,1	70,0	4,5	
Schokolade gefüllt mit Sonstigem	346,7	1,5	6,1	3,6	2,0	0,2	69,0	2,2	
Schokoladenüberzugsmasse	396,4	10,0	10,7	6,3	3,6	0,3	63,9	10,1	Mg, Cu
Kakaopulver	342,8	19,8	24,5	14,4	8,2	0,8	10,8	32,7	Bi, K, Mg, P, Fe, Zn, Cu

Lebensmittel	**Energie** Kcal	**Eiweiß** g	**Fett** g	**gesättigte Fettsäuren** g	**einf. ung. Fettsäuren** g	**mf. ung. Fettsäuren** g	**Kohlen-hydrate** g	**Ballast-stoffe** g	**Reich an folgenden Inhaltsstoffen**
Kakaogetränkepulver löslich	391,9	5,5	6,0	3,5	2,0	0,2	77,4	6,0	Mg, Cu
Müsli-Riegel	375,4	6,9	18,9	1,8	13,6	2,6	43,9	4,4	F
Fisch und Fischerzeugnisse									
Tintenfisch tiefgefroren gegart	95,2	18,4	1,2	0,4	0,1	0,4	2,4	0,0	D, B_{12}, Bi, Cu, Fl
Dornhai/Schillerlocke	154,1	18,5	8,9	1,6	3,1	3,2	0,0	0,0	A, Nia, J
Aal geräuchert	290,7	15,7	25,6	6,6	15,2	2,5	0,0	0,0	A, D, E
Hecht frisch gegart	93,5	21,4	0,7	0,1	0,2	0,2	0,0	0,0	D, B_{12}, P, Fl
Seeteufel frisch	74,2	14,9	1,5	0,3	0,3	0,4	0,0	0,0	D, B_{12}, P, Fl
Heringsfische Makrelen Thunfische gegart	137,6	20,9	5,9	1,2	3,0	1,1	0,0	0,0	D, Nia, B_{12}, Bi, Fl, J
Hering Konserve in Öl	335,4	14,3	31,3	4,7	10,3	14,3	0,0	0,0	D, E, B_{12}, Fl
Matjeshering gesalzen	282,3	18,0	23,6	4,8	12,0	4,4	0,0	0,0	D, B_{12}, Fl, J
Sardelle gesalzen	95,0	18,5	2,2	0,7	0,5	0,8	0,0	0,0	D, B_2, Nia, Bi, Mg, P, Fe, Fl, J
Sardine gegart	138,5	22,3	5,4	1,8	1,2	1,9	0,0	0,0	D, Nia, B_6, Bi, Zn, Fl, J
Sardine geräuchert	126,1	20,5	4,8	1,6	1,1	1,7	0,0	0,0	D, Nia, B_6, Zn, Fl, J
Sardine Konserve in Öl	266,5	15,2	23,1	3,5	5,2	13,3	0,0	0,0	D, E, Nia, B_6, Fl
Sprotte frisch	214,8	16,7	16,6	4,7	7,1	3,1	0,0	0,0	D, B_{12}, Fl, J
Sprotte geräuchert	225,8	17,6	17,5	5,0	7,5	3,3	0,0	0,0	D, B_{12}, Fl, J
Makrele frisch gegart	210,5	21,5	13,9	3,5	5,4	3,6	0,0	0,0	D, Nia, B_{12}, J
Makrele Konserve in Öl	316,5	14,9	28,9	4,6	8,0	14,5	0,0	0,0	E, B_{12}, J
Thunfisch frisch gebraten	253,1	24,6	17,3	5,3	4,5	5,8	0,0	0,0	A, D, Nia, B_6, B_{12}, J
Thunfisch Konserve in Öl	347,6	17,3	31,3	5,9	7,4	16,0	0,0	0,0	D, E, J
Kabeljau tiefgefroren gegart	89,7	20,3	0,8	0,2	0,1	0,3	0,0	0,0	D, J

Lebensmittel	Energie Kcal	Eiweiß g	Fett g	gesättigte Fettsäuren g	einf. ung. Fettsäuren g	mf. ung. Fettsäuren g	Kohlenhydrate g	Ballaststoffe g	Reich an folgenden Inhaltsstoffen
Schellfisch frisch gegart	91,4	20,9	0,7	0,2	0,1	0,2	0,0	0,0	D, J
Steinbutt frisch gegart	97,6	19,5	2,1	0,3	0,5	0,7	0,0	0,0	D, B12, J
Scholle frisch gegart	104,8	20,8	2,3	0,4	0,6	0,6	0,0	0,0	D, B1, Nia, B6, B12, J
Heilbutt frisch gegart	112,7	23,3	2,0	0,2	0,5	0,7	0,0	0,0	D, Nia, J
Schwarzer Heilbutt geräuchert	186,1	14,0	14,6	2,2	3,4	4,6	0,0	0,0	D
Seezunge frisch gegart	97,6	20,4	1,6	0,2	0,4	0,6	0,0	0,0	
Flunder frisch gegart	112,0	19,2	3,8	0,8	0,8	1,1	0,0	0,0	D, J
Renke frisch gegart	110,0	21,0	2,8	0,7	1,0	0,8	0,0	0,0	D, B6, B12, Bi, P, Fl
Lachs frisch	130,9	18,4	6,3	1,6	2,4	1,6	0,0	0,0	D, Nia, B6, B12, P, J
Lachs geräuchert	138,5	19,5	6,7	1,7	2,6	1,7	0,0	0,0	D, Nia, B6, B12, J
Forelle frisch gegart	122,7	23,8	2,9	0,8	0,9	1,0	0,0	0,0	D, B12, P
Forelle geräuchert	120,1	21,8	3,6	0,9	1,1	1,2	0,0	0,0	D, B12
Karpfen frisch gegart	122,5	21,0	4,2	0,9	2,0	0,9	0,0	0,0	D, Bi, P
Wels frisch gegart	161,5	18,1	9,9	2,1	4,7	2,2	0,0	0,0	D, B12, Fl
Schleie frisch gegart	89,5	20,6	0,6	0,1	0,3	0,1	0,0	0,0	Nia, B12, Fl
Barsch frisch gegart	93,1	21,4	0,7	0,1	0,2	0,2	0,0	0,0	Fl
Zander frisch gegart	96,2	22,3	0,6	0,1	0,1	0,2	0,0	0,0	B12, Fl
Rotbarsch frisch gegart	125,6	21,5	4,3	0,9	1,0	1,1	0,0	0,0	D, B6, B12, Bi, Fl, J
Krebstiere gegart	93,3	18,9	1,5	0,2	0,3	0,5	0,8	0,0	D, E, Mg, Zn, Fl, J
Flußkrebs gegart	92,1	19,0	1,1	0,1	0,2	0,4	1,3	0,0	B6, B12, P, Cu, Fl
Languste Konserve	101,0	20,3	1,5	0,2	0,3	0,6	1,3	0,0	Fl, J
Hummer frisch gegart	88,3	19,1	0,9	0,1	0,2	0,4	0,5	0,0	B6, P, Cu, Fl, J

Lebensmittel	**Energie** Kcal	**Eiweiß** g	**Fett** g	**gesättigte Fettsäuren** g	**einf. ung. Fettsäuren** g	**mf. ung. Fettsäuren** g	**Kohlenhydrate** g	**Ballaststoffe** g	**Reich an folgenden Inhaltsstoffen**
Krabbe klein gegart	93,3	18,9	1,5	0,2	0,3	0,5	0,8	0,0	D, E, Mg, P, Zn, Fl, J
Garnele frisch gegart	101,7	20,3	1,7	0,3	0,4	0,6	0,9	0,0	E, Zn, Fl, J
Auster frisch	63,2	9,0	1,2	0,3	0,1	0,4	3,9	0,0	D, B_{12}, Bi, Fe, Zn, Cu, Fl, J
Miesmuschel frisch gegart	68,9	10,0	1,4	0,3	0,3	0,4	3,9	0,0	D, B_{12}, P, Fe, Zn, Fl, J
Miesmuschel Konserve in Öl	225,6	7,7	20,6	2,5	4,6	12,4	2,9	0,0	D, E, B_{12}, Fe, J
Jacobsmuschel frisch gegart	77,0	11,1	0,9	0,3	0,1	0,3	5,9	0,0	D, B_{12}, Mg, Fe, Zn, Cu, Fl, J
Stockfisch tiefgefroren	333,5	75,7	2,9	0,6	0,3	1,1	0,0	0,0	D, Nia, B_6, K, Mg, P, Cu, J
Bückling	217,5	19,1	15,8	3,2	8,0	3,0	0,0	0,0	D, B_{12}, Fl, J
Bismarckhering Konserve	180,1	15,5	11,6	2,3	6,0	2,2	3,2	0,5	D, B_{12}, Fl
Heringsfilet in Sahne-Meerrettichcreme	176,3	10,7	14,1	2,8	5,6	4,7	1,8	0,6	D, E, B_{12}, Fl
Heringsfilet in Tomatensoße	184,4	14,9	13,1	2,6	6,6	2,7	1,8	0,5	D, B_{12}, Fl
Brathering Konserve	192,8	14,5	10,5	2,1	5,3	2,0	9,9	0,9	D, B_{12}, Fl
Kaviar echt	259,6	26,1	15,5	2,8	3,0	5,0	4,0	0,0	A, D, E, B_2, B_{12}, Bi, Fl
Kaviarersatz	101,9	17,8	2,5	0,5	0,5	0,8	1,7	0,0	D, E, B_1, B_2, B_{12}, Bi, P, Fl, J
Fischstäbchen paniert tiefgefroren	118,4	13,5	1,2	0,3	0,3	0,3	13,0	0,8	D, J
Fleisch									
Rind Hackfleisch gegart	223,2	27,6	12,2	5,2	6,0	0,4	0,7	0,0	Nia, B_{12}, Zn
Schwein Hackfleisch gegart	264,1	25,3	18,2	6,6	8,6	2,1	0,0	0,0	
Rind/Schwein Hackfleisch gegart	239,5	26,7	14,6	5,7	7,0	1,1	0,4	0,0	B_{12}, Zn
Brät frisch	285,4	11,5	26,9	10,0	12,6	3,0	0,0	0,0	B_1
Tatar (Schabefleisch) frisch	113,6	21,4	3,0	1,3	1,3	0,1	0,0	0,0	Nia, B_{12}, Zn
Rind Fleisch (ma) frisch gegart	151,2	28,9	3,8	1,7	1,6	0,2	0,0	0,0	Nia, B_{12}, Zn

Lebensmittel	**Energie** Kcal	**Eiweiß** g	**Fett** g	**gesättigte Fettsäuren** g	**einf. ung. Fettsäuren** g	**mf. ung. Fettsäuren** g	**Kohlen-hydrate** g	**Ballast-stoffe** g	**Reich an folgenden Inhaltsstoffen**
Rind Fleisch mittelfett (mf) frisch	180,6	27,6	7,7	3,3	3,5	0,3	0,0	0,0	B12, Zn
Rind Fleisch fett (fe)frisch	208,6	26,7	11,3	4,9	5,3	0,4	0,0	0,0	B12, Zn
Rind Filet mager (ma) frisch	152,2	29,6	3,6	1,6	1,5	0,2	0,0	0,0	B12, Zn, Fl
Kalb Fleisch (ma) frisch	137,1	27,9	2,7	0,8	0,8	0,3	0,0	0,0	B2, Nia, B12, Zn
Kalb Fleisch (mf) frisch	152,6	27,2	4,8	1,5	1,4	0,5	0,0	0,0	B2, Nia, B12, Zn
Kalb Rücken (Kotelett) (mf) frisch	172,0	26,9	7,0	2,2	2,1	0,8	0,0	0,0	B2, Nia, Zn
Kalb Vorderhaxe (mf) frisch	174,6	28,0	6,8	2,3	2,2	0,5	0,0	0,0	Nia
Schwein Fleisch gepökelt geräuchert	139,7	17,3	7,4	2,6	3,4	0,8	0,9	0,0	B1, B6, Zn
Schwein Fleisch gepökelt ungeräuchert	137,3	17,4	7,1	2,5	3,2	0,7	0,9	0,0	B1, B6, Zn
Schwein Fleisch mager (ma)	135,9	21,2	5,6	2,0	2,5	0,6	0,0	0,0	B1, Nia, B6, B12
Schwein Fleisch mittelfett (mf)	177,0	19,9	10,8	3,8	5,0	1,2	0,0	0,0	B1, Nia, B6, Zn
Schwein Fleisch fett (fe)	215,3	19,2	15,5	5,6	7,3	1,7	0,0	0,0	B1, B6
Schwein Kotelett (mf) frisch	210,8	28,7	10,6	3,8	4,9	1,2	0,0	0,0	B1, B12
Schwein Schnitzel	107,2	22,2	1,9	0,7	0,9	0,2	0,0	0,0	B1, Nia, B6, Zn
Schwein Eisbein (mf) frisch	208,9	28,9	10,3	3,6	4,7	1,1	0,0	0,0	B12
Lamm Fleisch (ma) frisch	180,1	27,0	7,9	3,1	3,4	0,4	0,0	0,0	Nia, B12, Zn
Lamm Fleisch (fe) frisch	307,4	22,3	24,5	9,7	10,5	1,3	0,0	0,0	Zn
Lamm Kotelett (mf) frisch	259,3	24,7	17,9	7,2	7,7	0,9	0,0	0,0	Zn
Schaf Bratenfleisch (mf)	270,3	23,3	19,9	8,8	8,7	0,9	0,0	0,0	Zn
Corned Beef deutsch Konserve	126,3	23,5	3,4	1,5	1,5	0,2	0,2	0,0	B12, Zn
Ragout in Konserve	133,3	14,9	7,4	2,8	2,9	1,0	1,8	0,0	
Ochsenschwanzsuppe klar Trockenprodukt	126,3	14,8	6,7	4,0	2,0	0,2	1,7	0,6	B12, Zn

Lebensmittel	Energie Kcal	Eiweiß g	Fett g	gesättigte Fettsäuren g	einf. ung. Fettsäuren g	mf. ung. Fettsäuren g	Kohlen-hydrate g	Ballast-stoffe g	Reich an folgenden Inhaltsstoffen
Gulaschsuppe Konserve	109,8	10,6	6,3	3,0	2,6	0,4	2,6	0,8	
Bratensoße dunkel Konserve	51,7	3,5	1,8	0,7	0,8	0,2	5,2	0,5	
Wild, Geflügel, Innereien									
Pferd Fleisch	154,5	29,8	3,5	1,6	1,5	0,2	0,6	0,0	B12, Fe, Zn
Ziege Fleisch (mf) frisch	191,6	27,1	9,2	4,2	3,9	0,5	0,0	0,0	B12
Hauskaninchen Fleisch	188,3	26,9	8,9	3,0	1,4	2,3	0,0	0,0	Nia, B12
Hirsch Fleisch (mf) frisch	149,5	28,1	4,0	1,8	1,7	0,2	0,0	0,0	Zn
Reh Fleisch (mf) frisch	160,3	30,3	4,2	1,9	1,8	0,2	0,0	0,0	Zn
Hase Fleisch (ma) frisch	152,9	29,9	3,6	1,2	0,6	0,9	0,0	0,0	Nia
Wachtel Fleisch mit Haut frisch	175,1	22,4	9,5	2,4	4,1	2,5	0,0	0,0	Nia, B6, Fe, Zn, Cu
Brathähnchen Schenkel frisch	214,6	28,2	11,3	3,4	4,6	2,7	0,0	0,0	Nia
Brathähnchen Brustfilet frisch	101,9	23,6	0,7	0,2	0,3	0,2	0,0	0,0	Nia, B6
Suppenhuhn Fleisch mit Haut	256,9	19,0	20,3	6,8	9,2	3,1	0,0	0,0	Nia
Suppenhuhn Schenkel frisch	303,8	25,0	22,8	7,7	10,4	3,5	0,0	0,0	Nia
Ente Fleisch (mf) frisch	225,8	18,1	17,2	4,8	9,4	2,1	0,0	0,0	
Gans Fleisch mit Haut frisch	279,4	23,4	20,8	6,1	11,0	2,2	0,0	0,0	Nia, B6
Gans Schenkel frisch	186,4	20,5	11,6	3,4	6,2	1,3	0,0	0,0	B2, Nia, B6
Pute Fleisch mit Haut	216,5	20,6	15,0	5,0	4,2	5,0	0,0	0,0	Nia, B6
Pute Fleisch mit Haut frisch	253,6	27,0	16,2	5,4	4,5	5,4	0,0	0,0	Nia
Pute Schenkel frisch	189,0	25,3	9,7	3,2	2,7	3,2	0,0	0,0	Nia
Pute Brust frisch	106,7	24,1	1,0	0,3	0,3	0,3	0,0	0,0	Nia, B6, Bi
Taube Fleisch mit Haut frisch	245,5	21,6	17,8	5,3	7,1	2,3	0,0	0,0	Nia, B6

Lebensmittel	**Energie** Kcal	**Eiweiß** g	**Fett** g	**gesättigte Fettsäuren** g	**einf. ung. Fettsäuren** g	**mf. ung. Fettsäuren** g	**Kohlenhydrate** g	**Ballaststoffe** g	**Reich an folgenden Inhaltsstoffen**
Rind Herz	102,6	19,2	2,4	1,2	0,6	0,1	0,7	0,0	D, B1, B2, Nia, B12, Bi, Fe, Cu, J
Schwein Herz	108,1	18,6	3,4	1,0	0,9	0,9	0,5	0,0	D, B1, B2, Nia, B6, B12, Fe
Rind Leber	147,1	22,2	3,5	1,3	0,6	0,7	6,4	0,0	A, D, K, B2, Nia, B6, Fol, B12, Bi, P, Fe, Zn, Cu, Fl
Kalb Leber	146,7	21,9	4,0	1,2	0,7	1,0	5,6	0,0	A, K, B2, Nia, B6, Fol, B12, Bi, P, Fe, Zn, Cu
Schwein Leber	123,4	21,3	3,0	1,0	0,5	0,8	2,6	0,0	A, D, B1, B2, Nia, B6, Fol, B12, Bi, P, Fe, Zn, Cu, Fl
Rind Magen/Kutteln	97,8	16,1	3,6	1,7	1,1	0,1	0,0	0,0	Nia, Zn
Rind Niere	101,7	17,3	3,0	1,4	0,8	0,2	1,1	0,0	A, D, B1, B2, Nia, B6, Fol, B12, Bi, P, Fe, Cu, Fl
Kalb Niere	116,5	17,4	4,6	2,1	1,1	0,2	1,2	0,0	A, D, B1, B2, Nia, B6, Fol, B12, Bi, Fe, Cu, Fl
Schwein Niere	114,8	18,2	4,2	1,4	1,1	0,6	1,0	0,0	A, B1, B2, Nia, B6, Fol, B12, Bi, P, Fe, Zn, Cu, Fl
Kalb Bries	104,8	19,0	3,1	1,2	1,0	0,1	0,0	0,0	B12, C, P, Fl
Rind Zunge	188,0	16,9	11,5	4,1	5,3	0,9	4,3	0,0	Nia, B12, Zn
Kalb Zunge	173,7	18,2	10,2	3,7	4,7	0,8	2,2	0,0	B12
Schwein Zunge	196,9	16,1	14,6	5,1	6,9	1,7	0,6	0,0	D, B2, Nia
Hähnchen Leber	146,9	20,8	4,3	1,3	0,9	0,9	6,0	0,0	A, D, K, B1, B2, Nia, B6, Fol, B12, Bi, P, Fe, Zn
Braunschweiger Mettwurst	365,1	20,1	31,9	11,4	15,0	3,6	0,2	0,0	B1, B6
Teewurst	367,7	14,4	34,8	12,5	16,3	3,9	0,2	0,1	B1
Cervelatwurst	369,9	20,1	32,4	11,8	15,3	3,7	0,3	0,1	B1
Salami	360,3	19,7	30,8	11,2	14,5	3,5	1,9	0,5	B1
Bauernbratwurst	306,7	20,0	25,4	9,0	11,7	2,7	0,2	0,1	B1
Landjäger	456,9	15,2	44,4	16,4	21,0	4,4	0,4	0,0	
Cabanossi	451,7	15,2	43,9	15,8	20,6	4,9	0,3	0,1	
Würstchen/Bockwurst/ Wiener Würstchen	296,7	15,2	26,4	9,5	12,5	3,0	0,3	0,1	B1

Lebensmittel	**Energie** Kcal	**Eiweiß** g	**Fett** g	**gesättigte Fettsäuren** g	**einf. ung. Fettsäuren** g	**mf. ung. Fettsäuren** g	**Kohlenhydrate** g	**Ballaststoffe** g	**Reich an folgenden Inhaltsstoffen**
Bockwurst	296,7	15,2	26,4	9,5	12,5	3,0	0,3	0,1	B1
Frankfurter Rindswurst	249,8	18,6	19,5	8,3	9,5	0,7	0,3	0,1	B12, Zn
Curry-Bratwurst	273,0	12,2	25,1	9,0	11,8	2,9	0,3	0,1	B1
Rostbratwurst	329,4	16,5	29,5	10,6	13,8	3,3	0,3	0,1	B1
Weißwurst Münchener	270,8	14,5	23,8	8,5	11,1	2,7	0,3	0,1	
Schinkenwurst	294,7	11,5	27,8	10,0	13,2	3,1	0,3	0,1	B1
Fleischkäse	302,6	14,2	27,6	9,9	13,0	3,2	0,2	0,1	B1
Fleischwurst / Stadtwurst	283,0	14,2	25,3	9,1	11,9	2,9	0,2	0,1	B1
Gelbwurst	285,2	11,3	26,9	9,6	12,6	3,0	0,3	0,0	B1
Krakauer	299,5	15,6	26,5	9,8	12,5	2,6	0,3	0,1	
Jagdwurst	218,2	16,8	16,8	6,0	7,9	1,9	0,2	0,1	B1
Schinkenwurst grob/ Lyoner grob	293,5	17,0	25,2	9,1	11,9	2,8	0,2	0,1	B1
Bierwurst	251,9	13,3	22,2	8,1	10,5	2,5	0,2	0,1	
Leberkäse	269,4	17,4	22,2	8,0	10,4	2,6	0,4	0,1	A, B1, B12
Weißer Preßkopf	220,6	22,2	14,2	5,3	6,7	1,4	1,1	0,1	B1, B6, B12
Gefüllte Kalbsbrust	192,6	18,9	12,7	4,2	4,5	1,1	0,8	0,7	B6, Zn
Geflügelmortadella	174,2	21,0	9,8	3,2	4,1	1,8	0,3	0,1	Nia, B6
Leberwurst fein	328,7	15,2	29,4	10,5	13,4	3,5	1,5	0,1	A, B2, B12, Fe
Kalbsleberwurst	317,0	16,8	27,4	9,8	12,4	3,3	1,5	0,1	A, B2, Nia, B12, Fe, Zn
Leberwurst einfach	330,1	12,4	31,3	11,8	14,2	3,4	0,6	0,1	A, B12
Hausmacher Blutwurst	344,3	15,7	31,4	11,3	14,9	3,6	0,6	0,2	Fe
Schwartenmagen	180,9	19,5	11,1	3,9	4,5	1,0	0,7	0,1	B1, B2, Nia, B6, B12, K, Mg, P, Fe, Zn

Lebensmittel	**Energie** Kcal	**Eiweiß** g	**Fett** g	**gesättigte Fettsäuren** g	**einf. ung. Fettsäuren** g	**mf. ung. Fettsäuren** g	**Kohlen-hydrate** g	**Ballast-stoffe** g	**Reich an folgenden Inhaltsstoffen**
Sülzen und Aspik	109,6	19,7	3,2	1,1	1,1	0,2	0,2	0,0	Nia, B_6, Zn
Leberpastete	299,8	17,9	25,1	9,0	11,5	3,1	1,1	0,1	A, B_1, B_2, B_{12}, Fe
Schwein Speck roh geräuchert	320,6	16,0	28,9	10,3	13,4	3,1	0,0	0,0	B_1
Schwein Schinken roh geräuchert	116,5	18,3	4,4	1,5	2,0	0,5	0,9	0,0	B_1, B_6
Schwein Schinken gekocht ungeräuchert	112,9	18,4	3,9	1,4	1,8	0,4	1,0	0,0	B_1
Kasseler	172,0	16,6	11,4	4,1	5,3	1,3	0,9	0,0	B_1, B_6
Mortadella Konserve	308,9	12,0	29,2	10,4	13,9	3,3	0,4	0,2	B_1
Wiener Würstchen Konserve	304,8	14,4	27,7	10,1	13,1	3,1	0,2	0,1	B_1
Rezepte									
Blattsalat mit Dressing	79,2	1,6	7,2	1,3	1,7	3,9	1,7	1,0	Car, E, K
Blattsalate mit Joghurt	26,8	1,8	1,2	0,7	0,3	0,1	1,9	1,1	A, Car, K, Fol
Bohneneintopf mexikanisch	65,1	6,3	2,6	1,0	1,2	0,3	3,8	2,4	K
Bratkartoffeln	165,3	1,7	12,2	5,4	4,6	1,7	12,0	2,0	
Bratwurst	316,9	11,3	30,5	11,4	13,9	3,6	0,3	0,1	
Cannelloni	180,7	9,7	9,2	3,5	4,1	1,0	14,5	1,5	
Cheeseburger	280,8	19,3	14,2	7,5	5,1	0,9	18,5	1,1	
Dampfnudeln	278,3	7,0	8,1	4,4	2,4	0,6	43,8	1,7	Fol
Eier in Senfsauce	124,2	7,8	10,0	4,0	3,7	1,0	1,0	0,0	D, Bi
Eierpfannkuchen	172,4	7,4	10,2	4,2	3,8	1,3	12,7	0,6	D
Eintopf mit Rindfleisch	74,0	7,1	1,9	0,8	0,8	0,1	6,8	1,4	
Erbsen u. Möhrengemüse	113,5	3,5	7,8	4,6	2,3	0,3	7,3	4,0	A, Car
Erbseneintopf mit Würstchen	75,0	2,9	5,5	2,0	2,6	0,7	3,5	1,2	

Lebensmittel	Energie Kcal	Eiweiß g	Fett g	gesättigte Fettsäuren g	einf. ung. Fettsäuren g	mf. ung. Fettsäuren g	Kohlenhydrate g	Ballaststoffe g	Reich an folgenden Inhaltsstoffen
Fischstäbchen frittiert	218,4	12,7	10,1	4,2	3,6	1,6	19,1	1,4	J
Fischfilet gebraten	115,9	16,2	5,4	2,2	1,9	0,9	0,6	0,3	D, J
Fischfrikadelle	107,3	17,2	2,2	0,5	0,8	0,5	4,3	0,4	D, B12, Bi, J
Fisch in Kräutersoße	113,8	13,5	4,1	1,2	1,0	1,5	3,4	0,2	D, B12, J
Fischfrikassee	137,4	12,6	7,9	2,2	2,1	3,1	3,9	0,5	B12, J
Fisch paniert	139,3	18,6	5,7	2,1	2,0	1,0	3,1	0,2	D, B12, J
Flammeri, Pudding	110,9	2,9	3,1	1,9	0,9	0,1	17,4	0,0	
Fleischsalat	196,0	22,9	11,4	3,3	4,0	3,3	0,4	0,1	B12, Zn
Fleischbrühe	28,9	1,2	2,4	1,0	1,2	0,1	0,8	0,0	
Fleischkäse gebraten	328,7	14,3	30,4	11,5	13,8	3,6	0,2	0,1	B1
Frikadelle	251,2	20,4	15,8	6,2	7,0	1,6	7,0	0,4	B12
Gemüserisotto	107,7	2,3	5,3	3,2	1,6	0,3	12,4	1,7	Car
Gemüsesalat mit Dressing	106,5	2,3	8,8	3,9	3,3	1,2	4,5	3,1	Car, K
Gemüsesuppe	23,5	1,3	0,1	0,0	0,0	0,0	4,0	1,5	Car
Geflügelsalat	141,4	9,9	8,8	4,2	3,0	1,1	5,4	0,8	
Gemüsebrühe	15,3	1,6	0,4	0,1	0,2	0,0	1,3	0,3	
Grießbrei	125,0	3,7	3,6	2,2	1,1	0,2	19,0	0,7	
Griechischer Salat	87,7	4,3	6,8	2,6	3,2	0,6	2,1	1,2	C
Grundsoße mit Senf	53,1	1,3	3,9	2,1	1,3	0,2	3,3	0,2	
Götterspeise	57,9	1,4	0,0	0,0	0,0	0,0	12,8	0,0	
Hackbraten	226,1	18,5	14,3	5,7	6,3	1,4	6,0	0,5	B12
Hamburger	224,8	20,8	8,6	3,6	4,1	0,4	15,8	0,9	B12, Zn

Lebensmittel	**Energie** Kcal	**Eiweiß** g	**Fett** g	**gesättigte Fettsäuren** g	**einf. ung. Fettsäuren** g	**mf. ung. Fettsäuren** g	**Kohlen-hydrate** g	**Ballast-stoffe** g	**Reich an folgenden Inhaltsstoffen**
Hühnerfrikassee	195,6	13,2	15,0	5,4	6,5	2,3	2,2	0,4	Nia
Kartoffelbrei	84,3	2,3	3,0	1,5	0,8	0,5	11,5	1,6	
Kartoffelklöße	109,0	2,4	0,5	0,1	0,0	0,2	23,4	2,1	
Kartoffelkroketten	224,5	3,9	12,7	5,6	4,6	1,7	23,5	2,4	
Kartoffelpuffer	155,8	4,5	8,8	3,6	3,3	1,2	14,3	1,8	
Kartoffelsalat	120,2	1,8	6,8	0,8	1,5	4,2	12,3	2,0	E
Kartoffelgratin	134,1	3,8	8,0	4,8	2,4	0,3	11,5	1,8	
Kartoffelsuppe	82,0	2,0	4,4	2,4	1,6	0,2	8,4	1,5	Car
Kebab, Gyros	228,3	18,1	7,9	3,2	3,3	0,6	20,8	1,2	Zn
Kohlrouladen	153,2	6,9	12,7	4,9	5,5	1,6	3,1	1,2	
Kompott gemischt	96,5	0,5	0,2	0,0	0,0	0,1	22,6	1,5	
Krautsalat	97,6	1,2	8,7	1,0	1,9	5,3	3,6	2,5	E, K, Fol, C
Krapfen Beignets	418,2	7,8	23,2	7,6	6,5	7,8	44,5	2,5	
Käsefondue	324,8	20,1	18,2	10,8	5,4	0,9	20,0	1,2	Ca, P
Käsespätzle	256,6	10,4	12,2	6,7	3,8	0,8	25,9	1,4	
Königsberger Klopse	123,6	9,0	7,2	2,4	2,8	1,4	5,8	0,3	D
Lasagne mit Gemüse	159,2	6,5	9,7	5,3	2,9	0,7	11,3	2,1	Car, K
Lasagne mit Hackfleisch	215,1	13,1	11,6	5,6	4,1	1,2	13,1	1,0	
Lauchgemüse	66,2	2,7	4,0	1,5	1,0	1,3	4,8	1,5	Car, K
Lammkotelett gebraten	285,6	23,2	21,4	8,8	9,0	1,5	0,5	0,0	Zn
Leberknödel	175,5	14,8	6,8	2,1	1,7	2,1	13,4	0,8	A, D, K, B_2, Nia, B_6, Fol, B_{12}, Bi, Fe, Zn, Cu
Linsengemüse	157,9	5,1	10,0	3,4	4,1	2,0	11,9	2,2	

Lebensmittel	Energie Kcal	Eiweiß g	Fett g	gesättigte Fettsäuren g	einf. ung. Fettsäuren g	mf. ung. Fettsäuren g	Kohlenhydrate g	Ballaststoffe g	Reich an folgenden Inhaltsstoffen
Linseneintopf mit Wurst	94,2	4,9	5,4	1,9	2,5	0,7	6,3	2,1	Car, K
Makkaroni mit Tomatensoße	153,4	3,7	7,1	3,2	2,4	1,0	18,6	1,4	
Maultaschen	263,3	12,6	12,0	5,7	4,4	0,9	26,0	1,6	
Milchreis	156,5	3,7	5,1	2,7	1,5	0,7	23,6	0,3	
Minestrone (Gemüseeintopf)	30,8	1,0	2,0	0,2	0,4	1,2	2,3	1,1	K
Mokkacreme	115,5	3,6	5,9	3,6	1,9	0,2	11,8	1,1	
Müsli mit Milch/Zucker/Obst	124,4	3,3	2,6	1,3	0,8	0,4	21,4	1,2	
Nasi Goreng	121,0	8,0	6,9	2,3	3,1	1,1	6,7	2,2	
Nudelgericht mit Fleisch	188,0	9,4	9,1	3,5	2,9	2,1	17,0	1,3	
Nudelgericht mit Gemüse und Fleisch	120,5	3,3	5,9	2,5	1,5	1,5	13,5	2,6	Car
Nudeln, Spätzle	126,1	4,4	1,0	0,1	0,1	0,5	24,4	1,9	
Nudelgericht mit Gemüse	84,0	2,5	3,7	2,0	1,0	0,4	9,9	2,3	Car, K
Nudelsalat mit Mayonaise	200,2	6,8	14,3	4,0	4,5	5,0	11,0	1,0	E
Nudelsuppe	32,9	1,2	1,2	0,5	0,5	0,1	4,2	0,3	
Omelett	181,8	10,3	15,2	6,6	5,4	1,4	1,3	0,0	A, D, Bi
Paella	86,7	5,6	2,8	1,3	0,8	0,2	8,8	1,5	
Paprika gefüllt mit Hackfleisch	115,8	10,8	5,8	2,2	2,6	0,6	5,0	2,2	C
Pellkartoffeln	70,3	2,0	0,1	0,0	0,0	0,1	14,6	2,3	
Pfannkuchen süß	193,7	6,4	8,9	3,6	3,3	1,1	21,7	0,6	D
Pizza	299,9	11,3	12,4	3,1	3,5	4,2	34,1	1,8	Car, E, Fol, Bi
Pommes Frites	277,5	3,6	17,6	4,4	0,4	9,2	26,1	2,6	B_6
Putenschnitzel	225,3	24,0	14,4	5,4	4,5	3,8	0,0	0,0	

Lebensmittel	Energie Kcal	Eiweiß g	Fett g	gesättigte Fettsäuren g	einf. ung. Fettsäuren g	mf. ung. Fettsäuren g	Kohlenhydrate g	Ballaststoffe g	Reich an folgenden Inhaltsstoffen
Quarkauflauf mit Äpfel	137,0	6,6	7,6	4,2	2,4	0,5	10,2	0,6	
Ravioli mit Tomatensoße	178,0	8,2	7,5	2,5	2,5	1,9	19,2	1,6	
Ratatouille	39,8	1,2	2,6	0,4	1,7	0,3	2,7	1,9	K, C,
Rinderroulade	172,0	14,7	11,9	4,5	4,7	2,0	1,6	0,2	B_{12}, Zn
Rindergulasch	93,9	8,0	4,5	1,7	1,6	1,0	2,1	1,0	
Rote Grütze	80,8	0,5	0,2	0,0	0,0	0,1	16,5	1,3	
Rumpsteak	235,1	25,3	14,9	5,8	5,3	3,0	0,0	0,0	B_{12}, Zn
Rührei mit Schinken	232,0	16,3	18,3	5,9	6,3	2,1	0,5	0,0	D, Bi
Rührei	216,5	11,5	18,9	6,9	7,3	2,5	0,6	0,0	D, Bi
Rösti	95,8	1,9	3,3	1,4	1,2	0,5	14,0	2,2	
Salzkartoffeln	69,0	2,0	0,1	0,0	0,0	0,1	14,3	2,3	
Schokoladensoße	122,6	4,2	5,7	3,2	1,8	0,3	13,4	0,1	
Schweinekotelett	240,3	25,7	13,6	5,1	5,9	1,6	3,8	0,3	B_1
Schweineschnitzel paniert	174,9	19,1	8,3	3,4	3,2	1,1	5,8	0,4	B_1
Schweineschnitzel natur	151,6	20,5	6,2	2,6	2,5	0,8	3,2	0,2	B_1, Nia
Schlachtplatte	185,1	7,5	14,5	4,9	5,9	1,5	4,2	1,4	Fe
Schupfnudeln	146,5	3,8	2,1	0,6	0,5	0,9	27,4	2,0	
Semmelknödel	168,0	6,9	8,8	3,2	3,7	1,1	15,1	1,0	
Soße holländisch	360,2	1,7	38,1	22,8	11,8	1,4	4,0	0,2	
Spiegelei	258,1	10,6	24,0	9,3	9,3	3,2	0,6	0,0	D, Bi
Spaghetti Bolognese	214,3	13,1	11,2	3,8	4,0	2,8	15,1	1,2	
Spargelcremesuppe	30,3	0,4	2,2	1,3	0,7	0,1	2,2	0,2	

Lebensmittel	**Energie** Kcal	**Eiweiß** g	**Fett** g	**gesättigte Fettsäuren** g	**einf. ung. Fettsäuren** g	**mf. ung. Fettsäuren** g	**Kohlenhydrate** g	**Ballaststoffe** g	**Reich an folgenden Inhaltsstoffen**
Tomatensoße	77,0	1,9	4,5	0,5	1,0	2,7	6,7	1,0	Car, E
Toast mit Käse und Schinken	316,7	18,5	20,9	10,8	5,9	1,0	12,1	0,7	
Tomatencremesuppe	62,2	1,4	3,1	0,9	0,7	1,3	7,2	0,7	
Toast Hawaii	218,5	13,9	10,5	4,9	2,9	0,6	15,4	0,9	
Vanillesoße	94,3	3,9	3,9	2,1	1,3	0,2	10,7	0,0	
Weincreme	279,4	7,4	14,6	4,3	5,8	2,0	24,2	0,0	A, D, Bi
Weinschaumsoße	158,4	3,1	2,6	0,8	1,0	0,4	22,4	0,0	
Wiener Schnitzel	179,1	19,1	8,7	3,6	3,4	1,2	5,9	0,4	B1
Wurst/Käsesalat	302,4	13,5	27,4	9,7	9,7	6,6	0,7	0,2	E
Zaziki	57,9	4,2	2,8	1,7	0,8	0,1	3,5	0,3	
Zwetschgenknödel	76,9	2,4	0,7	0,2	0,3	0,2	14,2	2,3	